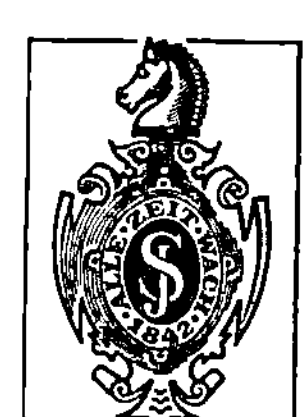

Rudolf Günther

Verbrennung und Feuerungen

Mit Beiträgen von
H. Wilhelmi sowie von G. Janisch
R. Kleine und H. Tietze

Springer-Verlag Berlin · Heidelberg · New York 1974

Dr.-Ing. Rudolf Günther

o. Professor der Feuerungstechnik
an der Universität Fridericiana (TH)
Karlsruhe

Mit 257 Abbildungen

ISBN-13: 978-3-540-13256-1   e-ISBN-13: 978-3-642-88607-2
DOI: 10.1007/978-3-642-88607-2

Vorwort

Aerothermochemie nannte A. van Tiggelen [B 13][1] die Verbrennungslehre, um darzutun, daß die Oxidationsvorgänge der Brennstoffe nur dann voll zu verstehen sind, wenn man sowohl ihre chemischen wie ihre thermischen und aerodynamischen Aspekte überblickt und durchschaut, wie diese zusammenwirken. Viele Gründe bewirkten, daß dieses Gebiet erst in neuester Zeit wissenschaftlich fundiert wird. Neben der Kompliziertheit der Vorgänge und der Schwierigkeit des Experimentierens bei Temperaturen um 1500 °C sind hierfür die umfangreichen Erfahrungen verantwortlich, welche die Menschheit seit den ersten Anfängen der Zivilisation über die Eigenschaften und die Verwendung des Feuers gesammelt hat, so daß gute empirische Lösungen für viele technische Aufgaben zur Verfügung stehen. Hinzu kommt, daß Dampfkessel, Industrieöfen und häusliche Feuerstätten unabhängig voneinander entwickelt wurden, ganz zu schweigen von Raketen, Gasturbinen und Kolbenmotoren.

Indessen müssen alle diese Fachrichtungen auf den gleichen Grundlagen aufbauen, alle Flammen beruhen auf einem Zusammenwirken von Reaktionen mit Austauschvorgängen von Stoff, Wärme und Impuls. Ohne Einsicht in den Ausbreitungsvorgang einer Flammenfront kann man den Stabilisierungsmechanismus einer Diffusionsflamme nicht verstehen.

In diesem Buch habe ich versucht, die gemeinsamen Grundlagen aller Verbrennungsvorgänge zu beschreiben und ihre Anwendung auf Feuerungen, d.h. Wärmetauscher mit Verbrennung, in einer Form zu zeigen, die den Bedürfnissen des Ingenieurs entspricht. Verbrennungsanlagen, die der direkten Erzeugung mechanischer Energie dienen, werden nur soweit erwähnt, als die hier gegebenen Grundlagen dies zwanglos zulassen. Außerdem habe ich mich bemüht, Grundlagen und Anwendungen zu verknüpfen und zu zeigen, wie man aus der Kenntnis der Verbrennungs-

---

[1] Ein Verzeichnis der wichtigsten Buchliteratur findet man am Ende des Buches. Die einzelnen Werke sind mit [B 1] usw. gekennzeichnet.

vorgänge Brenner und Feuerungen entwickeln kann. Auch die Grenzen dieses Verfahrens habe ich deutlich zu machen versucht: Man kann schon heute für einfachere Systeme alle wichtigen Vorgänge der Strömung, Reaktion und Wärmeübertragung durch Gleichungssysteme beschreiben und kennt alle notwendigen Stoff- und Feldgrößen mit einiger Sicherheit. Die Kunst besteht darin, zweckmäßige Vereinfachungen zu finden, die es erlauben, die Gleichungssysteme mittels Rechner in wirtschaftlich tragbarer Zeit zu lösen. Für kompliziertere Systeme fehlt es noch an den Grundlagen, man ist auf Modelle oder auf Abschätzungen angewiesen.

Um den umfangreichen Stoff möglichst konzentriert darzustellen, wurden Teilgebiete, über welche heute noch gültige Darstellungen in deutscher Sprache vorliegen, sehr knapp gehalten. Dies gilt besonders für die Verbrennung fester Brennstoffe und die Berechnung der Industrieöfen, über welche Gumz [B 15] bzw. Heiligenstaedt [B 16] ausführlich berichtet haben.

Die Wissenschaft und Technik der Verbrennung stützt sich auf Meßmethoden, die zum großen Teil eigens für dieses Fach entwickelt wurden. Ihre Beschreibung hätte den vorgesehenen Rahmen gesprengt. Deshalb sind Meßverfahren nur gelegentlich und nur dann erwähnt, wenn ihre Darstellung dem Verständnis der ablaufenden Vorgänge besonders förderlich erschien.

Bei der Darstellung der Verbrennungsvorgänge habe ich die Gasverbrennung in den Vordergrund gerückt und auf diese Weise Phasenumwandlungen und heterogene Vorgänge zunächst aus der ohnehin verwickelten Materie ausgegliedert. Die Öl- und Kohleverbrennung läßt sich wesentlich leichter darstellen, wenn nur die Unterschiede gegenüber der Gasverbrennung behandelt werden müssen, die durch die flüssige und feste Form des Brennstoffs verursacht sind.

Alle Größen sind in SI-Einheiten gegeben, da sich diese in den nächsten Jahren in der Technik schnell einbürgern werden. Es macht keine große Mühe, sich von kcal auf kJ umzustellen oder von dem ohnehin vertrackten kp zu N überzugehen. Die einzige größere Unbequemlichkeit liegt für den Verbrennungstechniker darin, daß das SI-System weniger enge Bindungen zu den Eigenschaften des Wassers hat als das technische. Man muß sich daran gewöhnen, daß die spezifische Wärmekapazität des Wassers 4,18 kJ/(kg K) und 1 mm WS 9,81 N/m² ausmacht.

Die schwerwiegendste Umstellung besteht im Zeitmaß, denn man kann die Vorteile des SI-Systems nur ausnutzen, wenn man die Zeit in Sekunden ausdrückt. Einem Ingenieur widerstrebt es zu sagen, ein Schmelzofen liefere 1 kg/s eines Produktes. Trotzdem wird sich die Sekunde als Zeitmaß durchsetzen, selbst in der Elektrizitätswirtschaft beginnt man einzusehen, daß man recht zwanglos mittels Division durch die Zahl 3,6 von der traditionellen kWh auf die SI-Einheit MJ umrechnen kann.

Viele Vorarbeiten zur vorliegenden Darstellung haben meine früheren und gegenwärtigen Doktoranden geleistet. Sie trugen nicht nur in ihren Dissertationen zur Erweiterung bestehenden Wissens bei, sondern wirkten auch an Kontaktstudienkursen mit, die Anlaß zur Sammlung und Ordnung des hier gebotenen Stoffes gaben. Allen am Zustandekommen dieses Buches Beteiligten danke ich für ihre Mitarbeit, insbesondere den Herren, die Beiträge dazu beigesteuert oder vorbereitet haben, weiter Frau I. Schulz für das Schreiben des Manuskripts, Herrn L. Bieber für das Zeichnen der Bilder und dem Verlag für die sorgfältige Herstellung.

Karlsruhe, im März 1974 RUDOLF GÜNTHER

Inhaltsverzeichnis

Formelzeichen

a	Temperaturleitzahl; Abstand zwischen Strahlursprung und Düsenebene; Absorptionskoeffizient
A	turbulente Austauschgröße
b	Brennstoffanteil
$\dot{B}$	Brennstoffstrom
c	Konzentration eines Stoffes in einem Gemisch, meist Brennstoff in Brennstoff-Luft-Gemisch
c_w	Widerstandsbeiwert im turbulenten Strom
C_s	Strahlungsvermögen des schwarzen Strahlers
c_p	spezifische Wärmekapazität bei konstantem Druck
d	Durchmesser
d_0	Düsendurchmesser
d_h	hydraulischer Durchmesser
D	Diffusionszahl; Durchmesser
F	Fläche, Heizfläche
g	Erdbeschleunigung
h	spezifische Enthalpie
H	Reaktionsenthalpie
$H_{o,u}$	Heizwert, oberer bzw. unterer
I	Impuls; Impulskraft
k	Geschwindigkeitskonstante von Reaktionen; Wärmedurchgangszahl; Absorptions- bzw. Extinktionskoeffizient
l	Luftbedarf; Länge; turbulentes Mikrolängenmaß
L	Flammenlänge, turbulentes Makrolängenmaß
M	Mischung; Masse
$\dot{M}$	Massenstrom
$\dot{m}$	Umsatz einer Reaktion
n	Brechungsindex
p	Druck, Partialdruck
q_R	kalorische Reaktionsdichte, Verbrennungsdichte, Belastung des Brennraums
$\dot{q}$	Wärmestromdichte
$Q, \dot{Q}$	Wärmemenge, Wärmestrom
r	Radius
R	Gaskonstante
s	Schichtdicke, Wanddicke

t	Zeit
u	Strömungsgeschwindigkeit in Hauptströmungsrichtung x
U	Ungemischtheit; Reaktionsgeschwindigkeit
v	Strömungsgeschwindigkeit in y-Richtung
$V, \dot{V}$	Volumen, Volumenstrom
w	Geschwindigkeit in z-Richtung
W	Molekulargewicht
x, y, z	kartesische Koordinaten
z	Zeit
α	Absorptionszahl; Ausbrand; Ausflußbeiwert; Wärmeübergangszahl
β	Strahlausbreitungswinkel; Stoffaustauschzahl
δ	Anstellwinkel; Drallwinkel; Grenzschichtdicke
Δ	Differenz
ε	Emissionsgrad; turbulente Austauschgröße
ζ	Verlustfaktor
η	Wirkungsgrad
ϑ	Drallstärke
Θ	Rückströmungsparameter
$\varkappa$	Verhältnis der spezifischen Wärmeinhalte
λ	Wellenlänge; Wärmeleitzahl; Luftüberschußzahl; Geschwindigkeitsverhältnis in Doppelstrahlen
Λ	Flammengeschwindigkeit
μ	dynamische Zähigkeit
ν	kinematische Zähigkeit
ϱ	Dichte
σ	Oberflächenspannung
τ	Schubspannung, Zeit
χ	Volumenkonzentration
ψ	Stromfunktion
Ω	Raumwinkel

Indizes

0	Zustand an der Düse
1	umgebendes Medium, Luft
a	abgeführt, angesaugt
b	Brennstoff
c	Konzentration, Stoffaustausch
eff	effektiv
erf	erforderlich
E	nach Euler
f	Flammengase, Flüssigkeit
F	Freistrahl
g	Gas
ges	gesamt
Gr	Großausführung
i	Impuls, Impulsaustausch
i, k	laufende Numerierung
k	Korn, Kernstrahl
l	Luft
l, lam	laminar
L	nach Lagrange

m	Achswert
M	Mittelwert über einen Strahlquerschnitt, Modell
max	maximal
min	minimal, mindest
n	Normbedingungen
p	bei konstantem Druck
q	Wärme, Wärmeaustausch
r	Rückströmung, Ringstrahl, Ruß
s	schwarzer Strahler
stöch	stöchiometrisch
str	Strahlung
t, turb	turbulent
u	unverbrannt
v	verbrannt
verl	Verlust
w	Wand
z	Zündung
zu	zugeführt
–	zeitliches Mittel
	Schwankungsgröße

1. Flammen und Teilvorgänge der Verbrennung

Der chemische Grundvorgang der Oxidation von Brennstoffen ist in
mehrfacher Weise mit thermischen Vorgängen gekoppelt. Einmal laufen
alle Oxidationen nur bei erhöhten Temperaturen, d.h. nach Zufuhr von
thermischer Energie, die hier Zündenergie heißt, zum anderen werden
die Reaktionen fast ausschließlich der damit verbundenen Wärmeentwicklung wegen betrieben, somit ist immer die Aufgabe einer Wärmeübertragung von den Reaktionsprodukten an ein Wärmgut gestellt.
Strömungsvorgänge kommen ins Spiel, weil in fast allen Feuerungen
eine ortsfeste Flamme benötigt wird, man verwendet dazu Strömungs-
reaktoren, in denen sich meist beide Reaktionspartner und das Reaktionsprodukt in stetiger Bewegung befinden. Ihr Strömungsfeld muß so
aufgebaut sein, daß die Reaktionen in der gewünschten Weise ablaufen
können. Dabei spielt eine spezielle Strömungsaufgabe, die Mischung der
beiden Reaktanden, eine wichtige Rolle. Diese Aufgabe wird recht kom-
plex, wenn die Reaktanden in verschiedenen Phasen vorliegen. Der
besseren Übersichtlichkeit wegen wird zunächst der Fall der Verbrennung gasförmiger Brennstoffe behandelt.

Die einzelnen Teilvorgänge lassen sich in technischen Anlagen räumlich und zeitlich in verschiedener Weise kombinieren. Um dies zu zeigen,
werden vier Teilvorgänge unterschieden:

1. Mischung von Brennstoff und Oxidationsmittel

Die Mischung beider Ströme soll so vollkommen sein, daß alle Brennstoffmoleküle bzw. bei sauerstoffarmer Verbrennung alle Sauerstoffmole-
küle reagieren können. Bis in kleinste Raumelemente mit der Größenordnung der freien Weglänge der Moleküle muß deshalb stöchiometrisches Mischungsverhältnis herrschen, bzw. die Moleküle müssen überall
im Verhältnis der Gesamtströme der Reaktionspartner vorliegen. Der
Zeitbedarf dieses Teilvorgangs liegt bei den meisten technischen Anlagen

zwischen 10^{-1} und 10 Sekunden und ist größer als der Zeitbedarf von Zündung und Reaktion.

2. Erwärmung beider Reaktionspartner auf Zündtemperatur

Ein orientierendes Maß für die zur Einleitung der Reaktion nötige Aktivierungsenergie ist die Zündtemperatur (vgl. 3.1.2). Auf diese Temperatur müssen Brennstoff und Oxidationsmittel bzw. ihr Gemisch erwärmt werden, damit die Reaktion einsetzen kann. Wird eine Verbrennungsreaktion in Gang gesetzt, so muß den Reaktionspartnern die Zündenergie von außen her zugeführt werden, z.B. durch ein Zündholz, einen Glühdraht, einen elektrischen Funken oder eine Hilfsflamme.

Sobald die Reaktion eingeleitet ist, soll die Zündenergie aus der Reaktionszone entnommen werden. In einem Rückkopplungsvorgang wird ein stetiger Teilstrom von Energie an die zuströmenden Reaktanden geleitet, um diese zu aktivieren. Als Transportmechanismen kommen in Betracht: Leitung, molekularer Stofftransport (Diffusion), makroskopischer Stofftransport (Konvektion) und Strahlung. Letztere kann entweder direkt oder auf dem Umweg über Festkörper, z.B. Wände, wirksam werden. Viele Kombinationen dieser Mechanismen sind möglich.

Bei manchen energiearmen Brennstoffen, wie sie bei der Abfallverbrennung vorkommen, gelingt das Weiterzünden nicht, so daß eine stetig brennende Zündflamme nötig ist.

In technischen Anlagen ist es oft nicht zweckmäßig oder nicht möglich, die Enthalpie der Verbrennungsgase im Prozeß bis fast zur Umgebungstemperatur auszuwerten. Man benutzt dann einen zusätzlichen Wärmetauscher, der einen Teil der nicht direkt ausnutzbaren Enthalpie der Verbrennungsgase an einen oder beide Reaktionspartner, meistens die Luft weitergibt, so daß im Dauerbetrieb die Zündenergie ganz oder teilweise auf diesem Weg bereitgestellt wird.

3. Verbrennungsreaktionen und Wärmeentwicklung

Als Flamme bezeichnet man den Teil eines Stoffstromes aus Brennstoff, Oxidationsmittel und Abgas, in dem Verbrennungsreaktionen stattfinden. Man versucht, dieses Reaktionsfeld räumlich abzugrenzen, indessen läßt sich eine Grenzfläche zwischen Flammenraum und Umgebung oft nur angenähert angeben, da die Reaktionen sehr langsam abklingen. Die anscheinend naheliegende Abgrenzung mit Hilfe der Leuchterscheinungen, die den meisten Verbrennungsreaktionen eigen sind, ist unsicher, da auch diese langsam abklingen, wie die Photographie einer Bunsenflamme zeigt, die mit drei verschiedenen Belichtungszeiten aufgenommen wurde (Bild 1.1).

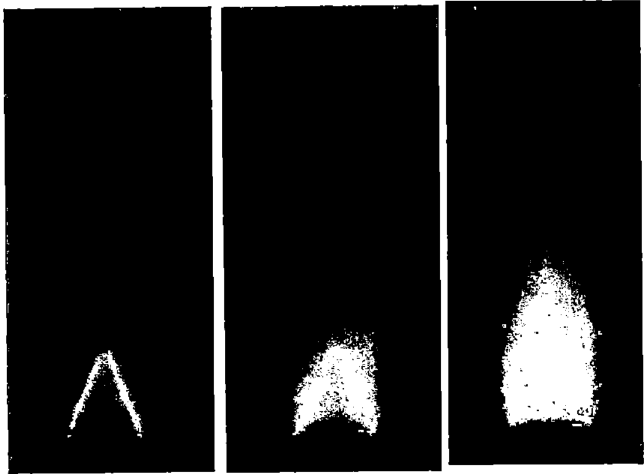

Bild 1.1. Aufnahme einer Bunsenflamme bei verschiedenen Belichtungszeiten, links 1/8 s, Mitte 1 s, rechts 8 s

4. Wärmeabgabe aus der Flamme bzw. den Abgasen an Wärmegut oder Umgebung

Die Wärmeabgabe der Flamme oder des Abgasstromes an das Wärmgut und die Feuerraumwände bzw. die Umgebung beeinflußt das Temperatur- und Strömungsfeld im Feuerraum und damit die anderen Teilvorgänge und muß deshalb im Zusammenhang mit diesen behandelt werden.

Der Teilvorgang der Strömung von Brennstoff, Luft und Abgas bleibt hier außer Betracht, da er allen betrachteten Fällen gemeinsam ist.

Die vier Teilvorgänge können in verschiedenster Weise zusammenwirken, ihre Kombination bestimmt die Eigenschaften technischer Anlagen. Im nachstehenden Schema sind alle Kombinationsmöglichkeiten dargestellt. Zusätzlich wird angegeben, für welche Arten von Feuerungen sie in Betracht kommen. Jeder Teilvorgang ist summarisch durch die Nummer des entsprechenden Absatzes aus dem vorstehenden Text gekennzeichnet.

Die größten Unterschiede entstehen durch die Anordnung des langsamen Vorgangs 1, Mischung von Brennstoff und Luft. Verlegt man diesen Vorgang vor den Feuerraum, so beeinflußt sein Zeitbedarf den Hauptvorgang der Reaktion nicht mehr, Zündung und Reaktion werden geschwindigkeitsbestimmend. Diese Flammen heißen *Vormischflammen*.

Findet die Mischung (Vorgang 1) im Feuerraum statt, so wird sie geschwindigkeitsbestimmend. Flammen dieser Art heißen *Diffusionsflammen*, da die Mischung durch einen Diffusionsvorgang bewirkt wird. Dieser kann je nach Strömungszustand laminar oder turbulent sein.

Den Vorgang 2, Erwärmung auf Zündtemperatur, kann man bei Diffusionsflammen aus dem Feuerraum herausnehmen. Eine solche An-

Schema. Geometrische Anordnung der Teilvorgänge
1 Mischen, 2 Erwärmen auf Zündtemperatur, 3 Reaktion, 4 Wärmeabgabe

<table>
<tr>
<td rowspan="2"></td>
<td rowspan="2"></td>
<td colspan="4" align="center">ohne</td>
<td colspan="4" align="center">mit</td>
</tr>
<tr>
<td colspan="8" align="center">Vormischung</td>
</tr>
<tr>
<td></td>
<td></td>
<td colspan="4" align="center">Diffusionsflammen</td>
<td colspan="4" align="center">Vormischflammen</td>
</tr>
<tr>
<td>vor</td>
<td rowspan="3">dem Feuerraum</td>
<td></td><td></td><td>2</td><td>2</td>
<td>1</td><td>1</td><td>1
2</td><td>1
2</td>
</tr>
<tr>
<td>in</td>
<td>1
2
3
4</td>
<td>1
2
3</td>
<td>1
3
4</td>
<td>1
3</td>
<td>2
3
4</td>
<td>2
3</td>
<td>2*
3
4</td>
<td>2*
3</td>
</tr>
<tr>
<td>hinter</td>
<td></td><td>4</td><td></td><td>4</td>
<td></td><td>4</td><td></td><td>4</td>
</tr>
<tr>
<td>An-
wendung</td>
<td></td>
<td>kleinere Kessel und Öfen, Hausgeräte</td>
<td>Brennkammern, Zyklone der Dampfkessel</td>
<td>Industrieöfen, Dampfkessel</td>
<td>Brennkammern, Zyklone der Dampfkessel</td>
<td>Bunsenbrenner, Kleinbrenner</td>
<td>Tunnelbrenner</td>
<td>selten</td>
<td>selten</td>
</tr>
</table>

* Vorwärmung außerhalb des Feuerraums ist in diesem Fall nicht bis zur Zündtemperatur möglich.

ordnung hat nie den Zweck, den Zündvorgang zu beschleunigen oder zu sichern, sondern wird aus den genannten wirtschaftlichen Gründen gewählt.

Gas-Luft-Gemische kann man außerhalb des Feuerraums nicht bis zur Zündtemperatur erwärmen, da sonst auch die Reaktion außerhalb des Feuerraums einsetzt. Meist wird bei Vormischflammen aus Gründen der Betriebssicherheit auf eine Vorwärmung des Gemisches außerhalb des Feuerraums völlig verzichtet.

Eine Abtrennung des Vorgangs 4, Wärmeabgabe, kommt aus technologischen Gründen in Betracht, z.B. wenn man nachteilige Wirkungen der Reaktion auf das Wärmgut befürchtet.

Unerwähnt sind im Schema Anwendungsgebiete, bei denen die Verbrennung direkt zur Erzeugung mechanischer Energie benutzt wird, indessen lassen sich auch diese Vorgänge nach den gleichen Grundsätzen behandeln. Im Ottomotor z.B. werden Vormischflammen, im Dieselmotor Diffusionsflammen benutzt, Raketen arbeiten meist mit Vormischflammen, Gasturbinen sowohl mit Vormisch- wie Diffusionsflammen.

Betrachtet man die Teilvorgänge nicht summarisch, sondern in ihrem zeitlichen Ablauf, so ergeben sich weitere Varianten durch die gegenseitige Überlagerung der Teilvorgänge. Unter den vielen Möglichkeiten ist hier nur die Kombination der Vorgänge 1, Mischung und 3, Reaktion gezeigt (Bild 1.2). Neben den schon im Schema gezeigten Fällen der Diffusionsflamme und der Vormischflamme besteht die Möglichkeit der teilweisen Vormischung, wie sie z. B. beim Bunsenbrenner benutzt wird. Man erkennt in Bild 1.2, daß die Länge L der Flamme mit wachsender Vormischung abnimmt.

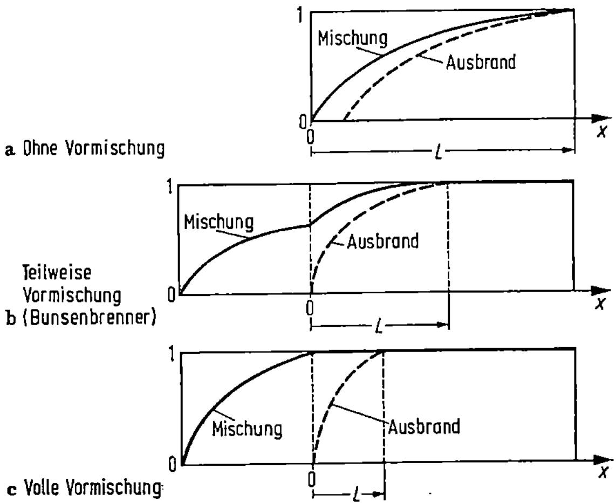

Bild 1.2. Verlauf von Mischung und Ausbrand längs des Strömungsweges. x Hauptströmungsrichtung, $x = 0$ Beginn des Feuerraumes, L Flammenlänge

Aus dem Zusammenwirken der Teilvorgänge 3 und 4 läßt sich der Verlauf der Temperatur der Feuergase herleiten. Fast alle Feuerungen sind Wärmetauscher. Sie unterscheiden sich von den üblichen Wärmetauschern ohne Reaktion dadurch, daß die wärmeabgebende Substanz die abzugebende Wärme in der Feuerung selbst durch Reaktion freisetzt. Der wärmeabgebende Strom enthält also Wärmequellen. Bild 1.3 zeigt den Temperaturverlauf in einem Gleichstromwärmetauscher ohne und mit Feuerung.

Im Wärmetauscher ohne Feuerung wird der Temperaturverlauf des wärmeabgebenden Mediums ausschließlich durch die Wärmeabgabe an die aufzuheizende Substanz, das Wärmgut, bestimmt, die Temperatur des wärmeabgebenden Mediums kann nur fallen. Im Gegensatz dazu wird bei Feuerungen die Temperatur der wärmeabgebenden Substanz einerseits durch die Wärmeentwicklung aus der Verbrennung (Wärmequellen) und andererseits durch die Wärmeabgabe an das Wärmgut bestimmt. Die Temperatur kann also längs des Weges durch die Anlage

sowohl steigen wie fallen. Sie steigt, wenn die Wärmeentwicklung größer
ist als die Wärmeabgabe, und fällt, wenn der umgekehrte Fall vorliegt.
Im allgemeinen ist die Wärmeentwicklung von Flammen am Anfang
größer als am Ende, während die Wärmeabgabe ein Maximum etwa in
der Mitte des Weges hat. Die Folge ist, daß die Temperatur der Feuergase zunächst steigt und dann fällt. Das Temperaturmaximum der
wärmeabgebenden Substanz liegt im Bild 1.3 bei x_{ttmax} und ist keines-
wegs mit dem Flammenende identisch, vielmehr ist das Maximum der

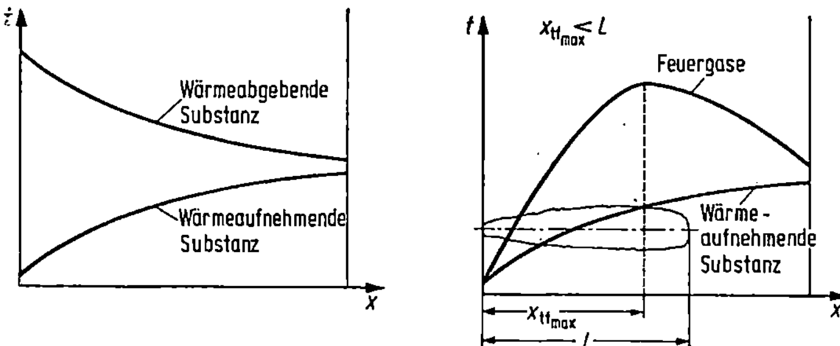

Bild 1.3. Vorgänge in Wärmetauschern, links ohne und rechts mit Verbrennung, Gleichstrom.
x Weg der Stoffströme, L Flammenlänge, x_{ttmax} Ort höchster Feuergastemperatur

Ort, an dem Wärmeabgabe und Wärmeentwicklung gleich groß sind.
Der Kurvenverlauf ist vor allem beeinflußbar durch die Geschwindigkeit
der Wärmeentwicklung, d.h. den Verlauf des Ausbrandgrades.

Das Erscheinungsbild der Flamme hängt in starkem Maß vom Strömungszustand ab. Bei den Arbeitsbedingungen der Industrieöfen und
Dampfkessel ist fast ausschließlich turbulente Strömung möglich, auch
die Flammen der Motoren, Turbinen und Raketen brennen turbulent.
Bei Kleinbrennern, wie sie in Haushalt und Gewerbe und für einige
industrielle Anwendungen vorkommen, kann auch laminare Strömung
auftreten.

Mit den Fällen des Bildes 1.2 ergibt sich folgende Situation:

Tabelle 1.1. Anwendung verschiedener Mischungs-
und Strömungszustände in Feuerungen

Strömung	Mischung		
	Volle Vormischung	Teils Vormischung teils Diffusion	Nur Diffusion
Laminar	selten	Kleinbrenner	selten
Turbulent	selten	Großfeuerungen	

In technischen Feuerungen laufen die Verbrennungsvorgänge bei nahezu konstantem Druck ab. Die Druckunterschiede, die sich durch Reibung, durch die Umströmung von Staukörpern oder sonstige Hindernisse oder durch die Fliehkräfte von Drehströmungen ergeben, sind gewöhnlich klein. Meist wird bei Atmosphärendruck gearbeitet, bei manchen Dampfkesseln auch bei Drucken von einigen Bar.

Selbst bei Turbinen und Kolbenmaschinen, welche den Druck von Verbrennungsgasen zur Erzeugung mechanischer Energie benutzen, sind die Druckunterschiede während der Verbrennung im Vergleich zum ausgenutzten Druckgefälle klein.

Die Bezeichnung *Explosion* ist deshalb meist nicht angebracht, da diese einer Verbrennung mit eindeutiger Druckzunahme zugeordnet ist. Explosionen können auftreten, wenn in einem geschlossenen Raum eine so große Brennstoffmasse verbrannt wird, daß der Druck merklich ansteigt, oder wenn der Brennstoff so schnell verbrennt, daß die umgebenden Gasmassen durch ihre Massenträgheit eine starke Druckzunahme bewirken. In Feuerungen werden die Abzüge für die Verbrennungsprodukte so bemessen, daß keine Explosion auftritt. Das Bersten eines Druckgefäßes bei Überbeanspruchung des Werkstoffs ist im genauen Wortsinn keine Explosion.

Von *Detonation* spricht man, wenn sich das Fortschreiten einer Explosion soweit beschleunigt, daß das Gemisch nicht thermisch durch eine Flammenfront, sondern durch die entstehende Druckwelle gezündet wird. Es liegt also Schallgeschwindigkeit vor, die Ausbreitungsgeschwindigkeit läßt sich exakt angeben, sie beträgt bei technischen Brennstoffen in Luft etwa 1000 m/s [B 8, B 11, B 12].

Nicht exakt definiert ist die Grenze zwischen Verpuffung und Explosion. Im Sprachgebrauch ist *Verpuffung* eine schwache Explosion, die nur geringe Schäden verursacht.

2. Brennstoffe und Verbrennung

2.1 Brennstoffe, feuerungstechnisch wichtige Eigenschaften

Eine Übersicht über die in gasförmigen, flüssigen und festen Brennstoffen enthaltenen Bestandteile gibt Tabelle 2.1. Die brennbare Substanz besteht aus C, H bzw. deren Verbindungen und Gemischen verschiedener Verbindungen. Alle anderen Substanzen einschließlich des brennbaren S sind unerwünschte Begleitstoffe. Andere als Brennstoffe verwendbare Stoffe, insbesondere Metalle, werden nur für Raketen und eine Reihe von Sonderzwecken benutzt (z.B. Feuerwerkskörper), jedoch nicht für technische Feuerungen.

Tabelle 2.1. Bestandteile der an Verbrennungsvorgängen beteiligten Stoffe

	Aggregatzustand des Brennstoffs		
	gasförmig	flüssig	fest
Brennstoff	H_2, CO, C_mH_n	C_mH_n	C, C_mH_n
Unerwünschte Begleitstoffe des Brennstoffs	CO_2, N_2, H_2O kleine Anteile H_2S, SO_2	S, kleine Anteile V und andere Metalle, H_2O	S, Asche, H_2O (s. unten)
Oxidationsmittel	O_2, N_2 (A) Begleitstoff H_2O		
Verbrennungsgas (Abgas, mit festen Begleitstoffen: Rauchgas)	CO_2. H_2O, N_2, meist O_2		
Wichtigste Begleitstoffe (s. Kap. 11)	SO_2, NO_x	SO_2, NO_x, Ruß	SO_2, NO_x, Ruß, Flugasche

2.1.1 Feste Brennstoffe

Feste Brennstoffe sind Umwandlungsprodukte pflanzlichen Ursprungs. Ihr chemischer und kristalliner Aufbau ist äußerst verwickelt. Vereinfachende Aussagen sind nötig, um sie zu beschreiben und zu klassifizieren.

Die beste Aussage über das Gebrauchsverhalten von festen Brennstoffen erhält man, wenn man deren Gehalt an den folgenden Bestandteilen ermittelt:

1. Feuchtigkeit,
2. flüchtige Bestandteile,
3. „fixer" Kohlenstoff,
4. Asche.

Diese Bestandteile werden durch einfache Analysenschritte (Trocknen, Erhitzen unter Luftabschluß, Veraschen) bestimmt. Dieses Verfahren wird als Immediatanalyse (Kurzanalyse) bezeichnet und ist in DIN 51 718 bis DIN 51 720 beschrieben.

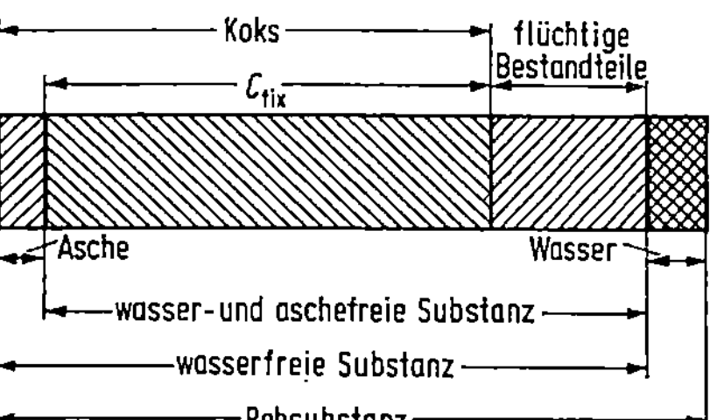

Bild 2.1. Immediatanalyse eines festen Brennstoffs

Bild 2.1 läßt erkennen, daß die wasser- und aschefreie Substanz, also der brennbare Anteil, aus zwei Stoffarten besteht. Die „flüchtigen" Bestandteile sind Kohlenwasserstoffe, die bei der Erhitzung der Kohle in Gas- oder Dampfform entweichen. Sie werden im Verkokungsprozeß durch Erhitzung unter Luftabschluß von der Kohle getrennt. Dabei verbleibt als Festanteil der Koks, d.h. die Summe von festem (fixem) Kohlenstoff und Asche. Der Anteil an flüchtigen Bestandteilen ist für den Ablauf der Verbrennung der festen Brennstoffe in Feuerungen wichtig, da zunächst die flüchtigen Bestandteile ausgetrieben und gezündet werden, bevor die Feststoffverbrennung einsetzt (s. Kap. 7). Die flüchtigen Bestandteile bilden neben dem geologischen Alter (Braun- und Steinkohle) das wichtigste Kriterium zur Unterscheidung der verschiedenen Qualitäten von festen Brennstoffen.

Koks ist somit nicht nur ein Produkt des Koksofenprozesses, sondern auch ein Zwischenprodukt der Verbrennung. Tabelle 2.2 enthält Heiz-

Tabelle 2.2. Heizwerte und Immediatanalysen fester Brennstoffe

Art	Heizwert H_u	Feuchte	Flüchtige Bestandteile	Asche	Ascheschmelzpunkt °C (Mittelwert)
	kJ/kg	%	%	%	
Steinkohle					
Anthrazit Aachen	33 000 ⎫	⎫	bis 9 ⎫		1160
Fettkohle Ruhr	32 000 ⎪ Trocken- ⎬ bis 4		18 bis 26 ⎬ 3 bis 7		1200
Gaskohle Ruhr	32 000 ⎰ subst. ⎭		26 bis 32 ⎭		1250
Koks Ruhr	30 000 ⎭	3 bis 6	bis 1,0	bis 10	
Braunkohle					
roh Rhein	8 000	59	21	3 bis ⎫	1400
Brikett Rhein	20 000	>15	44	5 bis ⎭	
Torf (lufttrocken)	17 bis 23 000	15	bis 60	5	–
Holz (lufttrocken)	19 000	20	65	2	–

werte und Immediatanalysen fester Brennstoffe. Wie bei allen natürlichen Rohstoffen liegen erhebliche Schwankungsbereiche vor. Die Tabelle gibt entweder diese Schwankungsbereiche an, oder sie bringt Mittelwerte.

Die Elementaranalyse (Tabelle 2.3) wird als Grundlage für die Verbrennungsrechnung benötigt (DIN 51 721 bis DIN 51 727).

Tabelle 2.3. Elementaranalyse von festen Brennstoffen, bezogen auf wasser- und aschefreie Substanz („waf")

Bestandteile %	C	H	O	S	N
Anthrazit	92	4	3 bis 5	1	1
Fettkohle	87 bis 89	5	3 bis 5	1	1,5
Gaskohle	82 bis 87	5,5	5 bis 10	1	1,5
Koks	97	0,5	0,5	1	1
Rohbraunkohle ⎫ Braunkohlenbrikett ⎭	68	5	25	0,5	1
Torf	60	6	32,5	–	1,5
Holz	50	6	44	–	–

Die Asche der Kohle besteht im wesentlichen aus den mineralischen Bestandteilen der Pflanzen, aus denen die Kohle entstanden ist, sowie aus nicht brennbaren Einschlüssen. Daneben enthält die Asche nach der Verbrennung einen Teil des Brennstoffschwefels in Form von SO_3-Verbindungen. Der mineralische Anteil besteht aus den Oxiden der

Metalle Al, Si, Fe, Ca, Mg, K und Na. Auf eine gesonderte Bestimmung der Mineralanteile wird bei der Immediatanalyse verzichtet.

Technisch wichtig ist in erster Linie das Erweichungsverhalten der Asche. Flüssige Asche (Schlacke) kann den Luftzutritt zum Brennstoff lokal erschweren oder verhindern und damit zu unvollständigem Ausbrand und Leistungsminderung führen. Als komplexer Stoff mit großem glasigem Anteil zeigt Asche keinen definierten Schmelzpunkt, sie wird charakterisiert durch ihre Erweichungskurve. Braunkohlenaschen enthalten hohe Anteile an Erdalkalioxiden, Aschen der Steinkohle vorwiegend SiO_2 und Al_2O_3. Typische Analysen (Methoden: DIN 51729) sind:

Tabelle 2.4. Zusammensetzung von Brennstoffaschen

Bestandteile %	Asche von Ruhr-Steinkohle	Asche von rheinischen Braunkohlen
Al_2O_3	25 bis 35	5
SiO_2	35 bis 40	6
Fe_2O_3	14 bis 20	15
$CaO + MgO$	3 bis 7	54
SO_3	2 bis 7	20

Die Analyse der Braunkohlenasche bezieht sich auf die in der Kohle selbst eingeschlossene Substanz. Wenn zwischen den Kohlen liegende Kiesschichten mit abgebaut werden, steigt der SiO_2-Gehalt der Asche entsprechend.

Das Ascheschmelzverhalten wird entweder im Erhitzungsmikroskop nach DIN 51730 bestimmt, oder es wird die Methode nach Bunte-Baum angewendet. Bei dieser wird eine Aschenprobe unter Druck erwärmt und die dabei auftretende Längenänderung bestimmt. Die Schmelzeigen-

Tabelle 2.5. Korn- und Stückgrößen von Steinkohle und Koks

Steinkohle		Koks	
Bezeichnung	Stück- bzw. Korngröße mm	Bezeichnung	Stück- bzw. Korngröße mm
Stückkohle	>50	Großkoks	>90
Nuß I	80 bis 50	Brechkoks I	90 bis 60
Nuß II	50 bis 30	Brechkoks II	60 bis 40
Nuß III	30 bis 18	Brechkoks III	40 bis 20
Nuß IV	18 bis 12	Brechkoks IV	80 bis 10
Feinkohle	10 bis 0	Koksgruß	10 bis 0
Staub	0,5 bis 0		

schaften werden entweder in Dreistoffdiagrammen dargestellt (nach Zinzen [1]) oder mittels empirischer Formeln nach Endell und Zaulek [2] zusammengefaßt.

Der Festlegung der Stückgrößen dient die Klassifizierung der Tabelle 2.5.

2.1.2 Flüssige Brennstoffe

Die flüssigen Brennstoffe stammen fast ausschließlich aus der Destillation des Mineralöles, in begrenztem Umfang steht Steinkohlenteeröl zur Verfügung. Der chemische Aufbau der Öle ist äußerst verwickelt, sie setzen sich aus sehr vielen verschiedenen Molekülen zusammen. In einem amerikanischen Mineralöl wurden z.B. etwa 5000 verschiedene Bestandteile gezählt. Auch Destillationsprodukte enthalten jeweils zahlreiche Molekülarten. Man kann deshalb die chemische Zusammensetzung nur mittels Elementaranalyse, d.h. nach Atomarten, angeben. Die Anteile der typischen Molekülarten wie Paraffine usw. bleiben dem Verwender des Heizöls unbekannt. Im Mittel enthalten europäische Heizöle El im Jahr 1973 in Gewichtsprozenten:

46 % Paraffine,
 4 % Olefine,
20 % Aromaten (nicht Benzol, Toluol oder Xylol),
30 % Naphthene.

Die Zusammensetzung hängt von der des Rohöls und vom Verarbeitungsgang ab. Die Rohöle sind von Vorkommen zu Vorkommen verschieden. Die Versorgung Deutschlands (BRD) stützte sich früher meist auf Quellen in Vorderasien, neuerdings mehr auf libysche Vorkommen. Innerhalb dieser Bereiche werden je nach Ergiebigkeit, Eigentumsverhältnissen und Handelsbeziehungen wechselnde Vorkommen in Anspruch genommen.

Insgesamt überwiegen bei den Nahostölen die Paraffine (Kettenkohlenwasserstoffe), bei den amerikanischen Ölen meist die Naphthene (gesättigte Ringe). Olefine (ungesättigte Ketten) sind im Rohöl nur in geringer Menge enthalten, ihr Anteil nimmt bei der Verarbeitung etwas zu. Für den Verwender ist die Zusammensetzung insofern interessant, als Paraffine weniger zur Rußbildung neigen als Olefine und Ringe.

DIN 51 603 unterscheidet vier Heizölqualitäten: extra leicht (El), leicht (L), mittel (M) und schwer (S). Technische Bedeutung haben vorwiegend die erste und die letzte Gruppe.

Heizöl El ist ein dem Dieseltreibstoff ähnliches Destillat. Wegen seiner niedrigen Zähigkeit und rückstandsarmen Verbrennung ist es in erster Linie für Kleinfeuerungen geeignet. Schweröl ist im wesentlichen

Tabelle 2.6. Kennzeichnende Eigenschaften von Heizölen

| Art des Brenn- stoffs | Elementaranalyse Gew. % | | | | | Asche max* | Zähigkeit cSt (Engler-Grad) bei | | | Heiz- wert | Dichte ϱ kg/l | Flamm- punkt minde- stens °C* | Rück- stand nach Conradson Gew. % |
	C	H	S*	unab- setz- bares Wasser*	Sedi- ment		20 °C	50 °C*	100 °C*	H_u kJ/kg			
Heizöl S	84	11	4,2 [bis 3,5]	0,5 [0,1]	0,5	0,15	4000	450(59)	50(5,3)	39000	0,95 bis 0,97	65	15
Heizöl El	85	13	1,0 [0,5]	0,1	0,05	0,01	8(1,6)*	–	–	41800	0,86 bis 0,88	55	0,05*
Stein- kohlen- teeröl	90	6,5	0,6	1,0	–	–	15 bis 30 (2 bis 4)	15(2)	–	38000	1,02 bis 1,1	65	2

* obere Grenze nach DIN 51603; [ ] Erfahrungswert.

ein Rückstandsprodukt der Destillation. Durch Beimischen von Destillaten können die Eigenschaftswerte abgewandelt werden. Schweröl läßt sich bei Umgebungstemperatur weder pumpen noch zerstäuben. Es muß zum Pumpen auf etwa 50 °C und zum Zerstäuben auf etwa 110 °C vorgewärmt werden. Die Grenze der Pumpfähigkeit liegt bei einer Zähigkeit von 400 cSt (= 400 mm²/s), die Grenze der Zerstäubung bei 10 cSt (= 10 mm²/s). Heizöl S eignet sich für Großfeuerungen (Industrieöfen und Dampfkessel). Die untere Grenze des Brennerdurchsatzes liegt bei etwa 5 kg/h.

Wichtigste Eigenschaftswerte der Heizöle sind außer dem Heizwert die Zähigkeit (Bestimmung nach DIN 51560, 51561, 51563), der Rückstand an festen Bestandteilen (Koks) bei Erhitzung unter Luftabschluß nach Conradson (DIN 51551) sowie der Flammpunkt (DIN 51755). Der Flammpunkt charakterisiert die Entzündungsgrenze der Brennstoffdämpfe und ist maßgebend für die bei der Lagerung zu berücksichtigende Gefahrenklasse. Zahlenwerte enthält Tabelle 2.6.

2.1.3 Gasförmige Brennstoffe

Für die technische Anwendung kommen folgende gasförmige Brennstoffe in Betracht:

Aus Naturvorkommen:	Erdgas (Naturgas)
Aus festen Brennstoffen (vorwiegend Steinkohle bzw. Koks):	Gichtgas, Generatorgas, Wassergas, Druckvergasungsgas, Koksofengas (Stadtgas = Gemisch aus Koksofengas und Generatorgas oder Wassergas)
Aus flüssigen Brennstoffen (Mineralöl):	Flüssiggas, Spaltgas (meist Stadtgasqualität)
Aus gasförmigen Brennstoffen (Raffinerierestgas, Flüssiggas, Erdgas):	Spaltgas (meist Stadtgasqualität)

Zur Kennzeichnung der Herstellungsverfahren dient Tabelle 2.7.

Als „Ferngas" wurde in Deutschland früher das über Fernleitungen verteilte Koksofengas bezeichnet. Dieses Leitungsnetz führte später z.T. Spaltgas von Koksofengasqualität, nunmehr wird fast ausschließlich Erdgas über ein schnell wachsendes Leitungsnetz verteilt, in welches auch die meisten früheren Koksofengasleitungen einbezogen sind. Die Bezeichnung „Ferngas" wird deshalb nicht mehr benutzt.

Die Eigenschaften der wichtigsten Gasarten gehen aus Tabelle 2.8 hervor, die der reinen Gase aus Tabelle 2.9.

Der Heizwert des Hochofengichtgases hängt von der Zusammensetzung des Hochofenmöllers ab. Er sinkt mit steigender Möllerqualität bis auf etwa 2500 kJ/m_n^3. Soweit Gichtgas nicht in Hochofenwinderhitzern oder Koksöfen verbraucht wird, dient es als Zusatzbrennstoff für Dampfkessel oder Industrieöfen.

Generatorgas dient zur Feuerung von Industrieöfen, wo Erdgas oder flüssige Brennstoffe nicht verfügbar sind. Es wird für Großanlagen im Rohzustand, d.h. ungereinigt und ungekühlt benutzt. Die Temperatur

Tabelle 2.7. Herstellungsverfahren für Brenngase

Bezeichnung des Produkts	Ausgangsbrennstoff	Gasförmiger Reaktionspartner	Bezeichnung des Vorgangs	Gleichgewichte
Gichtgas, Hochofengas	Koks	Luft	Vergasung	Boudouard
Wassergas	Koks	Wasserdampf	Wassergasprozeß	Wassergas
Generatorgas	Braun- und Steinkohle, Koks	befeuchtete Luft (Taupunkt: 40 bis 60 °C)	Vergasung (mit Wassergasprozeß)	Boudouard und Wassergas
Koksofengas	Steinkohle	–	Entgasung	CH_4-Spaltung
Druckvergasungsgas	Steinkohle	O_2-reiche Luft	Vergasung	Boudouard
Spaltgas	Rückstandsöl, Heizöl, Benzin, Restgase, Flüssiggas, Erdgas	Wasserdampf und Luft, evtl. O_2-reich	Spaltung (thermisch oder katalytisch)	Boudouard, Wassergas

am Austritt aus dem Gaserzeuger liegt je nach Heizwert des Ausgangsbrennstoffs bei 250 bis 600 °C. Das bei der Koksherstellung anfallende Koksofengas wird vorwiegend in Industrieöfen verfeuert.

Spaltgase können durch Spaltung von flüssigen oder gasförmigen Brennstoffen erzeugt werden. Sie bilden die Ausgangsprodukte vieler chemischer Synthesen.

Als Flüssiggas wird in Deutschland für Kleinverbraucher vorwiegend Propan, für Großverbraucher sowohl Propan wie Butan geliefert. Das als Propan verteilte Gas enthält bis zu 10 % Butan und nur kleine Mengen an anderen Kohlenwasserstoffen. Bei Entnahme aus der Flasche verdampft zunächst vorwiegend das Propan und erst dann das Butan. Bei großen Durchsätzen wird die flüssige Phase einem Verdampfer zugeleitet, so daß die Zusammensetzung des Gases konstant bleibt.

Tabelle 2.8. Eigenschaften technischer Gase

Gasart	Zusammensetzung (Vol. %)									Heizwert H_u	Dichte	d_v
	$\geq C_5$	C_4	C_3	C_2	CH_4	CO	H_2	CO_2	N_2	kJ/m³$_n$	kg/m³$_n$	(Luft = 1)
Gichtgas (Mittelwert)	–	–	–	–	–	27	1,5	12	59,5	3300	1,3204	1,02
Wassergas	–	–	–	–	0,5	42	50	4	3,5	11000	0,680	0,527
Generatorgas												
Braunkohle, Brikett	25 g/m³$_n$	–	–	0,2	2	31	16	4	47	7300	1,083	0,84
Steinkohle	25 g/m³$_n$	–	–	0,4	3	28	15	4	50	6800	1,090	0,895
Koks	–	–	–	–	0,5	28	13	5	53	6100	1,131	0,88
Koksofengas	–	–	1	1	25	6	55	2	10	17500	0,4998	0,386
Stadtgas	–	–	1	1	22	12	44	4	16	17000	0,6578	0,51
Druckvergasungsgas	–	–	–	0,4	4,6	25	42	25	1	9200	0,928	0,718
Erdgas												
Emsland D	–	–	0,5	1	90	–	–	3,0	5,5	37000	0,787	0,61
Rheden D	–	–	–	0,7	76	–	–	15,8	7,5	28000	0,961	0,745
Slochteren NL	–	0,2	0,4	2,7	82	–	–	0,7	14	35000	0,825	0,64
Nordsee GB	–	–	0,2	3,5	93	–	–	0,3	2,5	36000	0,744	0,58
Lacq (gereinigt) F	–	1,6	1,5	4,4	90	–	–	1,3	1,0	43000	0,787	0,61
Algerien	–	1,6	2,1	7,8	89			<0,2	<0,2	44000	0,795	0,62
Flüssiggas DIN 51 621	–	<10	90							93200	2,122	1,64

Tabelle 2.9. Eigenschaften reiner Gase (z. T. nach DIN 51 850)

Molekülart	Relative Molekülmasse	Reale Normdichte kg/m_n^3	Siedepunkt bei 1 bar °C	Heizwert H_o kJ/m_n^3	Heizwert H_u kJ/m_n^3	Heizwert H_u kJ/kg	Dichte der Flüssigkeit
H_2	2,016	0,0899	252,77	12745	10785	119952	
CO	28,01	1,25	191,55	12635	12635	10110	
CH_4	16,04	0,717	161,5	39815	35880	50010	
C_2H_4	28,05	1,261	103,78	63395	59440	47165	
C_2H_6	30,07	1,355	88,6	70305	64355	47480	
C_3H_6	42,08	1,914	47,7	93610	87605	45780	
C_3H_8	44,10	2,010	42,1	101205	93180	46350	(485,8 (30 °C)
$1\text{-}C_4H_8$	56,11	2,597	6,25	125765	117615	45300	619,0 (0 °C)
$n\text{-}C_4H_{10}$	58,12	2,703	0,50	133795	123565	45720	541,0 (52 °C)
$i\text{-}C_4H_{10}$	58,12	2,691	11,7	132960	122775	45615	582,0 (0 °C)
$1\text{-}C_5H_{10}$	70,14	3,320	20,06	159805	149390	44990	
$n\text{-}C_5H_{12}$	72,15	3,455	9,50	169350	156705	45340	616,5 (30 °C)
CO_2	44,01	1,977	78,45				
N_2	28,01	1,250	195,82				
O_2	32,00	1,429	182,97				
H_2O	18,02	0,804	100,0				

2.2 Physik und Chemie der Verbrennung

2.2.1 Verbrennungsrechnung, Luftbedarf und Abgasmenge

Unter dem Begriff *Verbrennungsrechnung* werden die elementaren stöchiometrischen Berechnungen zusammengefaßt, die dazu dienen

1. das Mol- oder Massenverhältnis von Brennstoff, Oxidationsmittel und Reaktionsprodukt zu bestimmen,

2. die Zusammensetzung der Reaktionspartner und

3. den Grad der Abweichung vom stöchiometrischen Verhältnis anzugeben.

Besonderheiten ergeben sich aus folgenden Gründen:

1. Fast alle in Betracht kommenden Ausgangsstoffe sind Gemische von z. T. zahlreichen Molekül- und Atomarten.

2. Häufig treten verschiedene Phasen auf.

3. Vom stöchiometrischen Verhältnis der Reaktionspartner wird nach beiden Seiten hin abgewichen (O_2-Mangel oder -Überschuß).

4. Gleichgewichtsbedingungen (Temperatur, Druck) spielen eine Rolle.

5. Umrechnungen von dem feuchten auf den trockenen Zustand und umgekehrt sind häufig erforderlich.

Häufig zulässige Vereinfachungen sind: Benutzung runder Zahlen für die Molekülmassen, Benutzung von Näherungszahlen für die Analyse der trockenen Luft (21 % O_2, 79 % N_2), Annahme idealer Gase (Molvolumen 22,41 m_n^3/kg), seltener: Vernachlässigung der Luftfeuchte (Fehler in Mitteleuropa etwa 2 %, bei 20 °C und 80 % Sättigung Feuchteanteil 0,0189 m_n^3/m_n^3).

Die nachstehenden Definitionsgleichungen beziehen sich auf Luft als Oxidationsmittel. Trotz der zunehmenden Verwendung von O_2 stellt die Verbrennung mit reinem O_2 oder mit O_2-reicher Luft einen Sonderfall dar. Die Gleichungen berücksichtigen die Tatsache, daß die meisten dieser Prozesse im strömenden Medium durchgeführt werden.

$\dot{B}$, $\dot{L}$ und $\dot{V}$ sind die Massen- oder Volumenströme von Brennstoff, Luft und Abgas (Verbrennungsgas).

Stöchiometrischer Luftbedarf

$$l_{min} = \frac{\dot{L}_{min}}{\dot{B}},$$

tatsächlicher Luftbedarf

$$l = \frac{\dot{L}}{\dot{B}},$$

stöchiometrische Abgasmenge

$$v_{\min} = \frac{\dot{V}_{\min}}{\dot{B}} \,,$$

tatsächliche Abgasmenge

$$v = \frac{\dot{V}}{\dot{B}} \,,$$

Luftzahl (Luftverhältnis)

$$\lambda = \frac{l}{l_{\min}} = \frac{\dot{L}}{\dot{L}_{\min}} \,;$$

sinngemäß ist bei Luftüberschuß

$$v = v_{\min} + (\lambda - 1) \cdot l_{\min} \,;$$

$$\dot{V} = \dot{V}_{\min} + (\lambda - 1) \cdot \dot{L}_{\min} \,.$$

Die Bezeichnung Abgas wird für Verbrennungsprodukte benutzt, die keine Feststoffe (Staub, Flugasche, Ruß) enthalten, im anderen Fall spricht man von Rauchgas.

Technische Gründe für die Anwendung von Luftzahlen, die von 1 abweichen, sind:

Die Arbeitsweise mit $\lambda < 1$ bzw. $l < l_{\min}$ („Luftmangel") wird als reduzierend bezeichnet. Der dabei herrschende Brennstoffüberschuß erlaubt z. B. die Reduktion von Erz zu Metallen. Der überschüssige Brennstoff reagiert mit dem Sauerstoff des Erzes. Ein anderer Grund für den Betrieb mit Brennstoffüberschuß ist die Vermeidung der Oxidation des Wärmgutes (Zunderbildung auf Metallen).

Betrieb mit $\lambda > 1$ bzw. $l > l_{\min}$ („Luftüberschuß") wird als oxidierende Arbeitsweise bezeichnet. Sie ist in technischen Feuerungen üblich, weil sie eine vollständige Brennstoffausnutzung sichert. Die Gründe für das Arbeiten mit Luftüberschuß sind:

1. Für die Mischung von Brennstoff und Luft stehen meist nur Zeiten von weniger als eine Sekunde zur Verfügung. Durch Überschuß eines Partners wird die vollständige Beendigung der Reaktion in der verfügbaren Zeit erleichtert.

2. Schwankungen der Ströme und/oder der Eigenschaften der Brennstoffe (H_u, Dichte) oder der Luft (Dichte, Feuchtigkeit) sind unvermeidlich. Man bemißt die Mittelwerte der Ströme so, daß auch bei der Kombination von Eigenschaftswerten, die zur niedrigsten Luftzahl führt, noch vollständige Verbrennung eintritt.

3. Bei Rostfeuerungen ist der Luftbedarf an den einzelnen Punkten des Brennstoffbettes und zu verschiedenen Zeiten verschieden, da sich sowohl der Strömungswiderstand der Brennstoffschicht wie ihr chemischer Zustand verändern. Man versucht, den Luftstrom so aufzuteilen,

daß an keiner Stelle des Brennstoffbettes bzw. der daran anschließenden
Flamme zu irgendeiner Zeit Luftmangel herrscht, und kommt damit zu
der Notwendigkeit einer größeren Luftreserve.

Tabelle 2.10. Übliche Werte von Luftzahlen

Brennstoff	Luftzahl λ
Erdgas, Koksofengas	1,05 bis 1,1 (kleinere Werte erreichbar)
Generatorgas	1,1 bis 1,2
Heizöl bei Vermeidung der SO_3-Bildung (vgl. 11.2)	1,02 bis 1,05
Heizöl (übliche Werte)	1,1 bis 1,2
Kohlenstaub	1,1 bis 1,3
Kohle, mechanische Roste	1,3 bis 1,5 (vgl. Kap. 7)
Kohle, handbeschickte Roste	1,4 bis 2,0 (vgl. Kap. 7)

Die Begriffe oxidierend, neutral, reduzierend, die man für die Einstellung von Feuerungen benutzt, beziehen sich auf den Zustand, der
am Ende der Flamme herrscht. In Flammen ohne Vormischung von
Brennstoff und Luft kommen örtlich alle Konzentrationen von reinem
Brennstoff bis zu reiner Luft vor. Es ist deshalb möglich, daß eine
„oxidierend", d.h. mit Luftüberschuß arbeitende Feuerung örtlich, z.B.
in einem Teilbereich der Wärmgutoberfläche, reduzierend wirkt. Als
Beispiel dafür kann die Rohrabzehrung in Dampfkesseln dienen, welche
durch örtliches Auftreten reduzierender Gemische in oxidierend ein-
gestellten Feuerungen bewirkt wird.

Eine etwas genauere Systematik unterscheidet fünf Stufen der
Feuerungseinstellung (Tabelle 2.11).

Tabelle 2.11. Feuereinstellungen

Bezeichnung	Abgas enthält außer CO_2, H_2O und N_2 nur
Oxidierend	O_2
Halboxidierend	O_2, CO und H_2, wobei $[CO] + [H_2] < 2[O_2]$
Neutral	nichts oder O_2, CO und H_2, wobei $[CO] + [H_2] = 2[O_2]$
Halbreduzierend	CO, H_2 und O_2, wobei $[CO] + [H_2] > 2[O_2]$
Reduzierend	CO, H_2

Die Übersicht trägt der Tatsache Rechnung, daß durch Strähnenbildung im Abgas nebeneinander Luft und brennbare Substanz auftreten
können. Vorausgesetzt wird, daß im Abgas keine anderen brennbaren
Moleküle als CO und H_2 enthalten sind. Dies trifft im allgemeinen zu,
da größere Moleküle schnell aufgespalten werden.

Für die Durchführung der Verbrennungsrechnung genügt es zu beachten, daß die Einheiten, in denen die Reaktionsgleichungen ausgedrückt sind, Moleküle oder – für den technischen Zweck wichtiger – Mole sind. Die Berechnung wird besonders einfach bei gasförmigen Brennstoffen. Man braucht Molvolumen und Molekülmasse nicht in die Rechnung einzuführen. Da man den Unterschied der Molvolumina der (realen) Gase als sehr gering vernachlässigen kann, und da der Molanteil proportional dem Partialdruck ist, rechnet man am einfachsten mit Volumenverhältnissen.

Aus den Reaktionsgleichungen ergibt sich der Mindestsauerstoffbedarf

$$[O_2]_{min} = 0{,}5\,[CO] + 0{,}5\,[H_2] + \left(m + \frac{n}{4}\right)[C_m H_n] - [O_2] \quad [m_n^3/m_n^3],$$

wobei $[CO]$, $[H_2]$ usw. den Mol- bzw. Volumenanteil der betreffenden Molekülart im trockenen Brennstoff angeben. Bei Verbrennung mit trockener Luft der volumentrischen Zusammensetzung 21 % O_2, 79 % N_2 wird

$$l_{min} = \frac{[O_2]_{min}}{0{,}21} = 4{,}76\,[O_2]_{min}.$$

Wassergehalte in Brennstoff W_g und Luft W_1 werden sinngemäß in m_n^3/m_n^3 trockenes Gas berücksichtigt. Zur Umrechnung von Gewichtsangaben auf obige Einheit ist zu beachten, daß für Wasserdampf bei Normbedingungen

$$1\ g/m_{n\,tr}^3 = 0{,}001\,243\ m_n^3/m_{n\,tr}^3$$

ist. (Die Tatsache, daß Wasserdampf bei Normbedingungen kondensiert, kann hier außer Betracht bleiben.)

Die wahre feuchte Luftmenge bei Verbrennung mit $\lambda > 1$ ist

$$l_f = \lambda\,(l_{min\,tr} + W_1).$$

Die Abgasmenge findet man ohne Berücksichtigung der Feuchte von Brennstoff und Luft zu

$$v_{min} = [CO] + [H_2] + \left(m + \frac{n}{2}\right)[C_m H_n] + 3{,}76\,[O_2]_{min} \quad [m_n^3/m_n^3].$$

Der letzte Term kennzeichnet den Stickstoffanteil der Verbrennungsluft.

Die wahre feuchte Abgasmenge bei Verbrennung mit $\lambda > 1$ ist

$$v_f = v_{min} + (\lambda - 1)\,l_{min} + W_g + \lambda \cdot l_{min} \cdot W_1 \quad [m_n^3/m_n^3].$$

Bei der Bestimmung der trockenen Abgasmenge werden außer W_g und W_1 auch die in v_{min} enthaltenen Terme H_2 und $(n/2)\,C_m H_n$ abgezogen.

Tabelle 2.12. Verbrennungsrechnung für ein Erdgas

Brennstoff		Luftbedarf				Abgasmenge					
Gas-bestand-teil	Anteil	O_2-Bedarf m^3/m^3 Brst.	O_2-Bedarf gesamt	entspr. Anteil N_2	entspr. Anteil H_2O	CO_2 m^3/m^3 Brst.	CO_2 gesamt	H_2O m^3/m^3 Brst.	H_2O ges.	N_2	O_2
CH_4	0,840	2	1,68	6,32	0,163	1	0,84	2	1,68	–	–
C_2H_4	0,015	3	0,045	0,169	0,004	2	0,03	2	0,03	–	–
C_2H_6	0,005	4	0,02	0,075	0,002	2	0,01	3	0,015	–	–
CO_2	0,020	–	–	–	–	1	0,020	–	–	–	–
N_2	0,120	–	–	–	–	–		–	–	0,120	–
Luft: trocken 0,79 N_2 0,21 O_2		$\lambda = 1,0$	$O_{2\,min} =$ 1,745	6,564	0,169	aus Luft $\lambda = 1,0$	0,90		1,725	0,120	–
			$l_{min\,tr}$		8,309				0,169	9,046	
Luft: feucht 0,774 N_2 0,206 O_2 0,020 H_2O			$l_{min\,f}$		8,478	$\Sigma =$	0,90		1,894	6,684	
		$\lambda = 1,1$	1,920	7,220	0,186		$v_{min\,tr} = 7,584$		$v_{min\,f} =$	9,478	
			$\lambda_{tr} \cdot l_{min\,tr} =$		9,14	aus Luft $\lambda = 1,1$			0,186	7,220	0,175
						$\Sigma =$	0,90		1,911	7,340	0,175
						$\lambda = 1,1$	$v_{tr} = 8,415$		$v_f = 10,326$		

Da häufig außer l und v auch die Zusammensetzung der Abgase gesucht ist, empfiehlt es sich, die Rechnung in Form einer Tabelle aufzubauen, wie am Beispiel der Tabelle 2.12 gezeigt ist. Bei allen Rechnungen ist zu berücksichtigen, daß Analysen an trockenen Substanzen durchgeführt werden. Die Anzahl der Mole des Abgases ist bei fast allen Brennstoffen von der Molanzahl der Ausgangsprodukte verschieden, eine Ausnahme bildet nur das Methan, bei dessen Verbrennung das Normvolumen unverändert bleibt.

Bei flüssigen und festen Brennstoffen liegen die Reaktionsteilnehmer in verschiedenen Phasen vor, Molvolumen des O_2 und Molekülmassen der brennbaren Substanz sind deshalb zu berücksichtigen. Außerdem ist bei festen Brennstoffen der Wasseranteil W_b und der Ascheanteil in Betracht zu ziehen. Beide werden hier als Masseanteil eingeführt und als inert betrachtet. Zur Berechnung von Luftbedarf und Abgasmenge geht man von der Analyse der wasser- und aschefreien Substanz (Kurzzeichen waf) aus.

Die Berechnung von $[O_2]_{min}$ beruht auf Gleichungen der Form

$$[O_2]_{min} = 22{,}41 \underbrace{\frac{m_n^3\,O_2}{kmol\,O_2}}_{\substack{\text{Molvolum}\\\text{(ideal)}}} \cdot 1 \underbrace{\frac{kmol\,O_2}{kmol\,C}}_{\text{Reaktion}} \frac{1}{12} \underbrace{\frac{kmol\,C}{kg\,C}}_{\substack{\text{Molekül-}\\\text{masse}}} \cdot C \underbrace{\frac{kg\,C}{kg\,Brst.\,waf}}_{\substack{\text{Anteil im}\\\text{Brennstoff}}} + \cdots .$$

Der Zahlenwert des zweiten Terms ergibt sich aus der Reaktionsgleichung, er beträgt 1/2 für H_2 und 1 für S. Entsprechende Produkte werden für H_2, S und O_2 gebildet.

Mit den Beziehungen [C], [H], [S], [O] für die entsprechenden Massenanteile des Brennstoffs läßt sich verkürzt schreiben:

$$[O_2]_{min} = 22{,}41 \left(\frac{[C]}{12} + \frac{[H]}{4} + \frac{[S]}{32} - \frac{[O]}{32} \right) \quad [m_n^3/kg] ,$$

l_{min} ist wieder $[O_2]_{min}/0{,}21 = 4{,}76\,[O_2]_{min}$;

$$v_{min} = 22{,}41 \left(\frac{[C]}{12} + \frac{[H]}{2} + \frac{[S]}{32} \right) + 0{,}79 \cdot l_{min} .$$

W_1 und W_1 werden sinngemäß berücksichtigt.

Benutzt man die dimensionslosen Kennzahlen nach Mollier bzw. Boie [26], so kann die Verbrennungsrechnung für gasförmige, flüssige und feste Brennstoffe mit dem gleichen Formalismus durchgeführt werden.

Zur näherungsweisen Berechnung von l_{min} und v_{min} aus dem Heizwert wurden früher vielfach Näherungsformeln von Rosin verwendet, diese liefern jedoch nur für die seinerzeit benutzten festen Brennstoffe und für Armgase brauchbare Werte, nicht jedoch für Heizöl, Erdgas und Flüssiggas.

Für grobe Näherungsrechnungen kann man je Mcal = 4,17 MJ einen Luftbedarf von 1 m_n^3 ansetzen.

Bei der Überwachung technischer Anlagen wird die Luftzahl meist aus der Abgasanalyse bestimmt. Geht man dabei vom CO_2-Gehalt des Abgases aus, so gilt

$$[CO_2] \cdot v_{tr} = [CO_2]_{max} \cdot v_{min\,tr} \; .$$

$[CO_2]_{max}$ bezeichnet den aus der Verbrennungsrechnung bestimmten CO_2-Gehalt des Abgases bei stöchiometrischer Verbrennung. Der Index tr bedeutet, daß mit trockenem Abgas gerechnet wird. Über

$$v_{tr} = v_{min\,tr} + (\lambda - 1) \cdot l_{min}$$

erhält man

$$\lambda = 1 + \left(\frac{[CO_2]_{max}}{[CO_2]} - 1 \right) \frac{v_{min\,tr}}{l_{min}} \; .$$

Vielfach wird als erste Näherung

$$\frac{v_{min\,tr}}{l_{min}} = 1$$

gesetzt. Dies gilt aber mit einiger Genauigkeit nur für feste Brennstoffe. Besser setzt man bei $\lambda > 1,1$

$$\frac{v_{min\,tr}}{l_{min}} = a \, ,$$

mit folgenden Zahlenwerten:

feste Brennstoffe $a = 0,97$ bis $0,99$,
flüssige Brennstoffe $a = 0,93$ bis $0,96$,
gasförmige Brennstoffe $a = 0,90$ bis $0,93$.

Damit wird

$$\lambda = a \cdot \frac{[CO_2]_{max}}{[CO_2]} \; .$$

Geht man vom O_2-Gehalt aus, so ergibt sich entsprechend

$$\lambda = 1 + \frac{v_{min\,tr}}{l_{min}} \cdot \frac{[O_2]}{21 - [O_2]} \; .$$

In gleicher Weise wie oben erhält man

$$\lambda = \frac{21 - (1 - a) \cdot [O_2]}{21 - [O_2]} \; .$$

Bild 2.2 zeigt für die wichtigsten technischen Brennstoffe den Zusammenhang zwischen Luftzahl und O_2- bzw. CO_2-Gehalt des Abgases.

Zahlenwerte über Luftbedarf und Abgasmenge reiner Gase sowie einige Eigenschaften ihrer Abgase sind in Tabelle 2.13 zusammengefaßt, die entsprechenden Werte für technische Brenngase enthält Tabelle 2.14.

Tabelle 2.13. Reine Gase: Luftbedarf und Abgasmenge, Eigenschaften des Abgases

Brenn-stoff	Luft-bedarf	Abgas-menge feucht	Abgas-menge trocken	$[CO_2]_{max}$	$[CO_2]_{max}$	Abgasdichte ϱ		Spezifische Wärme c_p des Abgases bei 0 °C		Verdampfungs-wärme bei 60 °C
	m_{ntr}^3/m_{ntr}^3	m_n^3/m_n^3	m_n^3/m_n^3	Vol. %	Vol. %	kg/m_n^3	kg/m_n^3	$kJ/m_n^3\ K$	$kJ/m_n^3\ K$	kJ/kg
				f	tr	f	tr	f	tr	
H_2	2,383	2,881	1,881	–	–	1,095	1,25	1,491	1,296	
CO	2,386	2,881	2,857	34,81	34,81	–	1,503	–	1,426	
CH_4	9,559	10,524	8,46	9,5	11,75	1,235	1,336	1,370	1,345	
C_2H_4	14,406	15,286	13,249	13,08	15,10	1,287	1,36	1,370	1,357	
C_2H_6	16,860	18,16	15,172	10,75	13,25	1,257	1,346	1,368	1,344	
C_3H_6	21,871	22,929	20,116	13,08	15,05	1,287	1,36	1,370	1,357	
C_3H_8	24,360	25,81	22,067	11,62	13,75	1,265	1,351	1,370	1,352	378
$1\text{-}C_4H_8$	29,679	30,57	27,30	13,08	15,05	1,287	1,36	1,370	1,357	
$n\text{-}C_4H_{10}$	32,708	33,45	29,37	11,95	14,05	1,271	1,353	1,371	1,353	383
$i\text{-}C_4H_{10}$	32,165	33,45	29,24	11,95	14,05	1,271	1,353	1,371	1,353	355
$1\text{-}C_5H_{10}$	37,947	38,21	34,90	13,08	15,05	1,287	1,36	1,370	1,357	
$n\text{-}C_5H_{12}$	40,951	41,1	37,31	12,16	14,3	1,274	1,353	1,370	1,352	

Tabelle 2.14. Technische Brennstoffe: Luftbedarf und Abgasmenge, Eigenschaften der Abgase

Brennstoff	Luftbedarf trocken	Abgasmenge feucht	Abgasmenge trocken	$[CO_2]_{max}$	$[CO_2]_{max}$	Abgasdichte ϱ		Spezifische Wärme c_p des Abgases bei 0 °C	
				Vol.% f	Vol.% tr	kg/m$_n^3$ f	kg/m$_n^3$ tr	kJ/m$_n^3$ f	kJ/m$_n^3$ tr
Steinkohle (Fettkohle)	9,059 m$_n^3$/kg	9,594 m$_n^3$/kg	8,807 m$_n^3$/kg	17,54	18,66	1,382	1,422	1,372	1,854
Koks	8,776 m$_n^3$/kg	9,035 m$_n^3$/kg	8,757 m$_n^3$/kg	20,57	20,70	1,415	1,436	1,372	1,368
Braunkohle (roh)	6,608 m$_n^3$/kg	9,119 m$_n^3$/kg	6,503 m$_n^3$/kg	19,11	19,67	1,248	1,428	1,401	1,365
Heizöl S	10,53 m$_n^3$/kg	11,355 m$_n^3$/kg	9,915 m$_n^3$/kg	14,07	15,82	1,329	1,405	1,371	1,354
Heizöl El	11,05 m$_n^3$/kg	12,00 m$_n^3$/kg	10,332 m$_n^3$/kg	13,46	15,36	1,316	1,393	1,371	1,346
Flüssiggas	23,81 m$_n^3$/m$_n^3$	26,26 m$_n^3$/m$_n^3$	21,81 m$_n^3$/m$_n^3$	11,6	13,7	1,288	1,386	1,370	1,345
Erdgas Emsland	8,857 m$_n^3$/m$_n^3$	10,03 m$_n^3$/m$_n^3$	8,02 m$_n^3$/m$_n^3$	9,47	11,67	1,248	1,368	1,367	1,335
Erdgas Slochteren	8,417 m$_n^3$/m$_n^3$	9,596 m$_n^3$/m$_n^3$	7,698 m$_n^3$/m$_n^3$	9,47	11,6	1,238	1,371	1,368	1,338
Koksofengas	4,238 m$_n^3$/m$_n^3$	4,984 m$_n^3$/m$_n^3$	3,828 m$_n^3$/m$_n^3$	7,27	9,4	1,220	1,350	1,365	1,325
Generatorgas BB	1,2 m$_n^3$/m$_n^3$	1,961 m$_n^3$/m$_n^3$	1,792 m$_n^3$/m$_n^3$	17,2	18,6	1,340	1,391	1,346	1,332
Gichtgas	0,678 m$_n^3$/m$_n^3$	1,549 m$_n^3$/m$_n^3$	1,521 m$_n^3$/m$_n^3$	17,6	17,8	1,302	1,393	1,259	1,256

Bei Verbrennung mit Luftmangel ($\lambda < 1$) enthält das Abgas außer CO_2 und H_2O auch CO und H_2. In diesem Fall genügen die bisher benutzten Gleichungen nicht mehr zur Vorausberechnung des Verbrennungsvorgangs, die Rückrechnung von λ aus dem CO_2-Gehalt des Ab-

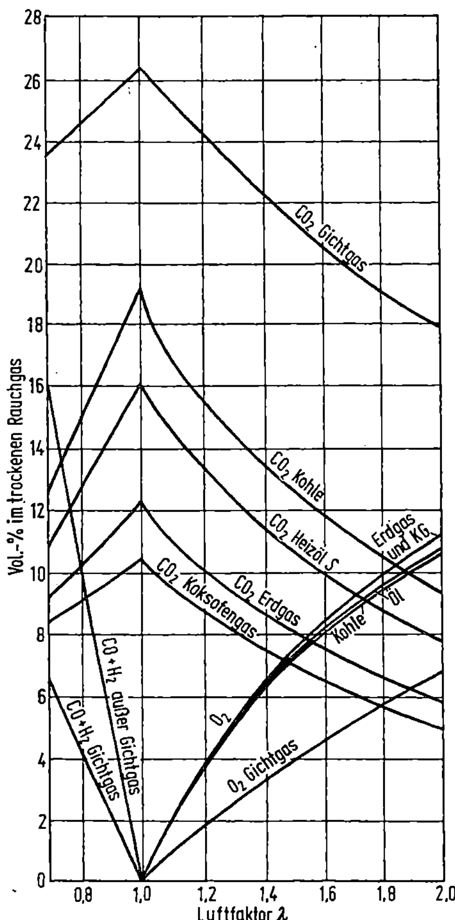

Bild 2.2. CO_2- und O_2-Gehalt des trockenen Abgases technischer Brennstoffe [B 16]

gases ist ebenfalls nicht mehr möglich. Man muß zusätzlich das Gleichgewicht der homogenen Wassergasreaktion in die Rechnung einführen und wegen dessen Temperaturabhängigkeit die in Betracht kommende Temperatur – gewöhnlich die am Ende des Feuerraums herrschende – kennen oder schätzen.

Mit den Erhaltungsgleichungen der Atomarten C, H und O sowie dem Gleichgewicht (Tabelle 2.16)

$$K = \frac{[CO_2] \cdot [H_2]}{[CO] \cdot [H_2O]}$$

hat man vier Gleichungen zur Bestimmung der vier Reaktionspartner, die im Gleichgewicht in Form ihrer Raumanteile auftreten. Hat man mit Rußbildung zu rechnen, so muß ergänzend die Boudouard-Reaktion berücksichtigt werden.

Bei der Verbrennungsrechnung geht man von den im Brennstoff enthaltenen Anteilen von C, N und O aus und stellt in üblicher Weise die Reaktionsgleichungen auf, die zu $[O_2]_{min}$ und der im Unterschuß vorhandenen Luft, $[O] = \lambda \cdot [O_2]_{min}$ führen. Diese Gleichungen lassen sich über die Erhaltungssätze und das Wassergasgleichgewicht lösen und daraus die Zusammensetzung der Abgase bestimmen.

Bei der Betriebsüberwachung können auf die Ergebnisse der vollständigen (allerdings aufwendigen) Analyse unmittelbar die Erhaltungssätze angewendet und λ aus dem Vergleich des tatsächlichen O-Anteils zum stöchiometrischen bestimmt werden.

2.2.2 Taupunkt

Werden Abgase unter ihren Taupunkt abgekühlt, so wird in den Abgaswegen Kondensat abgeschieden, ein Vorgang, den man in Feuerungsanlagen nach Möglichkeit vermeidet. Tabelle 2.15 enthält die Taupunkte

Tabelle 2.15. Feuchtigkeit und Taupunkt der Abgase technischer Brennstoffe bei Verbrennung mit feuchter Luft von 20 °C und 80 % Sättigung

Brennstoff (nach Tabellen 2.3, 2.6, 2.8)	Wasserdampfgehalt der trockenen Abgase			Taupunkt °C	
	$\lambda = 1,0$ kg/m_n^3	$\lambda = 1,0$ m_n^3/m_n^3	$\lambda = 1,5$ m_n^3/m_n^3	$\lambda = 1,0$	$\lambda = 1,5$
Steinkohle (Fettk.)	0,0711	0,0887	0,0650	42	37
Koks	0,0674	0,0837	0,0617	42	36
Braunkohle (roh)	0,0909	0,1131	0,0814	47	40
Heizöl S	0,1249	0,1554	0,1080	52	46
Heizöl El	0,1397	0,1738	0,1198	54	48
Flüssiggas	0,1678	0,2062	0,1396	57	50
Erdgas Emsland	0,2023	0,2516	0,1687	60	53
Erdgas Slochteren	0,1992	0,2478	0,1669	60	54
Koksofengas	0,2520	0,3135	0,2085	64	57
Generatorgas (Braunkohlenbriketts)	0,0777	0,0966	0,077	43	38
Gichtgas	0,0147	0,0183	0,0184	16	16

der Abgase einiger Brennstoffe jeweils für stöchiometrische Verbrennung und für $\lambda = 1{,}5$.

Hypothetischer Wert des spezifischen Volumens von Wasserdampf im Normzustand:

$$1{,}243\ \mathrm{m_n^3/kg}.$$

Wasserdampfgehalt der feuchten Luft von 20 °C bei 80 % Sättigung:

$$0{,}1518\ \mathrm{kg/m_{n\,tr}^3} \quad \text{bzw.} \quad 0{,}1518 \cdot 1{,}243 = 0{,}0189\ \mathrm{m_n^3/m_{n\,tr}^3}.$$

Eine starke Erhöhung des Taupunkts kann durch den Schwefelgehalt der Brennstoffe bewirkt werden. Bei Luftüberschuß tritt im Feuerraum

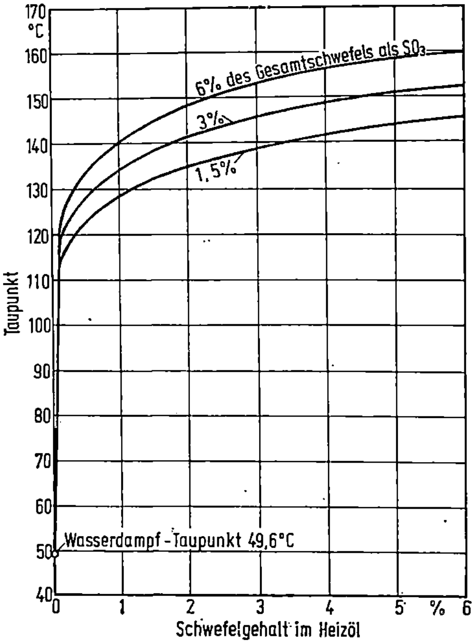

Bild 2.3. Erhöhung des Abgastaupunktes bei Verbrennung schwefelhaltiger Heizöle

die unerwünschte Begleitreaktion $SO_2 + O = SO_3$ auf. Das SO_3 fällt zusammen mit dem Wasserdampf des Abgases als $H_2SO_4 + H_2O$ aus. Es stellt sich der Taupunkt der dem stöchiometrischen Verhältnis entsprechend verdünnten Schwefelsäure ein, der bis zu 160 °C betragen kann. Bild 2.3 zeigt die Taupunktserhöhung in Abhängigkeit vom Schwefelgehalt des Brennstoffs. Außer dem Gesamtangebot an Schwefel ist insbesondere der Luftüberschuß maßgebend für die SO_3-Bildung, daneben auch die Art der Zerstäubung u. ä. Technische Konsequenzen und Gegenmaßnahmen s. Kap. 11.

2.2.3 Verbrennungstemperaturen

Die bei der Verbrennung eines Brennstoffs maximal erreichbare Temperatur wird als kalorimetrische bzw. theoretische Verbrennungstemperatur bezeichnet. Beide Temperaturen gelten für adiabate Verbrennung eines stöchiometrischen Gemischs. Die Definition der kalorimetrischen Verbrennungstemperatur t_{kal} beruht auf einer einfachen Bilanzüberlegung: Die bei der Reaktion freigesetzte Enthalpie (chemisch gebundene Wärme) geht als fühlbare Wärme an die Verbrennungsgase über. Damit ist

$$H_u = v_{min} \cdot c_{pm} \cdot t_{kal} \,,$$

$$t_{kal} = \frac{H_u}{v_{min} \cdot c_{pm}} \,.$$

Bezugsgrößen sind die Normbedingungen, d. h. Brennstoff und Luft werden im Normzustand zugeführt und ohne Druckänderung verbrannt. t_{kal} liegt für die meisten Brennstoffe bei der Verbrennung mit Luft bei etwa 2000 °C, bei Verbrennung mit reinem Sauerstoff in der Größenordnung von 5000 °C. Diese Temperaturen sind lediglich Rechengrößen. Sie werden nicht erreicht, da bei diesen Temperaturen· aus Gleichgewichtsgründen Brennstoff und Sauerstoff nicht vollständig zu CO_2 und H_2O reagieren. Die Reaktionsprodukte enthalten CO, H_2 und O_2 sowie aktive Teilchen. Diese Erscheinung wird als Dissoziation, die im Gemisch verbleibende Reaktionsenthalpie als Dissoziationswärme q_{diss} bezeichnet und bei der Berechnung der theoretischen Verbrennungstemperatur t_{th} berücksichtigt. Es ist

$$t_{th} = \frac{H_u - q_{diss}}{v_{min} \cdot c_{pm}} \,.$$

Die Dissoziationswärme kann aus der im Gleichgewichtszustand herrschenden Zusammensetzung berechnet werden. Der Begriff Dissoziation (Trennung) geht von der Vorstellung aus, daß ein Teil der Reaktionsprodukte bei Erreichen höherer Temperaturen aufgespalten wird. Bei technischen Reaktionsprozessen kann „Dissoziation" sowohl durch diesen Mechanismus wie auch dadurch auftreten, daß Ausgangs- oder Zwischenprodukte des Brennstoffs sowie ein Teil des Sauerstoffs aus Gleichgewichtsgründen nicht zur Reaktion kommen (vgl. 2.2.6).

Bild 2.4 enthält theoretische Verbrennungstemperaturen für eine Reihe von Brennstoffen sowie Daten über den Einfluß des Sauerstoffgehaltes und der Vorwärmung der Verbrennungsluft.

Die in technischen Feuerungen auftretenden Verbrennungstemperaturen liegen unter der theoretischen Temperatur. Vielfach ist es aus Prozeßgründen erwünscht, die Verbrennung eines Brennstoffstroms über eine längere Strecke zu verteilen und gleichzeitig Wärme an das Wärm-

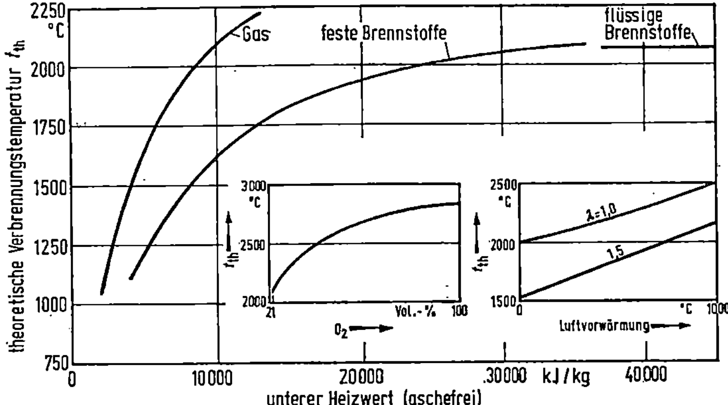

Bild 2.4. Theoretische Verbrennungstemperaturen technischer Brennstoffe mit Luft. Einfluß der O_2-Zugabe und Vorwärmung bei Verbrennung von Heizöl

gut abzuführen. Man kann damit eine große Fläche gleichmäßig beheizen. Außerdem wird aus den in 2.2.1 genannten Gründen meist nicht stöchiometrisch gearbeitet, was ebenfalls zu einer Verminderung der Verbrennungstemperatur führt.

Die tatsächliche Verbrennungstemperatur t_v einer Flamme beträgt in technischen Anlagen

$$t_v = \frac{H_u - q_{diss} - q_{wü}}{c_{pm} \cdot v}.$$

Darin bedeutet $q_{wü}$ die bis zu der betrachteten Stelle durch Wärmeübertragung je Masseneinheit Brennstoff aus der Flamme entnommene Wärme.

Die auf diese Weise erreichten Maximaltemperaturen liegen für die meisten Brennstoffe in der Größenordnung von 1500 °C. Sie können je nach geometrischer Anordnung in recht weiten Grenzen schwanken. Wünscht man trotz Wärmeabgabe höhere Temperaturen zu erreichen, so hat man mehrere Mittel zur Verfügung:

1. Vorwärmung der Verbrennungsluft mit Hilfe von Abgaswärme, die in der Anlage selbst nicht ausgenutzt wird. Diese Maßnahme dient teils zur Steigerung der Verbrennungstemperatur, teils zur Verbesserung der Wärmewirtschaft.

2. Vorwärmung des Brennstoffs mittels Abgaswärme: Dieses Verfahren wird selten angewendet. Es bringt nur eine geringe Steigerung der Verbrennungstemperatur, da die Masse und damit auch die Wärmekapazität des Brennstoffs um etwa eine Größenordnung kleiner ist als die der Verbrennungsluft. Außerdem werden durch Erwärmung von Kohlenwasserstoffen unerwünschte thermische Umwandlungen bewirkt. Nur bei Betrieb von Großöfen mit Armgasen wärmt

man den Brennstoff mit dem Ziel einer Steigerung der Verbrennungstemperatur vor (s. Kap. 10). Kohlenstaub wird zur Erleichterung des Zündvorgangs vorgewärmt, schweres Heizöl zur Erleichterung der Zerstäubung.

3. Verminderung des Stickstoffballastes der Luft: Seit Sauerstoff für hüttenmännische und chemische Prozesse in zunehmendem Maße gebraucht wird, verwendet man ihn auch für Verbrennungsvorgänge. Man kann entweder der Verbrennungsluft oder einer Brennstoff-Luft-Flamme einen Sauerstoffstrom beimischen oder mit reinem Sauerstoff arbeiten (vgl. 8.1).

4. Die Energiezufuhr aus elektrischen Feldern an reagierende Systeme gestattet weitere Steigerungen der Temperatur. Diese Entwicklung befindet sich noch im Anfangsstadium (vgl. 8.8).

Bei Anwendung dieser Mittel ergibt sich eine Variante der theoretischen Verbrennungstemperatur, die als t'_{th} bezeichnet wird:

$$t'_{th} = \frac{H_u - q_{diss} + l_{min} \cdot c_{pml} \cdot t_l + c_{pmb} \cdot t_b + q_{el}}{c_{pmv} \cdot v_{min}};$$

t_1 und t_b bezeichnen die Vorwärmtemperatur von Luft und Brennstoff. Die mittleren spezifischen Wärmekapazitäten von Luft (l), Brennstoff (b) und Abgas (v) gelten jeweils für den in Betracht kommenden Temperaturbereich: q_{el} ist die auf elektrischem Wege je Masseneinheit Brennstoff zugeführte Energie. Bei Sauerstoffzusatz steigt t'_{th} dadurch, daß v_{min} entsprechend abnimmt.

Sinngemäß läßt sich eine tatsächliche Verbrennungstemperatur definieren. Näheres hierzu (Kap. 9).

Eine zusätzliche Orientierung gewinnt man durch das h,t-Diagramm der Abgase. Stellt man dieses für die Abgase eines bestimmten Brennstoffes auf, so kann man, wie Bild 2.5 zeigt, nicht nur den einfachen Zusammenhang $h = c_p \cdot t$ wiedergeben, sondern auch den Einfluß der Luftzahl, der Dissoziation und der Vorwärmung von Luft und Brennstoff.

Bild 2.5 bezieht sich auf Heizöl. Bei einem Ordinatenwert, der dem Brennstoffheizwert entspricht, liefert die Kurve für $\lambda = 1$ die theoretische, bzw. die ebenfalls eingetragene Variante dieser Kurve die kalorimetrische Verbrennungstemperatur. Bei allen Kurven für höheres λ ist die Dissoziation berücksichtigt. Sie liefern am Schnittpunkt mit der Heizwertordinate jeweils die adiabaten Temperaturen.

Eine zweite Kurvenschar beschreibt die Verhältnisse bei Luftvorwärmung. Auch diese Kurven beziehen sich auf eine Brennstoffeinheit, ebenso die im Hilfsdiagramm angegebene Enthalpie aus der Brennstoffvorwärmung. Die darin gefundenen Beträge kann man zu den Werten des Hauptdiagramms addieren.

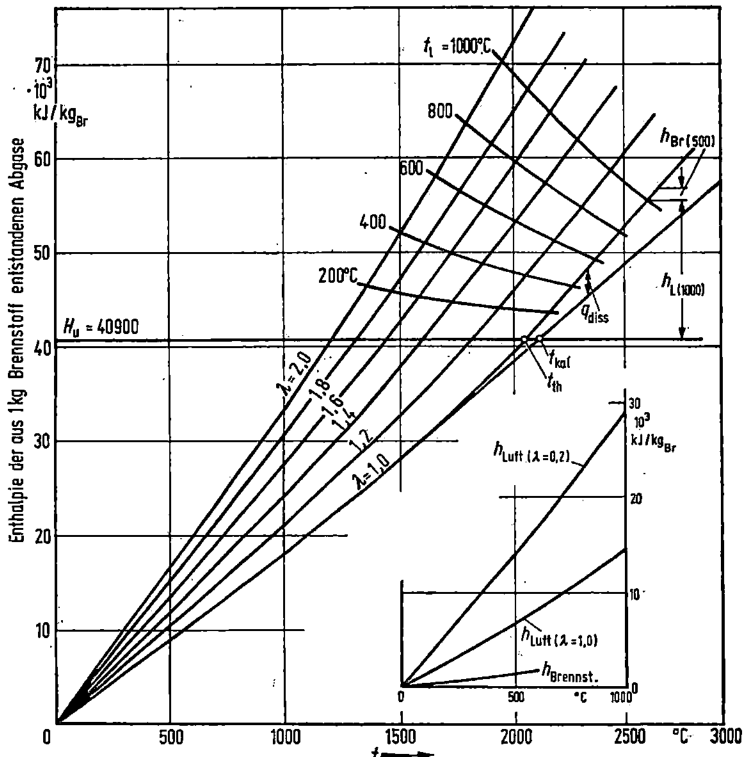

Bild 2.5. h,t-Diagramm für die Abgase von Heizöl

Neben diesem speziellen h,t-Diagramm existiert das „allgemeine", d.h. für die Abgase aller Brennstoffe gültige h,t-Diagramm nach Rosin, das h über t mit dem Luftgehalt der Abgase als Parameter darstellt. Ein für alle Brennstoffe gleichzeitig gültiges Diagramm läßt sich aufstellen, weil die physikalischen Eigenschaften von CO_2 und H_2O nicht allzu sehr differieren, und weil N_2 den Hauptanteil aller Abgase ausmacht.

2.2.4 Homogene Reaktionen

Die wichtigsten Reaktionen sind die Oxidation von H_2, CO, CH_4, C_mH_n sowie die homogene Wassergasreaktion $CO + H_2O = CO_2 + H_2$.

2.2.4.1 **Reaktionsablauf.** Die Reaktionsgleichungen der Verbrennung, die man z.B. zur Bestimmung von Luftbedarf und Abgasmenge benutzt (2.2.1), sind lediglich Summenformeln. Die Gleichung

$$2H_2 + O_2 \rightarrow 2H_2O$$

soll nicht aussagen, daß ein Dreierstoß zwischen zwei Molekülen Wasserstoff und einem Molekül Sauerstoff stattfinden muß, damit zwei Wasser-
dampfmoleküle entstehen, vielmehr gibt die Gleichung bilanzartig den
Anfangs- und Endzustand eines Reaktionsvorgangs an, so daß man sich
über Art und Molverhältnis der beteiligten Stoffe informieren kann. Der
tatsächliche Ablauf ist verwickelter, er umfaßt mehrere Einzelschritte.
Die Verbrennung größerer Kohlenwasserstoffmoleküle wäre ohne Zwi-
schenschritte unmöglich. Die Propanverbrennung

$$C_3H_8 + 5O_2 = 3CO_2 + 4H_2O$$

würde einen Sechserstoß voraussetzen. Solche Stöße sind so selten, daß
sie nicht zu einer meßbaren Reaktionsgeschwindigkeit führen können.

Der Ablauf von Reaktionen in Einzelschritten wird durch die Lehre
von den Kettenreaktionen beschrieben. Maßgebend für die Art einer
Reaktion ist die Zahl der aktiven Teilchen, die vor und nach der Reaktion vorhanden sind. Als aktiv bezeichnet man energiereiche Teilchen,
die unter Normbedingungen im allgemeinen nicht beständig sind und
auch in Reaktionsfeldern nur kurzfristig existieren, da sie zum Reagieren
besonders befähigt sind. Aktive Teilchen können sowohl freie Atome
von Substanzen sein, welche normalerweise mehratomige, meist zwei-
atomige Moleküle bilden, als auch Radikale, d.h. Verbindungen mehrerer
Atomarten.

Die wichtigsten aktiven Teilchen der Verbrennungsreaktionen sind
H-Atom, O-Atom sowie die Radikale OH, C_2, CH und CH_3.

Da diese Teilchen bei Raumtemperatur nicht beständig sind, lassen
sie sich mit den in der Technik üblichen chemischen oder physikalischen
Analysenmethoden nicht bestimmen, sie müssen bei Flammentemperatur
z.B. massenspektroskopisch gemessen werden. Da sie wichtige Zwischen-
glieder der Reaktionen sind, kann ein Reaktionsablauf ohne Kenntnis
ihres Verhaltens nicht beschrieben werden.

Man unterscheidet folgende Arten von Reaktionsschritten:

Startreaktion,
Kettenreaktion,
Verzweigungsreaktion,
Abbruchreaktion (Rekombination).

Startreaktion heißt ein Schritt, welcher zur Einleitung einer Reaktion
nötig ist: Dabei werden aus einem stabilen Teilchen ein oder mehrere
aktive Teilchen gebildet. Der umgekehrte Vorgang heißt *Abbruchreaktion*
oder *Rekombination*, da sich zwei getrennte Teilchen zu einem stabilen
Teilchen zusammenfügen. Für die Startreaktion ist die Zufuhr von
Aktivierungsenergie nötig, was im Fall der Verbrennung als Zündung
bezeichnet wird. Bei Abbruchreaktionen muß die freiwerdende Energie

an Teilchen weitergegeben werden, welche genügend Masse besitzen, um diese aufzunehmen, ohne ihrerseits alsbald zu zerfallen. In Betracht kommen Moleküle genügender Eigenmasse, aber auch größere Körper, z.B. Schwebeteilchen wie Ruß und Staub oder Gefäßwände.

Bei einer Kettenreaktion ist vor und nach der Reaktion entweder die gleiche Zahl aktiver Teilchen (meist eines) vorhanden, oder ihre Anzahl nimmt von zwei auf eins ab. Bei Kettenverzweigungen nimmt die Zahl der aktiven Teilchen durch die Reaktion zu (meist von eins auf zwei).

Bei der Oxidation von H_2 treten als aktive Teilchen fast ausschließlich H, O und OH auf, dazu als stabile Teilchen H_2, O_2 und H_2O. In sehr kleinen Mengen kommen HO_2, H_2O_2 und O_3 vor.

Die wichtigsten Reaktionsschritte sind:

Startreaktion

$$(1) \quad H_2 + O_2 \rightleftharpoons OH + OH$$
$$(2) \quad H_2 + O_2 \rightleftharpoons H_2O + O$$
$$(3) \quad H_2 + M \rightleftharpoons H + H + M$$

Kettenreaktion

$$(4) \quad H_2 + OH \rightleftharpoons H_2O + O$$

Kettenverzweigungen

$$(5) \quad H + O_2 \rightleftharpoons OH + O$$
$$(6) \quad H_2 + O \rightleftharpoons OH + H$$
$$(7) \quad H_2O + O \rightleftharpoons OH + OH$$

Rekombination und Abbruch

$$(8) \quad H + H + M \rightleftharpoons H_2 + M$$
$$(9) \quad O + O + M \rightleftharpoons O_2 + M$$
$$(10) \quad O + H + M \rightleftharpoons OH + M$$
$$(11) \quad OH + H + M \rightleftharpoons H_2O + M$$

Die große Zahl der Möglichkeiten zur Vermehrung der aktiven Teilchen (Reaktionen 1, 2, 3, 5, 6, 7) zeigt an, daß die Gesamtreaktion von H_2 mit O_2 sehr schnell ablaufen muß (Knallgas). Die Rekombinationen 8, 9 und 10 sind durch ihren stark exothermen Charakter geeignet, in Feuerungen Energie in Bereiche niedriger Temperatur zu transportieren.

Eine Ladung der Teilchen ist in den obigen Gleichungen nicht angegeben, sie liegt jeweils bei einem Teil der vorhandenen Partikel vor (Ionisation).

Für die Oxidation von CH_4 ziehen Fristrom und Westenberg [B 9] 16 Reaktionsschritte in Betracht, wobei sie von der bereits laufenden

Reaktion ausgehen. Eine Startreaktion im Sinne von

$$CH_4 + M \rightarrow CH_3 + H + M$$

ist nicht mitgezählt. Sie unterscheiden:

CH_4-Abbau

(1)	$CH_4 + OH \rightleftharpoons CH_3 + H_2O$	
(2)	$CH_4 + H \rightleftharpoons CH_3 + H_2$	(bei Brennstoffüberschuß)
(3)	$CH_4 + O \rightleftharpoons CH_3 + OH$	(langsam)

Formaldehydreaktionen

(4)	$CH_3 + O_2 \rightleftharpoons H_2CO + OH$	(über H_3COO)
(5)	$H_2CO + OH \rightleftharpoons HCO + H_2O$	
(6)	$HCO + OH \rightleftharpoons CO + H_2O$	
(7)	$CH_3 + O \rightleftharpoons CO + \cdots$	[statt (4)]

CO-Abbau

(8)	$CO + OH \rightleftharpoons CO_2 + H$

Kettenverzweigungen

(9)	$H + O_2 \rightleftharpoons OH + O$
(10)	$O + H_2 \rightleftharpoons OH + H$
(11)	$O + H_2O \rightleftharpoons OH + OH$

Kettenreaktion

(12)	$H_2 + OH \rightleftharpoons H + H_2O$

Rekombinationen

(13)	$H + H + M \rightleftharpoons H_2 + M$	(bei Brennstoffüberschuß)
(14)	$O + O + M \rightleftharpoons O_2 + M$	
(15)	$H + O + M \rightleftharpoons OH + M$	

Abbruch

(16)	$H + OH + M \rightleftharpoons H_2O + M$

Bei Gasüberschuß kommen weitere Reaktionen hinzu, die über C_2 führen.

Als stabile Zwischenprodukte treten H_2, CO und H_2CO, als instabile H, O, OH, CH_3 und HCO auf. Wegen des Auftretens des giftigen CO und des stechend riechenden H_2CO dürfen unvollständig ausgebrannte Gase nicht in Arbeits- oder Wohnräume eintreten, eine plötzliche Abkühlung von Flammengasen unter Reaktionstemperatur ist bedenklich.

Wiederholt ist versucht worden, das Zusammenwirken der Teilreaktionen mit Hilfe der entsprechenden kinetischen Daten in einem Rechenprogramm darzustellen. Ein Beispiel, das 25 Teilschritte der Methanverbrennung und zusätzlich 19 Schritte von Stickoxidreaktionen umfaßt, gibt Cremer [3].

Bei der Verbrennung höherer Kohlenwasserstoffe kommen weitere Zwischenprodukte hinzu, insbesondere ungesättigte Kohlenwasserstoffe, d.h. die C_nH_{2n}-Reihe und Azetylene. In O_2-reichen Flammen (von Paraffinen) findet man als erste Schritte jeweils:

$$C_nH_{2n+2} + OH \; \rightarrow \; C_nH_{2n+1} + H_2O \; \rightarrow \; C_{n-1}H_{2n-2} + CH_3 + H_2O \, .$$

Die Ungesättigten liefern mit O-Atom CO, die bei der Methanverbrennung genannten Schritte kommen auch bei den höheren Kohlenwasserstoffen vor.

Wegen der Vielzahl der möglichen Schritte haben sich die Versuche zur Darstellung der Reaktionsabläufe sowie ihrer Kinetik bisher vorwiegend auf die einfachen Gase H_2, CH_4 und CO konzentriert, während man sich im Bereich der höheren Kohlenwasserstoffe einschließlich der Öldämpfe hauptsächlich mit den komplexen Erscheinungen der Rußbildung befaßt hat (2.2.7).

Eine Sonderstellung nimmt unter den einfachen Gasen das CO ein, da es die einzige Gasart ist, die nur C als brennbare Substanz enthält. Es tritt sowohl als Produkt von Vergasungsprozessen wie als Zwischenstufe der Verbrennung häufig auf. Eine Aufspaltung in die Atome C und O ist unter normalen Feuerungsbedingungen nicht möglich. Die beherrschende Reaktion in CO-Flammen, z.B. bei der Gichtgasverbrennung, ist

$$CO + OH = CO_2 + H,$$

wobei das OH aus dem Wasserdampf der Luft und des Brennstoffs entsteht gemäß

$$H_2O + M = OH + H + M.$$

CO-Verbrennung in Abwesenheit jeglichen Wasserdampfes kommt in der Technik nicht vor. Die Reaktion

$$CO + O_2 = CO_2 + O$$

läuft sehr langsam, wie sich schon aus der niedrigen Flammengeschwindigkeit des reinen CO erkennen läßt (Kap. 3).

    2.2.4.2 Reaktionskinetik. Daß die Reaktionskinetik für die Entwicklung von Feuerungen und auch von Motoren und Raketen bisher nur eine begrenzte Bedeutung hatte, liegt nur zum Teil in der Kompliziertheit der Vorgänge begründet, welche die Bestimmung kinetischer Daten sehr erschwert. Ebenso gewichtig ist, daß in vielen Feuerungen die

Reaktionen ungleich schneller ablaufen als die Mischung von Brennstoff
und Luft, man braucht auf den Reaktionsablauf keine große Sorgfalt
zu verwenden.

Außerdem fand man zu den kinetischen Vorgängen auf einem Umweg
Zugang, der dadurch nahelag, daß fast alle Feuerungen Strömungs-
reaktoren darstellen. Man studierte nicht die Geschwindigkeit der Reaktion selbst, sondern die Flammengeschwindigkeit, eine Kombination von
Reaktions- und Transportvorgängen. Die Tatsache, daß man mit dieser
Flammengeschwindigkeit (Kap. 3) eine Größe zur Verfügung hat, welche
die Deutung und z.T. sogar die quantitative Darstellung vieler Vorgänge
gestattet, macht das Fehlen kinetischer Daten weniger schwerwiegend.
Andererseits bieten aber Vormischflammen den besten Zugang zur
Kinetik der Verbrennungsvorgänge, durch Kombination von Versuch
und Rechnung hat man auf vielerlei Wegen versucht, Reaktions- und
Transportvorgänge getrennt darzustellen.

Bei Reaktionen, die aus vielen Teilschritten bestehen, kann man den
Gesamtablauf nach zwei Arten beschreiben. Entweder man leitet aus
Versuchsergebnissen sogenannte Summenformeln her, etwa

$$\frac{d[H_2O]}{dt} = A \cdot \exp\left(-\frac{E}{RT}\right) \cdot [H_2]^a [O_2]^b,$$

oder man bestimmt die Geschwindigkeiten aller vorkommenden Teilreaktionen und ermittelt ihr Zusammenwirken mit einem programmgesteuerten Rechner.

Der erste Weg hat den Nachteil, daß die entscheidenden Einflüsse
der Stöchiometrie, d.h. des Verhältnisses von $[O_2]/[O_2]_{min}$, sowie der
Anfangstemperatur nicht erfaßt werden. Die Werte A, E, a und b, die
man aus Versuchen leicht herleiten kann, ändern sich mit den Eingangsbedingungen grundlegend. Levy und Weinberg [4] haben am Beispiel
der Äthylenverbrennung gezeigt, daß eine Summenformel im Bereich
hoher Temperaturen ab etwa 1000 °C brauchbar ist, bei niedrigeren
Temperaturen jedoch völlig versagt. Den Grund dafür sehen sie in der
Vernachlässigung der Zwischenreaktionen. Auch die langsame Nachverbrennung von CO (s. unten) wird von Summenformeln nicht wiedergegeben.

Der zweite Weg wird erst allmählich gangbar, da die kinetischen
Daten der Teilreaktionen nur sehr unsicher bekannt waren und exakte
Daten z.T. heute noch fehlen.

Kritische Auswertungen der verfügbaren Meßwerte findet man bei
Fristrom und Westenberg [B 9] und in einer diesem Gegenstand gewid-
meten Serie von Veröffentlichungen [5].

Eine Übersicht über den Umsatz der verschiedenen stabilen Molekülarten gibt für den Fall der CH$_4$-Verbrennung Bild 2.6, das aus einer

Vormischflamme stammt, die bei 0,1 bar brannte [B 9]. Man erkennt, wie aus dem Abbau von CH_4 zugleich H_2, H_2O und CO entstehen. Die H_2-Bildung geht zurück, bevor die CO-Bildung ihr Maximum erreicht hat, fast gleichzeitig mit dem CH_4-Abbau endet auch die H_2O-Bildung,

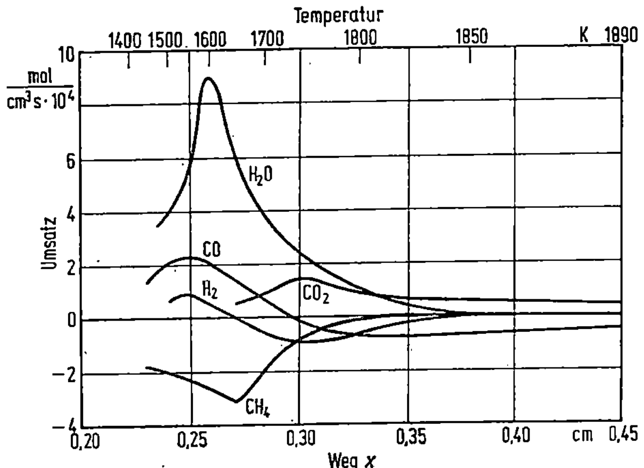

Bild 2.6. Umsatz in einer Methan-Sauerstoff-Flamme bei 0,1 bar [B 9]

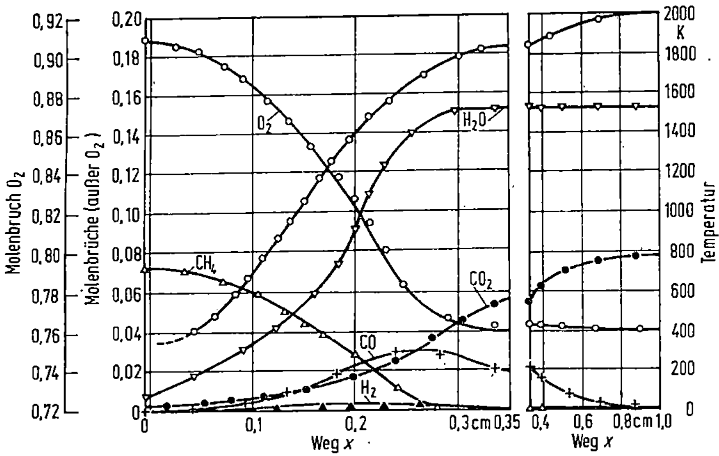

Bild 2.7. Konzentrations- und Temperaturverlauf der in Bild 2.6 gezeigten Flamme [B 9]

während sich die CO—CO_2-Reaktion noch lange hinzieht. Das langsame Ausbrennen der gegen das Flammenende hin verbleibenden geringen Anteile von CO ist bei allen Flammen zu beobachten, die CO enthalten, man bezeichnet diesen Nachverbrennungsvorgang gelegentlich als zweite Verbrennungsphase. Die Bild 2.6 entsprechenden Temperaturen und Konzentrationen zeigt Bild 2.7.

2.2.5 Heterogene Reaktionen

Wichtige Reaktionen sind:

C-Verbrennung

$$C + O_2 \rightleftharpoons CO_2,$$

Boudouard-Reaktion, Vergasung

$$C + CO_2 \rightleftharpoons 2CO,$$

heterogene Wassergasreaktion

$$C + H_2O \rightleftharpoons CO + H_2.$$

Während homogene Reaktionen über das gesamte Volumen der Reaktionspartner verteilt sein können, finden heterogene Reaktionen an Oberflächen statt. Dadurch spielt als zusätzlicher Vorgang, z. B. im Fall der Kohlenverbrennung, der Transport von O_2 zur Brennstoffoberfläche sowie der Abtransport von CO_2 eine Rolle. Der Vorgang unterscheidet sich grundsätzlich von der Mischung bei homogener Reaktion. Dort läßt sich ein einheitliches Gemisch bilden, während am festen Reaktionspartner so lange Stoff zu- bzw. abzuführen ist, bis die ganze feste Masse reagiert hat. Eine zusätzliche Zwischenstufe ist häufig die Adsorption und Desorption der Reaktionsgase an der Oberfläche. Bei porösen Körnern (Kohle, Koks) ist als weiterer zusätzlicher Vorgang die Porendiffusion zu berücksichtigen.

Der Vorgang der Verbrennung von Kohlenstoff wird in Bild 2.8 erläutert.

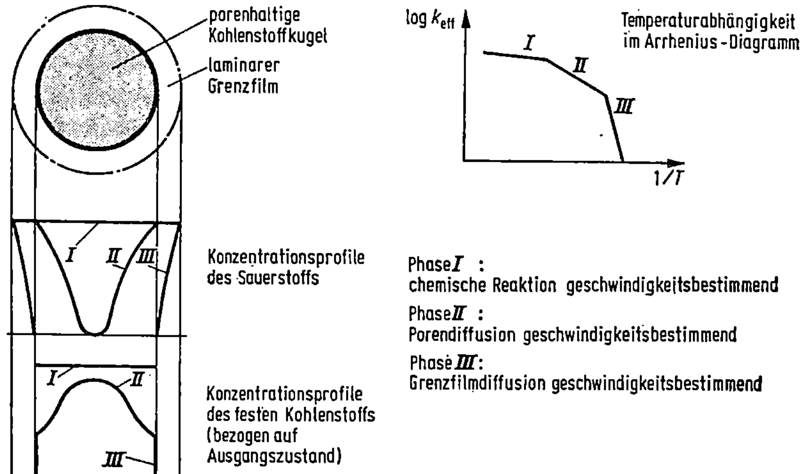

Bild 2.8. Reaktionsverlauf bei Verbrennung eines Koksteilchens

Drei Einflüsse bestimmen im wesentlichen den Verbrennungsablauf: die chemische Reaktion, die Porendiffusion und die Grenzfilmdiffusion.

Bei niedrigen Temperaturen (Phase I) kann der Sauerstoff über das fein verästelte Porensystem hinreichend schnell in das Innere des Koksstückes gelangen, ohne sich vorher nennenswert umzusetzen. Seine Konzentration c ist somit überall gleich der Konzentration im freien Gasraum. Nur die chemische Reaktion des Sauerstoffs mit den Kohlenstoffwänden der Poren ist ausschlaggebend für die Verbrennungsgeschwindigkeit. In diesem Tieftemperaturgebiet gilt für die effektive, in die entsprechenden Gleichungen z.B. des Umsatzes einzusetzende Reaktionsgeschwindigkeit

$$k_{\text{eff}} = k_{\text{m}} \cdot M_{\text{c}} \qquad [1/\text{Zeit}].$$

k_{m} Reaktionsfähigkeit je Gramm Koks
= reine Brennstoffeigenschaft (Volumen je Masse und Zeit),

M_{c} Brennstoffmasse je Volumeneinheit Reaktionsraum als Funktion der Porosität des verwendeten Kokses und der Verteilung des Brennstoffs (Festbett, Wirbelschicht, Flugstaub)

$$k_{\text{m}} = H \cdot e^{-E/RT},$$

H Häufigkeitsfaktor (Volumen je Masse und Zeit),

E ist die Aktivierungsenergie und R die Gaskonstante.

Wenn die Temperatur bei der Verbrennung von Koks über etwa 750 °C hinaus gesteigert wird (Phase II), erhöht sich die Umsatzgeschwindigkeit an der Phasengrenzfläche stark. Im Inneren des Koksstücks tritt eine Verarmung an Sauerstoffmolekülen ein, so daß es zu einem Konzentrationsgefälle vom Rand zur Mitte des Stückes kommt. Wie schnell in diesem Temperaturbereich die Verbrennung abläuft, hängt davon ab, wie schnell Sauerstoff durch Porendiffusion nachgeliefert wird.

Während die Reaktionsfähigkeit k_{m} exponentiell mit der Temperatur ansteigt, nimmt der Diffusionskoeffizient nur mit $T^{1,5}$ bis T^2 zu. Die innere Oberfläche wird nicht mehr voll ausgenutzt, da die Porendiffusion nicht mehr genügend Sauerstoff nachliefert. Mit der Einführung eines „Nutzungsgrades" η (<1) erhält man für den Bereich II

$$k_{\text{eff}} = \eta \cdot k_{\text{m}} \cdot M_{\text{c}}.$$

In diesem Bereich gilt für kugelförmige Brennstoffteilchen mit dem Durchmesser d_{k}:

$$\eta = \frac{6}{d_{\text{k}}} \sqrt{\frac{D_{\text{eff}}}{k_{\text{m}} \cdot \varrho_{\text{s}}}}.$$

ϱ_s ist die „scheinbare" (d.h. auf Feststoff und Poren bezogene) Dichte des Brennstoffs,

D_{eff} ein effektiver Diffusionskoeffizient, der die Porendiffusion berücksichtigt, er ist gleich etwa einem Viertel des Diffusionskoeffizienten im freien Raum.

Setzt man η in die Gleichung für k_{eff} ein, so erkennt man, daß k_{eff} der Wurzel aus der Reaktionsfähigkeit k_m proportional ist.

Bei noch höheren Temperaturen oberhalb 900 °C (Phase III) gelingt es dem Sauerstoff nicht mehr, in das Innere des Porengefüges einzudringen, der Verbrennungsprozeß vollzieht sich ausschließlich an der Außenoberfläche des Korns. Da sich ein Teilchen, das von Gas umströmt wird, mit einer hydrodynamischen Gasgrenzschicht umgibt, wird jetzt die Umsatzgeschwindigkeit durch die Diffusion des Sauerstoffs durch die Grenzschicht hindurch bestimmt.

Die Konzentration des reagierenden Gases fällt in der Gasgrenzschicht von der Dicke δ auf Null ab. Für die effektive Geschwindigkeitskonstante ergibt sich nun

$$k_{eff} = F_{rel} \cdot D/\delta\,.$$

F_{rel} ist die relative geometrische Oberfläche des Brennstoffs bezogen auf den Reaktorraum (Fläche je Volumen).

Der Verlauf der effektiven Geschwindigkeitskonstanten läßt sich für alle drei Gebiete darstellen durch

$$k_{eff} = \cfrac{1}{\cfrac{\delta}{F_{rel} \cdot D} + \cfrac{1}{\eta \cdot k_m \cdot M_c}}\,.$$

Mit diesen Werten von k_{eff} lautet die Umsatzgleichung für den Fall einer Brennstoffschicht, die von reaktionsfähigem Gas mit der Geschwindigkeit u durchströmt wird:

$$\mathrm{d}(u \cdot c_x) = -k_{eff}\, c_x\, \mathrm{d}x \qquad [\text{mol/s cm}^2]\,.$$

Die Gleichung ergibt den Umsatz längs eines Abschnittes $\mathrm{d}x$ je Einheit von Zeit und Querschnitt. c_x ist die Brennstoffkonzentration an der Stelle x. $k_{eff} \cdot c_x$ gibt also an, wieviel Mole Gas je Zeiteinheit im Reaktor umgesetzt werden.

Bei Reaktionen ohne Veränderung der Molzahl an gasförmiger Substanz (z.B. bei der Verbrennung von $C + O_2 \rightarrow CO_2$) ist u von c_x unabhängig. In diesem Fall liefert die Integration von 0 bis x:

$$c_x/c_0 = \exp(-k_{eff} \cdot x/u) = \exp(-k_{eff} \cdot Z)\,,$$

mit der Verweilzeit $Z = x/u$ des Gases im Abschnitt 0 bis x.

Aus den Gleichungen ergibt sich, wie die Verbrennungsgeschwindigkeit mit steigender Temperatur zunimmt. Dieser Sachverhalt ist in Bild 2.8 in Form eines Arrhenius-Diagramms dargestellt, bei dem der Logarithmus der Abbrandgeschwindigkeit gegen die reziproke absolute Temperatur aufgetragen ist. Im Bereich der chemischen Reaktion ergibt sich eine Gerade, deren Anstieg durch die Aktivierungsenergie bestimmt ist, die hier zwischen 160 und 200 kJ/kmol liegt. Auch im Bereich der Porendiffusion ist die Temperaturabhängigkeit der Reaktionsgeschwindigkeit wesentlich durch die von k bestimmt, man erhält eine Gerade, deren Steigung halb so groß ist als die in Abschnitt I. Im Bereich der Grenzfilmdiffusion schließlich ist nur eine geringfügige Steigerung mit der Temperatur festzustellen; denn die Diffusion nimmt im freien Gasraum nur etwa mit der Potenz 1,6 bis 2 der absoluten Temperatur zu, was im Arrhenius-Diagramm des Bildes 2.8 nahezu eine Horizontale ergibt. Zur Abhängigkeit der Teilvorgänge von der Korngröße s. Kap. 7.

2.2.6 Gleichgewichte, Dissoziation

Chemische Reaktionen laufen selten so vollkommen ab, daß nur das gewünschte Reaktionsprodukt übrigbleibt. Die Verbrennungsvorgänge stellen einen Extremfall dar, da im Endprodukt, den Abgasen, die Ausgangsstoffe – abgesehen von der Überschußluft – nur in äußerst kleinen Anteilen vorhanden sind, so daß man sie für technische Zwecke vernachlässigen kann. Bei hoher Endtemperatur der Reaktionsprodukte über etwa 1500 °C trifft dies nicht mehr zu, es stellt sich ein Gleichgewicht zwischen Brennstoff und Oxidationsmittel ein, das vom „Endzustand" deutlich verschieden ist.

Im Gleichgewicht der Reaktion

$$A + B = AB$$

gilt

$$K = \frac{\vec{k}}{\overset{\leftarrow}{k}} = \frac{[AB]}{[A][B]}$$

mit gleicher Geschwindigkeit von Vor- und Rückreaktion.

Die Gleichgewichtskonstante der Methanverbrennung ist

$$K = \frac{[CO_2][H_2O]^2}{[CH_4][O_2]^2},$$

wobei die in der Reaktionsgleichung auftretenden Faktoren als Exponenten erscheinen, da sich die Wahrscheinlichkeit von Stößen potenziert. Maßeinheit ist die Molzahl je Volumeneinheit. Gleichgewichte ohne Änderung der Molzahl sind vom Druck unabhängig.

Thermodynamisch gesehen herrscht Gleichgewicht bei konstantem Druck, wenn $\mathrm{d}G = 0$, d.h. wenn die freie Enthalpie (Gibbs-Funktion) ein Minimum hat, was sich aus

$$\mathrm{d}G = \mathrm{d}H - T\,\mathrm{d}G$$

herleiten läßt.

Umgekehrt läuft eine Reaktion um so sicherer, je größer ΔG ist. Dies kann durch einen hohen Wert von ΔH, also stark exotherme Bedingungen gesichert sein.

Die Gleichgewichtskonstanten der wichtigsten homogenen und heterogenen Reaktionen sind in Tabelle 2.16 zusammengefaßt, außerdem enthält Bild 2.9 den $\log K$ für die Wassergas- und Boudouard-Reaktionen.

Unter den Gleichgewichten der Oxidationsreaktionen sind in der Tabelle nur die für die CO- und H_2-Verbrennung enthalten.

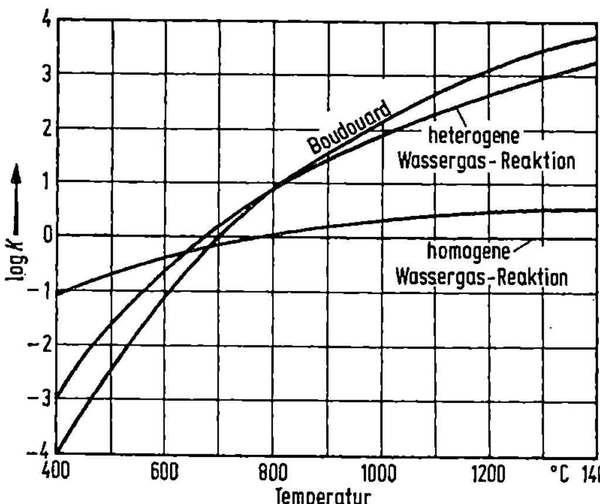

Bild 2.9. Gleichgewichtskonstante der Boudouard- und Wassergasreaktionen

Die Verbrennungsreaktionen von C und insbesondere von Kohlenwasserstoffen führen zu extrem hohen Werten der Gleichgewichtskonstanten. Für die Methanverbrennung ist z.B. bei 1000 und 2000 Kelvin: $K = 7 \cdot 10^{41}$ bzw. $5 \cdot 10^{20}$, d.h., diese Stoffe sind im Gleichgewicht mit ihren Abgasen nur in verschwindend kleiner Konzentration vorhanden, in allen Kohlenwasserstoffflammen findet man zum Flammenende hin nur noch CO und H_2 als brennbare Moleküle.

Um die Zusammensetzung des aus der Feuerung austretenden Abgases zu bestimmen, genügen die summarischen Gleichungen der Oxidation von C, H und S und bei Luftmangel zusätzlich das homogene Wassergasgleichgewicht (2.2.1). Will man dagegen die Bestandteile der Gase in der Flamme bestimmen, so ist bei Temperaturen oberhalb etwa

Tabelle 2.16a. Gleichgewichtskonstanten der Dissoziationsreaktionen nach Gumz [B 15]

Temperatur °C	$K = \dfrac{p_{CO} \cdot \sqrt{p_{O_2}}}{p_{CO_2}}$	$K = \dfrac{p_{H_2} \cdot \sqrt{p_{O_2}}}{p_{H_2O}}$	$K = \dfrac{p_{OH} \cdot \sqrt{p_{H_2}}}{p_{H_2O}}$	$K = \dfrac{(p_H)^2}{p_{H_2}}$	$K = \dfrac{(p_O)^2}{p_{O_2}}$	$K = \dfrac{p_{NO}}{\sqrt{p_{N_2}} \cdot \sqrt{p_{O_2}}}$
1000	$0{,}90750 \cdot 10^{-7}$	$0{,}53856 \cdot 10^{-7}$	$0{,}68652 \cdot 10^{-8}$	$0{,}66208 \cdot 10^{-12}$	$0{,}14709 \cdot 10^{-13}$	$0{,}67969 \cdot 10^{-3}$
1250	$0{,}70837 \cdot 10^{-5}$	$0{,}26126 \cdot 10^{-5}$	$0{,}60965 \cdot 10^{-6}$	$0{,}66762 \cdot 10^{-9}$	$0{,}37138 \cdot 10^{-10}$	$0{,}28933 \cdot 10^{-2}$
1500	$0{,}16039 \cdot 10^{-3}$	$0{,}42728 \cdot 10^{-4}$	$0{,}15532 \cdot 10^{-4}$	$0{,}97518 \cdot 10^{-7}$	$0{,}10389 \cdot 10^{-7}$	$0{,}81852 \cdot 10^{-2}$
1750	$0{,}16562 \cdot 10^{-2}$	$0{,}35222 \cdot 10^{-3}$	$0{,}17423 \cdot 10^{-3}$	$0{,}42134 \cdot 10^{-5}$	$0{,}72713 \cdot 10^{-6}$	$0{,}17907 \cdot 10^{-1}$
2000	$0{,}10091 \cdot 10^{-1}$	$0{,}18335 \cdot 10^{-2}$	$0{,}11625 \cdot 10^{-2}$	$0{,}80364 \cdot 10^{-4}$	$0{,}20096 \cdot 10^{-4}$	$0{,}32979 \cdot 10^{-1}$
2250	$0{,}42513 \cdot 10^{-1}$	$0{,}69063 \cdot 10^{-2}$	$0{,}53335 \cdot 10^{-2}$	$0{,}86196 \cdot 10^{-3}$	$0{,}28895 \cdot 10^{-3}$	$0{,}53811 \cdot 10^{-1}$
2500	$0{,}13751$	$0{,}20540 \cdot 10^{-1}$	$0{,}18619 \cdot 10^{-1}$	$0{,}60699 \cdot 10^{-2}$	$0{,}25782 \cdot 10^{-2}$	$0{,}80382 \cdot 10^{-1}$
2750	$0{,}36377$	$0{,}51135 \cdot 10^{-1}$	$0{,}52916 \cdot 10^{-1}$	$0{,}31134 \cdot 10^{-1}$	$0{,}16028 \cdot 10^{-1}$	$0{,}11236$
3000	$0{,}82417$	$0{,}11094$	$0{,}12834$	$0{,}12502$	$0{,}75886 \cdot 10^{-1}$	$0{,}14922$
3500	$3{,}0282$	$0{,}38585$	$0{,}47371$	$1{,}1736$	$0{,}91868$	$0{,}23512$

1500 °C die Anwesenheit aktiver Teilchen nicht mehr zu vernachlässigen
(2.2.4). Folgende Gleichgewichte sind zu berücksichtigen:

Reaktionsenthalpien in kJ/m_n^3:

$$2CO_2 \rightleftharpoons 2CO + O \qquad\qquad -2 \cdot 12600$$

$$2H_2O \rightleftharpoons 2H_2 + O_2 \qquad\qquad -2 \cdot 10780$$

$$2H_2O \rightleftharpoons 2OH + H_2 \qquad\qquad -2 \cdot 7390$$

$$H_2 \rightleftharpoons 2H \qquad\qquad\qquad\quad -9700$$

$$O_2 \rightleftharpoons 2O \qquad\qquad\qquad\quad -11000$$

$$N_2 + O_2 \rightleftharpoons 2NO \qquad\qquad\qquad -4030$$

Tabelle 2.16 b. Gleichgewichtskonstanten heterogener Reaktionen

Temperatur °C	Boudouard-Reaktion $K = \dfrac{p_{CO}^2}{p_{CO_2}}$	Heterogene Wassergasreaktion $K = \dfrac{p_{CO}\,p_{H_2}}{p_{H_2O}}$	Homogene Wassergasreaktion $K = \dfrac{p_{CO}\,p_{H_2O}}{p_{CO_2}\,p_{H_2}}$
500	$4,4016 \cdot 10^{-3}$	$2,1512 \cdot 10^{-2}$	0,20462
600	$9,4715 \cdot 10^{-2}$	0,24179	0,39172
700	1,07266	1,6618	0,64548
800	7,64633	7,9688	0,95954
900	$3,8614 \cdot 10^{1}$	$2,9166 \cdot 10^{1}$	1,32400
1000	$1,49776 \cdot 10^{2}$	$8,6826 \cdot 10^{1}$	1,72624
1100	$4,7383 \cdot 10^{2}$	$2,2018 \cdot 10^{2}$	2,15199
1200	$1,2727 \cdot 10^{3}$	$4,9250 \cdot 10^{2}$	2,58422
1300	$2,9987 \cdot 10^{3}$	$9,9814 \cdot 10^{2}$	3,00440
1400	$6,3463 \cdot 10^{3}$	$1,8707 \cdot 10^{3}$	3,39248
1500	$1,2299 \cdot 10^{5}$	$3,2962 \cdot 10^{3}$	3,73127

Zusammen mit den Erhaltungssätzen für die Masse von C, H, O
und N erhält man 10 Gleichungen, die zur Bestimmung von CO, CO_2,
H, H_2, OH, H_2O, O, O_2, NO und N_2 ausreichen.

Vor dem Bekanntwerden der programmgesteuerten Rechner wurde
eine Reihe von Verfahren entwickelt, welche es gestatten, die obigen
Gleichungen und auch umfangreichere Systeme numerisch zu lösen
[6, 7, 8]. Durch Rechenautomaten wird die Aufgabe entscheidend erleichtert [8]. Die von Gumz [B 15] aus Messungen und Berechnungen
verschiedener Autoren hergeleiteten Gleichgewichtskonstanten sind in
Tabelle 2.16 wiedergebeben.

Bei Kenntnis der Zusammensetzung der Feuergase läßt sich die in
den Dissoziationsprodukten gebundene Energie q_{diss} und mit deren Hilfe
die theoretische Verbrennungstemperatur bestimmen.

Es ist

$$q_{diss} = 12\,600\,(p_{CO}) + 10\,780\,p_{(H_2 + H/2 - OH/2)} + 7390\,(p_{OH}) + 9700\,(p_H)$$
$$+ 11\,000\,(p_O) + 4030\,(p_{NO}) \qquad \text{in kJ/m}_n^3;$$

p_{CO} usw. bezeichnen die Teildrücke der betreffenden Spezies.

In den meisten Feuerungsanlagen wird q_{diss} nutzbar gemacht, da sich die Abgase noch im Bereich der Wärmeaustauschflächen soweit abkühlen, daß die Oxidation zu CO_2 und H_2O abgeschlossen wird. Bei manchen Hochtemperaturöfen wird dieser Zustand nicht im eigentlichen Ofenraum, sondern erst in den nachgeschalteten Luftvorwärmern erreicht.

2.2.7 Rußbildung und -verbrennung

Eine Besonderheit der Verbrennung von Kohlenwasserstoffen besteht darin, daß sich Zwischenprodukte in solcher Zahl aneinanderlagern können, daß kohlenstoffreiche Festkörper entstehen, die man als Ruß bezeichnet. In Großfeuerungen ist Ruß als Zwischenprodukt der Verbrennung erwünscht, da er die Wärmeabgabe der Flamme entscheidend verbessert. Dies gelingt dadurch, daß er im gesamten für die Wärmestrahlung in Betracht kommenden Wellenlängenbereich zwischen etwa 0,2 und 20 µm kontinuierlich Strahlung aussendet. Er nähert sich den Eigenschaften des schwarzen Strahlers, während Gase nur in begrenzten Wellenlängenbereichen Strahlung aussenden können. Der Emissionsgrad ε rußhaltiger Flammen beträgt infolgedessen 0,5 bis gegen 1, während die gasförmigen Strahler CO_2 und H_2O nur $\varepsilon \leq 0,25$ bewirken können (Kap. 9).

Der hohe Emissionsgrad wird erreicht, obwohl in Feuerungen mit rußhaltigen Flammen nicht mehr als 10 bis 20 % des Brennstoffs über die rußförmige Zwischenstufe abbrennen. Dies gelingt dadurch, daß der Ruß nicht nur die Energie abstrahlt, die bei seiner eigenen Verbrennung frei wird, sondern auch durch Stöße ohne und mit Reaktion den in seiner Nachbarschaft vorkommenden aktiven Teilchen Energie entzieht.

Rußbildung und -verbrennung müssen so gesteuert werden, daß am Ende der Feuerung kein Ruß unverbrannt bleibt. Andernfalls geht nicht nur Energie ungenutzt verloren, sondern die Anlage und ihre Umgebung werden verschmutzt. Eine gute Übersicht über die Vorgänge der Rußbildung und -verbrennung verdankt man Palmer [9].

Die in Flammen auftretenden Rußteilchen bestehen aus kugelförmigen Einzelelementen, die sich etwa nach Art einer Perlenkette lose aneinanderlagern. In Diffusionsflammen sind in einem flockenartigen Rußteilchen etwa 100 bis 1000 Einzelkugeln aneinandergelagert.

Die Einzelelemente haben einen Durchmesser von im Mittel etwa 0,025 μm (250 Å) bei einem Streubereich, der meist zwischen 0,01 und 0,05 μm liegt, vereinzelt werden auch größere Elemente bis 0,2 μm gefunden, besonders in rußreichen Flammen. Die kleinsten Teilchen findet man in leuchtenden, aber nichtrußenden Flammen. Die Teilchengrößen hängen auffallend wenig von den äußeren Entstehungsbedingungen ab. Man findet Teilchen von etwa der gleichen Größe und Zusammensetzung sowohl in Vormisch- wie in Diffusionsflammen, fast unabhängig von der Art des benutzten Brennstoffs.

Jedes einzelne Teilchen besteht aus etwa 10^4 Kristalliten, die ihrerseits aus 5 bis 10 ungeordneten Schichten von C-Atomen bestehen. Die Kristallite haben Durchmesser von 0,002 bis 0,003 μm, in jeder Schicht enthalten sie etwa 100 C-Atome, d.h. insgesamt den C-Anteil aus etwa 10^4 bis 10^5 Brennstoffmolekülen.

Chemisch gesehen entspricht Ruß etwa der Formel C_8H [9], jedoch werden auch andere Werte genannt. Rogier [10] z.B. hat sowohl bei Erdgas wie bei Heizöl etwa C_6H gefunden. Die Oberflächen der Teilchen betragen etwa 130 m²/g, etwa das 1,2-fache der äußeren Oberfläche gleich großer Kugeln. Auffällig ist, daß Unterschiede in den optischen Eigenschaften makroskopischer Rußteilchen auftreten, wenn der Ruß aus Ölflammen mit und ohne Flammenhalter verglichen wird [11].

Die in Diffusionsflammen zu findenden Rußanteile von im Mittel 10 g/m_n^3, örtlich auch bis 30 g/m_n^3, entstehen in Zeiträumen von etwa 20 ms, die Gleichgewichtseinstellung benötigt wesentlich längere Zeiten.

Wegen ihres Anteils an sichtbarem Licht haben rußhaltige Flammen eine gelblichweiße Farbe, während in rußarmen oder -freien Flammen allenfalls das schwach blaue Leuchten der CH- und C_2-Radikale und der CO-Verbrennung zu sehen ist („Blaubrenner"). Brennen solche Flammen in Feuerräumen mit heißen Wänden aus Feuerfestmaterial, so ist die schwache Radikalstrahlung gegenüber der starken kontinuierlichen Strahlung der Wände nicht erkennbar, die Flamme ist unsichtbar oder allenfalls durch die „Schlieren" zu erkennen, die von den Veränderungen der Brechkraft in den schnell bewegten Reaktionszonen herrühren.

Die Menge des entstehenden Rußes hängt außer von der Temperatur vor allen Dingen von den Eigenschaften des Brennstoffs, insbesondere seinem C/H-Verhältnis und dem Molekülaufbau ab. Mit wachsendem C/H-Verhältnis steigt der von der Rußmenge abhängige Emissionsgrad der Flammen. Die Rußbildung nimmt ab in der Reihenfolge Naphtene, Benzole, Olefine, Paraffine. Eine wichtige Rolle spielt außerdem der örtliche O_2-Anteil.

Bei Betrieb mit Luftüberschuß und schneller Mischung entsteht fast kein Ruß („Blaubrenner"), bei langsamer Mischung entsteht der Ruß

in Bereichen hoher Temperatur und geringer O_2-Konzentration, in
Diffusionsflammen vorwiegend im brennstoffreichen Kern der Reaktionszone.

Rußniederschläge an gekühlten Metallen, die in den Flammenstrom
gelangen, treten schon bei Temperaturen auf, bei welchen in Flammen
kein Leuchten zu beobachten ist. Dieser Sonderfall ist eingehend untersucht worden [12], da man hiervon Aufschlüsse über den Vorgang der
Rußbildung erwartet.

Der Vorgang der Rußentstehung muß notwendigerweise mit der
Agglomeration von Spaltprodukten der Verbrennung erklärt werden.
Hierfür bestehen zahlreiche Theorien, die entweder C_2, C_3 oder C, ferner
Aromaten und polycyclische Kohlenwasserstoffe oder Acetylene als ent-

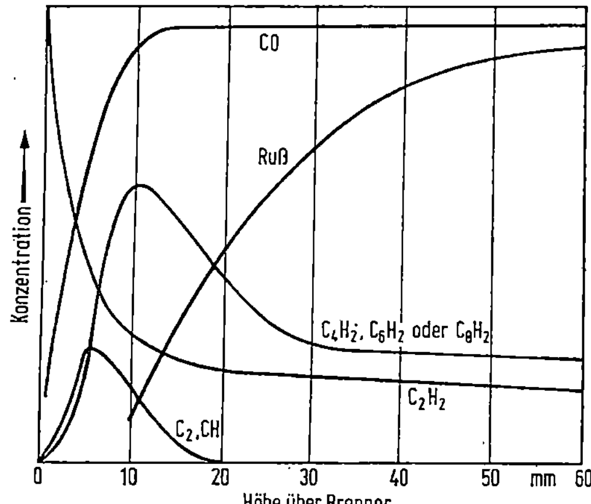

Bild 2.10. Relative Konzentrationsprofile in einer fla-
chen C_2H_2/O_2-Flamme bei 20
Torr und 50 cm/s [12]

scheidende Zwischenprodukte ansehen. Wenn die Ausgangsmoleküle
Ringform haben, so bleibt diese bei der Rußbildung vermutlich erhalten.
Für kettenförmige Ausgangsstoffe wird angenommen, daß C_2H_2 und
die Polyacetylene C_4H_2 und C_6H_2 wichtige Zwischenprodukte sind.
C_2H_2 tritt als Zwischenstufe des Abbaus größerer Brennstoffmoleküle
auf und ist in der Lage, Radikale wie CH, CH_2 oder CH_3 zu binden.
Dabei entstehen neue Radikale und über die Polyacetylene und Ring-
verbindungen schließlich die Rußteilchen der beschriebenen Größen
[12, 13, 14].

Für die Azetylen-Sauerstoff-Flammen sind diese Vorgänge quantitativ von Bonne, Homann und Wagner [12] beschrieben worden
(Bild 2.10).

Übereinstimmung herrscht darüber, daß Ruß aus flüssigen Brennstoffen auf dem Weg über die Gasphase entsteht. Eine besondere Art

von festem Kohlenstoff entsteht in den Flammen des schweren Heizöls.
Zwar liefert auch dieser Brennstoff Ruß über die Gasphase in dem nach
seiner Zusammensetzung zu erwartenden Ausmaß, außerdem entstehen
aber aus den einzelnen Tropfen sogenannte Kohlenstoffskelette (Cenosphären), da die höchstsiedenden Komponenten nicht verdampft, sondern
verkokt werden. Diese Skelette haben etwa die Abmessungen der Öltropfen (vgl. 6.2.4).

Die frühesten Daten über die Abhängigkeit der Rußausbeute von
Temperatur und Zeit stammen von Rummel und Veh [15], welche den
Spaltvorgang des Methans untersuchten. Sie fanden ein schnelles An-
steigen des Spaltvorgangs ab 1000 °C (vgl. 9.3).

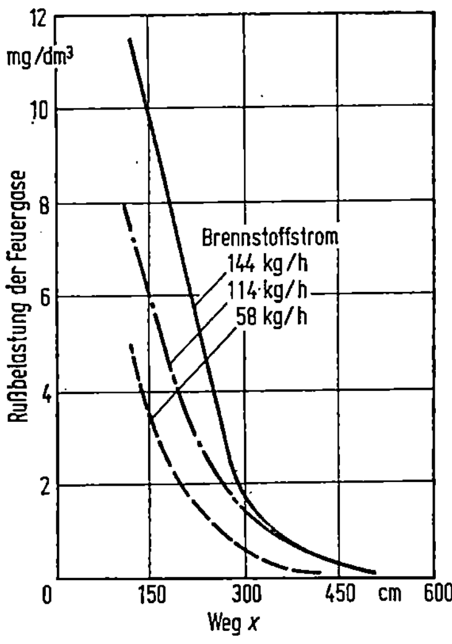

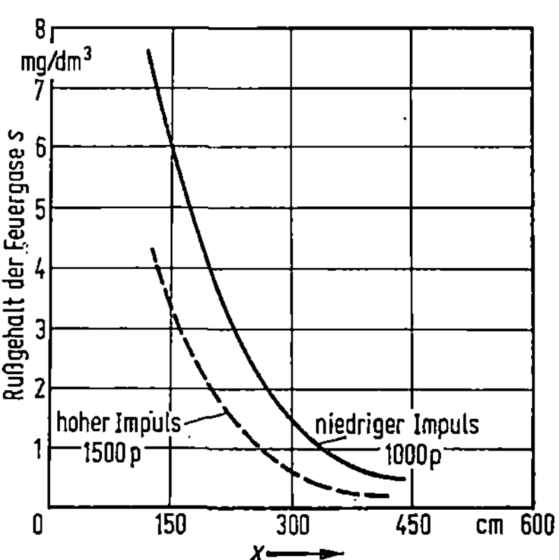

Bild 2.11. Einfluß des Brennstoffstroms auf den Rußgehalt von Schwerölflammen (Versuchsanlage Ijmuiden, Mittelwerte über den Querschnitt der Flamme)

Bild 2.12. Rußgehalt und Strahlimpuls von Schwerölflammen (Ijmuiden, Mittelwerte über den Querschnitt der Flamme)

Informationen über die Rußanteile von Diffusionsflammen verdankt
man den Messungen an der Versuchsanlage Ijmuiden der Internationalen
Stiftung für Flammenforschung. Diese betreibt u.a. einen Versuchsofen
von 2 × 2 m² Querschnitt und 6 m Länge. Aus den Untersuchungen an
dieser Anlage sind als Beispiele in Bild 2.11 und 2.12 die Rußkonzentrationen dargestellt, die in Flammen von schwerem Heizöl erzielt
werden, das mit einem Druckluftzerstäuber aufgeschlossen wurde. Die
Bilder zeigen den Einfluß des Brennstoffstroms und des Strahlimpulses
in Form von Mittelwerten über den Strahlquerschnitt. Auf der Strahlachse werden merklich höhere Werte gefunden.

Einen Versuch zur Berechnung des Vorgangs der Rußbildung aus empirischen Daten unternahm Thring [11]. Für den Verlauf des Rußwachstums setzt er

$$\frac{dc}{dt} = \frac{k \cdot [CH_4] \cdot c}{T^{0,5} \cdot d} \; .$$

Darin sind $[CH_4]$, c, d und T die Augenblickswerte der molaren Methankonzentration, der Rußkonzentration (mg/cm^3), des Teilchendurchmessers (nm) und der absoluten Temperatur. Es ist

$$E = 240 \text{ kJ/kmol} \quad \text{und} \quad k = 3,9 \cdot 10^{14} \text{ nm} \cdot K^{0,5}/s \; .$$

Die Zunahme des Rußanteils c (mg/cm_n^3) bei Einleiten von heißen Verbrennungsgasen der Temperatur T_0 in Methan wird gefunden
bei Abwesenheit von freiem O_2:

$$\frac{c}{t} = 3,28 \cdot 10^{13} \frac{[CH_4][N_2]}{T_0^{0,5}} \cdot e^{277/RT_r} \, ,$$

bei Anwesenheit von O_2:

$$\frac{c}{t} = 2,54 \cdot 10^7 \frac{[CH_4] - [O_2][N_2]}{T_0^{0,5}} \cdot e^{107/RT_r} \, ,$$

wobei $[CH_4]$, $[O_2]$ und $[N_2]$ die Molanteile im Ausgangsgemisch, T_0 und T_r die Temperaturen der heißen Verbrennungsgase (s. oben) und der reagierenden Substanz sind. Die Gaskonstante ist in kJ einzuführen.

Die bisher zu diesem Gegenstand verfügbaren Kenntnisse erlauben nur eine orientierende Vorabschätzung der zu erwartenden Ergebnisse, insbesondere fehlt es noch an verläßlichen Unterlagen über den Einfluß des Strömungs- und Mischungsfeldes auf die Rußentwicklung.

Die Rußbildung ist sehr stark druckabhängig. Orientierende Zahlenwerte über die Druckverbrennung von Methan bei 30 bis 70 at stammen von MacFarlane [16].

Eine empirische Formel für den Verlauf der Rußverbrennung haben Lee, Thring und Beér [17] an einer Rußdiffusionsflamme gewonnen. Sie verbrannten ein C_3-C_4-Gemisch in einer laminaren Flamme, die sie so einstellten, daß am Ende der sichtbaren Gasflamme ein schlauchartiger Rußstrom von 5 mm Durchmesser auftrat, der in einer etwa 60 mm langen Flamme abbrannte. Durch örtliche Probenahme fanden sie folgenden Zusammenhang für den auf die Anfangsoberfläche des Rußes bezogenen Umsatz:

$$\frac{\varrho \, d_0}{6 \, \dot{M}_0^{1/3} \, \dot{M}^{2/3}} \frac{d\dot{M}}{dt} = 1,085 \cdot 10^4 \frac{p_{O_2}}{T^{1/2}} \cdot \exp\left(- \frac{164\,000}{RT}\right) \; .$$

Es bedeuten ϱ die Dichte (g/cm^3) und d_0 den Ausgangsdurchmesser der als kugelförmig betrachteten Rußelemente, $\dot{M}_0$ und $\dot{M}$ deren Massenstrom (g/s) am Anfang und zur Zeit t, p_{O_2} den Sauerstoffpartialdruck und T die absolute Temperatur. Die Gaskonstante ist in kJ/kmol angegeben, der Bruch vor dem Differential rührt von geometrischen Überlegungen über die Durchmesser- und Massenströmänderung her.

Magnussen [18] fand, daß sich diese Formel auch in turbulenten Flammen bestätigt, wenn man für den O_2-Teildruck nicht den Mittelwert über eine Querschnittsebene, sondern den Mindestwert einführt.

Trotz dieser Versuche, die sich jeweils auf bestimmte Randbedingungen beziehen, bleibt die Vorausberechnung des Rußgehaltes technischer Flammen unsicher, für den technisch vorwiegend interessierenden Emissionsgrad muß man auf die Ergebnisse von Messungen zurückgreifen (Kap. 9).

2.2.8 Inhibitoren, Katalysatoren, Additive

Stoffe, welche Verbrennungsreaktionen zu verzögern vermögen, interessieren besonders als Löschmittel in der Brandbekämpfung und bei Motoren als „Klopfbremse", d.h. als Mittel zur Verhinderung der Selbstzündung, wie sie in Ottomotoren durch hohe örtliche Temperaturen und die von der Verbrennungsfront ausgehende Druckwelle bewirkt werden kann.

Bezeichnet man alle Stoffe, welche einen Reaktionsablauf zu verzögern vermögen, als Inhibitoren, so muß man, was gelegentlich geschieht, die langsam brennenden Brennstoffe als Inhibitoren für die Verbrennung der schnell brennenden ansehen, CO ist nach dieser etwas formalen Betrachtungsweise ein Inhibitor für die H_2-Verbrennung. Vielfach werden auch Inertgase als Inhibitoren bezeichnet, da sie einen Teil der Reaktionsenthalpie binden und damit das Fortschreiten der Reaktion verzögern.

Allgemein unterscheidet man thermische und chemische Inhibitoren. Inertgase wirken im geschilderten Sinn thermisch, dasselbe gilt für inerte Stäube, wie z.B. Quarzmehl, während chemisch wirkende Gase und Stäube in den Reaktionsverlauf eingreifen, insbesondere durch Fördern der Abbruchreaktionen.

Inhibitoren bewirken eine Einschränkung des Zündbereichs und eine Verminderung der Flammengeschwindigkeit der Brennstoff-Luft-Gemische. Ihre Wirkung wird meist mittels der Veränderung der letzteren beschrieben.

Hierfür haben van Tiggelen und Mitarbeiter [19, 20] aus gaskinetischen Überlegungen die folgende Beziehung hergeleitet:

$$\Lambda = \frac{4\,T_0}{\pi} \cdot \sqrt{\frac{2}{3}\,\frac{R}{M \cdot T}}\,\sqrt{\delta - \beta}.$$

Hierin ist Λ die Flammengeschwindigkeit (Kap. 3), T_0 die Ausgangstemperatur, T die mittlere Reaktionstemperatur, M die mittlere Molmasse der Kettenträger, δ und β die Wahrscheinlichkeiten der Verzweigung und des Abbruchs von Reaktionsketten. Der Inhibitor muß die Zahl der Abbrüche beeinflussen. Bei den als Inhibitoren geeigneten Alkalimetallsalzen rekombinieren z.B. Radikale an der festen Oberfläche.

Bei der Berechnung von β gehen die genannten Autoren davon aus, daß die Rekombinationsreaktion an der Oberfläche des Inhibitors sehr viel schneller abläuft als die Diffusion der Radikale und der Zusammenstoß mit den Pulverteilchen. Daher sind die mittlere freie Weglänge der Radikale $\bar{l}$ sowie der durch Diffusion bis zum Zusammenstoß mit einem Festkörper zurückgelegte Weg $\bar{a}$ die bestimmenden Größen des Inhibitionsmechanismus. Man erhält

$$\beta = \varepsilon \cdot \bar{l}/\bar{a}.$$

Die Größe ε, der Aktivitätskoeffizient der Inhibitoroberfläche, stellt das Verhältnis der durch die Oberfläche bewirkten Rekombinationsreaktionen zu der Anzahl der auf der Oberfläche auftreffenden Radikale dar.

Mit n als Anzahl der Festkörper je Volumeneinheit, der Inhibitorkonzentration h im Volumen und dessen Dichte ϱ wird

$$\bar{l} = \bar{l}_0 \cdot T/T_0$$

und

$$\bar{a} = 1/\pi \cdot r^2 n$$

mit

$$n = \frac{3\,h\,T_0}{4\,\pi\,r^3\,\varrho\,T}$$

wird

$$\beta = \frac{3\varepsilon\,\bar{l}_0 \cdot h}{4\,r\,\varrho}.$$

Da nach Versuchen die Temperatur in der Flammenfront durch die Inhibitoren nicht sehr verändert wird, kann man weiter mit T und mit δ rechnen, es wird

$$\frac{\Lambda^2}{\Lambda_0{}^2} = 1 - \frac{3\,l_0 \cdot \varepsilon}{4\,r \cdot \varrho \cdot \delta} \cdot h.$$

Das Quadrat der Flammengeschwindigkeit ändert sich also mit der Pulverbeladung. Bild 2.13 zeigt dies am Beispiel eines technischen Löschpulvers, das vorwiegend aus Natriumhydrogenkarbonat ($NaHCO_3$) besteht [21], weitere Parameter zeigt Bild 2.14 [19], die Neigung der Kurve ist hier umgekehrt proportional der Wirksamkeit des Mittels.

Starke Inhibitionswirkungen zeigen PbO und K_2CrO_4, daneben auch Na_2SO_3 und K_2CO_3. Die Wirkung des PbO wird in größtem Maß im Ottomotor angewendet, dessen Treibstoff man Pb in Form des Tetraäthyls $Pb(C_2H_5)_4$ zugibt. Das bei der Verbrennung entstehende PbO verhindert Selbstzündung und das damit verbundene Klopfen.

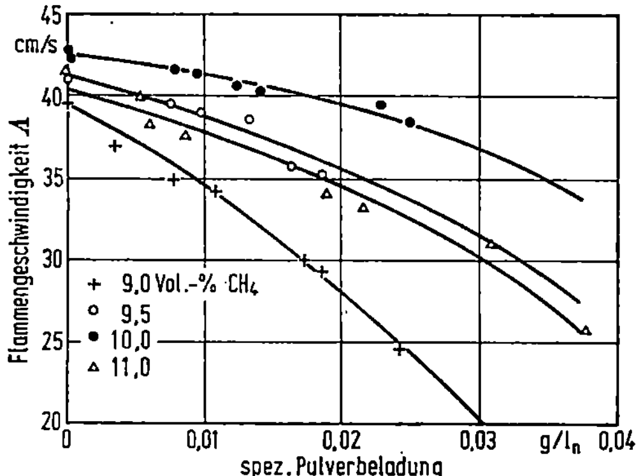

Bild 2.13. Inhibitionswirkung eines Löschpulvers bei verschiedenen Beladungen und Gasgemischen

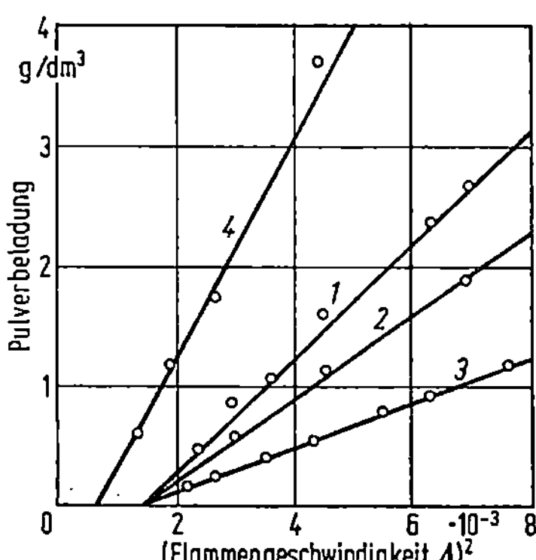

Bild 2.14. Wirkung verschiedener Inhibitoren

Kurve	Flamme	Löschpulver	Teilchendurchmesser μm
1	Methan	K_2SO_4	100
2	Methan	K_2SO_4	75
3	Methan	K_2CrO_4	100
4	Propan	K_2SO_4	100

Zu den Zündgrenzen hin nimmt die Inhibitionswirkung zu, wie aus Bild 2.15 hervorgeht. Reaktionskinetische Untersuchungen über die Wirkung gasförmiger Inhibitoren zeigen, daß die Inhibitionswirkung bereits am Beginn der Reaktionszone einsetzt [22]. HCl und HBr wirken dort derart, daß sie H-Atome zu H_2 und Cl bzw. Br umsetzen. Diese Reaktionen treten in Konkurrenz zu der Kettenverzweigung $H + O_2$

→ OH + O, die wegen ihrer höheren Aktivierungsenergie (69 gegen 19 bzw. 12 kJ/mol) gegenüber den Halogenreaktionen zurückbleibt. Solange der Inhibitor zur Löschung nicht ausreicht, weisen die zunächst inhibierten Reaktionen im weiteren Verlauf höhere Temperaturen und Reaktionsdichten auf als die nicht inhibierten.

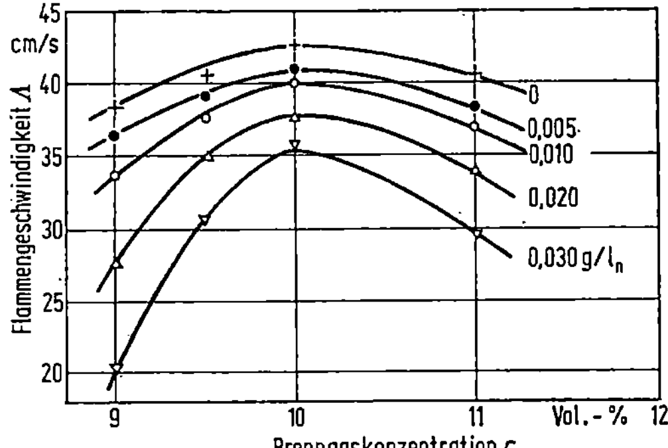

Bild 2.15. Flammengeschwindigkeit in Abhängigkeit von der Gaskonzentration für verschiedene Pulverbeladungen (in Methan)

Ein Bedürfnis nach Beschleunigung der Verbrennungsreaktion durch Katalyse besteht, wenn Brennstoffe bei niedriger Temperatur oder in niedriger Konzentration verbrannt werden sollen. Will man z.B. größere Räume gleichmäßig aber schwach beheizen, so kann man sich außer der Umwälzheizung auch der Strahlung von Feststoffen mäßiger Temperatur bedienen. Eine technische Lösung besteht in der Verbrennung von Gas-Luft-Gemischen an der Oberfläche von Asbestgeweben, in die ein Platinkontakt fein verteilt eingebaut ist („Dunkelstrahler" für Temperaturen von 400 °C). Der Katalysator leitet die Reaktion unterhalb der üblichen Zündtemperatur ein. Dieses Verfahren ist technisch nur für H_2-reiche Gase, z.B. Koksofengas, durchführbar.

Stark verdünnte brennbare Stoffe kommen als Abfälle vor, z.B. die Dämpfe von Lacken oder aus der Kunststoffverarbeitung, die vom Prozeß her stark mit Luft verdünnt sind. Man verbrennt sie über Platin- oder Palladiumkontakten (Kap. 11). Ähnliche Aufgaben liegen bei der Nachverbrennung der Abgase von Kraftfahrzeugmotoren vor.

Flüssigen Brennstoffen werden sogenannte Additive zugesetzt, um bestimmte Eigenschaften zu verbessern [23, 24, 25]. Die Notwendigkeit dazu ergibt sich daraus, daß auch die Destillationsprodukte Gemische vieler Komponenten sind, deren Prozentanteil vom Rohstoff abhängt und nicht beliebig gesteuert werden kann.

Mit Heizölzusätzen versucht man, insbesondere folgende Vorgänge zu beeinflussen:

Rußbildung und Rußverbrennung: Das Ziel ist, auch bei niedrigen Luftzahlen vergleichsweise saubere Rauchgase zu bekommen.

Schlammbildung und Innenkorrosion in Vorratsbehältern.

Zerstäubung: Erzeugung kleinerer Tropfen durch Verminderung der Oberflächenspannung.

SO_3-Bildung und die damit verbundene Tieftemperaturkorrosion.

Hochtemperaturkorrosion durch metallische Bestandteile der Asche.

Krustenbildung an Heizflächen oder anderen Bauteilen: Man versucht, das Entstehen von Krusten zu verhindern oder bestehende zu beseitigen, wenigstens aber, statt festbackender Krusten leicht entfernbare Formen zu erzeugen.

Additive galten lange Zeit als „Produkte der Alchemie", zumal ihre Zusammensetzung geheimgehalten wurde und der Mechanismus ihrer Wirksamkeit nicht bekannt war. Außerdem traten Fehlschläge dadurch ein, daß die gewünschten Effekte nur bei bestimmten Ölzusammensetzungen erreicht wurden.

Inzwischen liegt eine umfangreiche Literatur vor, welche nicht nur die Fahrzeugmotoren, sondern auch die Feuerungen betrifft. Die zur Luftreinhaltung besonders vordringliche Rußverbrennung versucht man durch Katalysatoren zu beschleunigen. In Betracht kommen besonders Mangan, Barium und Eisen, daneben auch Blei, Chrom, Kobalt, Nickel und Erdalkalien, die man in Form metallorganischer Verbindungen, z.B. als Naphtenate, einbringt. Dadurch wird es möglich, auch bei niedrigen Luftzahlen erträgliche Rußanteile im Abgas zu erzielen. Der Mechanismus beruht möglicherweise auf Neutralisierung von Kohlenwasserstoffbruchstücken. Über die Reihenfolge der Wirksamkeit der einzelnen Verbindungen oder ihrer Kombinationen besteht noch keine genügende Klarheit, auch über die Dosierung findet man noch widersprüchliche Angaben [24]. Manche Feuerungen können der Rußbildung wegen nur mit Additiven im Bereich niedriger Luftzahlen und damit guter Wirkungsgrade betrieben werden. Auf diese Weise ist die Leistungssteigerung zu erklären, die manche Additivhersteller ihren Produkten zuschreiben.

Die Korrosionsvorgänge sind in Kap. 11 behandelt.

Der Bildung von Belägen auf Heizflächen von Kesseln wird vorwiegend durch Erhöhung des Ascheschmelzpunktes entgegengearbeitet. Als hochschmelzende Stoffe kommen die Oxide des Siliciums, Magnesiums und Aluminiums in Betracht.

Literatur zu Kapitel 2

1 Zinzen, A.: Brennstoffaschen in technischen Feuerungen. Forsch. Ing.-Wes. 14 (1943) 89–104.

2 Endell, K.; Zaulek, D.: Beziehungen zwischen chemischer Zusammensetzung und Zähigkeit von Kohlenschlacken. Bergbau und Energiew. 3 (1950) 42–50, 70–73.

3 Cremer, H.: Zur Reaktionskinetik der Methan-Oxidation. Chem. Ing. Techn. 44 (1972) 8–15.

4 Levy, A.; Weinberg, F. J.: Optical flame structure studies. Combustion and Flame 3 (1959) 229–253.

5 Baulch, D. L.; Drysdale, D. D.; Horne, D. G.: Evaluated kinetic data for high temperature reactions, Vol. 1, H_2—O_2-Systems. London 1972, und weitere Bände.

6 Damköhler, G.; Edse, R.: Zusammensetzung dissoziierender Verbrennungsgase und die Berechnung simultaner Gleichgewichte. Z. Elektrochemie 49 (1943) 178–186.

7 Traustel, S.: Zur Berechnung von Vergasungsgleichgewichten. Feuerungstechn. 31 (1943) 111–114.

8 Baehr, H. D.; Schmidt, E. F.: Die Berechnung der Gleichgewichtszusammensetzung chemisch reagierender Gasgemische, insbesondere dissoziierender Verbrennungsgase. BWK 16 (1964) 8–14.

9 Palmer, H. B.: The Formation of Carbon from Gases. In: Chemistry and physics of carbon, Band 1. London 1965.

10 Rogier, J.; Leblanc, B.: Caractéristiques dans les flammes de diffusion du type industriel. Rev. gén. therm. 8 (1969) 1143–1151.

11 Thring, M. W.: Das Entwerfen von Flammen mit vorausbestimmter sichtbarer Strahlung. VDI-Ber. 95 (1966) 5–11.

12 Bonne, U.; Homann, A. H.; Wagner, H. Gg.: Carbon formation in premixed flames. 10. Symp. on Combustion, Pittsburgh 1965, S. 503–512.

13 Wagner, H. Gg.: Homogene Verbrennungsreaktionen. VDI-Ber. 146 (1970) 5–9.

14 Foster, P. J.: Carbon in Flames. J. Inst. Fuel 38 (1965) 297–302.

15 Rummel, K.; Veh, O.: Die Strahlung leuchtender Flammen. Arch. Eisenhüttenwes. 14 (1941) 489–499, 533–542.

16 Mac Farlane, J. J.: Carbon formation in premixed methan oxygen flame under constant volume conditions. Combustion and Flame 14 (1970) 67–72.

17 Lee, K. B.; Thring, M. W.; Beér, J. M.: On the rate of combustion of soot in a laminar soot flame. Combustion and Flame 6 (1962) S. 137–145.

18 Magnussen, B. F.: The rate of combustion of soot in turbulent flames. 13. Symp. on Combustion, Pittsburgh 1971, S. 869–877.

19 Dewitte, M.; Vrebosch, I.; van Tiggelen, A.: Inhibition and extinction of premixed flames by dust particles. Combustion and Flame 8 (1964) 257–266.

20 van Tiggelen, A.; Deckers, J.: Chain branching and flame propagation. 6. Symp. on Combustion, New York 1957, S. 61–66.

21 Hoffmann, W.: Beeinflussung der laminaren Flammengeschwindigkeit durch Alkalimetall-Salze. Chem. Ing. Techn. 43 (1971) 556–560.

22 Wilson, W. E.; O'Donovan, I. T.; Fristrom, R. M.: Flame inhibition by halogen compounds. 12. Symp. on Combustion, Pittsburg 1969, S. 929–942.

23 Vortragsreihe über Additive. Ind. Eng. Chem. 48 (1956) 1853–1934.

24 Rigge, R. J.; Wilkinson, R. J.; Wolfe, H. R.: Combustion improvers for fuel oils. Erdöl und Kohle 18 (1965) 282–286.

25 Salooja, K. C.: Burner fuel additives. J. Inst. Fuel 45 (1972) 37–42.

26 Boie, W.; Vom Brennstoff zum Rauchgas. Leipzig 1957.

3. Vormischflammen

3.1 Brenneigenschaften von Gemischen

Die Zusammensetzung eines Gemisches wird meist durch den Partialdruck c des Brennstoffs im Brennstoff-Luft-Gemisch gekennzeichnet. Daneben wird der *stöchiometrische Bruch S* benutzt, er bezeichnet das Verhältnis von tatsächlicher zu stöchiometrischer Konzentration

$$S = \frac{c}{c_{st}}.$$

Für ein stöchiometrisches Gemisch ist damit

$$S_{st} = 1.$$

Die Beziehung zum Mindestluftbedarf l_{min} (vgl. 2.2.1) ergibt sich aus

$$c_{st} = \frac{1}{1 + l_{min}}$$

bzw.

$$l_{min} = \frac{1}{c_{st}} - 1.$$

c und l_{min} werden sowohl mit Massen wie mit Volumina gebildet.

3.1.1 Zündgrenzen

Brennstoff-Luft-Gemische sind nur dann zündfähig, wenn ihre Zusammensetzung zwischen zwei Grenzwerten, den „Zündgrenzen" liegt. Zündgrenzen sind somit Grenzwerte des Mischungsverhältnisses, d.h. der Konzentration von Brennstoff im Gemisch mit Luft. Man unterscheidet eine „untere" Zündgrenze im luftreichen und eine „obere" Zündgrenze im gasreichen Mischungsgebiet.

Zündet man ein Gemisch, das außerhalb der Zündgrenzen liegt, z.B. mit einem elektrischen Funken, so tritt Reaktion nur kurzfristig in der Nähe des Funkens auf, die Hauptmasse des Gemischs bleibt unverbrannt. Dies erklärt sich daraus, daß mit zunehmender Abweichung von der stöchiometrischen Zusammensetzung der Anteil an nicht umsetzbarer Substanz zunimmt. Dieser überschüssige Anteil nimmt einen Teil der Zündenergie auf, trägt aber zur Erzeugung von Reaktionswärme nicht bei. Dadurch steht für die Weiterführung der Startreaktionen nicht genügend Energie zur Verfügung, die Flamme erlischt. Der Betrag der Zündgrenzen hängt nicht nur von der Art des Brennstoffs und des Oxidationsmittels sowie von Druck und Temperatur ab, sondern auch von der Art der Zündung und der Apparatur. Es handelt sich also nicht um Stoffgrößen.

Trotz der großen Bedeutung der Zündgrenzen für die Verbrennungstechnik und für Sicherheitsaufgaben gibt es kein genormtes Meßver-

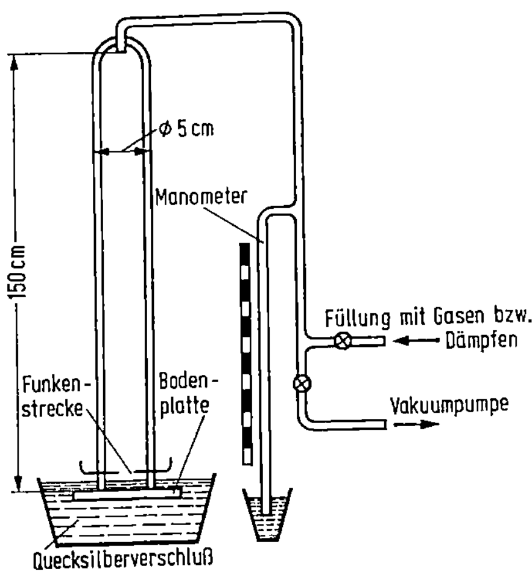

Bild 3.1. Apparatur zur Bestimmung der Zündgrenzen nach Coward und Jones (Schema)

fahren, indessen hat sich die von Coward und Jones [1] angegebene Apparatur weitgehend durchgesetzt. Diese besteht aus einem einseitig verschlossenen Glaszylinder von mindestens 50 mm Durchmesser und etwa 1,6 m Länge. Die Zündstelle, eine Funkenstrecke, liegt in der Nähe des offenen Endes (Bild 3.1). Der Zylinder wird bei verschlossenem Boden mit Gemisch, normalerweise von Raumtemperatur und Atmosphärendruck, gefüllt. Der Boden wird dann geöffnet und anschließend das Gemisch sofort elektrisch oder durch eine unter das Rohr gebrachte Flamme gezündet. Dann wird mit dem Auge beobachtet, ob eine Flamme entsteht, die sich durch das Gemisch hindurch fortpflanzt.

Der Zylinderdurchmesser wurde empirisch ermittelt. Kleinere Durchmesser haben infolge des Löscheffektes der Wand merklichen Einfluß auf das Ergebnis. Von 50 mm Durchmesser aufwärts bleiben die Ergebnisse auf wenige Promille konstant.

Die meisten Meßwerte der Zündgrenzen liegen für nach oben fortschreitende Flammen vor, einige Werte auch für horizontal und abwärts gerichtete Flammenfortpflanzung. Flammenfortschritt nach oben ergibt die weitesten Zündgrenzen, da in diesem Fall der Auftrieb der an der Zündstelle erwärmten Gase die Flammenentwicklung begünstigt. Abwärtsgerichtete Flammen erlöschen, wenn die vom Auftrieb der Flammengase bewirkten Konvektionsströme schneller sind als die Ausbreitungsgeschwindigkeit der Flammen, bei aufwärtsgerich-

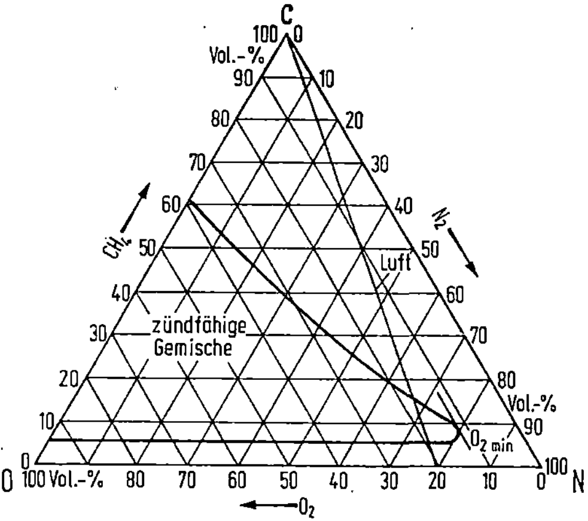

Bild 3.2. Zünddiagramm für das System CH₄—O₂—N₂ bei Atmosphärendruck und 25 °C nach Zabedakis [2]

teten Flammen hat der von den Konvektionsströmen bewirkte Energietransport die gleiche Richtung wie die Flammenfront. Dadurch findet man für aufwärtsgerichtete Verbrennung den weitesten Zündbereich.

Tabelle 3.1 enthält eine Auswahl von Meßwerten über die Zündgrenzen verschiedener reiner und technischer Gase in Luft. Umfangreiche Datensammlungen zu diesem Gegenstand findet man in [B 12, B 13, 1, 2]. Mit steigendem Luftbedarf des Brennstoffs, d.h. abnehmendem Gasanteil in der stöchiometrischen Mischung, werden die Zündgrenzen enger. Auch eine Zunahme des Inertgehaltes führt zu einer Annäherung der Zündgrenzen. Bild 3.2 zeigt die Verhältnisse im Dreistoffsystem Methan–Stickstoff–Sauerstoff. Die beiden Zündgrenzen treffen in einem Punkt kleinsten O₂-Gehaltes zusammen. Die Linie für die Zusammensetzung der Luft ist im Diagramm eingetragen; sie schneidet die Zündgrenzen in den Punkten, die in Tabelle 3.1 enthalten

Tabelle 3.1. Zündgrenzen von Gas-Luft-Gemischen (20 °C, Atmosphärendruck) [B 12, B 13, 1, 2]

Gasart	Untere Zündgrenze		Obere Zündgrenze		Bemerkung (Pfeil zeigt Richtung der Flammenfortpflanzung)
	Vol.% Gas	mg Gas/l_n Luft	Vol.% Gas	mg Gas/l_n Luft	
H_2	4,0	3,74	75,0	270	↑
	8,8	8,66	74,5	263	↓
	6,5	6,25	–	–	→
CO	12,5	179	74,2	3600	↑ gesättigt
	15,9	236	–	–	↑ getrocknet
	15,0	221	70,0	2920	↓
CH_4	5,0	38	15,0	126	↑
C_2H_6	3,0	41	12,4	190	↑
C_3H_8	2,1	42	9,5	210	↑
n-C_4H_{10}	1,5	44	8,5	240	↑
n-C_5H_{12}	1,4	46	7,8	270	↑
C_6H_6	1,3	47	7,9	300	↑ 100 °C
Braunkohlen-generatorgas*	16,0	219	64,0	2040	$H_u = 5800$ kJ/m_n^3
Koksofengas*	5,0	29	33,0	270	$H_u = 17300$ kJ/m_n^3
Stadtgas*	5,0	37	38,0	430	$H_u = 15600$ kJ/m_n^3
Gichtgas*	35,0	675	75,0	3760	$H_u = 4000$ kJ/m_n^3

* Zündgrenzen für Gase typischer Zusammensetzung.

sind. In einem rechtwinkligen Koordinatensystem zeigt Bild 3.3 den Einfluß zunehmenden Inertgehaltes auf die Zündgrenzen eines Brennstoff-Luft-Gemisches. Mit wachsendem O_2-Anteil im Oxidator werden die Zündgrenzen weiter, insbesondere verschiebt sich die obere Grenze. Einige Daten enthält Tabelle 3.2, den Einfluß des Druckes läßt Tabelle 3.3 erkennen.

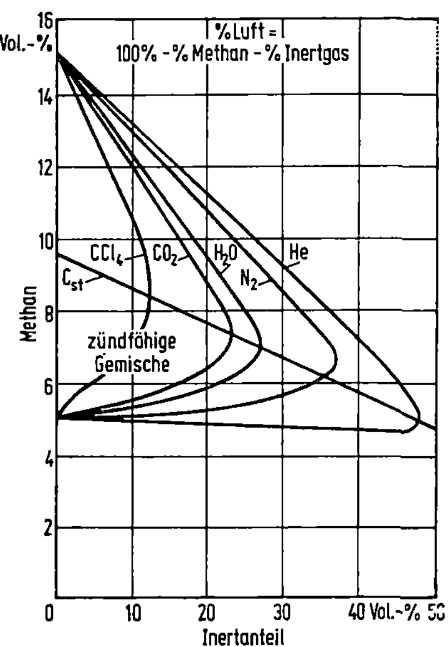

Bild 3.3. Zündgrenzen von Methan-Luft-Gemischen bei Inertgaszugabe, Atmosphärendruck, 25 °C nach Zabedakis [2]

Tabelle 3.2. Zündgrenzen von Gas-Sauerstoff-Gemischen,
20 °C, Atmosphärendruck (Beispiele) [B 13]

Gasart	Untere Zündgrenze Vol.% Gas	Obere Zündgrenze Vol.% Gas
H_2	4	94
CO	12,5	94
CH_4	5	60
C_3H_8	2,3	45
C_2H_4	2,9	80

Für die näherungsweise Berechnung der Zündgrenzen Z aus der Zusammensetzung bedient man sich der Formel von Le Chatelier:

$$Z = \frac{a + b + c + \cdots}{\dfrac{a}{A} + \dfrac{b}{B} + \dfrac{c}{C} + \cdots} \, .$$

Tabelle 3.3. Einfluß des Drucks auf die Zündgrenzen bei Raumtemperatur

Gasart	Druck bar	Untere Zündgrenze	Obere Zündgrenze	Bemerkung
		Vol.% Gas im Gemisch mit Luft		
CO	1	14	71	Trocken, Kugel 7,6 cm Durchmesser seitliche oder zentrale Zündung Coward und Jones [1]
	20	21	60	
	40	20	57	
H_2	1	9	69	Bedingungen und Quelle wie bei CO
	20	10	70	
CH_4	1	5	15	Zabedakis [2]
	50	4,8	48	
	100	4,6	57	

Darin bezeichnen $a, b, c, \ldots$ die Komponenten des Brenngases, A, B, C deren untere bzw. obere Zündgrenzen. Obwohl diese Methode die gegenseitige Beeinflussung der Reaktionen der Einzelpartner vernachlässigt, liefert sie befriedigende Ergebnisse insbesondere für die untere Zündgrenze vieler Gemische.

Für O_2- und inerthaltige Gase ist dieses Verfahren von Coward und Jones [1] modifiziert worden. Sie rechnen auf O_2-freies Gemisch zurück und zerlegen dies in Gruppen, die jeweils aus einem Brenngas (H_2, CO, CH_4, C_2H_4, usw.) und einem der beiden Inerten N_2 oder CO_2 bestehen. Für all diese Gruppen geben sie graphisch die Zündgrenzen, so daß man auf dieser Basis nach Le Chatelier weiterrechnen kann.

Mit zunehmender Temperatur wird der Zündbereich breiter, entsprechend dem abnehmenden Bedarf an Fremdenergie für die Zündung. Bei weiter steigender Temperatur nimmt dieser Bedarf schließlich auf Null ab, es tritt Selbstzündung ein. Diese Temperaturgrenze wird Zündtemperatur oder Temperatur der Selbstzündung genannt.

Für aufwärtsbrennende Flammen von Kohlenwasserstoffen gibt Zabedakis [2] folgende Abhängigkeit der Zündgrenze von der Temperatur:

$$\frac{U_t}{U_{25}} = 1 - \frac{0,75}{U_{25} \cdot H_u} (t - 25).$$

Dabei bezeichnet U den Gasanteil des Gemisches bei der unteren Zündgrenze und t die Temperatur. Da für viele Kohlenwasserstoffe, insbesondere für die Paraffine, $U_{25} \cdot H_u$ dem konstanten Wert $1,040 \cdot 10^3$ nahekommt, setzt Zabedakis

$$\frac{U_t}{U_{25}} = 1 - 0,000\,721\,(t - 25).$$

Für die obere Zündgrenze gilt entsprechend

$$\frac{O_t}{O_{25}} = 1 + 0{,}000\,721\,(t - 25).$$

3.1.2 Zündtemperatur

Die Selbstzündungstemperatur wird experimentell nach DIN 51 794 (ausländische Verfahren ähnlich) dadurch bestimmt, daß man das Gemisch in einen Erlenmeyer-Kolben von 0,2 l bringt, dessen Wände in einem Ofen auf einheitliche Temperatur erhitzt worden sind. Bei stufenweiser Erhöhung der Gefäßtemperatur wiederholt man den Versuch so lange, bis Zündung eintritt. Die betreffende Temperatur heißt Zündtemperatur des Gemischs. Sie hängt von der Gemischzusammensetzung ab, der niedrigste Wert wird bei schwachem Luftmangel erreicht. Dies wird damit erklärt, daß der große Inertanteil der Luft im stöchiometrischen Gemisch die Bedingungen für die Startreaktion ungünstiger werden läßt als in luftärmeren Gemischen, so daß sich die in der Gesamtausbeute etwas ungünstigere Verbrennung mit Luftmangel für die Zündung günstig auswirkt. Zahlenwerte enthält Tabelle 3.4.

Tabelle 3.4. Zündtemperaturen von stöchiometrischen Brennstoff-Luft-Gemischen bei Atmosphärendruck nach DIN 51 794 [B 8, B 13, B 22]

Brennstoff	Zündtemperatur °C
H_2	560
CO	605
CH_4	610
C_2H_6	425
C_3H_8	470
$n\text{-}C_5H_{12}$	285
$n\text{-}C_8H_{18}$	210
C_6H_6	555

Unterschiedliche Literaturwerte der Zündtemperatur erklären sich aus dem Einfluß der Versuchsparameter, wie Gefäßgröße unter 0,2 l, Gefäßmaterial, Temperaturverteilung an der Gefäßwand, Bewegung des Gemischs u. a.

Die Bedeutung der Zündtemperatur läßt sich mit dem Zusammenwirken von Wärmeentwicklung durch Reaktion und Wärmeableitung durch die Gefäßwände erklären. In Bild 3.4 ist dargestellt, daß die Reaktionstemperatur nach einer Exponentialfunktion steigt (Kurve R). Dies ergibt sich daraus, daß die Konzentration der Endprodukte mit $k \cdot \exp(-E/R \cdot T)$ (Arrhenius) wächst und die Wärmeentwicklung diesem

Wert proportional ist. Die Wärmeableitung dagegen wächst linear mit der Temperatur der Gefäßwand, entsprechend den Geraden W_1 und W_2 in Bild 3.4, welche die Wärmeableitung für zwei Fälle beschreiben [3]. Die niedrigste stabile Temperatur wird von der Tangente W_2 an die Kurve R geliefert. Es ist die Zündtemperatur T_z.

Da die Meßwerte der Zündtemperatur von Versuchsbedingungen abhängen, ist ihre Aussagekraft begrenzt. Sicherheitstechnisch interessiert eine untere Grenze der möglichen Zündung. Auf diese Aufgabe ist DIN 51 794 abgestellt. Physikalisch interessanter ist die Mindestzündenergie.

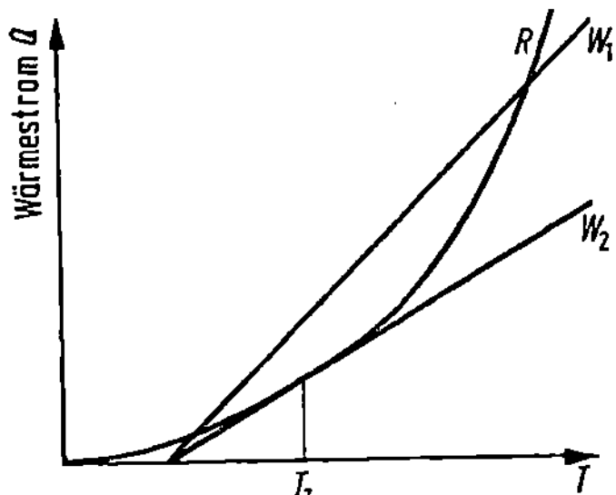

Bild 3.4. Wärmeentwicklung R und Wärmeableitung W während der Verbrennung. T_z = Zündtemperatur

3.1.3 Mindestzündenergie

Der Zündvorgang hängt außer von der Gemischkonzentration auch von der in der Zündquelle enthaltenen Energie ab. Für jedes Gemisch existiert eine Mindestenergie, unterhalb deren keine Zündung stattfindet. Die Mindestzündenergie wird mit Funkenzündung bestimmt, da alle anderen

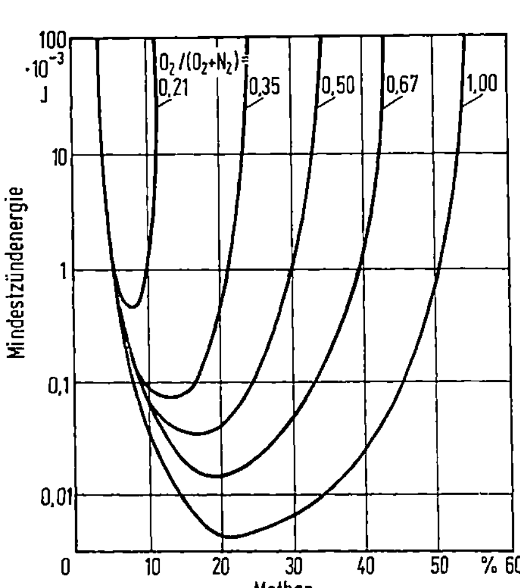

Bild 3.5. Mindestzündenergie von Methan und verschiedenen Gemischen aus O_2 und N_2 [B 12]

Arten der Zündung, wie Glühdraht, Hilfsflamme u. ä. ungleich mehr
Energie benötigen. Beim Versuch wird der Zündvorgang mit steigender
Energie so lange wiederholt, bis Zündung eintritt. Dann wird durch
Verschieben der Elektroden und Wiederholen der gleichen Prozedur ermittelt, bei welchem Abstand die Zündung die geringste Energie erfordert. Dieser Wert ist die Mindestzündenergie. Als Beispiel sind Ergebnisse von Lewis und v. Elbe [B 12] in Bild 3.5 gezeigt. Wie zu erwarten,
liegt für wechselnde Gemische der Minimalwert in der Nähe des stöchiometrischen Gemischs.

Im turbulenten Feld liegt die Mindestzündenergie höher, da wegen
der Struktur turbulenter Vormischflammen ein größeres Volumen auf
Zündtemperatur gebracht werden muß als im laminaren Fall.

3.1.4 Löschabstand

In der Nähe großer Feststoffmassen kann keine Reaktion stattfinden,
da diese Massen die freiwerdende Wärme aufnehmen und ableiten und
den Abbruch von Reaktionsketten bewirken. Der Abstand, innerhalb
dessen keine Reaktion stattfindet, heißt Löschabstand. Für Atmo-

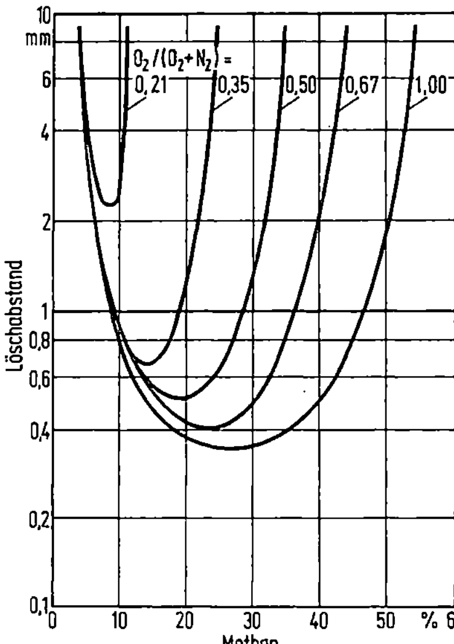

Bild 3.6. Löschabstand von Methan in verschiedenen Gemischen
aus O_2 und N_2 [B 12]

sphärendruck, Raumtemperatur und stöchiometrisches Gemisch mit
Luft beträgt der Löschabstand für Wasserstoff 0,7 mm, für Methan 2 mm
und für Propan 1,8 mm. Bei Abweichung vom stöchiometrischen Gemisch werden wesentlich höhere Werte gefunden. Als Beispiel zeigt
Bild 3.6 die Löschabstände von Methan in O_2—N_2-Gemischen verschie-

dener Konzentration [B 12]. Alle genannten Zahlen stammen aus Meßwerten, die nach einer „Plattenmethode" gewonnen wurden, d. h. man hat überwacht, bis zu welchem Plattenabstand eine Vormischflamme im Spalt zwischen zwei Platten brennen kann. Da es hierbei einen Anlaufvorgang gibt, ist der Löschabstand in einem Drahtsieb geringer als der obengenannte. Auch Erwärmung der Festkörper vermindert den Löschabstand [4].

Die technisch wichtigste Konsequenz dieser Erscheinung besteht darin, daß in unmittelbarer Nähe von Brennern keine Reaktionen stattfinden können, Flammen können an Brennern nicht anliegen. Außerdem ist eine Flammenfortpflanzung durch engmaschige Gitter oder durch schmale Spalten hindurch nicht möglich, wenn die Begrenzungen um den doppelten Löschabstand oder weniger voneinander entfernt sind. Auf dieser Tatsache beruhen sowohl die Davysche Sicherheitslampe wie die bei Vormischbrennern manchmal benutzten Rückschlagsicherungen oder Flammenfallen.

3.1.5 Flammengeschwindigkeit, Begriff und Deutung

Als Flammen- oder Zündgeschwindigkeit bezeichnet man die Geschwindigkeit, mit welcher sich eine Verbrennungsfront in einem Brennstoff-Luft-Gemisch fortpflanzt. Im einfachsten Fall findet diese Ausbreitung

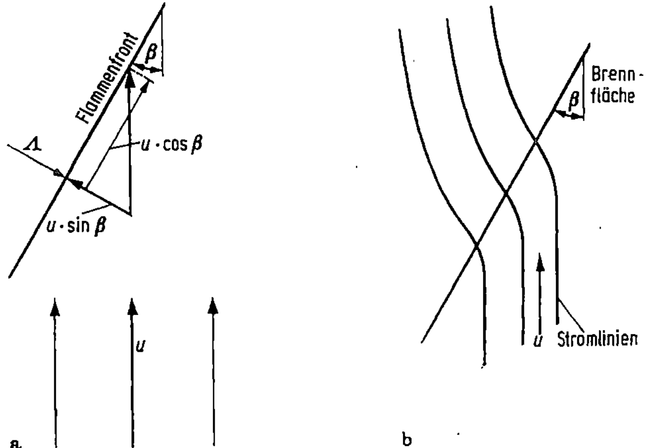

Bild 3.7.a. u. b. Zusammenwirken von Strömungs- und Flammengeschwindigkeit. a) Zerlegung der Strömungsgeschwindigkeit in Komponenten; b) Brennfläche und Stromlinien

in einem ruhenden Gemisch statt, die Flammenfront hätte bei Abwesenheit äußerer Kräfte die Form einer Kugelschale, deren Durchmesser stetig zunimmt. Der technisch ungleich häufigere Fall besteht in der Verbrennung strömender Gemische, wobei Strömung und Verbrennung so kombiniert werden, daß ortsfest brennende Flammen entstehen. Der Winkel, der sich dabei zwischen Strömungsrichtung und Flammenfront einstellt, hängt von der Anströmgeschwindigkeit des Gemischs und der Flammengeschwindigkeit ab. Bild 3.7 zeigt das Zusammenwirken der zur Flammenfront senkrechten Ausbreitungsgeschwindigkeit Λ mit der Strömungsgeschwindigkeit u, aus der sich die einfache Funktion

$$\Lambda = -u \cdot \sin\beta$$

ergibt.

Bei diesen Überlegungen wird vorausgesetzt, daß die Flammenfront eben ist, was nur bei ortsunabhängiger Anströmgeschwindigkeit und Abwesenheit von Energiequellen und -senken, z.B. Brennerwänden, erwartet werden kann.

Das Fortschreiten der Flammenfront in Gemischen, deren Temperatur unter der Selbstentzündungstemperatur liegt, ist dadurch zu erklären, daß Energie aus der Reaktionszone in das anströmende Gemisch gelangt, das z.B. zunächst Raumtemperatur aufweist. Als Transportvorgänge kommen Wärmeleitung und Diffusion in Betracht, es diffundieren die im Gemisch nicht vorhandenen Spezies, d.h. aktive Teilchen und Abgasmoleküle. Rekombination aktiver Teilchen im Bereich niedriger Temperatur trägt zum Energietransport bei.

Zunächst wird nur von molekularen Austauschvorgängen bzw. bei strömenden Gemischen von laminarer Bewegung gesprochen. Diese Einschränkung liegt nicht nur im Interesse einer klaren Beschreibung, vielmehr hat der laminare Fall auch erhebliche praktische Bedeutung, z.B. für Kleinflammen.

Mit einem Strahlungsanteil am Wärmetransport zwischen Reaktionszone und kaltem Gemisch ist meist nicht zu rechnen, da die meisten Brennstoff-Luft-Gemische nur wenig Strahlungsenergie absorbieren können. Nicht ganz zu vernachlässigen ist der Transport von Strahlungsenergie zwischen Flamme und Brennerrohr. Dies gibt seinerseits einen Teil der eingestrahlten Wärme an das vorbeiströmende Gas-Luft-Gemisch weiter, so daß eine – technisch bedeutungslose – Temperaturschichtung auftritt.

Bild 3.8 zeigt den Verlauf der wichtigsten Eigenschaftswerte und der Zusammensetzung des Gemisches auf dem Weg durch die Flammenfront. In der Vorwärmzone wird dem Gemisch durch die oben genannten Mechanismen Energie zugeführt, so daß es schließlich die Zündtemperatur erreicht und zu reagieren beginnt. Mit schnell steigender Temperatur wird die Reaktion in einer sehr dünnen Schicht weitgehend abgeschlossen.

Wegen Wärmeabstrahlung an die Umgebung wird die theoretische Flammentemperatur nicht erreicht, die Maximaltemperaturen liegen bei

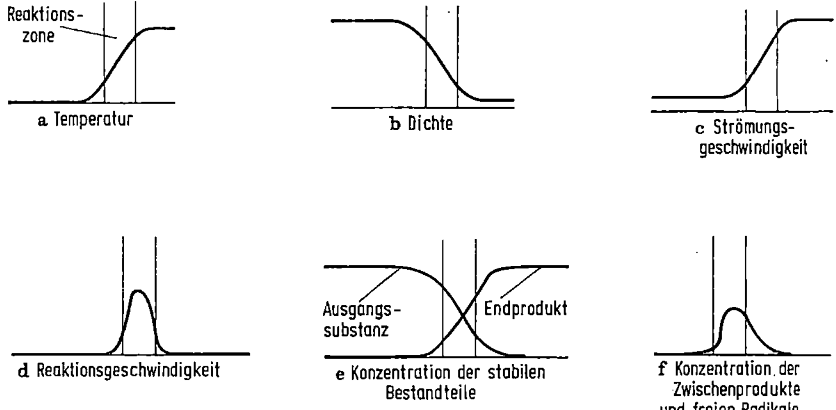

Bild 3.8. Verlauf der Eigenschaften und der Zusammensetzung des Gemisches auf dem Weg durch die Flammenfront

Verbrennung von Stadt- oder Erdgas bei etwa 1800 °C, so daß mit Dissoziation zu rechnen ist. Der Zeitbedarf für die Verbrennung der zunächst dissoziierten Anteile hängt vom Verlauf der Wärmeabgabe des Abgasstromes ab.

Die mit dem Auge erkennbare Leuchtzone ist der Teil der Reaktionszone, welcher im sichtbaren Wellenlängenbereich strahlende Radikale oder auch Rußteilchen in ausreichender Konzentration enthält.

Die beschriebenen Vorgänge bewirken ein Fortschreiten der Flammenfront mit der Flammengeschwindigkeit $\varLambda$ in Richtung auf das frische Gemisch. Diese Größe wird bisher meist experimentell bestimmt (vgl. 3.1.6). Viele Arbeiten sind der theoretischen Deutung dieser Vorgänge gewidmet worden. Sie lassen sich bis zu Le Chatelier und Nusselt zurückverfolgen. Die z.Z. beste Zusammenfassung aller Theorien über den Verbrennungsfortschritt geben van Tiggelen und Burger in [B 13]. Grundlage der Überlegungen ist die Energiebilanz

$$u \cdot \varrho \cdot H \frac{\mathrm{d}\alpha}{\mathrm{d}x} - c_\mathrm{p} \cdot \varrho \cdot u \frac{\mathrm{d}T}{\mathrm{d}x} + \frac{\mathrm{d}}{\mathrm{d}x} \lambda_\mathrm{eff} \frac{\mathrm{d}T}{\mathrm{d}x} = 0.$$

Der erste Term beschreibt die Wärmeentwicklung durch Reaktion je Volumeneinheit und Zeit, wobei H die Reaktionsenthalpie und α den Ausbrand darstellt, also einen Wert, welcher während der Verbrennung von 0 bis 1 fortschreitet. In anderer Form, aber mit gleicher Aussage kann man diesen Term auch aus dem molaren Umsatz herleiten. Der zweite Term bedeutet den konvektiven Transport und der dritte die Wärmeleitung entgegen der Flammenfront.

λ_eff ist eine effektive Wärmeleitzahl, in der alle konduktiven Transportvorgänge zusammengefaßt sind. Außer der Wärmeleitung spielt die

Diffusion von Abgasmolekülen und von aktiven Teilchen in das anströmende Gemisch sowie die Rekombination aktiver Teilchen eine
Rolle. Somit ist λ_{eff} größer als die Wärmeleitfähigkeit des betreffenden
Gasgemisches.

Das Gleichungssystem ist insofern vereinfacht, als c_p, ϱ und u in
der Flamme nicht konstant, sondern längs des Strömungsweges veränderlich sind. Die Lösung wird aber weniger hierdurch erschwert als
durch die unvollständige Kenntnis von $d\alpha/dx$ und von λ. Da für die
Vorwärmzone der erste Term entfällt, ist hier eine Näherungslösung
etwa derart möglich, daß man allein den Energietransport durch Leitung
betrachtet, zumal dieser die anderen Anteile überwiegt.

Da bei der Flammenfortpflanzung sowohl Wärmeleitung wie Diffusionsvorgänge mitwirken, unterschied man früher thermische und
Diffusionstheorien. Die erstgenannten führen nach [B 13] zu Ausdrücken
der Form

$$\frac{\varrho \cdot c \cdot A^2}{\lambda} \sim c \cdot \mathrm{e}^{-E/RT}.$$

Die zunächst parallel laufenden Arbeiten über die beiden genannten
Theorien wurden schließlich von Lewis und v. Elbe [B 12] und gleichzeitig von Seldowitsch zusammengeführt, nachdem klar geworden war,
daß die Temperaturkurve und der Reaktionsverlauf vom Zusammenwirken beider Teilvorgänge abhängen.

Aus der Tatsache, daß die Flammengeschwindigkeit als Eigenwert
der Energiegleichung gefunden werden kann, leitet Spalding [5] ein
Näherungsverfahren ab, das er als Centroid (= Schwerpunkt)methode
bezeichnet.

$R = (\lambda/\lambda_0) \cdot U$ wird über $\tau = (T - T_0)/(T_{\text{th}} - T_0)$ aufgetragen und
die Koordinate τ_c des Schwerpunktes bestimmt. Darin bedeuten λ und T
Augenblickswerte von Wärmeleitzahl und Temperatur des Reaktionsgemisches, der Index 0 den Ausgangszustand und U den Umsatz in
Masse Brennstoff je Einheit von Raum und Zeit. Die Arrheniusgleichung
muß also für die Gesamtreaktion bekannt sein. Mit einer von Spalding
angegebenen Funktion für den Eigenwert e_i:

$$e_i = f(\tau)$$

und mit

$$\bar{R} = \int_0^1 R(\tau)\, d\tau$$

wird schließlich

$$A = \left(\frac{1}{e_i} \frac{\lambda_0 \cdot \bar{R}}{(T_{\text{th}} - T_0) \cdot c^2 \varrho_0{}^2} \right)^{1/2}.$$

Abgewandelte Lösungen werden für den Fall starker Diffusionseinflüsse gegeben.

Dixon-Lewis [6] verdankt man die Herleitung der Flammengeschwindigkeit der H_2—O_2—N_2-Flammen aus der Berechnung der Transportvorgänge von Wärme und Stoff. Seine Ergebnisse werden durch Analysen von Flammengasen und Temperaturmessungen gestützt und stimmen mit gemessenen Flammengeschwindigkeiten [7] sehr gut überein.

Als erste Orientierung kann dienen, daß $\Lambda \sim \sqrt{q_{R\,max}}$ [B 9] mit $q_{R\,max}$ als höchster Reaktionsdichte (Bild 3.10).

Zusätzliche Informationen sind durch Messung des Temperaturverlaufs zu gewinnen. Außer der direkten Messung mit Thermoelement oder Linienumkehr eignet sich hierfür eine indirekte Methode, die vom Geschwindigkeitsfeld ausgeht. Dies läßt sich nach der Teilchenspurmethode vermessen. Bestimmt man auf gleichem Wege die Form der Stromröhren, so kann man aus der Kontinuitätsgleichung die örtliche Dichte ausrechnen. Mit dem Index 0 für den Ausgangszustand gewinnt man ϱ aus:

$$\varrho_0 u_0 F_0 = \varrho u F.$$

Damit läßt sich der Temperaturverlauf bestimmen, wenn entweder die Molzahl bei der Reaktion unverändert bleibt (Methan) oder ihre Änderung rechnerisch berücksichtigt wird.

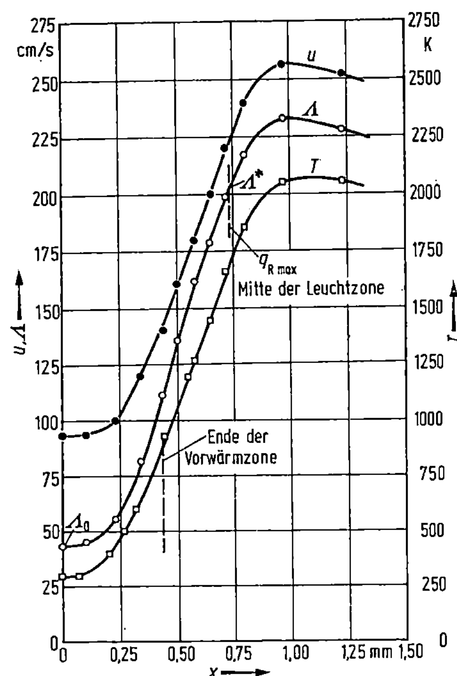

Bild 3.9. Verlauf von Temperatur, Strömungs- und Flammengeschwindigkeit in einer stöchiometrischen Methanflamme, Meßwerte [8]

Auf diesem Wege lassen sich der Verlauf von Geschwindigkeit, Flammengeschwindigkeit und Temperatur ermitteln (Bild 3.9). Dies liefert eine weitere Definition der Flammengeschwindigkeit als Geschwindigkeit des Flammenfortschritts an der Stelle des beginnenden Temperaturanstiegs. Bisher hat man sich vorwiegend für diesen Wert interessiert, da er sich als Vergleichsgröße und zur Bestimmung der Flammenlänge am besten eignet. Daneben läßt sich auch für alle anderen Punkte der Flammenfront nach Bild 3.9 eine örtliche Verbrennungsgeschwindigkeit definieren, wie die Kurve für Λ zeigt. Die Bezeichnung Flammen-(früher Zünd-)Geschwindigkeit ist nur für den Wert Λ_0 des Bildes 3.9 gebräuchlich. Λ^* ist der Λ-Wert am Ort größter Reaktionsdichte (Bild 3.10), welcher für die Stabilisierung interessiert (vgl. 3.4).

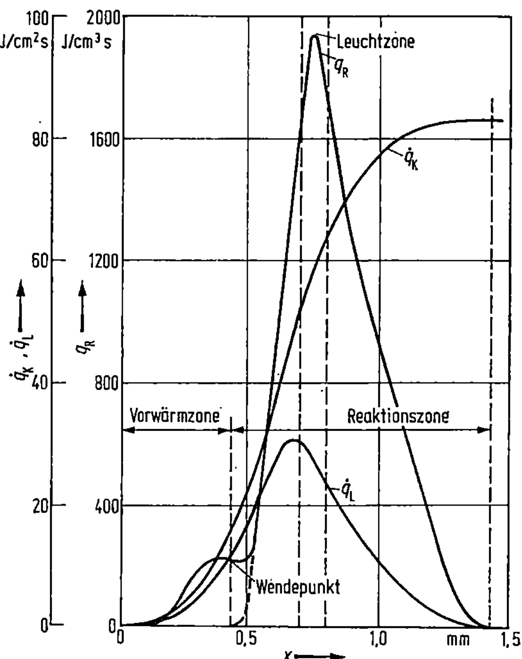

Bild 3.10. Reaktionsdichte q_R und Wärmeströme durch Leitung $\dot{q}_L$ und Konvektion $\dot{q}_K$ in einer Methanflamme [8]

Bei Kenntnis des Temperatur- und Geschwindigkeitsverlaufs lassen sich der Verlauf der Reaktionsdichte q_R sowie die durch Leitung und Konvektion bewirkten Wärmestromdichten $\dot{q}_L$ und $\dot{q}_K$ berechnen, wie Bild 3.10 zeigt [8]. Darin ist $\dot{q}_L$ mit der Wärmeleitzahl λ des Gemischs bestimmt. Der Diffusionsanteil am Energietransport in die Vorwärmzone ergibt sich aus der Differenz gegen $\dot{q}_K$. Die Reaktionsdichte hat in der

Vorwärmzone ein Nebenmaximum, das auf Rekombinationen zurückzuführen ist. Der Wendepunkt der Kurve für q_R kann als Ende der Vorwärmzone angesehen werden. Die dort herrschende Temperatur liegt nach Bild 3.9 mit 900 K etwas höher als die Selbstentzündungstemperatur nach 3.1.2. Der Unterschied erklärt sich zwanglos aus der Verschiedenartigkeit der Systeme.

3.1.6 Meßverfahren

Das Fortschreiten von Flammenfronten kann sowohl an ruhenden wie an strömenden Gemischen beobachtet werden. Zahlreiche Verfahren stehen zur Verfügung, jedoch sind die meisten mit Störeinflüssen behaftet, die das Meßergebnis beeinträchtigen. Daraus erklären sich die großen Unterschiede zwischen den in der Literatur gefundenen Werten.

Man unterscheidet zwei Gruppen von Verfahren [9, 10]:

1. Gefäßverfahren: Ausgangsgemisch ruht, Flamme wandert;
2. Brennerverfahren: Gemisch strömt, Flamme steht im Raum fest.

Bild 3.11 zeigt schematisch die wichtigsten Verfahren und deren Besonderheiten.

Die Methoden mit ruhendem Ausgangsgemisch arbeiten teils mit eindimensionaler Flammenfortpflanzung (Rohr), teils mit dreidimensionaler (Bombe, Seifen- bzw. Gummiblase). Die zu untersuchenden Gemische werden in einem abgeschlossenen Raum elektrisch gezündet und der Ausbrennvorgang entweder fotografisch oder aus dem Verlauf des Druckanstiegs ermittelt. Bei fotografischer Beobachtung dreidimensionaler Flammen gehen die Radien in das Expansionsverhältnis mit der dritten Potenz ein. Die Radien und die Zeitabstände der Aufnahmen müssen deshalb sehr genau gemessen werden. Bei der Bombenmethode bildet der Druckanstieg entweder die kennzeichnende Meßgröße, oder er muß bei fotografischer Beobachtung in der Auswertung berücksichtigt werden. In beiden Fällen wird der Vorgang als adiabat angesehen. Wegen der Wärmeabgabe an das Gefäß und die Zündelektroden trifft diese Annahme nur begrenzt zu. Wegen dieses Fehlers und wegen des Meßaufwands benutzt man die Bombenmethode fast nur für die Bestimmung des Druckeinflusses auf die Flammengeschwindigkeit.

Bei der Rohrmethode stört, wenn enge Rohre benutzt werden, die Löschwirkung der Wände, in weiten Rohren werden die Flammen am Rande unstabil. Außerdem stört, daß die Flammen nicht eben sind, man muß ihre tatsächliche Fläche vermessen. Schließlich hat man bei geschlossenen Rohren einen Druckanstieg und bei Einrichtung eines Druckausgleichs eine zusätzliche Strömung zu berücksichtigen.

Eine Grenzform zwischen den Methoden mit ruhendem Ausgangsgemisch und den Brennermethoden mit ortsfester Flamme stellt die

Methode	Beobachtung	Fehler
Rohr 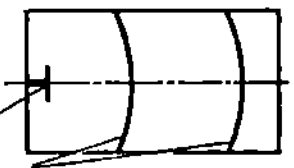 Zündung Flammenfront zu Zeiten t_1 und t_2	Laufzeit der Flammenfront zwischen zwei Punkten fotografisch Fotozellen Ionisationssonden	Druckanstieg Wandeinfluß
Bombe Drucksonde 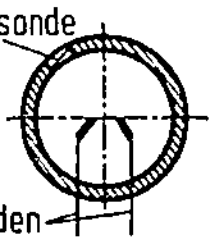 Zündelektroden	V = const Druckanstieg oder Laufzeit ähnlich wie bei Rohr	3-dimensionale Ausbreitung erfordert genaue Zeitmessung Wandeinfluß
Seifenblase (Gummi-) 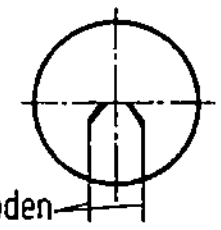 Zündelektroden	P = const Durchmesserzunahme fotografisch	3-dimensionale Ausbreitung erfordert genaue Zeitmessung
Kegelhöhe 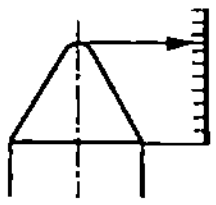	Höhenmessung $H \sim \dfrac{A \cdot u}{r}$	Proportionalität H/A unsicher wegen Spitzenanomalie
Kegelfläche 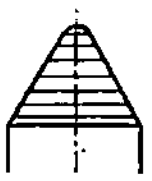	Flammenfläche aus Fotografie $F_{Fl} \cdot A \approx F_{Rohr} \cdot u$	Verfahren liefert mittleres A über Gesamtfläche, wegen Anomalien nicht $\sim A$
Schlierenbild Kegelwinkel 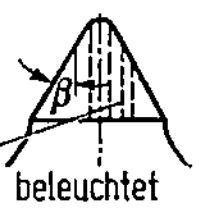 Teilchenspur, intermittierend beleuchtet	β aus Schlierenfoto u aus Teilchenspuren $A = u \cdot \sin\beta$	Flammenkrümmung bei Düsendurchmesser < 12 mm
Flachflamme Powling-Brenner 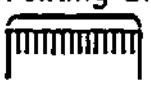 Strömungsgleichrichter	$u = A$ u aus Volumenstrom oder Teilchenspuren	Wärmeverlust an Brenner
Flachflamme 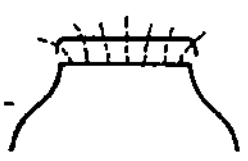 Mache-Hebra-Düse	$u = A$ u aus Teilchenspuren	Stabilisierung schwierig, keine Störung durch Krümmung, Wärmeverlust und Konzentrationsänderung

Bild 3.11. Verfahren zur Bestimmung der Flammengeschwindigkeit

Zweizentrenmethode dar. Man beobachtet stroboskopisch die Schlierenbilder zweier Flammen, die von zwei Zündstellen ausgehen. Durch langsame Gemischströme, die man mit porösen Platten erzeugt, wird eine Art freier Atmosphäre geschaffen.

Die Brennermethoden arbeiten häufig mit Kegelflammen. An diesen werden neben dem Volumenstrom bzw. der Strömungsgeschwindigkeit des Gemisches geometrische Daten des Flammenkegels vermessen. Wegen der später beschriebenen Anomalien sind diejenigen Brennermethoden unbefriedigend, welche den Flammenfuß und die Flammenspitze in das Ergebnis einbeziehen. Hierzu gehört in erster Linie die früher bevorzugte Kegelhöhenmessung, welche sich auf den untypischen Spitzenbereich der Flamme stützt. Bei der „Ganzflächenauswertung", die man sowohl auf Düsen- wie auf Rohrbrenner angewendet hat, bezieht man die gesamte Flamme in die Auswertung ein. Da aber die Flammengeschwindigkeit an Flammenfuß und -spitze wegen der dort herrschenden Störeinflüsse von ihrem Normalwert abweicht, liefert die Ganzflächenmethode lediglich einen Mittelwert der Flammengeschwindigkeit.

Will man die genannten Störeinflüsse ausschalten, so verbleibt für die Beobachtung von Kegelflammen nur die Flanke des Flammenkegels. Beim Rohrbrenner ist diese wegen des parabolischen Geschwindigkeitsprofils geschwungen und deshalb zur Messung der Flammengeschwindigkeit ungeeignet. Man zieht deshalb den Düsenbrenner vor, der eine gerade Kegelflanke liefert. Aus dem gemessenen Winkel β der Kegelflanke gegen die Brennerachse bestimmt man $\Lambda = -u \cdot \sin\beta$. Bei der Beobachtung des Kegels der Düsenflamme ist zu berücksichtigen, daß sich der sichtbare Flammenkegel fotografisch nicht sauber erfassen läßt, da die Fotoaufnahme bei kreisrunden Flammen, die man mit Rücksicht auf die Düsenform bevorzugt, über den Abschnitt einer Ringfläche integriert, so daß der Kegel zu spitz erscheint. Man fotografiert deshalb mit einer Schlierenoptik und erfaßt dabei nach Weinberg [11] den Bereich der Gemischtemperaturen um etwa 150 °C. Die Anströmgeschwindigkeit u des Gemisches kann man wegen des Grenzschichteinflusses und des Flammenrückdrucks nicht aus dem zugeführten Strom und dem Brennerquerschnitt berechnen, sondern muß sie bei brennender Flamme messen. Dies gelingt am besten mit der Teilchenspurmethode. In der Strömung schwebende Teilchen werden intermittierend beleuchtet und die Spuren fotografiert. Spurlänge und Stroboskopdrehzahl liefern die wahre Strömungsgeschwindigkeit. Nach diesen Grundsätzen bestimmte Lindow [10] die Flammengeschwindigkeit aus dem Neigungswinkel des Schlierenkegels und der Anströmgeschwindigkeit. Nachteilig ist, daß sich bei Düsendurchmessern unter etwa 12 mm die Krümmung der Flammenfornt auf den Meßwert merklich auswirkt. In der gekrümmten Flammenfront ändert sich längs des Weges die Größe der Fläche, die für den Wärmetransport an das anströmende Gemisch zur Verfügung steht, man findet infolgedessen mit kleinen Brennern etwas höhere Werte als mit großen.

Die Nachteile der Kegelmethoden, insbesondere den Krümmungseinfluß, vermeidet man mit Flachflammen. Nach Powling wird in die Brennermündung ein Strömungsgleichrichter eingebaut, der eine ebene Flamme erzeugt [12]. Im Sinne von Bunsen kann man dabei die Flammengeschwindigkeit aus der Strömungsgeschwindigkeit herleiten. Die Methode eignet sich besonders zur Bestimmung niedriger Flammengeschwindigkeiten. Bei hohen Flammengeschwindigkeiten muß der Strömungsgleichrichter gekühlt werden, um eine Vorwärmung des Gemisches zu vermeiden. Durch die Abstrahlung der Flamme an den Kühler wird der Reaktionsablauf beeinflußt.

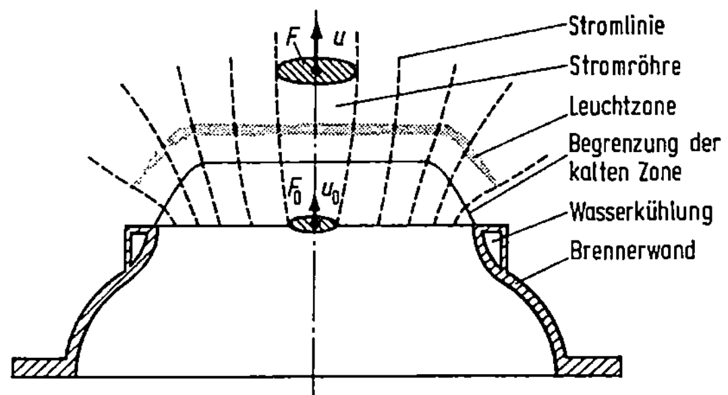

Bild 3.12. Scheibenförmige Flamme zur Messung der Flammengeschwindigkeit mit Teilchenspuren [7]

Die Nachteile des Gleichrichters vermeidet man, wenn man nach Fristrom [B 9] mit scheiben- oder knopfförmigen Flammen arbeitet, wie man sie an Düsenbrennern ohne Einbauten durch sorgfältiges Einstellen des Volumenstromes erzielen kann. Günther und Janisch [7] stellten fest, daß diese Methode zu sehr einleuchtenden Ergebnissen führt, wenn man sich zur Geschwindigkeitsmessung der Teilchenspurmethode bedient und Diffusionseinflüsse durch Messung in Achsennähe ausschaltet. Bild 3.12 zeigt eine derartige Flamme mit Teilchenspuren. Das Verfahren liefert z. Z. die verläßlichsten Ergebnisse.

3.1.7 Meßwerte der Flammengeschwindigkeit

Die Flammengeschwindigkeit von Brennstoff-Luft-Gemischen hängt außer von den Eigenschaften des Brennstoffs vor allem vom Mischungsverhältnis Brennstoff–Luft sowie von Temperatur und Druck ab. Das Maximum liegt nahe der stöchiometrischen Mischung auf der luftarmen Seite. Die Gründe dafür sind die gleichen, wie sie bei der Zündtemperatur genannt wurden. Der geringe Inertanteil luftärmerer Gemische bewirkt einen schnelleren Temperaturanstieg zu Reaktionsbeginn, was durch höhere Konzentration aktiver Teilchen, z. B. von H-Atom und OH-Radikal in der H_2- und CH_4-Flamme erklärt und durch Messungen bestätigt werden konnte. An den Zündgrenzen ist die Flammengeschwindigkeit definitionsgemäß gleich Null.

Bild 3.13 enthält Meßwerte der Flammengeschwindigkeit der Paraffine C_1 bis C_4 nach Lindow [10]. Einen Vergleich von Ergebnissen einer Kegelflamme [10], einer Scheibenflamme [7] und eines Powling-Brenners

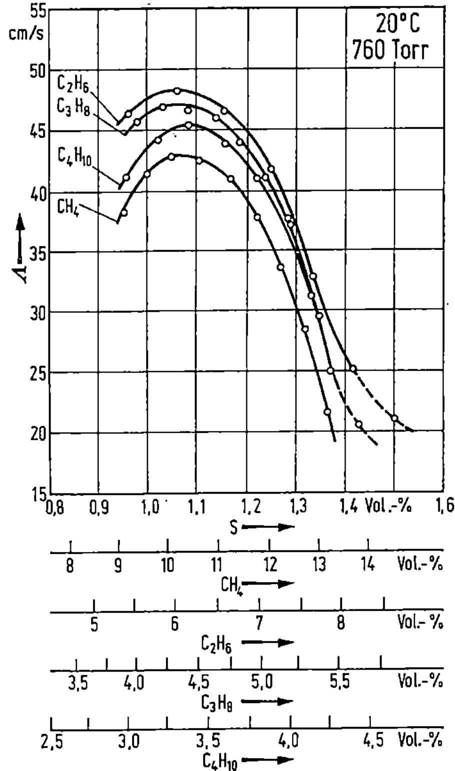

Bild 3.13. Flammengeschwindigkeit für Methan, Äthan, Propan, Butan, Kegelflammen [10]

bringt Bild 3.14. Die Unterschiede sind bei der stöchiometrischen Zusammensetzung durch die Krümmung der Kegelflamme bewirkt, in der Nähe der Zündgrenze werden sie mit Einsaugen von Umgebungsluft am Flammenfuß und beim Powling-Brenner durch den vom Brenner bewirkten Wärmeentzug erklärt. Tabelle 3.6 enthält für eine Anzahl von reinen Gasen und technischen Brenngasen die maximalen Flammengeschwindigkeiten und die Flammengeschwindigkeiten der stöchiometrischen Gemische. Außerdem ist die Zusammensetzung des Gemisches höchster Flammengeschwindigkeit angegeben. Die häufig benutzten Werte von Scholte und Vaags [13] enthalten eine gewisse Unsicherheit, da diese Autoren bei der Bestimmung der Anströmgeschwindigkeit den Grenzschichteinfluß und den Flammenrückdruck vernachlässigten. Bild 3.15 zeigt die maximale und stöchiometrische Flammengeschwindigkeit von Dreistoffgemischen aus CO, H_2 und CH_4 mit Luft nach Messungen, die Günther und Janisch an Kegelflammen durchführten [14].

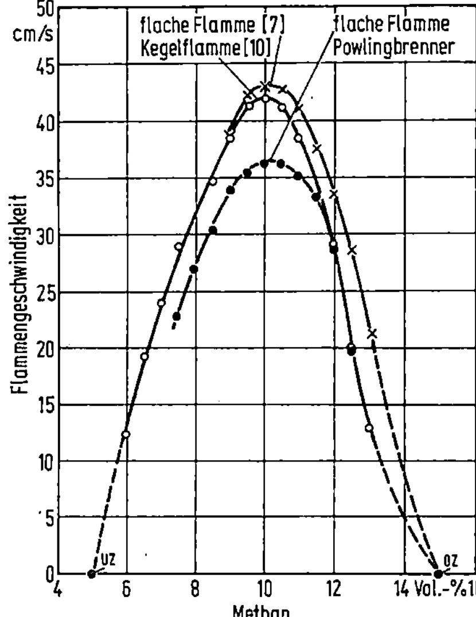

Bild 3.14. Vergleich der Flammengeschwindigkeiten, die an einer Kegelflamme [10], an einer Scheibenflamme [7] und an einem Powling-Brenner [8] gemessen wurden

Auf Scholte und Vaags [13] geht Bild 3.16 zurück, welches den Einfluß des Wasserdampfes auf die Flammengeschwindigkeit des CO wiedergibt. Man erkennt den starken Effekt des aus dem Wasserdampf entstehenden OH-Radikals auf die CO-Verbrennung. Die schlechte Brennbarkeit von reinem CO drückt sich im niedrigen Wert der Flammengeschwindigkeit aus.

Die Kurven der Flammengeschwindigkeiten einfach zusammengesetzter Gase weisen etwa Parabelform auf, die Extrapolation der Meßwerte auf $\Lambda = 0$ führt zu den Zündgrenzen. Bei höheren Kohlenwasserstoffen wird im gasreichen Gebiet ein Wendepunkt beobachtet, der mit reaktionskinetischen Einflüssen erklärt wird. Ältere Meßwerte zeigen Wendepunkte auch für die einfachen Gase, doch ist dies auf Mängel der Meßverfahren zurückzuführen [16].

Der Einfluß der Temperatur des Ausgangsgemisches kann für Kohlenwasserstoffe im Bereich von Λ_{max} etwa durch den empirischen Ansatz

$$\Lambda_{max} = 0{,}45 \cdot 10^{-3} T^2 + 6$$

beschrieben werden, für Methan findet Lindow [10] bei Raumtemperatur etwa 42 cm/s, bei 200 und 300 °C die Werte 72 und 115 cm/s.

Diese Werte sind, der Definition der Normflammengeschwindigkeit entsprechend, auf die jeweilige Anströmtemperatur des Gemisches bezogen, denn diese Temperatur herrscht zu Beginn der Vorwärmzone,

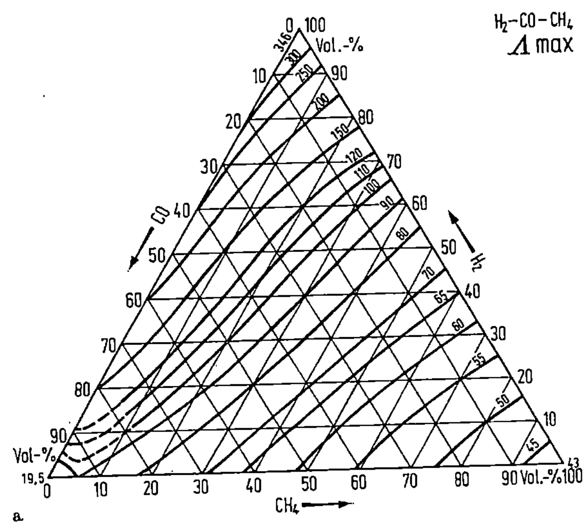

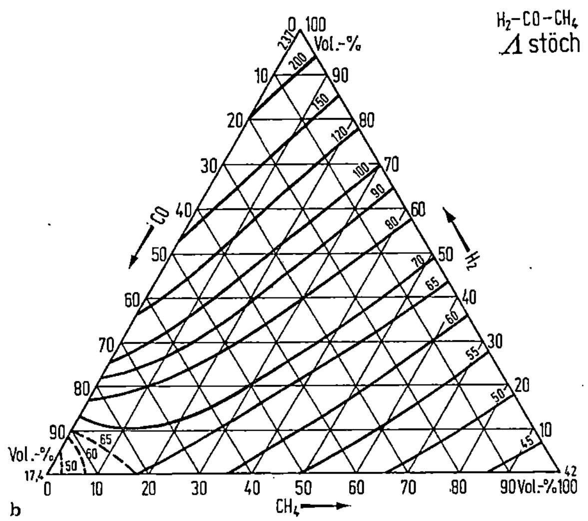

Bild 3.15. a) Maximale und b) stöchiometrische Flammengeschwindigkeit von Gemischen aus CO, H_2 und CH mit Luft in cm/s. Kegelflamme [14]

die entsprechende Anströmgeschwindigkeit liefert deshalb den Ausgangswert für die Angabe der Flammengeschwindigkeit. Eine Rückrechnung auf den Normzustand des Gemisches wäre irreführend.

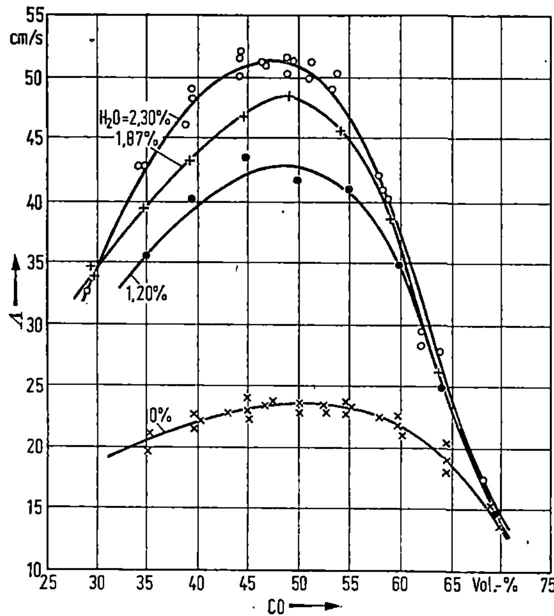

Bild 3.16. Flammengeschwindigkeit von CO-Luft-Gemischen in Abhängigkeit vom Wasserdampfgehalt [13]

Tabelle 3.6. Flammengeschwindigkeiten von Brenngas-Luft-Gemischen bei 20 °C
(Pentan: Siedetemperatur)

Stoff	A_{max} cm/s	c_{max} Vol. %	A_{st} cm/s	c_{st} Vol. %	Quelle
Methan	43,0	10,17	42,0	9,5	[10]
Äthan	48,7	5,99	47,6	5,64	[10]
Propan	47,2	4,27	46,0	4,07	[10]
Butan	45,2	3,38	43,4	3,13	[10]
n-Pentan	55,0	2,64	54,8	2,56	[14]
Äthylen	78,0	7,0	77,8	6,55	[14]
Propylen	54,7	4,64	54,4	4,51	[14]
1-Butylen	53,3	3,48	53,0	3,38	[14]
Acetylen	168,0	9,3	155,0	7,75	[14]
Wasserstoff	364,0	42,5	237,0	29,58	[10]
Kohlenmonoxid	19,5	41,5	17,4	29,58	[14]
90 % CH_4 + 10 % N_2	41,0	12,6	39,0	11,7	[15]
80 % CH_4 + 20 % N_2	40,2	14,0	38,0	13,1	[15]
Normstadtgas DIN 3362, $H_u = 15600$ kJ/m$_n^3$	103,5	25,2	86	21,4	[15]
Normferngas DIN 3362, $H_u = 17300$ kJ/m$_n^3$	91	23,1	81	20,1	[15]

Insgesamt liegen nur wenige Meßwerte für höhere Gemischtemperaturen vor. Van Tiggelens Befürchtung, diese Werte könnten durch langsame Vorreaktionen verfälscht sein, trifft in besonderem Maß für die motorische Verbrennung zu [B 13].

Der Einfluß des Druckes wird durch die Relation

$$A \sim p^n$$

wiedergegeben. Die nicht sehr zahlreichen Meßwerte stimmen nur in der Tendenz überein. Danach hat n bei niedrigen A-Werten von 20 cm/s etwa den Wert $-0,3$, wird bei 80 cm/s $= 0$ und steigt dann bis etwa $+0,3$ an. Eine Sammlung von Werten [B 13, 17] enthält Bild 3.17.

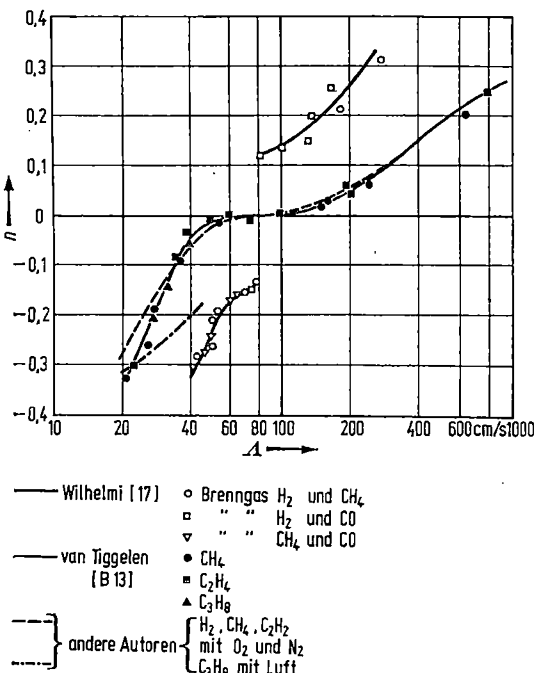

Bild 3.17. Abhängigkeit der Flammengeschwindigkeit vom Druck: Exponenten der Proportion $A \sim p^n$ [B 13; 17]

Auch die Meßergebnisse für die Flammengeschwindigkeiten in reinem O_2 und mit O_2 angereicherter Luft sind nicht sehr zahlreich. Lewis und von Elbe [B 12] nennen als maximale Werte in reinem O_2 für H_2: 890 cm/s, für CO: 108 cm/s und für CH_4: 330 cm/s, ferner nach Singer für C_3H_8: 360 cm/s. Diese Werte stammen aus Messungen der Kegelhöhe und sind deshalb zu niedrig.

Als Relativmethode zur Überwachung der Brenneigenschaften von Gasen ist die Kegelhöhenmethode ihrer Einfachheit wegen geeignet. Um aus diesen Meßwerten die wahre Flammengeschwindigkeit näherungsweise zu bestimmen, multipliziert man mit dem Faktor 1,4. Eine genauere Umrechnung wird von Lindow [15] für Gase des Koksofengasbereiches angegeben.

3.1.8 Turbulente Flammengeschwindigkeit[1]

3.1.8.1 Erscheinungsform turbulenter Vormischflammen. Turbulente Vormischflammen unterscheiden sich von laminaren dadurch, daß die Flammenfront auch bei konstanten Randbedingungen nicht ortsfest ist, sondern zeitlichen Veränderungen unterliegt. Die Reaktionszone bildet bei kreisrunden Brennern keine einfache Kegelfläche, vielmehr ist ihre Oberfläche vielfach gewellt und zerklüftet. Den turbulenten Schwankungen der Geschwindigkeit entsprechend verändert sie ihre Gestalt und Lage im Raum fortgesetzt. Eine Vorstellung über diese Erscheinung gibt Bild 3.18. Die darin enthaltenen Linien wurden dadurch gewonnen, daß in einer Reihe von zeitlich aufeinanderfolgenden Schlierenaufnahmen derselben Flamme jeweils die Linie größter Helligkeit nachgezeichnet wurde.

Man kann bei solchen Flammen eine Reaktionszone als den gesamten Bereich definieren, innerhalb dessen zu irgendwelchen Zeitpunkten Reaktionen beobachtet werden. Auf fotografischem Wege läßt sich die Form dieser Reaktionszone durch Zeitaufnahmen bestimmen. Nach den Grundsätzen der Statistik können aus Beobachtungen ähnlich denen des Bildes 3.18 die Mitte und die Grenzen der Reaktionszone bestimmt werden.

Es ist vielfach versucht worden, die Erscheinungen in turbulenten Vormischflammen systematisch zu erklären. Die Mehrheit dieser Versuche stützt sich auf die Vorstellung, daß die Reaktion in einer zwar durch die Turbulenz im unverbrannten Gemisch stark verformten, aber unverändert „laminaren" Flammenfront erfolgt, die durch turbulente Diffusion der ständig neu in die Flammenfront eintretenden Gemischwirbel in der Reaktionszone hin und her fluktuiert. Diese Vorstellung wird durch Bild 3.18 sowie durch eine Vielzahl von Messungen in Bereichen nicht zu hoher Turbulenz gestützt.

Wird die Auffaltung der Flammenfläche bei hohen Turbulenzgraden sehr ausgeprägt, so kann es zu einem örtlichen Aufreißen der Flammenfront kommen. Löcher in der Flammenfront konnten von Karlovitz [18] mit Hilfe einer Ionisationssonde und von Burgess [19] durch Messung

---

[1] Mit Dipl.-Ing. R. Kleine.

der Flammenstrahlung nachgewiesen werden. Sie entstehen durch sehr große örtliche Geschwindigkeitsgradienten. Karlovitz [18] schätzt, daß diese turbulenten Geschwindigkeitsgradienten sich viel stärker auswirken, als die Gradienten der Mittelgeschwindigkeit

$$\frac{1}{\bar{u}\cos\beta}\cdot\frac{(\bar{u}\cos\beta)}{\delta t}$$

längs der Flammenfront ($\bar{u}$ = zeitliches Mittel der Geschwindigkeit).

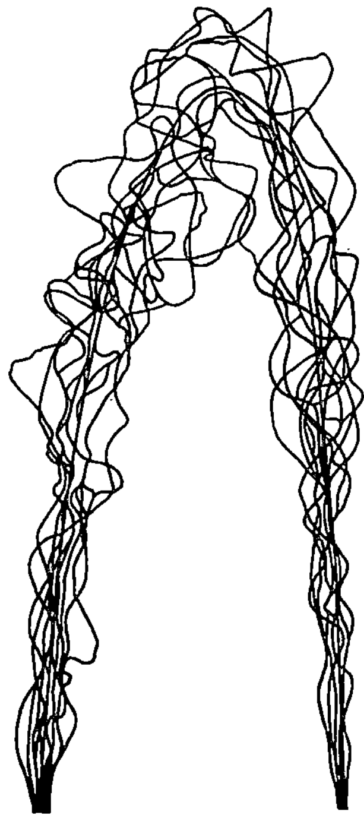

Bild 8.18. Augenblicksaufnahmen turbulenter Flammenfronten

Theoretisch wurde von Schelkin [20] der Fall diskutiert, daß einzelne Elemente der aufgefalteten Flammenfront von dieser abgeschnürt werden und von dieser unabhängig als kleine, kugelförmige Teilflammen verbrennen. Auch in diesem Fall hat jedoch die Vorstellung eines unverändert laminaren Reaktionsmechanismus ihre Berechtigung.

3.1.8.2 Definition der turbulenten Flammengeschwindigkeit. Zur Beurteilung der Fortpflanzung einer zusammenhängenden aufgefalteten laminaren Flammenfront in der turbulenten Strömung kann analog zur laminaren Flammengeschwindigkeit A_l eine turbulente Flammengeschwindigkeit A_t definiert werden, die außer von der laminaren Flam-

mengeschwindigkeit auch von Turbulenzgrößen abhängt[1]. Eine mittlere
Lage der laminaren Flammenfront im turbulenten Reaktionsfeld und
die Standardabweichung der entsprechenden Häufigkeitsverteilung
lassen sich nach Bild 3.19 definieren. Karlovitz [21] hat mit Hilfe einer
Ionisationssonde derartige Häufigkeitsverteilungen der fluktuierenden
Flammenfront gemessen. Die turbulente Flammengeschwindigkeit Λ_t
kann analog zur laminaren definiert werden als der zeitliche Mittelwert
der Strömungsgeschwindigkeit $\bar{u}$ des unverbrannten Gemisches normal
zur Mitte der turbulenten Flammenfront:

$$\Lambda_t = - \bar{u} \sin\beta.$$

Damit kann längs der turbulenten Flammenfront die Verteilung der
örtlichen turbulenten Flammengeschwindigkeit angegeben werden. Sie

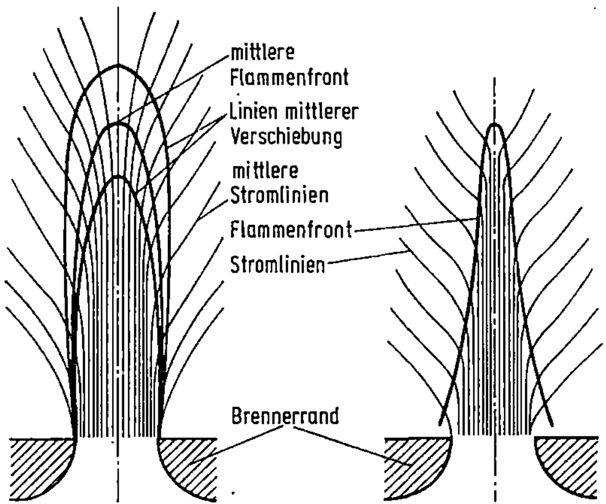

Bild 3.19. Turbulente Flammenfront; statistische Mittelwerte

steigt, ausgehend vom laminaren Wert Λ_l am Flammenfuß, wo die
Auffaltung einsetzt, entlang der turbulenten Flammenfront auf ein
Mehrfaches von Λ_l an. Dies erklärt sich durch die längs der turbulenten
Flammenfront zunehmende Auffaltung. Dadurch, daß die am Flammenfuß entstandene Welligkeit der laminaren Flammenfront von der turbulenten Strömung längs der turbulenten Flammenfront stromab ge-
tragen und ständig verstärkt wird, vergrößert sich die örtlich wirksame
Reaktionsfläche $F_t \geq F_1$, daneben kann auch die effektive Flammengeschwindigkeit gegenüber den Werten der ebenen laminaren Flammenfront zunehmen.

3.1.8.3 Einflüsse der Turbulenz auf die turbulente Flammengeschwindigkeit. Damköhler [22] hat den ersten Versuch gemacht, die verschie-

---

[1] Turbulenz von Strahlen vgl. 4.2.

denen Wirkungen der Turbulenz auf die turbulente Flammengeschwindigkeit getrennt zu beurteilen. Er unterscheidet die Wirkung der „grobballigen" Turbulenz mit Wirbeln, deren Längenmaß L_E größer als die
Dicke δ der laminaren Flammenfront ist, und eine „feinballige" Turbulenz $L_\mathrm{E} \leq \delta$.

Die Wirkung großer Wirbel sieht er darin, daß sie die laminare
Flammenfront stören und auffalten und damit die wirksame Reaktionsfläche F vergrößern, was im zeitlichen Mittel zu einer größeren turbulenten Flammengeschwindigkeit führt (Bild 3.20). Das drückt sich aus
in dem Verhältnis

$$\frac{\varLambda_\mathrm{t}}{\varLambda_\mathrm{l}} = \frac{F_\mathrm{t}}{F_\mathrm{l}} \geq 1 \, ,$$

worin F_t die tatsächliche Fläche der aufgefalteten Flammenfront und F_l
die Fläche der turbulenten Flammenfront ohne Auffaltung ist.

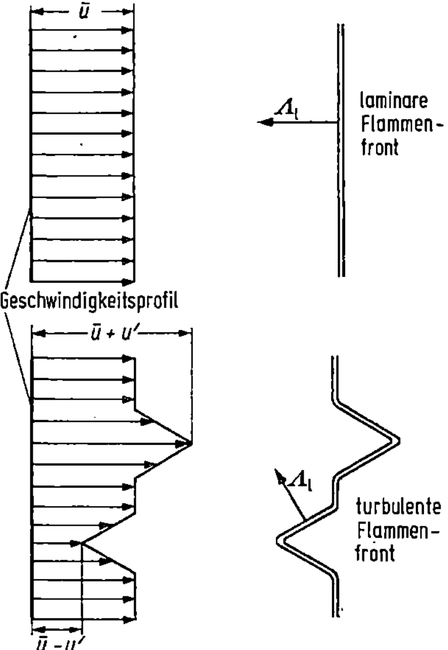

Bild 3.20. Auffaltung der Flammenfront nach Damköhler [22]

Stellt man sich nun vor, die aufgefaltete Flammenfront bestehe aus
einer Vielzahl kleinerer Teilkegel ähnlich dem Innenkegel einer laminaren
Bunsenflamme, so ist die Oberfläche der Summe aller Kegel proportional
dem Verhältnis $\sqrt{\overline{u'^2}}/\varLambda_\mathrm{l}$ und damit

$$\varLambda_\mathrm{t} \sim \sqrt{\overline{u'^2}}$$

mit u' als Schwankungsgeschwindigkeit der Strömung.

Bei konstanter Wirbelgröße, die bei Rohren proportional dem Rohrdurchmesser d_0 ist, gilt

$$\varLambda_t \sim L_E \sqrt{\overline{u'^2}} \sim \varepsilon_i$$

mit der turbulenten Austauschgröße für Impuls („Scheinzähigkeit") ε_i.

Turbulente Bunsenflammen brennen überwiegend in der Kernzone des Strahls, die dort herrschenden Turbulenzverhältnisse gelten also in der Flamme:

$$\frac{\varepsilon_i}{\nu \cdot Re} = \text{const}.$$

Damit wird

$$\varLambda_t \sim Re.$$

Die Wirkung feinballiger Turbulenz besteht darin, daß sie den Wärme- und Stofftransport in die Vorwärmzone und damit die örtlich wirksame Flammengeschwindigkeit $\varLambda_{t'}$ erhöht. Es wird

$$\varLambda_{t'} > \varLambda_1.$$

Für den Grenzfall ausschließlich feinballiger Turbulenz $L_E \ll \delta$ kam Karlovitz durch Analogiebetrachtungen zwischen laminarem und turbulentem Austausch zu der Beziehung

$$\frac{\varLambda_{t'}}{\varLambda_1} = \sqrt{\frac{\varepsilon_i}{\nu}},$$

worin $\nu \approx D \approx a$ für die Transportgröße in der laminaren Flammenfront ohne Turbulenz steht. Schelkin [20] erweiterte diese Darstellung derart, daß sie auch für $\varepsilon_i \rightarrow 0$ gültig bleibt. Für $\varepsilon_i = 0$ erhält man konsequent den Wert 1:

$$\frac{\varLambda_{t'}}{\varLambda_1} = \sqrt{\frac{\varepsilon_i + \nu}{\nu}}.$$

Seine an turbulenten Flammen auf Rohrbrennern erhaltenen Meßwerte ordnete Damköhler [22] nach der Beziehung

$$\varLambda_t = A_1 \cdot Re + A_2,$$

worin die Konstante A_2 für die feinballige Turbulenz steht.

Diese Gleichung erweckt den Eindruck, als würden sich die beiden Turbulenzanteile in ihren Wirkungen addieren, d.h. als wäre A_1 unabhängig von der feinballigen Turbulenz. Das kann jedoch nicht sein, da sich der Einfluß der feinballigen Turbulenz mit zunehmender Auffaltung, d.h. zunehmender Reaktionsfläche F_t, verstärkt. Beide Effekte müssen sich also multiplizieren entsprechend der Gleichung

$$\frac{\varLambda_t}{\varLambda_1} = \frac{F_t}{F_1} \cdot \sqrt{\frac{\varepsilon_i + \nu}{\nu}},$$

die man erhält, wenn die Gleichung mit der örtlichen Flammengeschwindigkeit Λ_t, hergeleitet wird.

Infolge der Auffaltung der Flammenfront, die grob durch das Teilkegelmodell beschrieben werden kann, muß besonders bei mäßiger Turbulenz mit $\sqrt{\overline{u'^2}} \leq \Lambda_1$ als dritter Effekt die Krümmung der Flammenfront berücksichtigt werden. Ähnlich wie in einer laminaren Bunsenflamme wird auch an den Spitzen der Teilkegel, zumal wenn sie sehr klein sind, durch verstärkten Wärmetransport in die Vorwärmzone die wirksame Flammengeschwindigkeit erhöht, während in den Tälern zwischen den Teilkegeln ein konvektiver Wärmeentzug wie am Fuß der laminaren Bunsenflamme eintritt (vgl. 3.2.1). Nach einer Betrachtung von Karlovitz [23] verflachen jedoch durch die laminare Flammenfortpflanzung die Teilkegel und die Täler werden weiter, so daß der Spitzen-

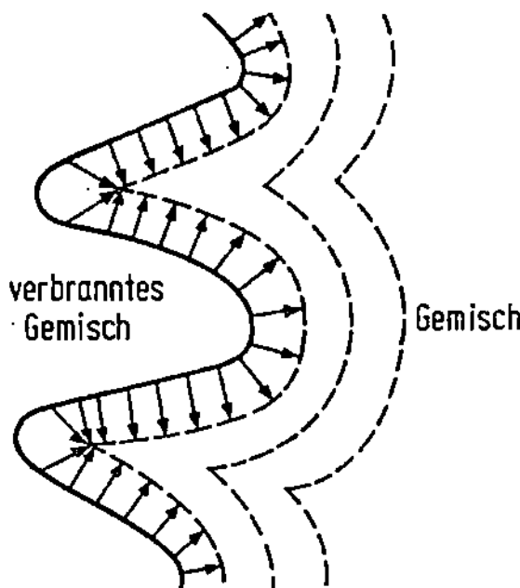

Bild 3.21. Auffaltung der Flammenfront nach Karlovitz [18]

krümmungseffekt überwiegen wird (Bild 3.21). Weinberg [24] hat die von Karlovitz vorausgesagte Oberflächenform der aufgefalteten laminaren Flammenfront durch Schlierenmomentaufnahmen bestätigt. Hierbei war $\sqrt{\overline{u'^2}}/\Lambda_1 \approx 0{,}5$ sehr klein.

Zur Berücksichtigung des Krümmungseffekts muß in der vorausgehenden Gleichung ein Faktor $k \geqq 1$ eingeführt werden:

$$\frac{\Lambda_t}{\Lambda_1} = k \cdot \frac{F_t}{F_1} \cdot \sqrt{\frac{\varepsilon_1 + \nu}{\nu}} \, .$$

Eine Abschätzung des Anteils der Mantelfläche eines Teilkegels mit dem Kegelwinkel $\beta' = \Lambda_1/\sqrt{\overline{u'^2}}$, der Flammenfrontdicke δ und dem Kegelbasisdurchmesser $\sim L_{\mathrm{E}}$, der durch die Spitzenkrümmung beeinflußt wird, führt zu dem Ergebnis, daß der Krümmungseinfluß, ausgedrückt durch den Faktor $k \geq 1$, um so geringer wird, je größer die

Wirbelgröße, d.h. je grobballiger die Turbulenz ist [25]:

$$k = 1 + \text{const} \left(\frac{\delta}{L}\right)^2,$$

was auch Weinberg [24] anhand von Messungen nachweist.

3.1.8.4 Einfluß der Turbulenzgrößen auf die Wirkung grobballiger Turbulenz. Der Auffaltungseffekt durch grobballige Turbulenz überwiegt gegenüber den anderen Einflüssen. Daher wurde vor allem versucht, diesen Einfluß mathematisch auf die Turbulenzgrößen $\sqrt{\overline{u'^2}}$ bzw. $\sqrt{\overline{u'^2}}/A_1$ und L_E zurückzuführen.

Schelkin [20] berechnete die Oberfläche unter der Annahme eines Teilkegelmodells, wobei der Basisdurchmesser der zusätzlichen Flammenkegel $\sim L_E$ und die Kegelhöhe proportional $1/\sin\beta' = \sqrt{\overline{u'^2}}/A_1$ ist. Damit ergibt sich über einfache geometrische Rechnungen

$$\frac{A_t}{A_1} = B_1 \sqrt{1 + B_2 \left(\frac{\sqrt{\overline{u'^2}}}{A_1}\right)^2}$$

mit dimensionslosen Koeffizienten B_1 und B_2.

Schelkins Gleichung beruht auf einem statischen Modell. Karlovitz [23] dagegen benutzte für seine Ableitung die statistische Turbulenztheorie, welche durch die Gleichung

$$\frac{\mathrm{d}\bar{y}^2}{\mathrm{d}t} = 2\overline{u'}^2 \int\limits_0^t R_t \, \mathrm{d}t$$

die turbulente Schwankungsbewegung $\bar{y}$ der Wirbel quer zur Hauptströmungsrichtung beschreibt.

Tritt ein Wirbel in die ebene Flammenfront ein, so wird diese in der Ausbrennzeit $t_1 = L_E/A_1$ mit dem Wirbel die mittlere Weglänge $\sqrt{\bar{y}^2}(t_1)$ von ihrer Mittellage aus zurückgelegt haben. Karlovitz berechnet diese Weglänge, indem er eine Korrelationsfunktion der Form

$$R_t = \exp\left(-t/T_0\right)$$

annimmt. Darin bezeichnet $T_0 = \int\limits^{\infty} R_t \, \mathrm{d}t$ die Laufzeit der Wirbel oder die mittlere Periode, mit der Störungen auf die Flammenfront wirken.

Als turbulenten Beitrag zur Flammengeschwindigkeit bezeichnet Karlovitz die Geschwindigkeit $\sqrt{\bar{y}^2}(t_1)/t_1$, mit der die laminare Flammenfront um die Mittellage der turbulenten Flammenfront schwankt, womit sich schließlich ergibt:

$$A_t = A_1 + \frac{\sqrt{\bar{y}^2}(t_1)}{t_1}.$$

Der turbulente Beitrag ist bei feinballiger Turbulenz mit $t_1 \ll T_0$ gleich $\sqrt{\overline{u'^2}}$, bei grobballiger Turbulenz mit $t_1 \gg T_0$ dagegen gleich

$$\sqrt{2}\,\sqrt{\overline{u'^2}}\,\Lambda_1$$

und somit abhängig von der laminaren Flammengeschwindigkeit. Bemerkenswert ist die Unabhängigkeit von der Wirbelgröße L_E. Die Theorie von Karlovitz stimmt nicht mit Flammengeschwindigkeitsmessungen überein.

Scurlock und Grover [26] verknüpfen das statische Modell von Schelkin mit der statistischen Turbulenztheorie. Sie berechnen die Oberfläche einer aufgefalteten Flammenfront mit der Annahme, daß die Höhe der Teilkegel proportional $\sqrt{\overline{y^2}}$ sei:

$$\frac{\Lambda_t}{\Lambda_1} = \frac{F_t}{F_1} = \sqrt{1 + c\left(\frac{\sqrt{\overline{y^2}}}{L_E}\right)^2}\ .$$

$\sqrt{\overline{y^2}}$ entspricht der obigen Definition. Außerdem berücksichtigen Scurlock und Grover den Krümmungseinfluß sowie durch einen zweiten Korrelationskoeffizienten mit t_1 als charakteristischer Zeit, daß die Flammenfront auch von einem Wirbel auf den nächsten übergreifen kann. Sie erhalten einen komplizierten Ausdruck für

$$\frac{\mathrm{d}\sqrt{\overline{y^2}}}{\mathrm{d}t} = f\left(\sqrt{\overline{u'^2}},\ L_E,\ \frac{\Lambda_1}{\sqrt{\overline{u'^2}}},\ \frac{\sqrt{\overline{y^2}}}{L_E}\right),$$

dessen Integration $\sqrt{\overline{y^2}}(t)$ und damit die turbulente Flammengeschwindigkeit in Abhängigkeit von der Laufzeit der Wirbel längs der turbulenten Flammenfront

$$t = \int\limits_0^x \frac{\mathrm{d}x}{\bar{u}\cos\beta}$$

ergibt.

Die Theorie beschreibt einige Messungen qualitativ [21], andere auch quantitativ recht zufriedenstellend.

Alle Theorien geben die Meßwerte der turbulenten Flammengeschwindigkeit nicht vollständig wieder. Dies rührt hauptsächlich daher, daß die turbulenten Flammen im Anfangsbereich des Freistrahls brennen. Hier ist mit großen örtlichen Unterschieden der Schwankungsgeschwindigkeit und damit der Auffaltung zu rechnen. Je nach Lage der Flammenfront, d.h. je nach Art des Strömungsfeldes und der Gemischkonzentration findet man verschiedene Ergebnisse, Rohrbrenner liefern z.B. andere Werte als Düsenbrenner.

Infolgedessen kann auch die vielfach genannte empirische Gleichung von Bollinger und Williams [27] nur Näherungswerte liefern, die über eine ganze Flamme gemittelt sind. Sie lautet

$$\frac{A_t}{A_l} = 0{,}18\, d_0^{\,0{,}28}\, Re_0^{\,0{,}24} \qquad (d_0 \text{ in cm})$$

und gilt nur für Flammen in vollständig ausgebildeter Rohrturbulenz.

Der Versuch, die Eigenschaften turbulenter Vormischflammen nicht durch Auffaltung einer laminaren Front, sondern über die Größe des turbulenten Stoffaustausches (Scheindiffusion) zu erklären, scheint nicht zu zusätzlichen Auskünften zu führen.

Eingehende Diskussionen betreffen die Frage, ob die Strahlturbulenz durch den Verbrennungsvorgang erhöht wird, d. h. ob es „flammenerzeugte Turbulenz" gibt. Nach dem heutigen Stand des Wissens ist dies unwahrscheinlich [24].

3.2 Laminare Vormischflammen

3.2.1 Form und Störeinflüsse

Verbrennt man in einfachen Rohr- oder Düsenbrennern ein stöchiometrisches oder sauerstoffreiches Gemisch aus Brennstoff und Oxidationsmittel, so entsteht im allgemeinen eine Reaktionszone von wenigen Zehntelmillimetern Dicke, welche etwa die Gestalt eines geometrischen Hohlkegels hat, der auf dem Brennerrohr aufsitzt. Bei der Verbrennung luftarmer Gemische entsteht ebenfalls ein Brennkegel. Das aus der Reaktionszone austretende Gemisch enthält jedoch im Fall der luftarmen Mischung noch brennbare Substanz. Diese brennt zusammen mit eindiffundierender Umgebungsluft in Form einer Diffusionsflamme, die in diesem Fall Sekundärflamme, Außenflamme oder Außenkegel genannt wird. Der Kegel, in dem das Gemisch verbrennt, heißt Innen- oder Primärkegel. Das zwischen den beiden Flammen strömende Gemisch aus Abgas und unverbranntem Frischgas heißt Zwischengas.

Um auch luftarme Vormischflammen ohne Störung durch den Außenkegel beobachten zu können, benutzt man das Spaltrohr nach Smithells (Bild 3.22). Dies verhindert durch ein Mantelgefäß den Luftzutritt zur Brennstelle der Vormischflamme. Das Spaltrohr enthält Fenster, welche es gestatten, den Innenkegel zu beobachten. Das aus dem „Innenkegel" austretende, noch brennbare Gemisch aus Brenngas und Abgas kann am Austritt des Apparates entzündet werden.

Die Kegelform der Vormischflamme ergibt sich aus dem Zusammenwirken von Strömungs- und Flammengeschwindigkeit. Wenn beide Größen sowohl untereinander wie über den ganzen Strömungsquerschnitt den gleichen Wert haben, so entsteht eine scheibenförmige Flamme, wie sie in Flachflammenbrennern beobachtet wird. Bei den meisten technischen Anwendungen überwiegt die Strömungsgeschwindigkeit gegenüber der Flammengeschwindigkeit. Dabei bilden sich Kegel-,

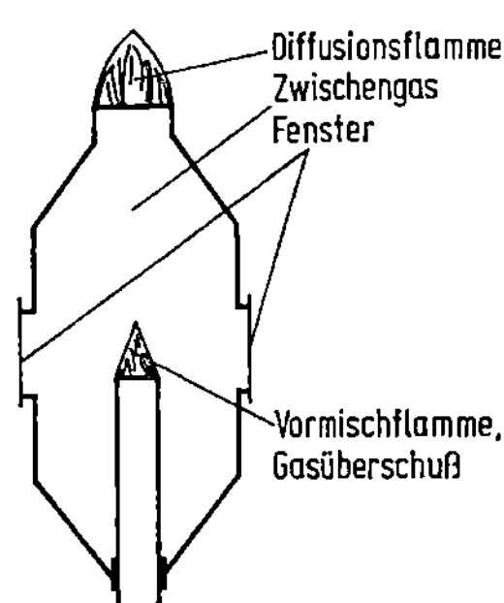

Bild 3.22. Spaltrohr nach Smithells

genauer Hohlkegelflammen, deren Form sich so einstellt, daß die Flammengeschwindigkeit im Gleichgewicht steht mit der senkrecht zur Kegelfläche stehenden Komponente $u \cdot \sin\beta$ der Strömungsgeschwindigkeit u. An der Brennfläche gilt damit die schon zur Messung von Λ benutzte Beziehung

$$\Lambda = -u \cdot \sin\beta .$$

Je größer das Verhältnis u/Λ ist, um so länger müssen die Flammen werden. Diese Darstellung läßt offen, ob sich der Kegel von der Brennermündung aus gesehen stromab oder stromauf, d. h. mit in das Brennrohr weisender Spitze einstellt. Beides ist möglich. Der in das Rohr weisende Kegel ist technisch uninteressant. Da sich bei den üblichen Arten der Zündung der auf dem Rohr aufsitzende Kegel bildet, besteht die Neigung, ihn für den allein möglichen zu halten. An Schlitzbrennern entsteht eine dachförmige Flamme.

Das Minuszeichen der obigen Gleichung wird im folgenden weggelassen, da lediglich der Betrag von Λ interessiert. Vereinfachend kann man den Tatbestand der Kegelbildung aus der Kontinuitätsgleichung herleiten. Es ist

$$u_{\mathrm{M}} \cdot F_{\mathrm{Rohr}} = \Lambda_{\mathrm{M}} \cdot F_{\mathrm{Kegel}} .$$

F kennzeichnet die Fläche, der Index M die Mittelung über den Flammendurchmesser. Zur Vereinfachung der Betrachtung wird die Dicke der Brennzone vernachlässigt, außerdem wird konstante Dichte angenommen, was damit gerechtfertigt werden kann, daß man die Betrachtung auf den Beginn der Vorwärmzone bezieht. Dies ist zulässig, da definitionsgemäß in der ungestörten Flammenfront Isothermenflächen parallel sein müssen.

Die Beobachtung zeigt, daß Vormischflammen meist nicht genau die Form des geometrischen Kegels aufweisen, sondern sowohl an der Flammenspitze wie am Flammenfuß von der Kegelform abweichen. Vielfach sind auch die Flanken der Flamme nicht gerade, sondern geschwungen. Flachflammen weisen eine geschwungene Form auf.

Die Schwingung der Kegelflanke rührt von der Strömungsverteilung im Brennerrohr her. Sie tritt am deutlichsten zutage, wenn im Brenner eine ausgebildete laminare Rohrströmung herrscht, wie sie bei Anlaufstrecken von $x > 70d$ zustande kommt. Wendet man die Beziehung $\sin\beta = \Lambda/u$ punktweise auf ein parabolisches Strömungsprofil an, so erhält man eine konkave Flammenfläche mit scharfer Spitze, sofern man die Flammengeschwindigkeit über den ganzen Querschnitt konstant annimmt. Eine Düse ohne Grenzschicht, d.h. mit ebener Geschwindigkeitsverteilung, liefert unter gleichen Bedingungen einen exakten geometrischen Kegel. Mischformen der Geschwindigkeitsverteilung, wie sie bei Anlaufströmungen auftreten, liefern Flammen, die sich aus einem geradflankigen Kern- und einem konkaven Randteil zusammensetzen.

Die Abrundung der Flammenspitze erklärt sich dadurch, daß mit abnehmendem Radius der Flammenfront ein Punkt erreicht wird, bei dem sich die Wärme- und Radikalströme, die benachbarten Brennflächen vorausgehen, beeinflussen und z.T. addieren. Temperatur und Radikalkonzentration steigen hier längs des Strömungswegs schneller an als an der ungestörten Flammenflanke. Außerdem machen sich hier die bisher nicht erwähnten Anteile $u \cdot \cos\beta$ bemerkbar, die in Richtung der Brennfläche Energie transportieren. Längs der ungestörten ebenen Brennfläche ist dieser Anteil konstant, in jedem Punkt wird dort senkrecht zur Richtung von Λ ebensoviel Wärme zu- als abgeführt. An der Flammenspitze bewirkt jedoch die beschriebene Addition der Wärmeströme eine Zunahme von Λ zur Achse hin und damit eine kuppenförmige Krümmung. β nimmt zu, bis auf der Achse mit waagerechter Tangente $\sin\beta = 1$, d.h. $u = \Lambda$ erreicht wird. Dieser Effekt des Steigens von Λ wird unterstützt durch gleichzeitige Abnahme von $u \cdot \cos\beta$. In Brennflächenrichtung wird mehr Energie zu- als abgeführt.

Die Verteilung der örtlichen Flammengeschwindigkeit über dem Durchmesser ist in Bild 3.23 gezeigt. Dies läßt zugleich die Verhältnisse am Flammenfuß erkennen. Hier wirken mehrere Einflüsse zusammen. Bei Düsenbrennern macht sich hier die Strömungsgrenzschicht bemerkbar. Sie bewirkt, daß die Flanken in diesem Bereich mit zum Rand abnehmender Strömungsgeschwindigkeit flacher werden als im ungestörten Gebiet. Außerdem wirkt sich hier der Flammenrückdruck aus, der durch die Beschleunigung des Gemisches in der Brennzone verursacht wird. Seine Größe läßt sich nach Navier-Stokes berechnen, jedoch kann

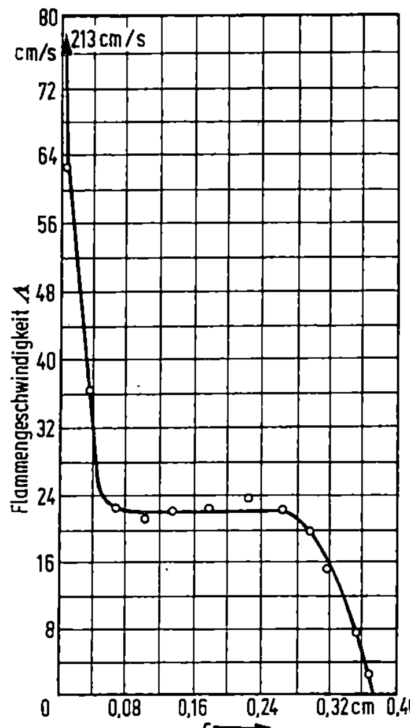

Bild 3.23. Verteilung der Flammengeschwindigkeit über die Brennfläche (als radiale Verteilung dargestellt) Normalwert von $\Lambda = 22$ cm/s [B 12]

die hier angestellte eindimensionale Rechnung die Zusammenhänge nur angenähert wiedergeben. Es ist

$$u_x \frac{\mathrm{d}u}{\mathrm{d}x} = -\frac{1}{\varrho}\frac{\mathrm{d}p}{\mathrm{d}x}.$$

Dabei verläuft die x-Richtung senkrecht zur Brennfläche. Vereinfachend kann man setzen:

$$\varrho u\,\Delta u = -\Delta p.$$

Mit dem Index 1 vor, dem Index 2 hinter der Brennfläche ist

$$u_1 = \Lambda$$

und aus Kontinuitätsgründen

$$u_2 = \frac{\varrho_1}{\varrho_2}\cdot u_1 = \frac{\varrho_1}{\varrho_2}\cdot \Lambda.$$

Damit wird der Flammenrückdruck

$$\Delta p = \varrho_1\Lambda^2\cdot\left(\frac{\varrho_1}{\varrho_2}-1\right).$$

Man findet in der Praxis für Δp Beträge von wenigen μbar, z.B. für Stadtgas bei Λ_{max} einen Wert von 50 μbar, für Erdgas in technisch üblichen Gemischen 5 bis 10 μbar (0,5 bzw. 0,05 bis 0,1 mm WS), indessen genügen diese bei den insgesamt sehr niedrigen Kräften und Drücken, die in Vormischflammen herrschen, um den besonders langsam strömenden Bereich des Flammenfußes nach außen hin aufzuweiten, sofern Λ genügend große Werte hat, d.h. insbesondere bei stöchiometrischen Gemischen von Stadtgas u.ä. In diesem Fall strömt frisches Gemisch über den Brennerrand hinweg nach außen. Durch die Auftriebskräfte, die von der Flamme ausgehen, wird es allmählich in die Hauptströmungsrichtung zurückgelenkt. Ist der Rückdruck gering, wie dies bei Annäherung an die Zündgrenzen der Fall ist, so überwiegen die Auftriebskräfte. Umgebungsluft kann in den Hauptstrom eindringen und bewirkt in den betroffenen Gebieten bei gasreichem Gemisch eine Erhöhung, bei luftreichem eine Verminderung der Flammengeschwindigkeit. Dieser Effekt scheint für die Unsymmetrie der Flammengeschwindigkeitskurven verantwortlich zu sein, die man bei einigen Brennermethoden beobachtet [7].

Weitere Einflüsse ergeben sich dadurch, daß vielfach die randnahen Gasschichten vom Brenner her erwärmt werden und daß sich außerhalb

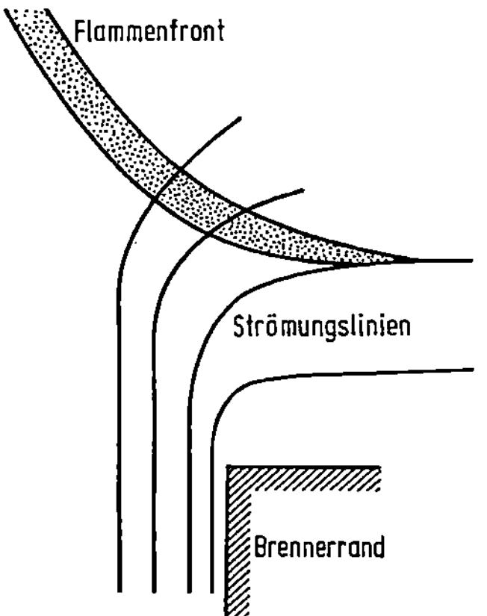

Bild 3.24. Form des Flammenfußes bei starkem Flammenrückdruck

der Brennermündung Strömungs- und Konzentrationsprofile verändern. In Verbindung mit der Wirkung des Löschabstandes ergibt sich die in Bild 3.24 gezeigte Form des Flammenfußes. Seine Krümmung bewirkt, daß sich die Komponente $u \cdot \cos\beta$ entlang der Flammenfront von Punkt zu Punkt ändert. Im Gegensatz zur Spitze wird jedem Punkt mehr Energie entzogen als zugeführt, die örtliche Flammengeschwindigkeit fällt unter den Normwert, wie Bild 3.23 erkennen läßt. Dieser Effekt wird als Flammendehnung bezeichnet (vgl. 3.4).

In einigen Fällen wurde eine Veränderung der Brennstoffzusammensetzung längs des Flammenkegels beobachtet, mit Zunahme des C/H-

Verhältnisses zur Flammenspitze, was mit Diffusionsvorgängen erklärt wird.

Alle bisher beschriebenen Anomalien stören die Drehsymmetrie der Flammen kreisrunder Brenner bzw. die Achsensymmetrie der Flammen von Schlitzbrennern nicht. Alle senkrecht zur Hauptströmungsrichtung gelegenen Schnitte ergeben Ringe bzw. parallele Streifen.

Indessen existieren auch Einflüsse, welche die Drehsymmetrie von kreisförmigen Flammen stören und zur Ausbildung welliger und zellenartiger Brennflächen führen. Dieser Fall tritt besonders bei gasreichen Gemischen von höheren Kohlenwasserstoffen, z.B. Butan oder Benzoldampf auf. Erklärungsversuche gehen von der verschieden großen Diffusionsgeschwindigkeit der einzelnen Radikale aus.

3.2.2 Berechnung der Länge des Innenkegels

Die geschilderten Anomalien erschweren die Berechnung der Flammenlänge und -form erheblich. Bis jetzt sind Berechnungen nur für die grobe

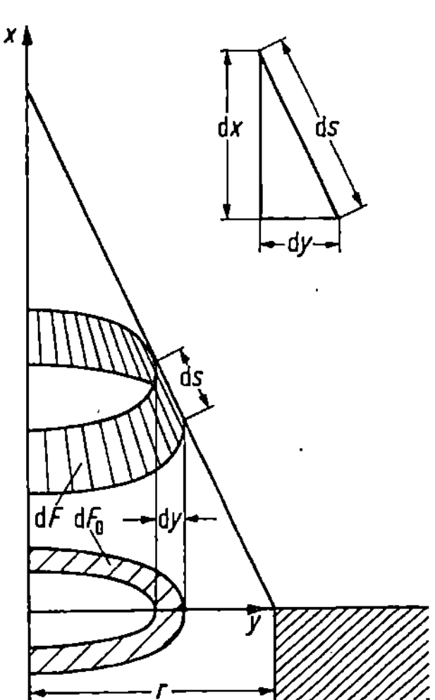

Bild 3.25. Zur Berechnung der Länge des Innenkegels

Vereinfachung einer über den ganzen Querschnitt konstanten Flammengeschwindigkeit und Aufsitzen der Flamme auf dem Brennerrohr möglich. Diese stützen sich auf die Geometrie der Flammenflanke gemäß Bild 3.25 [28].

Man geht davon aus, daß

$$\Lambda \cdot \mathrm{d}F = u \cdot \mathrm{d}F_0$$

ist. Eine Dichteänderung wird nicht eingeführt. Dies wird damit gerechtfertigt, daß Isothermenflächen in der ungestörten Flammenfront parallel sind. Aus der Geometrie des Kreis- und Kegelringes findet man

$$\mathrm{d}F_0 = 2\pi y\,\mathrm{d}y,$$

$$\mathrm{d}F = 2\pi y\,\mathrm{d}s = 2\pi y\,\mathrm{d}y\,\sqrt{\left(\frac{\mathrm{d}x}{\mathrm{d}y}\right)^2 + 1}\,.$$

Damit wird die Flammenkontur

$$\frac{\mathrm{d}x}{\mathrm{d}y} = \sqrt{\left(\frac{u}{\Lambda}\right)^2 - 1}$$

oder für $u \gg \Lambda$:

$$\frac{\mathrm{d}x}{\mathrm{d}y} \approx \frac{u}{\Lambda}\,.$$

Hierbei sind u und Λ über den Rohrquerschnitt konstant.

Für den einfachen Fall der Düse ohne Grenzschicht findet man daraus, daß die Flamme Kegelform hat mit einer Länge L gemäß

$$L = r\,\sqrt{\left(\frac{u}{\Lambda}\right)^2 - 1} \approx r\,\frac{u}{\Lambda}\,.$$

Für ausgebildete laminare Rohrströmung (Parabel nach Hagen-Poiseuille) gilt

$$u(y) = 2u_\mathrm{M}\left[1 - \left(\frac{y}{r}\right)^2\right].$$

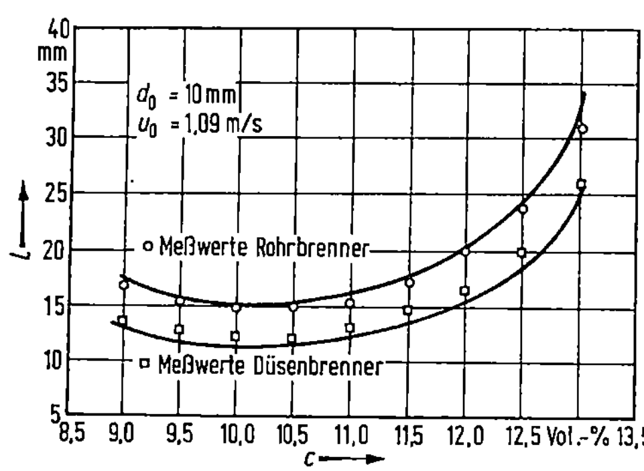

Bild 3.26. Berechnete und gemessene Flammenlängen (Methan)

Damit wird die Kontur nach [28]

$$\frac{\mathrm{d}x}{\mathrm{d}y}\,\sqrt{\left(\frac{2u_\mathrm{M}}{\Lambda}\right)\cdot\left[1 - \left(\frac{y}{r}\right)^2\right]^2 - 1}\,.$$

Hierbei ist u_M die mittlere Austrittsgeschwindigkeit aus dem Brenner.

Für $y = 0$ wird $x = L_\mathrm{p}$ (Länge der Flamme bei parabolischem Geschwindigkeitsprofil):

$$L_\mathrm{p} = \frac{4}{3}\,r\,\sqrt{\left(\frac{u_\mathrm{M}}{\Lambda}\right)^2 - 1} \approx \frac{4}{3}\,r\,\frac{u_\mathrm{M}}{\Lambda}\,.$$

Die Rohrflammen sind danach um den Faktor 4/3 länger als die Düsenflammen. Bild 3.26 vergleicht die so gefundenen Flammenlängen mit Meßwerten, die von Methanflammen stammen [15]. Man erkennt die Unterschiede, welche von der Annahme konstanter Λ-Werte herrühren. Rohrflammen sind etwas kürzer, Düsenflammen etwas länger als die Rechnung angibt. Immerhin erhält man brauchbare Näherungswerte.

3.3 Doppelflammen (Innen- und Außenkegel)

Bild 3.27 gibt einen Überblick darüber, welche Flammenlängen und -arten bei konstantem Volumenstrom und gegebenem Brenner, aber veränderlicher Gemischzusammensetzung auftreten. Luftreiche Gemische liefern nur Vormischflammen (Innenkegel). Ihre Länge nimmt wegen $L \approx r \cdot u/\Lambda$ von der unteren Zündgrenze ($\Lambda = 0$, $L = \infty$) stetig ab bis zum Punkt maximaler Flammengeschwindigkeit. Steigt die Gaskonzentration über den Punkt stöchiometrischer Mischung, so tritt eine Außenflamme hinzu. Wenig oberhalb dieses Punktes erreicht der Innenkegel bei $C_{\Lambda max}$ seine geringste Länge. Bei weiter wachsendem Gasanteil nimmt die Länge des Innenkegels wieder zu. Bei der oberen Zündgrenze

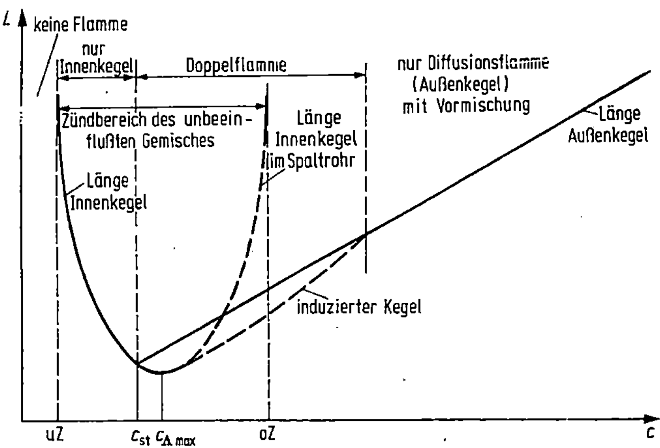

Bild 3.27. Länge von Innen- und Außenkegel

müßte der Innenkegel unendlich lang werden und damit erlöschen. Tatsächlich beobachtet man aber Innenkegel auch bei Gemischen oberhalb der oberen Zündgrenzen. Dies wird teils mit Wärmezufuhr aus dem Außenkegel, teils mit dem schon beschriebenen Lufteintritt aus der Umgebung erklärt, der bewirkt, daß die Flamme ein luftreicheres Gemisch erhält als ihr aus dem Brenner zuströmt („induzierter Innenkegel"). Schließlich geht der Innenkegel seiner wachsenden Länge wegen in die Außenflamme über. Damit ist der Bereich der Vormischflamme beendet. Bei weiter steigender Konzentration existieren nur noch Diffusionsflammen, bis schließlich bei der Gaskonzentration 1 die Diffusionsflamme ohne Vormischung erreicht ist.

In dem Bereich zwischen dem Verschwinden des Innenkegels und der Gaskonzentration 1 spricht man von „Diffusionsflammen mit Vormischung" entsprechend der Tatsache, daß die betreffenden Gemische unter Normalbedingungen keine Vormisch-(„Kegel"-)Flamme liefern, sondern nur nach Eindiffundieren von zusätzlicher Luft brennen können. Mit abnehmender Vormischung nimmt die Länge derartiger Flammen zu (vgl. 4.3.1).

Das zwischen Innen- und Außenflamme strömende Gemisch (Zwischengas) besteht meist aus CO, H_2, CO_2 und H_2O (sowie N_2). Kohlenwasserstoffe werden in der Vormischflamme abgebaut. Zwischen den vier Partnern stellt sich Gleichgewicht nach der homogenen Wassergasreaktion ein. Die ersten Versuche zur Kinetik dieser Reaktion wurden von F. Haber im Zwischengas von Vormischflammen durchgeführt. Bei der Berechnung der Länge des Außenkegels geht man davon aus, daß dieser Flamme ein heißes Brennstoff-Abgas-Gemisch als Brennstoff zugeführt wird.

3.4 Stabilität von Vormischflammen[1] [B 12, B 13, 29]

Gas-Luft-Gemische, deren Zusammensetzung zwischen den Zündgrenzen liegt, liefern nicht unter allen Umständen stabile Flammen. Die Entscheidung darüber hängt von der Ausströmgeschwindigkeit, von der Gasart und vom Brennerdurchmesser sowie von der Geschwindigkeitsverteilung an der Brennermündung ab.

Steigert man die Ausströmgeschwindigkeit eines brennenden Gemisches, so erreicht man schließlich die *Abhebegrenze*. Die Flamme entfernt sich vom Brenner und erlischt bei weiterer Steigerung der Brennstoffzufuhr.

Bei stetiger Erniedrigung der Ausströmgeschwindigkeit besteht die Möglichkeit des *Rückschlagens*, die Flamme wandert im Brenner stromauf und erreicht im Fall des Bunsenbrenners schließlich die Düse, an welcher sie in Form einer Diffusionsflamme weiterbrennt.

Die für die technische Anwendung wichtigen Grenzen der Stabilität können bisher nur experimentell bestimmt werden. Dabei stützt man

---

[1] Unter Mitarbeit von Dipl.-Ing. G. Janisch.

sich meist auf Überlegungen von Lewis und von Elbe [B 12], welche gezeigt haben, daß eine Stabilisierung gesichert ist, sobald in einem Punkt Strömungs- und Flammengeschwindigkeit gleich groß und entgegengesetzt gerichtet sind. Sie gehen davon aus, daß die Stabilisierung in der Nähe der Brennermündung stattfindet und versuchen, die dort herrschenden Verteilungen der Strömungs- und Flammengeschwindigkeit zu beschreiben. Die Strömungsgeschwindigkeit in Brennerrandnähe stellen sie durch den *Grenzgeschwindigkeitsgradienten* g dar, d.h. die Steigung der Tangente, die man an der Rohrwand an die Geschwindigkeitsparabel legen kann. Diese ergibt sich rechnerisch durch Differenzieren der Parabelgleichung für den Punkt $y = r$ mit y als Radialkoordinate und dem Rohrradius r.

Die Geschwindigkeit läßt sich schreiben als

$$u = n\,(r^2 - y^2)$$

mit

$$n = \frac{-\Delta p}{l\,4\mu}\,.$$

Durch Differenzieren nach y wird für $y = r$

$$\frac{\mathrm{d}u}{\mathrm{d}y} = 2nr = g\,.$$

Die Kontinuitätsgleichung wird hinzugenommen:

$$\dot{V} = 2\pi \int uy\,\mathrm{d}y$$

oder mit Substitution von u

$$\dot{V} = 2\pi \int n(r^2 - y^2)\,y\,\mathrm{d}y$$

$$= \frac{\pi}{2}\,n\,r^4\,.$$

Einsetzen von n liefert

$$g = \frac{4}{\pi}\cdot\frac{\dot{V}}{r^3}$$

oder mit $u_\mathrm{M} = \dot{V}/\pi \cdot r^2$

$$g = \frac{4\cdot u_\mathrm{M}}{r}\,.$$

Für den turbulenten Fall wurde g empirisch gefunden zu

$$g = 0{,}023\,u_\mathrm{M}/d_0\,Re^{0{,}8}\,.$$

Schwieriger ist die Angabe der Flammengeschwindigkeitsverteilung. Man geht vom Löschabstand aus, bei welchem $\Lambda = 0$ ist und benutzt eine aufgrund von Messungen über die Beziehung $\Lambda = u \cdot \sin\beta$ gewonnene Kurve für den Anstieg von Λ am Strahlrand in der Nähe des

Brenners. Man erhält dabei einen Verlauf ähnlich dem in Bild 3.23 für
dieses Gebiet gezeigten. Bild 3.28 zeigt die drei typischen Fälle für die
Zuordnung von Strömungs- und Flammengeschwindigkeit. Wenn Bereiche $\Lambda > u$ existieren, so kann die Flamme stromauf wandern, d.h.
zurückschlagen, ist u überall größer als Λ, so wandert die Flamme
stromab. Nur wenn sich die Kurven in einem Punkt berühren, entsteht

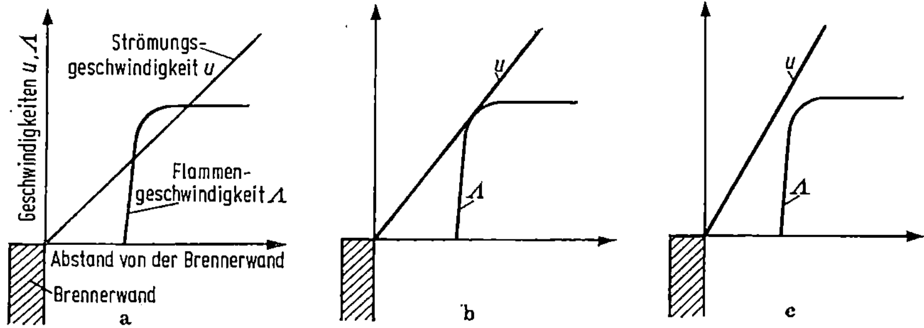

Bild 3.28.a–c. Strömungs- und Flammengeschwindigkeit im Stabilisierungsgebiet nach Lewis und
von Elbe. a) Zurückschlagen; b) Stabiles Brennen; c) Abheben [B 12]

eine stabile Flamme. An dieser Stabilisierungsstelle sind Strömungs- und
Flammengeschwindigkeit gleich groß und entgegengesetzt gerichtet
Da Λ senkrecht zur Brennfläche steht, muß dies an der Stabilisierungsstelle auch für u gelten, die Brennfläche muß an dieser Stelle senkrecht
zur Stromlinie stehen.

An allen anderen Stellen ist $u > \Lambda$, die Brennfläche stellt sich so
ein, daß überall $\Lambda = u \cdot \sin\beta$ wird.

Diese Darstellung erweckt den Eindruck, als gäbe es für jede Flam-
mengeschwindigkeitskurve, d.h. für jedes Gemisch nur eine zulässige
Austrittsgeschwindigkeit. Indessen gilt die Beschreibung des Bildes 3.28
nur für den Fall, daß die Flamme unmittelbar an der Brennermündung
ansetzt oder im Innern eines Rohres brennt. Man ist deshalb genötigt,
diese Darstellung zu erweitern.

Fast alle Flammen brennen etwas oberhalb der Brennermündung,
so daß sich die Λ-Kurve gegenüber Bild 3.28 verändert, da die Wirkung
der Brennerwand schnell abnimmt und außerhalb des Löschabstandes
verschwindet. Zudem ist mit Eindiffundieren von Umgebungsluft oder
Diffusion von Brennstoff in die Umgebungssubstanz zu rechnen, wodurch
die Flammengeschwindigkeit zusätzlich verändert wird.

Durch das Zusammenwirken dieser Einflüsse erhält man z.B. Ge-
schwindigkeits- und Flammengeschwindigkeitsprofile der in Bild 3.29
gezeigten Art. Dort sind zwei extreme Fälle gezeichnet. Im unteren
Bildteil ist u überall größer als Λ, die Flamme wandert stromab. Der

obere Bildteil zeigt die Situation außerhalb des Löschabstandes. Die Flammengeschwindigkeit fällt zum Strahlrand steil auf Null ab, da dort keine brennbare Substanz mehr vorliegt. Wenn hier keine Sprungfunktion auftritt, so ist dies auf Diffusionsvorgänge zurückzuführen. Bei luftreichen Ausgangsgemischen wird $\varLambda$ durch Eindiffundieren von Luft vermindert (Kurve $\varLambda$), bei gasreichen Gemischen tritt zunächst eine Zunahme von $\varLambda$ ein, es bildet sich ein Maximum aus (Kurve $\varLambda'$).

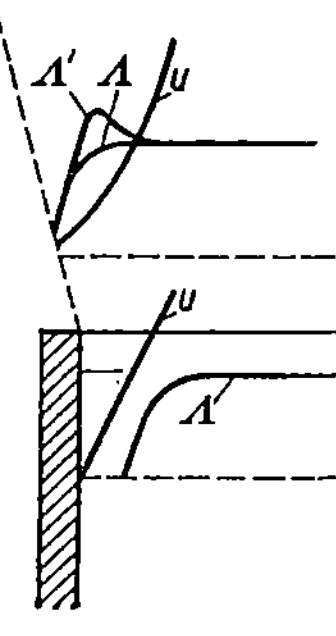

Bild 3.29. Stabilisierungsverhältnisse bei Entfernung der Flamme von der Brennermündung ($\varLambda'$: gasreiches Gemisch)

Bild 3.30. Stabilitätsdiagramm nach Lewis und von Elbe für Methan

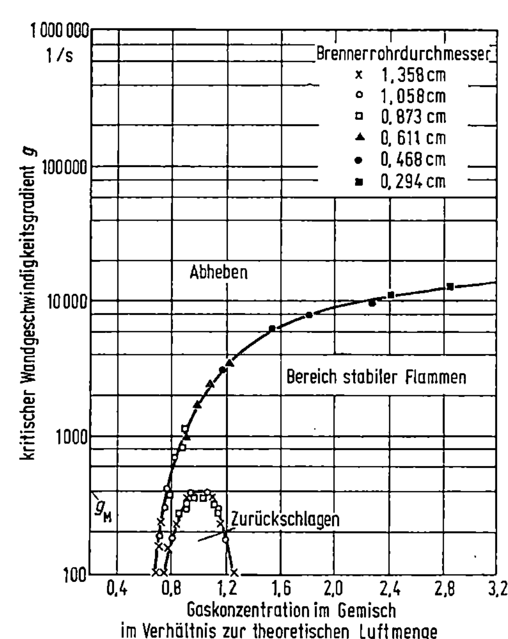

Somit ergeben sich zahlreiche Möglichkeiten der Stabilisierung. Diesen Vorgängen ist es zuzuschreiben, daß Brenner in einem großen Bereich von Austrittsgeschwindigkeiten stabil arbeiten können.

Da eine Vorausberechnung der Stabilitätsgrenzen bisher nicht möglich ist, bestimmt man durch Versuche die Bedingungen, unter denen Flammen abheben bzw. zurückschlagen. Lewis und von Elbe nennen die so gefundenen Werte „kritische Grenzgeschwindigkeitsgradienten". Auftragen über der Konzentration liefert Stabilitätsdiagramme nach Bild 3.30.

Zwischen der Abhebe- und Rückschlagegrenze liegt der Bereich der stabilen Verbrennung, d.h. der Regelbereich des Brenners. Man erkennt, daß dieser Bereich bei luftarmen Gemischen weit größer ist als bei luftreichen. Aus diesem Grund läßt man Vormischbrenner mit Vorliebe im gasreichen Gemisch arbeiten.

Bild 3.30 läßt den Vorteil der Gradientendarstellung erkennen. Man erhält für verschiedene Brennerdurchmesser etwa die gleichen Grenzkurven. Trägt man auf der Ordinate statt g den Volumenstrom oder die Anströmgeschwindigkeit auf, so erhält man, wie die Gleichung für g erkennen läßt, für jeden Brennerradius ein anderes Diagramm.

Bild 3.30 gilt nur für eine bestimmte Gasart. Will man seinen Geltungsbereich auf mehrere Gasarten ausdehnen, so trägt man auf der Abszisse nicht c, sondern den stöchiometrischen Bruch S auf. Dabei nähern sich die Grenzkurven von Gasen ähnlicher Flammengeschwindigkeit, z.B. vieler Kohlenwasserstoffe, einander an, man kann das Verhalten eines Brenners bei Betrieb mit diesen Gasen studieren. Umfangreichere Arbeiten über die Bedeutung und den Betrag des Grenzgeschwindigkeitsgradienten verdankt man Grumer, Harris und Rowe [30]. Den Einfluß verschiedener Querschnittsformen des Brenners hat außer diesen Autoren auch Maier [31] untersucht.

Das Prinzip des kritischen Grenzgeschwindigkeitsgradienten ist für Rohrbrenner mit ausgebildetem Parabelprofil entwickelt worden. Bei Kenntnis des Bildungsgesetzes der Grenzschicht läßt es sich auch auf Anlaufströmung und Düsenströmung anwenden. Qualitativ kann man erwarten, daß Düsenbrenner leichter abheben als Rohrbrenner, da die Düsengrenzschicht dünner und der Gradient größer ist.

Wenig befriedigend sind die Ergebnisse, die man mit dem Grenzgeschwindigkeitsgradienten bei großen Rohrdurchmessern erhält.

Mit dem Grenzgeschwindigkeitsgradienten haben Lewis und von Elbe eine Deutung des Stabilisierungsvorgangs gegeben. Zahlenwerte können sie jedoch nur auf empirischem Wege gewinnen. Ihr Verfahren reicht deshalb für eine mathematisch-physikalische Beschreibung der Vorgänge nicht aus.

Es ist bisher nicht gelungen, diese Zusammenhänge exakt zu beschreiben, da nahe der Brennermündung viele Einflüsse zusammenwirken. Das Strömungsfeld hängt in diesem brennernahen Gebiet nicht nur von dem Geschwindigkeitsprofil ab, das im Brenner in der Grenzschicht geherrscht hat, vielmehr wird es auch beeinflußt von

1. dem Auftrieb der Flammengase,
2. dem Flammenrückdruck,
3. dem beginnenden Impulsaustausch mit der Umgebung,
4. dem Querschnitt und der Gestalt der Brennermündungsfläche.

Die Flammengeschwindigkeit wird in diesem Gebiet beeinflußt von

1. der Löschwirkung des Brenners,
2. dem Stoffaustausch mit der Umgebung durch Diffusion,
3. der Krümmung der Brennfläche.

Der letztgenannte Einfluß ist dadurch verwickelt, daß die Krümmung der Flammenfront eine Veränderung der Verteilung von Λ bewirkt, die Flammenform aber ihrerseits über $\Lambda = u \cdot \sin\beta$ von u abhängt.

Das Zusammenwirken aller genannten Einflüsse ist noch nicht systematisch behandelt worden, sehr eingehend wurden dagegen die Energieverhältnisse an der gekrümmten Brennfläche studiert. Dabei wurde der Begriff der Flammendehnung geschaffen.

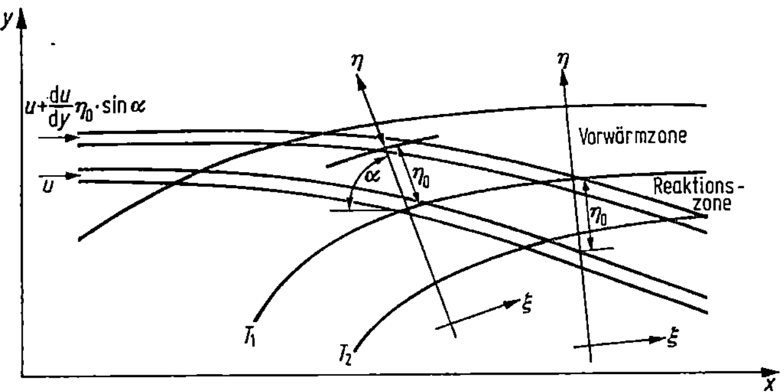

Bild 3.31. Flammendehnung in der Scherströmung

Bild 3.31 zeigt zwei Stromröhren im Bereich einer Scherströmung, welche durch eine Flammenfront führt. Die Isothermen T_1 und T_2 stellen Anfang und Ende der Reaktionszone dar. Die Geschwindigkeit in einer Stromröhre, die um η_0 vor einem Punkt des Bereichs der Reaktionsfläche liegt, kann dargestellt werden durch

$$u + (\mathrm{d}u/\mathrm{d}y) \cdot \eta_0 \cdot \sin\alpha.$$

Der Massenstrom an diesem Punkt senkrecht zur Fläche F_1 ist

$$\dot{M} = \varrho u \cdot [u + (\mathrm{d}u/\mathrm{d}y)\,\eta_0 \cdot \sin\alpha] \cdot \cos\alpha.$$

Man kann daraus eine Vergrößerung des Querschnitts der Stromröhren herleiten, die physikalisch etwa damit zu erklären ist, daß die der Strömung entgegen in Richtung η beförderte Energie bei Scherströmung nicht an ihren Ausgangspunkt zurückkehrt, sondern die Fläche F_1 an anderer Stelle erreicht, wobei sie dafür sorgt, daß dort eine höhere Temperatur herrscht. Das Verhältnis der beiden Flächen F_2/F_1 ergibt sich zu

$$F_2/F_1 = (\mathrm{d}u/\mathrm{d}y)\,(\eta_0/u) \cdot \sin\alpha.$$

Wenn die Strömungsgeschwindigkeit wesentlich höher ist als die Flammengeschwindigkeit, dann liegt $\sin\alpha$ nahe bei 1. Die Flächenzunahme wird dann

$$F_2/F_1 = (\mathrm{d}u/\mathrm{d}y)\,(\eta_0/u) = K.$$

Die dimensionslose Größe K wird als Karlovitz-Faktor bezeichnet [32].

Lewis und von Elbe [33] führen in diese Betrachtungen wieder den Grenzgeschwindigkeitsgradienten ein. Sie setzen den Karlovitz-Faktor

$$K = g \cdot \eta_0/\varLambda,$$

mit η_0 als Dicke der Vorwärmzone. Dies kann man damit rechtfertigen, daß der Geschwindigkeitsgradient $\mathrm{d}u/\mathrm{d}y$ bei der Beurteilung der Stabilisierung für die Stelle eingesetzt ist, an welcher $u = \varLambda$ ist.

Da die Dicke der Vorwärmzone in erster Näherung vom Vorgang der Wärmeleitung abhängt, läßt sich setzen:

$$\eta_0 = \frac{a}{\varLambda}$$

mit der Temperaturleitzahl a. Damit wird

$$K = \frac{g \cdot a}{\varLambda^2}.$$

Da im Stabilisierungspunkt $\varLambda = u$ ist, wird K gleich dem Kehrwert der Peclet-Zahl, d.h., man beschreibt auch mit dem K-Faktor das Verhältnis aus konvektivem Transport und Wärmeleitung.

Gelegentlich wird die Peclet-Zahl unmittelbar als Stabilitätskriterium benutzt, vgl. 4.3.6.

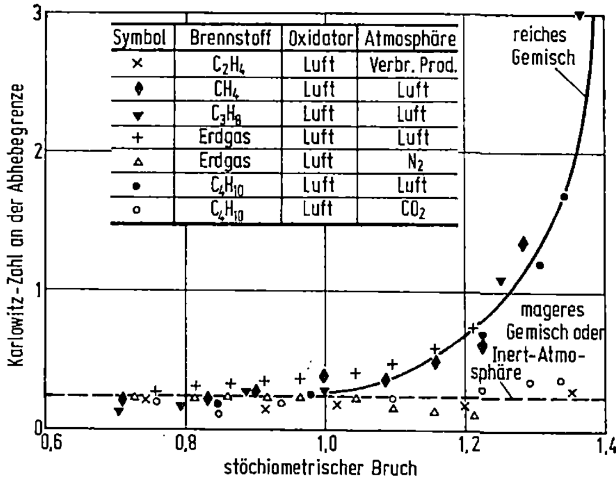

Symbol	Brennstoff	Oxidator	Atmosphäre
×	C_2H_4	Luft	Verbr. Prod.
◆	CH_4	Luft	Luft
▼	C_3H_8	Luft	Luft
+	Erdgas	Luft	Luft
△	Erdgas	Luft	N_2
●	C_4H_{10}	Luft	Luft
○	C_4H_{10}	Luft	CO_2

Bild 3.32. Karlovitz-Faktoren an der Abhebegrenze nach Reed [34]

Reed [34] hat aus zahlreichen Versuchsergebnissen die Feststellung hergeleitet, daß der Wert K für den bei Abheben herrschenden Grenzgeschwindigkeitsgradienten, zumindest für luftreiche Gemische, in der Nähe von 0,23 liegt. Für brennstoffreiche Gemische ergibt sich nach Bild 3.32 eine Kurve, welche Reed mit dem Einfluß der Außenflamme erklärt. Wenn man die brennstoffreichen Gemische in Inertatmosphäre brennen läßt, so bleibt der Zahlenwert von 0,23 etwa gültig. Diese Feststellungen sind als erste Näherung zu betrachten. Sie gelten, wie das Bild zeigt, mit Unsicherheiten von mehr als $\pm 20\%$ und führen damit nicht wesentlich weiter als das ursprüngliche Konzept von Lewis und von Elbe.

Die Streuung der Werte des Bildes 3.32 rührt z.T. daher, daß sie mit dem Normalwert der Flammengeschwindigkeit gewonnen wurden, während tatsächlich an der Stabilisierungsstelle ein kleineres Λ herrscht. Offensichtlich genügen der Geschwindigkeitsgradient der Rohrströmung und die Flammendehnung zur Darstellung der Vorgänge nicht, sondern es muß geprüft werden, welche Wirkung die anderen oben geschilderten Einflußgrößen haben.

Unter ihnen ist der Strömungsverlauf an der Flammenbasis von großer Bedeutung. Bild 3.33 zeigt das mittels des Teilchenspurverfahrens

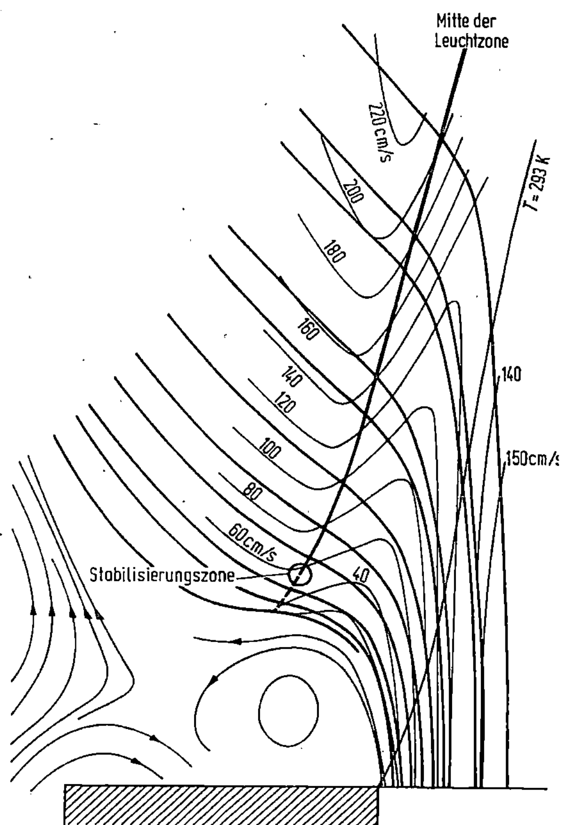

Bild 3.33. Isotachenfeld einer CH_4-Luft-Flamme nahe der Abhebegrenze ($C = 9,5$ Vol.% CH_4; $u_M = 150$ cm/s) [35]

gemessene Strömungsfeld einer stöchiometrischen Methan-Luft-Flamme an der Flammenbasis, in dem der Strömungsverlauf durch die Stromlinien, die Geschwindigkeitsverteilung durch Linien gleicher Geschwindigkeit (Isotachen) und die Lage der Flammenfront durch die Leuchtzone sowie dem Beginn der Vorwärmzone gekennzeichnet ist.

Wie aus Bild 3.33 zu erkennen ist, unterscheidet sich das Strömungsfeld an der Flammenbasis von dem eines Freistrahls durch die Wirkung des Flammenrückdrucks sowie der Auftriebskräfte [35]. Durch den Flammenrückdruck bildet sich ein Druckgradient zwischen Innenkegel und Umgebungsatmosphäre im Bereich des zwischen Brenner und Flammenende liegenden Totraums aus. Dieser Druckgradient bewirkt, daß die Strömung nach außen umgelenkt wird. Die Größe der Umlenkung wird von der jeweiligen Strömungsgeschwindigkeit und dem Druckgradienten bestimmt, der über den Flammenrückdruck bzw. die Flammengeschwindigkeit von der Gemischzusammensetzung abhängig ist. Die stärkste Umlenkung der Strömung wird daher bei Flammen im Bereich stöchiometrischer Gemischzusammensetzung und geringer Anströmgeschwindigkeit beobachtet. Bei diesen wird die Strömung so weit umgelenkt, daß sie unmittelbar oberhalb des Brenners radial nach außen gerichtet ist und damit ein Zuströmen von Umgebungsatmosphäre zum Strahlanfang verhindert. Mit steigender Ausströmgeschwindigkeit und mit der Annäherung der Gemischzusammensetzung an eine der Zündgrenzen wird die Umlenkung geringer und ermöglicht damit ein Zuströmen der Umgebungssubstanz, wie es in Bild 3.33 zu erkennen ist. Durch Stoffaustausch zwischen Strahl- und Umgebungssubstanz nimmt die Brenngaskonzentration in der Mischungszone des Strahls ab. Die örtliche Verminderung der Brenngaskonzentration bedeutet für stöchiometrische oder gasarme Gemische ($c \leq c_{st}$), daß die Flammengeschwindigkeit abnimmt. In gasreichen Gemischen ($c > c_{st}$) steigt die Flammengeschwindigkeit bis $c = c_{st}$ an und nimmt dann ebenfalls ab. Konzentrationsmessungen im Totraum einer Flamme deuten darauf hin, daß eine Konzentrationsänderung durch Diffusion vorhanden ist, obwohl die betreffenden Autoren den gegenteiligen Schluß ziehen [37].

Als Einflüsse für die Abnahme der Flammengeschwindigkeit an der Flammenbasis kommen somit eine Verminderung der Brenngaskonzentration und/oder der Wärmeverlust in der Scherströmung der Strahlgrenzschicht in Frage. In der Literatur ist bisher umstritten, welche Bedeutung den einzelnen Einflüssen zukommt. Zu einer Klärung dieser für den Abhebemechanismus bedeutenden Frage ist in Bild 3.34 die aus gemessenen Größen gebildete K-Zahl in Abhängigkeit von der Entfernung x vom Brenner dargestellt. Da der Geschwindigkeitsgradient mit x kleiner wird und gleichzeitig die Anströmgeschwindigkeit ansteigt, nimmt die K-Zahl mit wachsender Entfernung vom Brenner ab. Die

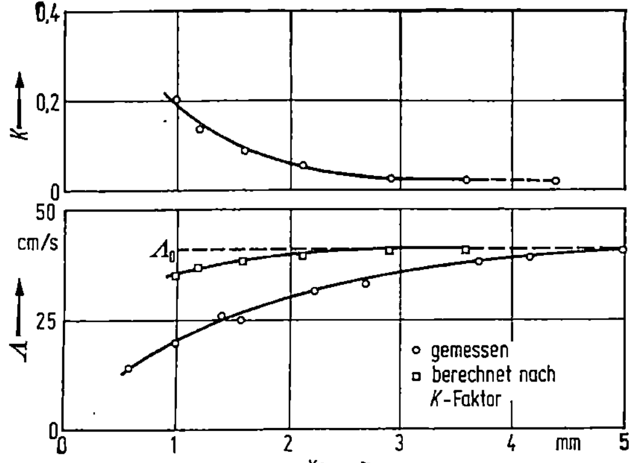

Bild 3.34. Eigenschaften der Flamme des Bildes 3.33, beobachtet entlang der Flammenfront. Oben: K-Zahl; unten: berechnete und gemessene Flammengeschwindigkeit [35]

damit nach Karlovitz [32] berechnete Abweichung der Flammengeschwindigkeit von dem Wert für ungestörte Flammenfront gültigen Wert ist in Bild 3.34 ebenfalls dargestellt. Zum Vergleich sind die aus Messungen der Anströmgeschwindigkeit u_0 und des Anstellwinkels β bestimmten Werte der Flammengeschwindigkeit eingetragen. Es zeigt sich, daß die durch den Wärmeverlust bedingte Änderung der Flammengeschwindigkeit klein ist und bei weitem nicht ausreicht, um die vergleichsweise großen gemessenen Änderungen zu beschreiben. Die Reduktion der Flammengeschwindigkeit an der Flammenbasis ist daher im wesentlichen auf die durch Stoffaustausch mit der Umgebung verminderte Brenngaskonzentration zurückzuführen [35, 37].

Für den Vorgang der Flammenstabilisierung, insbesondere des Abhebemechanismus, sind die Erscheinungen in der Stabilisierungszone von Bedeutung. Nach den bisherigen Vorstellungen befindet sich die Stabilisierungszone in dem Bereich der Flammenbasis, in dem die Strömungsgeschwindigkeit des Gemisches entgegengesetzt gleich der Flammengeschwindigkeit ist. Danach sollte die Stabilitätsbedingung $\vec{u} = -\vec{\Lambda}$ an der frischgasseitigen Grenze der Flammenfront erfüllt sein, da die Flammengeschwindigkeit nur dort definiert ist.

Wie aus Bild 3.33 zu entnehmen ist, gibt es keine Stelle, an der die Strömung senkrecht zu der Isotherme $T = 293$ K gerichtet ist, welche die frischgasseitige Grenze der Flammenfront darstellt. Die Stabilisierungszone kann sich daher nur innerhalb der Flammenfront befinden. Da zur Beschreibung des Verbrennungsfortschritts sowie für die Verbrennungsstabilität die Vorgänge an der Stelle der maximalen Reaktionsintensität in der Mitte der Leuchtzone von entscheidender Bedeutung sind, befindet sich die Stabilisierungszone an der Stelle der Flammenfront, an der die Strömung senkrecht zur Mitte der Leuchtzone verläuft.

In Bild 3.35 ist der Verlauf der Verbrennungsgeschwindigkeit am Ort größter Reaktionsdichte Λ^* (vgl. 3.2) und der entsprechenden Strömungsgeschwindigkeit u^* in der Leuchtzone entlang der Flammenfront für stöchiometrische Methan-Luft-Flammen bei $u_M = 75$, 100 und 150 cm/s dargestellt. Die erste Flamme befindet sich in der Nähe der Rückschlaggeschwindigkeit von 57 cm/s, die letzte nahe der Abhebegeschwindigkeit von 154 cm/s, die mittlere etwa in der Mitte des stabilen Bereichs.

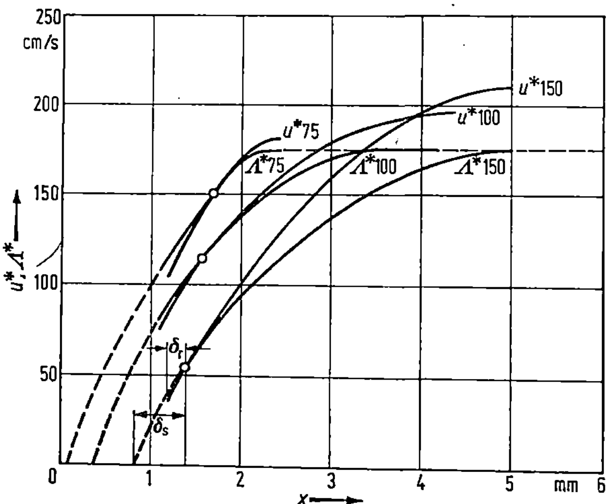

Bild 3.35. Verlauf von Λ^* und u^* längs der Flammenfront für drei Austrittsgeschwindigkeiten (Methan–Luft) [35]

Im Berührungspunkt der Kurven ist jeweils das zur Stabilisierung erforderliche Gleichgewicht vorhanden. Im übrigen Bereich der Flammenfront ist $u^* > \Lambda^*$, d.h., die Flammenfront stellt sich zur Strömungsrichtung schräg an.

Die Geschwindigkeitsabnahme zum Strahlrand bzw. Brenner wird durch die Zähigkeitskräfte in der Brenner- bzw. Strahlgrenzschicht erklärt. Die Abnahme der Verbrennungsgeschwindigkeit Λ^* wird auf die bereits beschriebene Verminderung der Brenngaskonzentration an der Strahlgrenzschicht zurückgeführt.

Aus Bild 3.35 ist zu erkennen, daß mit steigender Ausströmgeschwindigkeit u_M

1. die Verbrennungsgeschwindigkeit Λ_s^* in der Stabilisierungszone abnimmt,

2. die Stabilisierungszone sich an den Strahlrand sowie an das Ende der Leuchtzone verlagert, die entsprechenden Abstände δ_s und δ_r werden kleiner.

Die Werte Λ_s^* in der Stabilisierungszone von Flammen nahe der Abhebegrenze stimmen mit denen gasarmer Gemische nahe der unteren Zündgrenze überein. Am Beispiel der stöchiometrischen Methan-Luft-Flamme wurde bei $u_M = 150$ cm/s (Abhebegeschwindigkeit $u_{MA} = 154$ cm/s) $\Lambda_s^* = 52$ cm/s gefunden; dieser Wert entspricht einer Brenngaskonzentration $c_s = 6,2$ Vol.% CH_4, also nur wenig oberhalb der Konzentration an der unteren Zündgrenze, die $c_{uZ} = 5,0$ Vol.% CH_4 beträgt. Während die Strömungsgeschwindigkeit erst am Strahlrand den Wert Null erreicht, wird die Verbrennungsgeschwindigkeit Λ^* bereits bei $c = c_{uZ}$, d.h. innerhalb des Strahls zu Null. Gleichgewicht zwischen Strömungsgeschwindigkeit und Verbrennungsgeschwindigkeit ist daher nur bei endlichen Werten möglich, d.h. die Konzentration in der Stabilisierungszone muß immer größer sein als die an der unteren Zündgrenze: $c_s > c_{uZ}$.

Abheben wird daher durch Annäherung der Stabilisierungszone an den Strahlrand erklärt, an dem die Brenngaskonzentration durch Stoffaustausch mit der Umgebungsatmosphäre verdünnt wird.

Nach diesen Beobachtungen ergeben sich folgende Stabilitätsbedingungen:

1. In mindestens einem Punkt der Flammenfront muß Gleichgewicht zwischen Verbrennungsgeschwindigkeit Λ^* und der Strömungsgeschwindigkeit u^* erfüllt sein: $u^* = -\Lambda^*$.

2. Die Strömungsgeschwindigkeit u^* muß an allen übrigen Stellen der Flammenfront größer als die Verbrennungsgeschwindigkeit Λ^* sein: $u^* > \Lambda^*$.

3. Das Gleichgewicht $u^* = \Lambda^*$ ist nur dann stabil, wenn der die Stabilisierungszone enthaltende Teil der Flammenfront sich in einem Strömungsfeld befindet, in dem die Geschwindigkeit in Strömungsrichtung abnimmt.

Die letzte Bedingung ist in der punktförmigen Stabilisierungszone in der Mitte von Flachflammen erfüllt, da die Geschwindigkeit infolge des durch den Flammenrückdruck verbreiterten Strahls in Strömungsrichtung abnimmt. Bei staukörperstabilisierten Flammen wird die Strömung durch die Zähigkeitskräfte in der Nähe des Staukörpers sowie bei dessen Umströmung verzögert. Am Strahlrand von brennerstabilisierten Flammen bildet sich infolge der Strahlumlenkung (Bild 3.33) ein Geschwindigkeitsgraben entlang der Flammenbasis, in dem sich die Flammenfront zu stabilisieren vermag.

3.5 Brenner für Vormischflammen

Der Hauptvorteil der Vormischflammen liegt in ihrer hohen Reaktionsdichte, in der Reaktionszone werden Umsätze bis etwa $5 \cdot 10^6$ kJ/m^3 s
erzielt, die Flammen sind kurz und damit heiß, ein typisches Anwendungsgebiet ist deshalb der Schweißbrenner.

Der Hauptvorteil der Vormischbrenner ist ihre einfache Konstruktion, man kann sie mit Injektoren zusammenbauen, welche unter Ausnutzung des Gasleitungsdruckes Umgebungsluft ansaugen, Luftgebläse
sind also entbehrlich. Typische Anwendungsgebiete sind Geräte zum
Heizen und Kochen in Haushalt, Gewerbe und Industrie, ferner Kleinbrenner zur örtlichen Erwärmung, wie sie beim Stahlhärten, in der
Glasverarbeitung usw. benutzt werden.

Brenner über etwa 10^5 kJ/h werden nicht als Vormischbrenner gebaut, da man bei diesen Dimensionen häufig mit vorgewärmter Verbrennungsluft arbeitet, was bei Vormischbrennern wegen der Rückschlaggefahr nicht möglich ist.

3.5.1 Injektoren

Bild 3.36 zeigt schematisch die einfachste Form eines Vormischbrenners,
das Mischrohr ist zylindrisch und beiderseits offen. Der Massenstrom des

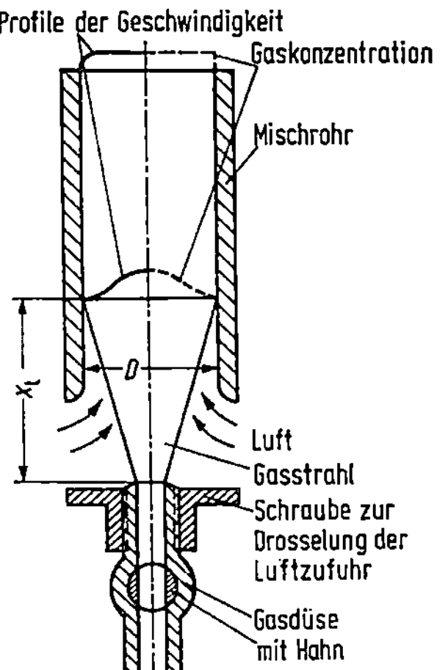

Bild 3.36. Vormischbrenner mit offenem Mischrohr

Gases ist durch den Vordruck, den Düsenquerschnitt und die Ausfluß-
verhältnisse an der Düse gegeben, der Strom kann durch Drosseln vermindert werden, die untere Grenze ist durch den Flammenrückschlag
gegeben. Der Gasstrahl breitet sich nach den Gesetzen des Freistrahls

(vgl. 4.1) aus und saugt dabei Umgebungsluft an. Bei offenen Mischrohren treten nur sehr geringe Druckunterschiede auf, so daß man den Strahl mit guter Näherung als Freistrahl betrachten und die Luftansaugung aus der Zunahme des Massenstroms bis zur Stelle x_1 berechnen kann [38]. Im weiteren Verlauf des Mischrohres wandelt sich das Freistrahlprofil der Geschwindigkeit allmählich in das Profil der Rohrströmung um. Für die Gaskonzentration wird meist ebene Verteilung an der Brennermündung angestrebt, was etwa mit Mischrohrlängen von $6D$ erreicht wird.

Die maximale Luftansaugung ist durch den Mischrohrdurchmesser bzw. dessen Verhältnis zum Düsendurchmesser gegeben. Eine Veränderung ist durch Drosselung des Lufteintrittsquerschnittes möglich, die meisten Brenner verzichten auf diese Einstellmöglichkeit, da beim Betrieb der Kleinbrenner eine Regelmöglichkeit des Gemisches nicht nötig ist.

Der maximale Massenstrom ist damit

$$\frac{\dot{M}}{\dot{M}_0} = 0{,}32 \, \frac{x_1}{d_0} \cdot \sqrt{\frac{\varrho_1}{\varrho_0}} \,,$$

das Volumenstromverhältnis

$$\frac{\dot{V}}{\dot{V}_0} = 0{,}32 \, \frac{x_1}{d_0} \cdot \sqrt{\frac{\varrho_1}{\varrho_0}} \,,$$

und der Volumenstrom der Luft

$$\dot{L} = \frac{\dot{V}}{\dot{V}_0} - 1 \,.$$

Vereinfachungen bestehen darin, daß mit ϱ_1 statt ϱ gerechnet wird, daß die für den Ähnlichkeitsbereich abgeleitete Formel auf den ganzen Strahl angewendet wird, und daß Druckkräfte vernachlässigt sind (vgl. 4.1.3).

In den Brennern der Gasgeräte und Industriefeuerungen ist der einfache Fall des kurzen, offenen Mischrohres selten gegeben. Meist sind Krümmungen oder plötzliche Querschnittsänderungen vorhanden, vielfach benutzt man Diffusoren, und manchmal ist mit Gegendruck im Brennraum zu rechnen. Diese Einflüsse lassen sich nach Bernoulli berücksichtigen.

Das Volumenstromverhältnis wird bezeichnet mit

$$\Phi_{\mathrm{F}} = \frac{\dot{V}_{\mathrm{F}}}{\dot{V}_0} \quad \text{bzw.} \quad \Phi = \frac{\dot{V}}{\dot{V}_0}$$

mit dem Index F für den Fall der Gültigkeit der Freistrahlbedingungen und dem Index 0 für den Strahlanfang.

Im Fall der Konstanz des statischen Drucks ist

$$I_0 = I = \varrho_{\mathrm{M}} \cdot u_{\mathrm{M}}^2 \cdot F = \frac{\varrho_{\mathrm{M}} \dot{V}_0^2 \dot{V}_{\mathrm{F}}^2}{F \dot{V}_0^2} = \frac{\varrho_{\mathrm{M}} \dot{V}_0^2}{F} \cdot \Phi_{\mathrm{F}}^2 .$$

Für den technischen Fall des veränderlichen statischen Drucks ergibt sich das Volumenstromverhältnis aus

$$I_0 = I_{\mathrm{M}} \, p_{\mathrm{M}} \cdot F ,$$

$$I_0 = \frac{\varrho_{\mathrm{M}} \dot{V}_0^2}{F} \cdot \Phi^2 + p_{\mathrm{M}} \cdot F .$$

Daraus ergibt sich mit Einsetzen des Terms für $I_0 = f(\Phi_{\mathrm{F}})$ aus der ersten Gleichung

$$\Phi = \sqrt{\Phi_{\mathrm{F}}^2 - \frac{p_{\mathrm{M}} F^2}{\varrho_{\mathrm{M}} \cdot \dot{V}_0^2}} .$$

Bezieht man die obigen Überlegungen auf einen Brenner der Bauart, wie sie bei Kochgeräten üblich sind (Bild 3.37), so wird es notwendig,

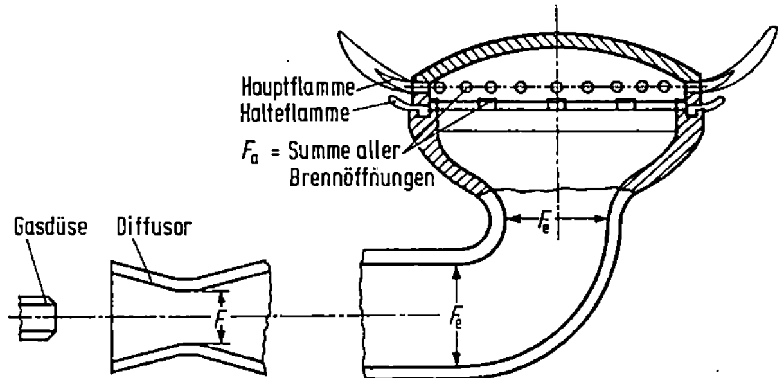

Bild 3.37. Kochstellenbrenner (mit ringförmiger Halteflamme)

die Geschwindigkeitsänderungen im Diffusor und an den Brennöffnungen zu berücksichtigen und dabei den Diffusorwirkungsgrad η und den Ausflußbeiwert α der Brennöffnungen einzuführen. Dann wird

$$p_{\mathrm{M}} = \frac{\varrho_{\mathrm{M}}}{2} \left(\frac{\dot{V}}{F}\right)^2 \left\{ \frac{1}{\alpha^2} \left[\left(\frac{F}{F_{\mathrm{a}}}\right)^2 - \left(\frac{F}{F_{\mathrm{e}}}\right)^2 \right] + \eta \left[\left(\frac{F}{F_{\mathrm{e_1}}}\right)^2 - 1 \right] \right\} .$$

Die Bedeutung der Flächenangaben geht aus Bild 3.37 hervor. Man findet damit das tatsächliche Volumenstromverhältnis aus

$$\Phi = \frac{\Phi_{\mathrm{F}}}{\sqrt{1 + \frac{1}{2} \left\{ \frac{1}{\alpha^2} \left[\left(\frac{F}{F_{\mathrm{a}}}\right)^2 - \left(\frac{F}{F_{\mathrm{e}}}\right)^2 \right] + \left[\left(\frac{F}{F_{\mathrm{e}}}\right)^2 - 1 \right] \right\}}} .$$

Glieder für Reibungsverluste im Brennerrohr oder für einen Gegendruck in dem Raum, in dem die Flamme brennt, lassen sich sinngemäß einführen. Die Kompressibilität wurde vernachlässigt, was bei den geringen Druckunterschieden der meisten technischen Brenner zulässig ist.

Weiter ist die Tatsache vernachlässigt, daß die Betriebstemperatur des Brenners einen Einfluß auf die Luftsaugung ausübt. Aus Versuchen ist bekannt, daß die Luftsaugung des Brenners nach Bild 3.37 im Laufe von 10 bis 15 Minuten auf etwa 90 % des Anfangswertes abnimmt. Der Grund liegt in der Erwärmung der einströmenden Umgebungsluft durch den Brenner und der damit verbundenen Dichteabnahme.

Die u^2 proportionalen Änderungen der Strömungsenergie im Diffusor, Brennstellen usw. bewirken, daß das Luftansaugeverhältnis technischer Brenner mit dem Durchsatz veränderlich ist.

3.5.2 Einfach- und Mehrfachbrenner

Bild 3.38 zeigt drei Injektorbrenner, bei denen ein Injektor jeweils nur eine Brennöffnung versorgt. Außer dem Bunsenbrenner ist ein Gasgerätebrenner, welcher als Bauelement z.B. für die Brenner von Heizkesseln dient, und ein Industrieofenbrenner gezeigt. Bild 3.39 stellt den Brenner eines Zimmerofens dar. Ebenso wie bei 3.37 versorgt ein Injektor eine größere Zahl von Brennöffnungen. Form und geometrische Anordnung der Einzelbrennstellen richten sich vorwiegend nach der Beheizungsaufgabe, der schmale, gestreckte Grundriß eines Heizofens erfordert z.B. den Stangenbrenner (Bild 3.39). Die einzelnen Brennöffnungen dürfen bei Erdgas nicht weiter als etwa $5d_0$ voneinander entfernt sein, da man von einer zentralen Stelle aus zünden will. Bei Koksofengas sind auch wesentlich größere Abstände bis $10d_0$ möglich, ohne daß der Durchzündvorgang zu lange dauert. Ausströmgeschwindigkeiten des Gemisches liegen bei 5 m/s. Damit wird bei den üblichen gasreichen Mischungen mit einem Erstluftanteil $\lambda_1 \approx 0{,}6$ der Innenkegel der Erdgasflamme etwa 7 Brennerdurchmesser lang, der der Stadtgasflamme etwa 3 Durchmesser. Unter den gleichen Bedingungen werden je cm^2 Brenneröffnung etwa 4000 kJ/h zugeführt.

Die wichtigste konstruktive Entscheidung ist die Festlegung des engsten Mischrohrquerschnitts. Damit wird nicht nur der Erstluftanteil bestimmt, sondern es wird gleichzeitig darüber entschieden, welcher Volumenstrom und damit auch welcher Druck und welcher Impuls an den Brennöffnungen zur Verfügung steht. Gewöhnlich ist ein Kompromiß zwischen der aus Regelgründen erwünschten Verminderung der Luftzufuhr und der damit verbundenen Verlängerung und Rußneigung der Flammen zu treffen.

Eine Verkürzung der Sekundärflammen ist erwünscht, wenn diese auf den zu beheizenden Gegenstand auftreffen. Dieser Vorgang führt gewöhnlich dazu, daß eine Teilmenge des Brennstoffs unverbrannt in die Umgebung gelangt. Diese enthält auch bei CO-freiem Brennstoff wie Methan merkliche Anteile von CO, da dies beim Abbau aller Kohlenwasserstoffe als Zwischenprodukt auftritt. Auch der Austritt anderer Zwischenprodukte, z. B. CH_2O, ist unerwünscht.

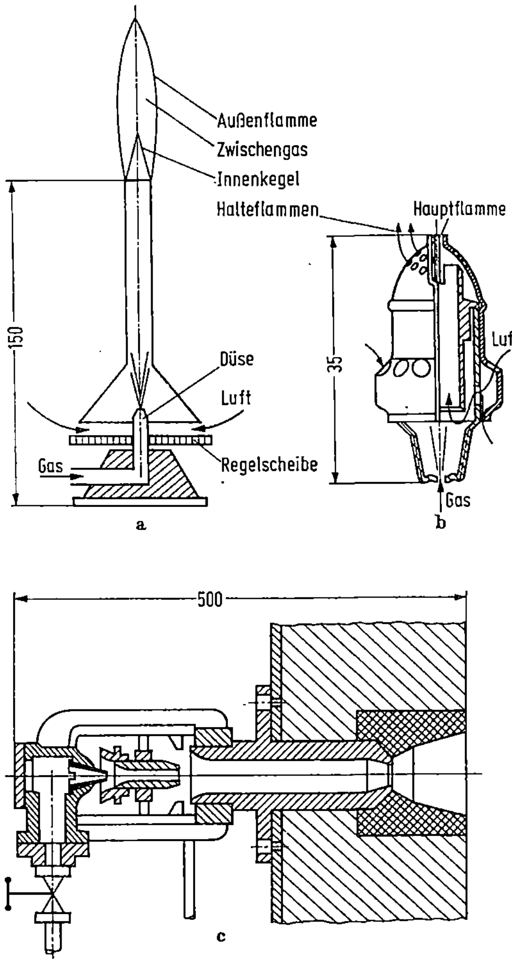

Bild 3.38.a–c. Injektorbrenner mit einer Brennstelle. a) Bunsenbrenner; b) Einzelelement eines Heizkesselbrenners; c) Brenner für Industrieöfen

Bei nicht auftreffenden Flammen kann eine größere Länge mit Rücksicht auf die Strahlungswärmeabgabe erwünscht sein, so daß sich eine geringe Erstluftansaugung empfiehlt. Man gelangt dabei in den Bereich der vorgemischten Diffusionsflammen, d.h. der Vormischflammen ohne Innenkegel.

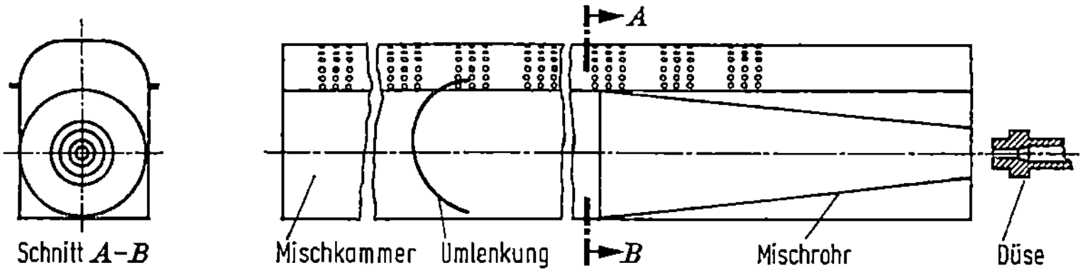

Bild 3.39. Stangenbrenner eines Heizofens

3.5.3 Halteflammen und Flammenhalter

Um den Regelbereich von Brennern zu vergrößern, stehen als konstruktive Hilfsmittel Halteflammen und Flammenhalter zur Verfügung. Beide haben den Zweck, die Abhebegrenze in das Gebiet höherer Strömungsgeschwindigkeiten zu verlegen. Sie sind besonders wichtig für Erdgas- und Flüssiggasbrenner, da diese Brennstoffe wegen ihrer niedrigen Flammengeschwindigkeit ungleich mehr zum Abheben neigen als z. B. Koksofengas. Alle Erd- und Flüssiggasbrenner, deren Flammen ständig oder häufig in kalter Umgebung brennen, werden mit Halteflammen oder Flammenhalter ausgerüstet.

Als *Halteflammen* werden kleine Hilfsflammen bezeichnet, welche zwar von der gleichen Quelle mit Brenngemisch versorgt werden wie die Hauptflamme, aber ein anderes Stabilitätsdiagramm besitzen. Dies erreicht man dadurch, daß man in die Ausströmöffnungen der Halteflammen Widerstände einbaut, welche die Ausströmgeschwindigkeit vermindern. Wenn das Gemisch den Halteflammen mit geringerer Geschwindigkeit zufließt als der Hauptflamme, so brennen diese noch stabil, wenn die Hauptflamme bereits abhebt. Die ständige Energiezufuhr von den Halteflammen her bewirkt eine Erwärmung des Brenngemischs der Hauptflamme und führt zu einer Verbesserung der Stabilität.

Bild 3.40 läßt dies an einem Brennerdiagramm erkennen, in welchem die Abhebelinie der Hauptflamme mit und ohne Halteflammen eingetragen ist. Man erkennt, daß die Haltewirkung erst von einer gewissen Ausströmgeschwindigkeit an wirksam wird. Im darunterliegenden Bereich brennt die Halteflamme nicht stabil, sie liegt hier noch im Rückschlaggebiet, kann jedoch nicht zurückschlagen, da die Weite ihrer Austrittsöffnung unter dem doppelten Löschabstand liegt. Sie kann also nur erlöschen. In diesem Bereich strömt das Halteflammengas zunächst unverbrannt aus und wird nachträglich in der Hauptflamme verbrannt. Bei steigender Geschwindigkeit werden die Halteflammen von der Hauptflamme gezündet und bei noch weiter steigender Geschwindigkeit üben sie ihre Haltewirkung aus. Die Hauptflamme hebt schließlich ab, wenn auch die Halteflammen ihre Abhebegrenze erreicht haben.

Konstruktiv erreicht man die geringe Ausströmgeschwindigkeit des Halteflammengemischs entweder durch lange Strömungskanäle oder durch eine mehrstufige Entspannung. Beispiele dazu zeigt Bild 3.41.

Als *Flammenhalter* bezeichnet man Strömungshindernisse, die in Form von Stäben oder Platten in der Nähe der Brennermündung angebracht werden. Ihre Wirkung ist doppelter Art: Der Flammenhalter erwärmt sich durch Einstrahlung aus der Flamme, u.U. auch durch

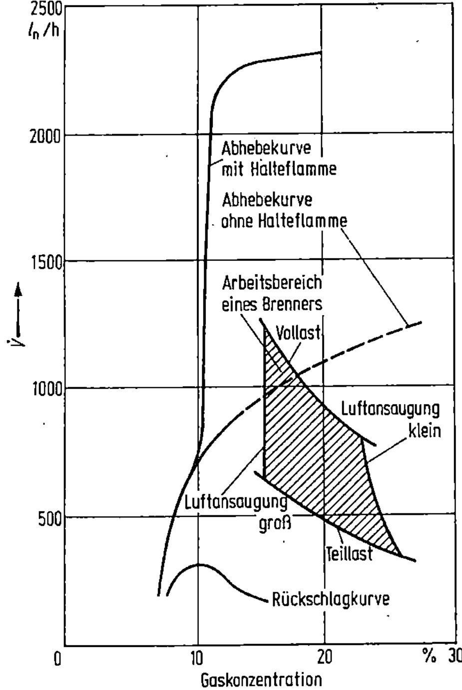

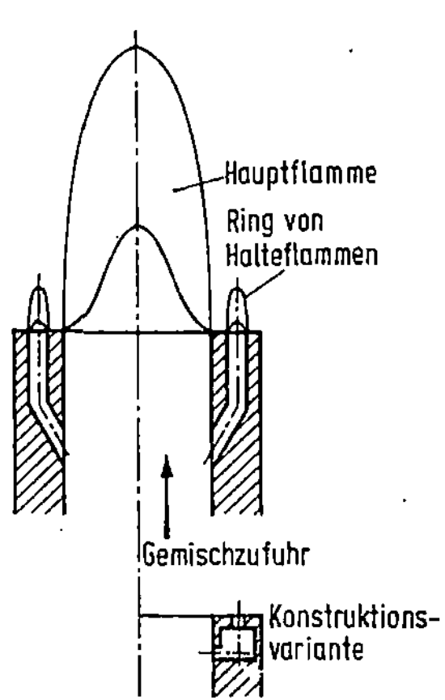

Bild 3.41. Halteflammenbrenner, schematisch

Bild 3.40. Stabilitätsdiagramm eines Brenners mit Halteflammen und Arbeitsbereich des Brenners

Wärmeleitung aus anderen Bereichen hoher Temperatur und kann dadurch Wärme an das vorbeiströmende Gemisch weitergeben. Er wirkt insofern ähnlich wie eine Halteflamme. Der Haupteffekt besteht darin, daß im Strömungsschatten des Hindernisses ein Rückströmgebiet entsteht. Die zurückströmende Substanz enthält heißes Rauchgas, welches dazu beiträgt, das kalte Gemisch auf Zündtemperatur zu bringen.

Dieser Effekt wird in erster Linie bei turbulenten Diffusionsflammen ausgenutzt, kann aber auch für Vormischbrenner nutzbar gemacht werden (Abschn. 4.3.6).

3.5.4 Rückschlagsicherungen

Konstruktive Maßnahmen, die es gestatten, die Rückschlagzone des Brennerdiagramms einzuschränken, gibt es nicht. Man ist gezwungen, bei der Konstruktion des Brenners außerhalb dieses Gebietes zu bleiben. Trotzdem sind Rückschlagsicherungen immer dann nötig, wenn das Zurückschlagen einer Flamme in den Brenner gefährliche Folgen haben kann, z.B. wenn zündfähiges Gemisch über größere Strecken verteilt wird, wie es bei zentralen Mischanlagen der Fall ist. Durch unbeabsichtigte Veränderung der Austrittsgeschwindigkeit, insbesondere aber beim Anfahren und Abstellen des Brenners, können die zum Rückschlag erforderlichen Voraussetzungen leicht auftreten. Man bedient sich in solchen Fällen der Rückschlagsicherung. Diese beruht auf der Wirkung des Löschabstands. Siebe, Schlitze o.ä. sorgen dafür, daß in einem Strömungsquerschnitt keine Teilöffnung vorhanden ist, welche eine größere Breite als den doppelten Löschabstand aufweist. Dabei sind die örtlichen Temperaturen zu berücksichtigen. Die Größe des Löschabstands ist temperaturabhängig. Sind im Bereich des Brenners hohe Temperaturen zu erwarten, so ist es meist nötig, die Rückschlagsicherung in einer gewissen Entfernung vom Brenner anzubringen.

Bei Wirksamwerden der Rückschlagsicherung erlischt die Flamme. Eine zusätzliche Sicherung muß dafür sorgen, daß beim Verschwinden der Flamme die Gaszufuhr unterbrochen wird.

3.5.5 Sonderformen: Strahlungsplatten, Tunnelbrenner

Eine Sonderform der Injektorbrenner sind die Brenner mit Strahlungsplatten, wie sie zunächst für die Gebäudebeheizung verwendet wurden. Bei dieser Bauart wird die Verbrennungswärme nicht unmittelbar, sondern unter Zwischenschalten eines strahlenden Festkörpers an die zu beheizenden Stoffe und Objekte weitergeleitet.

Obwohl jeder zusätzliche Wärmeaustausch einen Exergieverlust verursacht, hat der Strahlplattenbrenner Vorteile, da Gasflammen durch Strahlung ungleich schlechter Wärme abzugeben vermögen als Festkörper. Der Emissionsgrad kleiner Gasflammen liegt weit unter 0,1, der von feuerfesten Stoffen aber nahe 1. Außerdem kann die strahlende Fläche leichter als eine Flamme in die Form gebracht werden, die für die jeweilige Aufgabe zweckmäßig ist. Bild 3.42 zeigt eine Strahlplatte der für Heizzwecke üblichen Bauart. Ein zentraler Injektor erzeugt ein stöchiometrisches Gemisch. Dies gelangt über eine Verteilungskammer an die Strahlplatte, die aus keramischem Material besteht und sehr dicht angeordnete Löcher von etwa 1 mm Durchmesser enthält, durch welche das Gemisch austritt. Es verbrennt während des Durchströmens durch die Platte. Die Vielzahl der kleinen Einzelflammen bewirkt einen guten Wärmeaustausch zwischen Flammengasen und fester Wand. Die zum Erreichen der Zündtemperatur nötige Wärme entnimmt das Gemisch aus der Platte, während es die Löcher durchströmt. Dadurch kühlt es gleichzeitig die Platte und verhindert damit den Rückschlag. Eine niedrige Wärmeleitzahl der Platte ist notwendig, um die in Bild 3.42 gezeigte Temperaturverteilung zu erreichen.

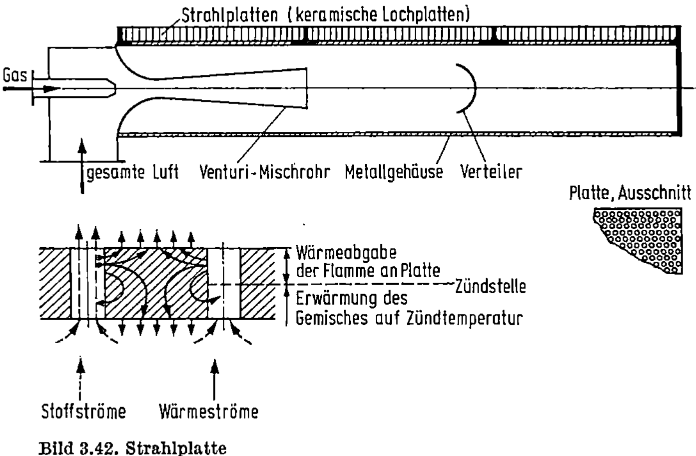

Bild 3.42. Strahlplatte

Eine Heizplatte mit einem Energieverbrauch von 12500 kJ/h benötigt eine Strahlfläche von etwa 260 cm² und weist etwa 8000 Einzelbrennöffnungen auf. Sie liefert einen Strahlungswärmestrom von etwa 30 kJ/cm² h.

Man arbeitet mit Plattentemperaturen von 800 bis 900 °C; höhere Temperaturen sind möglich, bewirken aber hohe Verluste durch die fühlbare Wärme der austretenden Abgase. Niedrigere Temperaturen des Strahlers bis herab zu etwa 400 °C sind besonders bei leicht zündenden Gasen möglich. Dabei unterschreitet man die Zündtemperatur und kommt deshalb ohne katalytische Wirkung nicht aus. Man benutzt als Kontakt Platin, anstelle der Lochplatte tritt ein Asbestgewebe.

Eine der Strahlplatte verwandte Konstruktion ist die Strahlungswand, welche anstelle der Lochplatten poröse feuerfeste Steine verwendet. Man benötigt hierfür Drücke in der Größenordnung von 30 mbar, während die Lochplatten mit etwa 0,1 mbar auskommen, einem Druck, den man mit Injektoren erzeugen kann, die mit dem Gasdruck üblicher Versorgungsnetze betrieben werden, während für Strahlungswände ein Gebläse benötigt wird.

Bei der Strahlungswand (Bild 3.43) wird eine Anzahl von Steinen zu einem Wandelement zusammengefaßt, das zentral mit Gemisch versorgt wird. Um die Rückschlaggefahr durch Mauerfugen zu vermeiden, wird die Steinrückseite mit Blechen verkleidet und das Gemisch nur jeweils in Steinmitte in die Wand geführt. Die wärmewirtschaftlichen Nachteile sind die gleichen wie bei der Lochplatte: Der Abgasverlust ist hoch, wenn sich die Abwärme nicht anderweitig verwerten läßt. Wie bei allen Gemischbrennern ist eine Abwärmeverwertung durch Luftvorwärmung nicht möglich. Strahlwände werden deshalb nur benutzt,

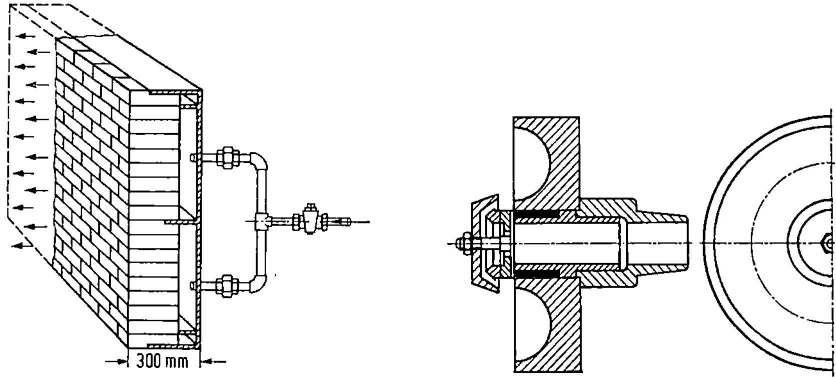

Bild 3.43. Strahlungswand

Bild 3.44. Oberflächenbrenner

wenn der Vorteil der guten räumlichen Verteilung der Wärmezufuhr entscheidend wichtig ist, oder wenn der hohe Abwärmeverlust aus anderen Gründen, z.B. bei kurzfristigem Betrieb, in Kauf genommen werden kann.

Eine Variante, den Oberflächenbrenner, zeigt Bild 3.44. Er dient ebenso wie die vorher besprochenen der Ausnutzung der Festkörperstrahlung, jedoch wird hier die Strahlfläche nicht von innen her, sondern von der abstrahlenden Seite aus beheizt. Durch Auftreffen der Flamme und hohe Geschwindigkeit des vorbeiströmenden Gemisches bewirkt man eine schnelle Wärmeübertragung an den Stein.

Ein Brenner, der 30 000 kJ/h verbraucht, hat einen Strahlstein von etwa 150 mm Durchmesser. Solche Brenner eignen sich für örtlich konzentrierte Beheizung, können aber auch in entsprechender Stückzahl für die Beheizung größerer Flächen benutzt werden.

Bei allen Strahlungsbrennern wird die Verbrennung im Strahlungsstein oder dessen nächster Umgebung beendet, sie eignen sich also für Heizungsaufgaben, bei denen das Wärmgut nicht mit Brennstoff, Luft oder reagierenden Gasen in Berührung kommen darf.

3.5.6 Betriebseigenschaften von Vormischbrennern

Für die Beurteilung der brenntechnischen Eigenschaften von Vormischbrennern spielen folgende Gesichtspunkte eine Rolle:

Form und Länge der Flammen,
Luftansaugung im Normalbetrieb,
Regelbereich des Brennstoffstroms und gegebenenfalls des Mischungsverhältnisses,
Sicherheit gegen Abheben und Zurückschlagen,
Anteile von Ruß, CO und anderen Zwischenprodukten der Verbrennung im Abgas,
Empfindlichkeit gegen Wechsel der Eigenschaften des Brenngases.

Luftansaugung, Flammenlänge und -form lassen sich vorausberechnen und die Stabilitätsgrenzen nach Literaturdaten abschätzen. Vielfach ist versucht worden, die genannten Eigenschaften in empirischen Diagrammen zusammenzufassen.

Eine erste Beurteilung ergibt sich, wenn man in ein Stabilitätsdiagramm den Regelbereich für Durchsatz und Luftansaugung einträgt. Man erhält dabei z.B. Bild 3.40, das man durch Hinzunahme von Gasen abweichender Eigenschaften ergänzen kann.

Unter dem Stichwort „Austauschbarkeit von Gasen" hat man den Einfluß der Gaseigenschaften eingehend untersucht.

Im Betrieb von Gasnetzen können folgende Veränderungen auftreten:

Änderung des Druckes bei wechselnder Netzbelastung. Die Ursachen von Druckschwankungen sind gut überschaubar, Abhilfe durch systematische Verwendung von Reglern ist nicht allzu aufwendig.
Änderung von Heizwert, Dichte und Flammengeschwindigkeit, z.B. bei Verwendung von Erdgasen aus verschiedenen Quellen oder bei Übergang von Koksofengas auf Spaltgas u.ä.

Um diese Einflüsse quantitativ zu erfassen, hat man Heizwert und Dichte im „Wobbe-Index" zusammengefaßt. Dieser ist aus der Berechnung des Volumenstroms hergeleitet, der aus einer Düse austritt. Durch Hinzunahme des Heizwertes kommt man auf den Wärmestrom

$$\dot{Q} = \alpha \cdot F_0 \cdot H_\mathrm{u} \sqrt{p/\varrho} = \alpha F_0 \cdot \sqrt{p} \cdot W_\mathrm{u}' \,,$$

wobei α alle Einflüsse von Düsenreibung und Strahlkontraktion erfaßt. Der so hergeleitete Wobbe-Index W_u' wird gewöhnlich mit der Luftdichte modifiziert, da es in der Gastechnik üblich ist, mit dem Dichteverhältnis Gas–Luft zu rechnen. Damit wird der Wobbe-Index

$$W_\mathrm{u} = H_\mathrm{u}/\sqrt{\varrho_\mathrm{g}/\varrho_\mathrm{l}} \quad \text{oder entsprechend} \quad W_\mathrm{o} = H_\mathrm{o}/\sqrt{\varrho_\mathrm{g}/\varrho_\mathrm{l}} .$$

Er enthält die beiden Einflüsse, die für Veränderungen des Wärmestroms bei gegebenem Brenner verantwortlich sein können, d.h. Heizwert und Dichte des Brennstoffes. Die Bildung einer dimensionslosen Vergleichsgröße etwa durch Bezugnahme auf einen Normalbrenner und ein Normalgas ist nicht üblich.

Der Wärmestrom eines Brenners ändert sich proportional dem Wobbe-Index. Der Einfluß der Gaszähigkeit auf den Ausflußvorgang wird als klein vernachlässigt.

Druckschwankungen kann man durch den erweiterten Wobbe-Index berücksichtigen, es ist

$$W_{u,e} = H_u \Big/ \sqrt{\frac{p \cdot \varrho_l}{\varrho_g}} \;; \qquad W_{o,e} = H_o \Big/ \sqrt{\frac{p \cdot \varrho_l}{\varrho_g}} \,.$$

Somit kann man die Einflüsse des Gases durch zwei Größen, Wobbe-Index und Flammengeschwindigkeit, darstellen. Für die Beurteilung des Verhaltens von Brennern interessiert aber mindestens eine dritte Größe, die Luftansaugung.

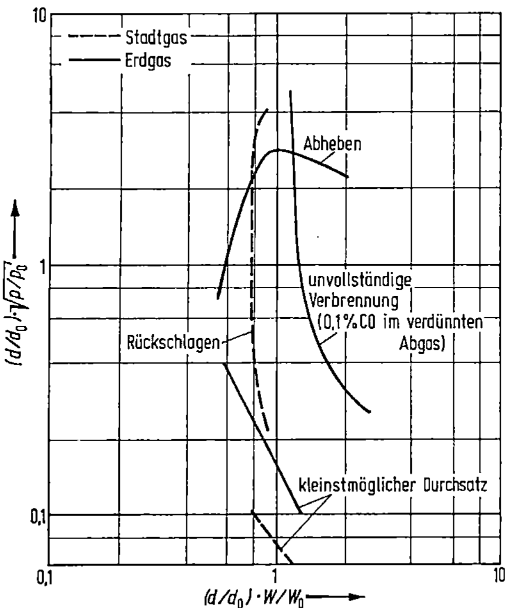

Bild 3.45. Verbrennungsdiagramm nach van der Linden [42]

Eine Reihe von Autoren hat versucht, mit Hilfe des Wobbe-Index möglichst universelle Brennerdiagramme aufzustellen [39, 40, 41]. Am ergiebigsten ist das von van der Linden angegebene Diagramm, Bild 3.45 [42].

Er trägt in seinem Diagramm Wärmestrom und Luftansaugung auf. Letztere ist bei gegebenem Gas ein Maß für die Flammengeschwindigkeit des Gemisches, so daß man mit zwei Variablen auskommt. Der zugeführte Wärmestrom $\dot{Q}$ ist:

$$\dot{Q} = k_1 \cdot d^2 \cdot W_0 \sqrt{p}.$$

Für die Luftansaugung wird die Massenansaugung des Gasstrahls zugrunde gelegt. Es ist:

$$\dot{M} = (1 + \lambda_1) \cdot \dot{M}_0 = k_2 \, x/d \cdot \sqrt{d_v}$$

mit $\lambda_1 = l_1/l_{\min}$ und dem Index 1 für die Erstluftansaugung sowie dem Dichteverhältnis d_v.

Mit der Näherung $l_{\min} \approx k_3 \cdot H_0$ kann man den Wobbe-Index einführen und erhält für einen gegebenen Brenner und mit Vernachlässigung des Summanden 1 in der Klammer:

$$\lambda_1 \approx k_4/d \cdot W_0.$$

Da die Verbrennung in der Vormischflamme von λ_1 abhängt, wird gesetzt:

$$d^2 \cdot W_0 \cdot \sqrt{p} = f(d \cdot W_0)$$

bzw.

$$d \cdot \sqrt{p} = f'(d \cdot W_0).$$

Diese beiden Größen werden als Koordinaten benutzt und zu diesem Zweck mit Standardgrößen dimensionslos gemacht.

Durch doppeltlogarithmische Darstellung ergeben sich einfache Verhältnisse. Man kann den sogenannten Gasmodul, nämlich die Größe $W_0/\sqrt{p}$, auf einer 45°-Linie ablesen. Dieser Gasmodul ist ein Maß für die Impulskraft und damit für die Luftansaugung eines Brenners. Die Wärmebelastung kann man von der anderen 45°-Linie ablesen. Durch Eintragen der empirisch gefundenen Grenzen für Abheben, Zurückschlagen, CO-Bildung und Rußen läßt sich der Arbeitsbereich eines bestimmten Brenners ermitteln und sein Verhalten bei Veränderung der Gasart beurteilen. Das Diagramm ist dadurch trotz der beschriebenen Vereinfachungen universell anwendbar.

Bei der Umstellung auf eine Gasart wesentlich anderer Eigenschaften, z.B. von Koksofengas auf Erdgas, müssen bei Vormischbrennern grundsätzlich die Düsen ausgewechselt werden, sofern man nicht einstellbare Nadeldüsen verwendet. Die übrigen Bauteile des Injektors bedürfen keiner Änderung, insbesondere wenn man durch passende Wahl des Druckes vor der Düse dafür sorgt, daß bei beiden oder auch allen drei in Betracht kommenden Gasarten das jeweils gewünschte Erstluftverhältnis erreicht wird.

Ob die eigentliche Brenneraustrittsöffnung beibehalten werden kann, hängt von den Stabilitätsverhältnissen ab, vielfach ist es notwendig, für den Betrieb mit Erd- und Flüssiggas Halteflammen anzuwenden. Bei Allgasbrennern werden diese von vornherein vorgesehen und sind dann auch bei Stadtgasbetrieb in Gebrauch, obwohl sie dafür nicht nötig wären.

Literatur zu Kapitel 3

1 Coward, H. F.; Jones, G. W.: Limits of flammability of gases and vapours. Bureau of Mines, Bull. 503, Washington 1952.

2 Zabedakis, M. G.: Flammability characteristics of combustible gases and vapours. Bureau of Mines, Bull. 627, Washington 1965.

3 Semjonoff, N. N.: Theory of normal flame propagation. Engl. Übers. NACA TM 1026 (1942).

4 de Soete, G.; van Tiggelen, A.: Das Abschrecken vorgemischter Flammen durch parallele Wände. VDI-Ber. 146 (1970) 35–43.

5 Spalding, D. B.: Predicting laminar flame speed in gases. Combustion and Flame 1 (1957) 287–307 (2 Teile).

6 Dixon-Lewis, G.: Flame structure and flame reaction kinetics. Proc. Royal Soc. London A 298 (1967) 495–513; A 307 (1968) 111–135; A 308 (1969) 517–536.

7 Günther, R.; Janisch, G.: Measurement of burning velocity in a flat flame front. Combustion and Flame 19 (1972) 49–54.

8 Janisch, G.: Geschwindigkeits- und Temperaturverteilung in einer ebenen laminaren Flammenfront. Chem. Ing. Techn. 43 (1971) 561–565.

9 Maier, P.: Methoden der Flammengeschwindigkeitsmessung. Gaswärme 11 (1962) 170–176.

10 Lindow, R.: Zur Bestimmung der laminaren Flammengeschwindigkeit. Diss. TH Karlsruhe 1966, und: Eine verbesserte Brennermethode... BWK 20 (1968) 8–14.

11 Weinberg, F. J.: Optics of flames. London 1963.

12 Powling, J.: A new burner method for the determination of low burning velocities. Fuel 28 (1949) 25–28.

13 Scholte, T. G.; Vaags, P. B.: Burning velocities of mixtures of hydrogen, carbon-monoxide and methane with air. Combustion and Flame 3 (1959) 511–524.

14 Günther, R.; Janisch, G.: Meßwerte der Flammengeschwindigkeit von Gasen und Gasgemischen. Chem. Ing. Techn. 43 (1971) 975–978.

15 Lindow, R.: Vereinfachtes Verfahren zur Bestimmung der Flammengeschwindigkeit. Gras- und Wasserfach 108 (1967) 1277–1286.

16 Bunte, K.; Litterscheidt, W.: Die Entzündungsgeschwindigkeit von Gasgemischen. Gas- und Wasserfach 73 (1930) 837–842, 871, 878, 890–896.

17 Wilhelmi, H.: Explosionsdrücke und Flammengeschwindigkeit von Gemischen aus Brenngas, Sauerstoff und Stickstoff. Diss. TH Karlsruhe 1963 und: Chem. Ing. Techn. 37 (1965) 826–829.

18 Karlovitz, B.; Denniston, D. W.; Wells, F. E.: Studies on turbulent flames. 4. Symp. on Combustion, Baltimore 1953, S. 613–620.

19 Burgess, D.: Structure and propagation of turbulent Bunsen flames. Bull. Bureau of Mines 604, 1962.

20 Schelkin, K. I.: On combustion in turbulent flow. Journ. Techn. Fisiki 13 (1943) 520. Engl. Übers. NACA TM 1110 (1947).

21 Karlovitz, B.: Application of the electronic probe to the study of turbulent flames. J. Appl. Phys. 28 (1957) 70–75.

22 Damköhler, G.: Der Einfluß der Turbulenz auf die Flammengeschwindigkeit in Gasgemischen. Z. Elektrochem. 46 (1940) 601–626.

23 Karlovitz, B.: Investigation of turbulent Flames. J. Chem. Phys. 19 (1951) 541–547.

24 Fox, M. D.; Weinberg, F. J.: An experimental study of burnerstabilized turbulent flames in premixed reactants. Proc. Royal Soc. Ser. A 268 (1962) 222–239.

25 Kleine, R.: Geschwindigkeitsmessungen in turbulenten Vormischflammen. Chem. Ing. Techn. 45 (1973) 300–306.

26 Scurlock, A. C.; Grover, J. H.: Propagation of turbulent flames. 4. Symp. on Combustion 1963, S. 645–658.

27 Bollinger, L. M.; Williams, D. T.: Effect of Reynolds number in turbulent flow range on flame speeds of Bunsen burner flames. NACA-Report 932, 1949.

28 Hess, H.: Flammenlänge und Flammenstabilität. Diss. TH Karlsruhe 1964.

29 Morillon, R.: La stabilité des flammes de gaz. Rev. gén. therm. 7 (1968) 1029–1044.

30 Grumer, J., Harris, M. E.; Rowe, V. R.: Fundamental flashback, blow-off and yellow-tip limits of fuel-gas-air-mixtures. Bureau of Mines, Rep. of Inv. 5225, Pittsburgh 1956.

31 Maier, P.: Stabilitätsuntersuchungen an Gasbrennern. Gas- und Wasserfach 100 (1955) 109–115.

32 Karlovitz, B.: Flow phenomena and flame technology. Chem. Eng. Progr. 61 (1965) 56–62.

33 Lewis, B.; von Elbe, G.: The concept of flame stretch. J. Phys. Chem. 37 (1963) 287–298.

34 Reed, St. B.: Flame stretch: a connecting principle for blow-off data. Combustion and Flame 11 (1967) 177.

35 Janisch, G.: Zur Stabilisierung laminarer Vormischflammen. Diss. Karlsruhe 1972.

36 Datta, P.; Hayward, B. M.; Reed, S. B.: A flame structure study of the stabilizing region of a laminar burner flame. Combustion and Flame 17 (1971) 399–408.

37 Edmondsen, M.; Heap, M. P.: The correlation of burning velocity and blow-off data by the flame stretch concept. Combustion and Flame 15 (1970) 179–187.

38 Rao, N.; Kremer, H.: Injektoren für gas- und dampfförmige Medien. Essen 1970.

39 Gilbert, M. G.; Prigg, J. A.: The prediction of the combustion characteristics of town-gas. The Gas Council Research Comm. Gl 35 (1956).

40 Holmquist, R.: Kontrolle der Gasqualität mit Hilfe der Kennziffern c_K und W. Gaswärme 8 (1959) 299, 308, 344–355.

41 Delbourg, P.: Die Austauschbarkeit der Gase. Gaswärme 7 (1958) 342–357.

42 van der Linden, A. A.: Ein neues Verbrennungsdiagramm und sein Gebrauch in der Gastechnik. Gaswärme Internat. 18 (1969) 160–168.

4. Freistrahlen.
Diffusionsflammen gasförmiger Brennstoffe

4.1 Freistrahlen

In den Versorgungssystemen, Brennern und Abgaswegen der Feuerungen
gelten die Gesetze der Rohr- bzw. Düsenströmung, in Feuerräumen ist
jedoch die Strömung meistens nicht geführt, da man Wandberührung
der Flamme wegen Korrosionsgefahr oder aus Furcht vor Ablagerungen
oder örtlichen Temperaturspitzen vermeidet. Das Strömungsfeld wird
in diesem Fall durch die Trägheitskräfte der aus dem Brenner austretenden Medien und durch die Auftriebskräfte (Lagekräfte) bestimmt, die
infolge der immer vorhandenen Dichte- bzw. Temperaturunterschiede
auftreten. Druckkräfte können in einer ungeführten Strömung nur in
dem Ausmaß vorkommen, in dem sie von Trägheits- oder Auftriebskräften hervorgerufen werden.

Die Größe von Auftriebskräften ist nicht beliebig wählbar. Das
Temperaturniveau wird durch den Prozeß gegeben und Temperaturunterschiede liegen notwendigerweise in bestimmten Grenzen. Somit
kann man das Strömungsfeld nur selten und in geringem Umfang mit
Hilfe der Auftriebskräfte beeinflussen. Die Trägheitskräfte bestimmen
deshalb das Strömungsfeld.

Da Einbauten in Feuerräumen aus Werkstoffgründen nur schlecht
möglich sind, ist die Aufgabe gestellt, den gewünschten Strömungsverlauf durch die Anfangsbedingungen, d.h. die Konstruktion des Brenners
sicherzustellen. Aus diesem Grunde sind die Eigenschaften der Freistrahlen für die Strömungsverhältnisse in Feuerräumen entscheidend
wichtig.

4.1.1 Geometrie und Eigenschaften von Freistrahlen

Freistrahl heißt ein Strom eines Fluids, der aus einer Öffnung in eine
Umgebung austritt, in der er sich unbeeinflußt von Wänden oder von
anderen Strömen ausbreitet. Voraussetzung dafür ist, daß die Trägheitskräfte erheblich größer sind als die Lagekräfte. Einfachster Fall ist der

Luftstrahl von Raumtemperatur und kreisrundem Querschnitt, der sich in einem (praktisch) unbegrenzten Volumen ruhender Luft bewegt. In diesem Fall sind Lage- und Druckkräfte vernachlässigbar klein. Man kann für das ganze Strömungsfeld mit guter Näherung konstanten Druck voraussetzen. Die am Strahlanfang herrschende Strömungskraft ändert sich längs des Weges nicht. Die Impulskraft I ist

$$I = 2\pi \int\limits_0^r \varrho\, u^2 y \,\mathrm{d}y$$

mit r als größtem Wert der Radialkoordinate y. Die mittlere Geschwindigkeit u_M wird

$$I/\dot{M} = u_\mathrm{M},$$

wobei $\dot{M}$ den Massenstrom bezeichnet. Da $M \cdot u$ in der Mechanik als Impuls bezeichnet wird, nennt man die entsprechende auf einen Massenstrom bezogene Größe auch Impulsstrom. Sie hat die Dimension einer Kraft.

Infolge des Geschwindigkeitsgefälles zwischen Strahl und Umgebung treten Reibungskräfte auf, welche Umgebungssubstanz mitreißen und dabei die Strahlsubstanz verzögern. Der Massenstrom eines Strahls nimmt deshalb stetig zu. Da man alle bewegten Substanzteile als Teile des Strahls betrachtet, herrscht am Strahlrand bei Radien $>r$ die Geschwindigkeit Null. In der Bilanz der äußeren Kräfte sind somit die Reibungskräfte zu vernachlässigen. Hat der Strahl eine andere Temperatur oder besteht er aus einer anderen Substanz als die Umgebung, so ist der Impulsaustausch von Wärme- bzw. Stoffaustausch begleitet.

Steuernde Größen dieser Austauschvorgänge sind im laminaren Fall die kinematische Zähigkeit ν, die Temperaturleitzahl a bzw. die Diffusionszahl D. Diesen durch die Moleküleigenschaften bestimmten Stoffgrößen sind im turbulenten Strömungszustand zusätzliche Austauschgrößen überlagert, welche als turbulente Austauschgrößen von Impuls, Wärme und Stoff ε_t, ε_q und ε_c bezeichnet werden. Sie hängen von den Eigenschaften des Feldes ab, sind also bei verschiedenen Randbedingungen und von Ort zu Ort verschieden. Die turbulenten Austauschgrößen übertreffen die laminaren um mehrere Größenordnungen.

Umfangreiche Informationen stehen für den drallfreien Einzelstrahl zur Verfügung. In der Feuerungstechnik interessieren außerdem zahlreiche andere geometrische Anordnungen, z.B. konzentrische Doppelstrahlen, bei denen ein Luftstrom von ringförmigem Querschnitt einen Gasstrahl umgibt, ferner Drallstrahlen, gegeneinander geneigte Strahlen, Vielfachstrahlen u.a.

4.1.2 Laminare Freistrahlen

In Feuerungen spielen laminare Strahlen eine geringe Rolle. Laminare Vormischflammen brennen überwiegend in dem Teil des Strahlanfangs, welcher von der ruhenden Umgebung nicht beeinflußt ist und somit die Eigenschaften der Düsen- bzw. Rohrströmung behalten hat. Nur für Diffusionsflammen ist im laminaren Fall die Kenntnis der Strahleigenschaften von Bedeutung. Da solche Flammen selten vorkommen, werden hier nur die wichtigsten Gebrauchsformeln wiedergegeben.

Schlichting [B 5] gibt Funktionen für die örtliche Verteilung der Längegeschwindigkeit, für die Quergeschwindigkeit am Strahlrand und für den Volumenstrom ebener und kreisrunder Strahlen. Der Achsenwert der Geschwindigkeit u_m ist danach in Abhängigkeit von der Längskoordinate x

bei ebenem Strahl

$$u_\mathrm{m} = 0{,}4543 \left(\frac{I^2}{\eta \cdot x} \right)^{1/3},$$

bei rundem Strahl

$$u_\mathrm{m} = 0{,}119 \, \frac{I}{\eta \cdot x}.$$

Der Strahlwinkel hängt von der Austrittsgeschwindigkeit ab. Der Volumenstrom $\dot{V}$ ist

bei ebenem Strahl

$$\dot{V} = 3{,}3019 \left(\frac{I \cdot \eta}{\varrho^2} \cdot x \right)^{1/3},$$

bei rundem Strahl

$$\dot{V} = 25{,}15 \cdot \frac{\eta}{\varrho} \cdot x.$$

4.1.3 Turbulente Freistrahlen

4.1.3.1 Beschreibung, Grundgesetze. Die Längskoordinate wird jeweils mit x, die Querkoordinate mit y bezeichnet, u und v sind die entsprechenden Geschwindigkeiten, der Index 0 bezeichnet den Strahlanfang (Düsenmündung), d_0 ist der Düsendurchmesser. Die Indizes m und M bezeichnen den Achsenwert bzw. den integralen Mittelwert über einen Querschnitt senkrecht zur x-Richtung.

Bild 4.1 zeigt schematisch das Geschwindigkeitsfeld eines Freistrahls, der aus einer Düse austritt. Vereinfachend ist die Düsengrenzschicht unendlich dünn angenommen, die Anfangsgeschwindigkeit ist also unabhängig von y (Rechteckprofil). Man unterscheidet Kernbereich, Übergangsbereich und Ähnlichkeitsbereich.

Im *Kernbereich* existiert ein allmählich enger werdender Kern, in dem die Strömung den Zustand, insbesondere die Strömungsgeschwindigkeit beibehält, die in der Düsenmündung herrscht. Der Kern endet auf der Strahlachse in einer Entfernung $x \approx 4d_0$ von der Düse.

Es folgt bis $x \approx 8d_0$ ein *Übergangsbereich*, in dem sich die im Kernbereich entstandenen Profile der Geschwindigkeit, Temperatur und Konzentration allmählich in die Form umbilden, die im Ähnlichkeitsbereich herrscht.

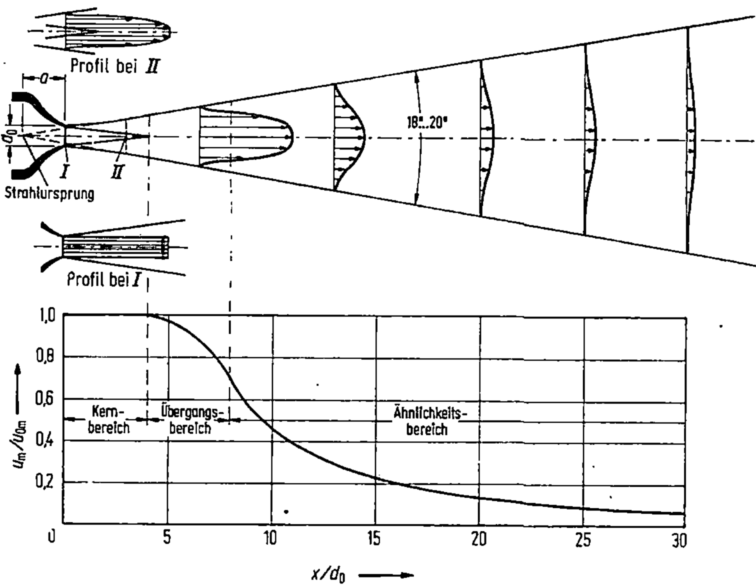

Bild 4.1. Turbulenter Freistrahl (Schema) mit Geschwindigkeitsfeld und Verlauf der Achsengeschwindigkeit

Der *Ähnlichkeitsbereich* interessiert in der Feuerungstechnik am meisten, da viele Flammen bis $x = (100 \text{ bis } 200) \, d_0$ reichen, also überwiegend im Ähnlichkeitsbereich liegen. Der Name rührt daher, daß die Verteilung z.B. der Geschwindigkeit in allen Querschnittsebenen senkrecht zur Hauptströmungsrichtung durch die gleiche Funktion beschrieben werden kann, d.h., die Profile sind ähnlich. Entsprechendes gilt für die Verteilung der Konzentration und der Temperatur.

In dem Grenzgebiet zwischen Strahl und ruhender Umgebung treten in stetigem Wechsel laminare Strömung und Turbulenz auf, erst in einem gewissen Abstand vom Strahlrand wird die Strömung voll turbulent. Das Abwechseln beider Strömungsformen wird Intermittenz genannt, das Intermittenzverhältnis Ω [1] stellt den Zeitanteil turbulenter

Strömung an der Gesamtzeit dar. Die Querverteilung der Intermittenz und der mit ihrem Achsenwert dimensionslos gemachten Geschwindigkeit zeigt Bild 4.2.

Für den Ähnlichkeitsbereich von Freistrahlen kann man mit guter Näherung einige einfache Aussagen machen:

1. Auf die Strahlsubstanz wirken keine äußeren Kräfte ein.

2. Im gesamten Strahlbereich herrscht konstant der Umgebungsdruck, der im einfachsten Fall dem Atmosphärendruck gleich ist. Da-

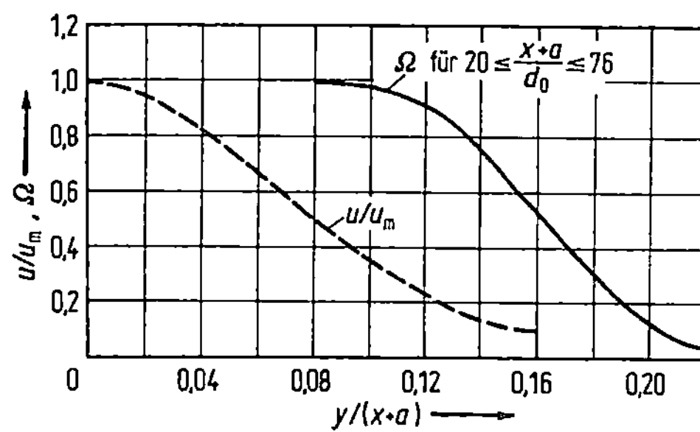

Bild 4.2. Querverteilung der Geschwindigkeit und des Intermittenzverhältnisses Ω

durch entfallen aus den Bewegungsgleichungen die Druckkräfte. Die Drücke, die notwendig sind, um die Umgebungssubstanz auf den Strahl zu in Bewegung zu versetzen, sind sehr klein. Die entsprechenden Kräfte können deshalb unberücksichtigt bleiben. Da außerdem die Reibungskräfte und oft auch die Lagekräfte als klein vernachlässigt werden können, verbleiben nur die Trägheitskräfte. die infolgedessen längs des Strahlweges konstant bleiben müssen.

3. Es ist

$$I_0 = I$$

bzw.

$$\dot{M}_0 \cdot u_{\mathrm{M}0} = \dot{M} \cdot u_{\mathrm{M}};$$

genauer

$$2\pi \int\limits_{y=0}^{y=r_0} \varrho_0 u_0^2 y \, \mathrm{d}y = 2\pi \int\limits_{y=0}^{y=r} \varrho u^2 y \, \mathrm{d}y$$

mit r als Strahlradius.

4. Die Beobachtung zeigt, daß der Strahlwinkel konstant und $\approx 19°$ ist. Da die Geschwindigkeit zum Strahlrand hin asymptotisch gegen Null geht, ist dieser Winkel nicht exakt definiert. Es erweist sich aber als zweckmäßig, ihn trotzdem als Rechengröße zu benutzen. Genau meßbar sind der Halbwertwinkel und z.B. der 0,1-Wertwinkel, d.h. die Winkel, bei denen die Geschwindigkeit die Hälfte oder das 0,1-fache des Achsenwertes ausmacht. Wegen der Ähnlichkeit der Profile sind all diese Winkel konstant. Die Halbwinkel der Impuls-, Stoff- und Wärmeverteilung sind nicht gleich (vgl. 4.1.3.2).

Der Scheitel dieser Winkel (= Punktquelle des Strahls) liegt um den Abstand a (Bild 4.1) stromauf von der Düsenmündung, $a \approx 0{,}6 d_0$. Vielfach kann mit ausreichender Genauigkeit $a = 0$ gesetzt, d.h. der Strahlanfang in der Düsenmündung gedacht werden.

5. Aus 3 und 4 läßt sich der Verlauf des Massenstroms im Ähnlichkeitsbereich herleiten. In vereinfachter Schreibweise gilt für unterschiedliche Dichte von Strahl (ϱ_0) und Umgebung (ϱ_1):

$$\frac{\dot{M}}{\dot{M}_0} = \frac{u_{M_0}}{u_M},$$

$$\varrho \cdot F \cdot u_M^2 = \varrho_0 \cdot F_0 \cdot u_{M_0}^2.$$

Die Dichte ϱ an der Stelle x bezieht sich auf das dort strömende Gemisch aus Strahl- und Umgebungssubstanz, der Wert von ϱ ist zunächst nicht bekannt.

$$\varrho \frac{\pi d^2}{4} \cdot u_M^2 = \varrho_0 \frac{\pi d_0^2}{4} \cdot u_{M_0}^2,$$

$$\frac{u_{M_0}}{u_M} = \frac{d}{d_0} \cdot \sqrt{\frac{\varrho}{\varrho_0}}.$$

Bei einem Strahlwinkel von $\approx 19°$ ist der Strahldurchmesser

$$d = 0{,}32\,(x + a).$$

Damit wird

$$\frac{\dot{M}}{\dot{M}_0} = 0{,}32 \frac{x + a}{d_0} \sqrt{\frac{\varrho}{\varrho_0}}.$$

Für düsenferne Bereiche gilt $x + a \approx x$ und $\varrho \approx \varrho_1$. Damit wird

$$\frac{\dot{M}}{\dot{M}_0} \approx 0{,}32 \frac{x}{d_0} \cdot \sqrt{\frac{\varrho_1}{\varrho_0}}.$$

Eine genauere Lösung ergibt sich mit

$$\varrho = \frac{\varrho_0 \dot{M}_0 + \varrho_1 (\dot{M} - \dot{M}_0)}{\dot{M}}.$$

Die Massenstromgleichung beschreibt eine Gerade, die durch den Strahlursprung geht, sie gilt außerhalb des Ähnlichkeitsbereiches nicht (Bild 4.3). Für $x = 0$ muß der Wert $\dot{M}/\dot{M}_0 = 1$ gelten, im Kern- und Übergangsbereich nimmt der Massenstrom nach einem Parabelgesetz zu, dies lautet

$$\frac{\dot{M}}{\dot{M}_0} = 1 + [0{,}083\,x/d_0 + 0{,}0128\,(x/d_0)^2]\,\frac{\varrho_1}{\varrho_0}.$$

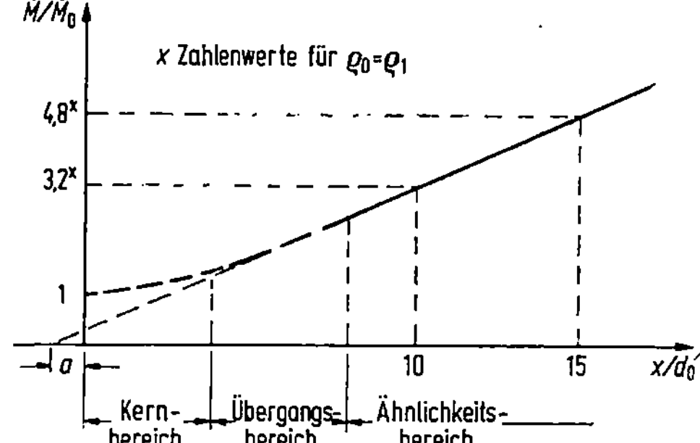

Bild 4.3. Verlauf des Massenstroms im Freistrahl

4.1.3.2 Verteilungsfunktionen (Profile). Da die in der Feuerungstechnik vorkommenden Flammen in der Mehrzahl der Fälle kreissymmetrisch sind, werden die Verteilungsfunktionen für diesen Fall angegeben.

Die Bewegungsgleichung lautet in Zylinderkoordinaten

$$\varrho \left(u \, \frac{\partial u}{\partial x} + v \, \frac{\partial u}{\partial y} + \frac{w}{y} \, \frac{\partial u}{\partial \varphi} + \frac{du}{dt} \right)$$

$$= - \frac{\partial p}{\partial x} + \mu \left(\frac{\partial^2 u}{\partial y^2} + \frac{1}{y} \, \frac{\partial u}{\partial y} + \frac{1}{y^2} \, \frac{\partial^2 u}{\partial \varphi^2} + \frac{\partial^2 u}{\partial x^2} \right).$$

Hierin sind x, y und φ die Koordinaten und u, v und w die Geschwindigkeiten in Längs-, Quer- und Azimutrichtung.

Es werden folgende Vereinfachungen eingeführt:

Die Strömung ist stationär, es ist $d/dt = 0$.
Die Strömung ist rotationssymmetrisch, es ist $\partial/\partial\varphi = 0$.
Es gibt keine Druckunterschiede, es ist $\partial p = 0$.
Die Reibung wird vernachlässigt, es ist $\mu = 0$.

Somit bleibt:

$$\frac{\partial (\varrho\, u^2)}{\partial x} + \frac{\partial (\varrho\, u\, v)}{\partial y} = 0.$$

Seit Prandtl hat es eine Reihe von Vorschlägen zur Berechnung des Strömungsfeldes in Freistrahlen gegeben. Die folgende Darstellung stammt von Reichardt [2]. Dieser nahm an, daß der Quertransport von Impuls proportional der Änderung des Axialimpulses ist:

$$\varrho\, u\, v = - \varLambda_1 \frac{\partial (\varrho\, u^2)}{y}.$$

Er nennt $\varLambda_1$ Übertragungsgröße für Impuls. Sie hat die Dimension einer Länge.

Weiter nimmt er an, daß $\varLambda_1$ proportional x ist. Es wird der dimensionslose Übertragungsfaktor c_1 eingeführt mit der Maßgabe, daß

$$\varLambda_1 = \frac{c_1^2 \cdot x}{2}.$$

c_1 wird von Reichardt als konstant angesetzt.

Damit wird

$$\frac{\partial(\varrho\, u^2)}{\partial x} - \frac{c_1^2 x}{2}\, \frac{\partial^2(\varrho\, u^2)}{\partial y^2} = 0.$$

Als Lösungen ergeben sich Gaußsche Fehlerfunktionen, ebenso wie dies bei der ähnlich aufgebauten Fourierschen Wärmeleitungsgleichung der Fall ist.

Für den Impulsstrom ergibt sich die Lösung

$$\varrho\, u^2 = \frac{1}{f_{11}(x)} \cdot e^{-\,[y/f_{21}(x)]^2}.$$

Aus der Bedingung konstanten Impulses folgt

$$f_{11}(x) = \frac{\pi\, c_1^2\, x^2}{(\varrho\, u^2)_0\, F_0}.$$

Wegen der Ähnlichkeit der Querverteilungen wird

$$f_{21}(x) = c_1 x.$$

Somit ist

$$\frac{\varrho\, u^2}{(\varrho\, u^2)_0} = \frac{F_0}{\pi\, c_1^2\, x^2} \cdot e^{-\frac{1}{c_1^2}(y/x)^2} = \frac{1}{4\, c_1^2\,(x/d_0)^2} \cdot e^{-\frac{1}{c_1^2}(y/x)^2}.$$

Analoge Gleichungen lassen sich für die Verteilung von Stoff und Wärme in gleicher Weise herleiten. Wenn c die Konzentration einer (typischen) Substanz, c_c der Übertragungsfaktor für Stoff und c_q derjenige für Wärme ist, gilt

$$\frac{\varrho\, u\, c}{(\varrho\, u\, c)_0} = \frac{1}{4\, c_c^2\,(x/d_0)^2} \cdot e^{-\frac{1}{c_c^2}(y/x)^2},$$

$$\frac{\varrho\, u\, c_p\, T}{(\varrho\, u\, c_p\, T)_0} = \frac{1}{4\, c_q^2\,(x/d_0)^2} \cdot e^{-\frac{1}{c_q^2}(y/x)^2}.$$

Ebenso wie das Gesetz der Impulsverteilung gelten auch die Stoff- und Wärmeverteilungen für Felder ohne Quellen, d.h. in der obigen Form nicht für Flammen.

Die Zahlenwerte der Übertragungsfaktoren lassen sich aus Meßwerten herleiten. Aus der Verteilungsfunktion für Impuls ergibt sich

$$c_1 = \sqrt{\frac{(y/x)^2}{\ln \dfrac{(\varrho\, u^2)_m}{\varrho\, u^2}}}.$$

Führt man $y_{0,5}$ als Halbwertsbreite der Impulsstromdichte ϱu^2 ein, so nimmt für $y = y_{0,5}$ der Numerus des ln den Wert 2 an, und man erhält

$$c_1 = \frac{y_{0,5}}{\sqrt{\ln 2} \cdot x} = 1{,}205 \frac{y_{0,5}}{x} \, .$$

Eine zweite Möglichkeit der Herleitung liefern die Achsenwerte. Für $y = 0$ wird

$$\frac{(\varrho u^2)_m}{(\varrho u^2)_0} = \frac{F_0}{4 c_1^2 \cdot (x/d_0)^2} \, .$$

Mit Hilfe von Meßwerten der Impulsstromdichte läßt sich c_1 für beliebige Punkte x der Strahlachse bestimmen.

Zahlenwerte für den halben Halbwertswinkel der Impuls- und Massenstromdichte enthält Tabelle 4.1.

Tabelle 4.1. Strahlbreite, ausgedrückt als Halbwertswinkel der Impuls- und Massenstromdichte (Halbwinkel)

Stoffart	Dichte-verhältnis	Impulsstrom		Massenstrom	
		$\tan \alpha/2$	$\alpha/2$	$\tan \alpha/2$	$\alpha/2$
H_2–Luft	0,069	0,0698	4°		
Stadtgas–Luft	0,485	0,0635	3°40′		
Luft–Luft	1	0,0567	3°15′	0,0667	3°50′
CO_2–Luft	1,53	0,0536	3°5′		

Kremer [3] hat c_1- und c_c-Werte aus der Literatur gesammelt und durch eigene Messungen ergänzt. Wichtigste Einflußgrößen sind die Reynolds-Zahl, das Dichteverhältnis zwischen Strahl und Umgebung sowie die Geschwindigkeitsverteilung am Strahlursprung. Letztere ist gekennzeichnet durch die beiden Extremfälle: Düsenströmung mit dem Profil $u_0(y) \approx u_{0M}$ und ausgebildete Rohrströmung mit

$$u_0(y) = u_{0M} \left(1 - \frac{2y}{d_0}\right)^{\frac{1}{n}} \, .$$

Die Nikuradse-Kurve für $n = f(Re)$ ist in Bild 4.4 wiedergegeben. Die Abhängigkeit der Übertragungsfaktoren vom Dichteverhältnis wird für Rohrstrahlen bei $Re \approx 15\,000$ in Bild 4.5 gezeigt.

Daraus lassen sich folgende empirische Funktionen herleiten:

$$c_1 = 0{,}07 - 0{,}0103 \ln(\varrho_0/\varrho_1) - 0{,}001\,84 \ln^2(\varrho_0/\varrho_1),$$

$$c_c = 1{,}16 c_1 \, .$$

Der Einfluß des ursprünglichen Geschwindigkeitsprofils ist vergleichsweise klein, die Werte für Düsen liegen etwa 3 % höher als die für Rohre.

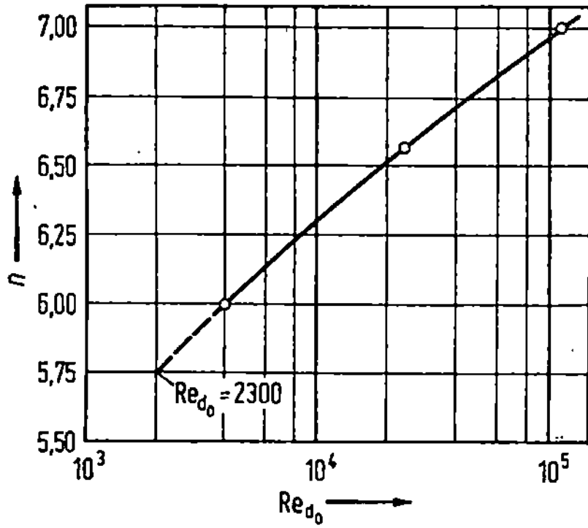

Bild 4.4. $n = f(Re)$ für ausgebildete turbulente Rohrströmung nach Nikuradse

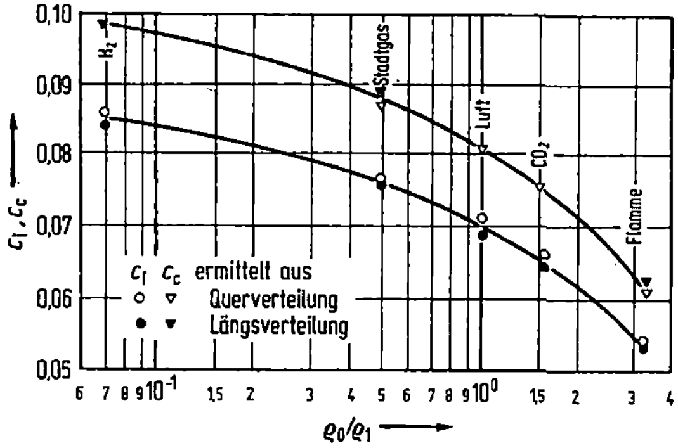

Bild 4.5. Übertragungsfaktoren für Impuls c_1 und Stoff c_0 als Funktion des Dichteverhältnisses Strahl/Umgebung nach Kremer [3] Rohrstrahlen, $Re \approx 15\,000$

Der Einfluß der Reynolds-Zahl wird von Kremer nach den Werten der Tabelle 4.2 angegeben:

Tabelle 4.2. Abhängigkeit des Impulsübertragungsfaktors von der Reynolds-Zahl (Rohrstrahlen)

Luft		Stadtgas	
Re_0	c_1	Re_0	c_1
7050	0,0867	4580	0,0848
10580	0,0700	9200	0,0786
14900	0,0680	13750	0,0760
21750	0,0665		
28300	0,0662		

.Löst man die vorgenannten Verteilungsfunktionen nach u bzw. c und T auf, so erhält man:

$$u = u_0 \cdot \frac{1}{2c_i \cdot x/d_0} \cdot \sqrt{\varrho_0/\varrho_1} \cdot \exp - \left[\left(\frac{1}{c_i^2} - \frac{1}{2c_i^2}\right)(y/x)^2\right],$$

$$c = c_0 \cdot \frac{c_i}{2c_c^2 x/d_0} \cdot \sqrt{\varrho_0/\varrho_1} \cdot \exp - \left[\left(\frac{1}{c_c^2} - \frac{1}{2c_i^2}\right)(y/x)^2\right],$$

$$T = T_0 \cdot \frac{c_i}{2c_q^2 x/d_0} \cdot \sqrt{\varrho_0/\varrho_1} \cdot \exp - \left[\left(\frac{1}{c_q^2} - \frac{1}{2c_i^2}\right)(y/x)^2\right].$$

Da Wärme und Stoff gleich schnell ausgetauscht werden, haben die Konstanten der betreffenden Gleichungen dieselben Zahlenwerte, es ist $c_c = c_q$. Der Austausch von Impuls geht langsamer vonstatten als der von Stoff und Wärme. Deshalb zeigen die Kurven der Querverteilung von Impuls niedrigere Werte als die von Stoff und Wärme, andererseits fallen die Axialwerte der Geschwindigkeit wegen des schwächeren Impulsaustausches langsamer als Konzentration und Temperatur.

Zahlenwerte für die Konstanten der obigen Gleichungen findet man n Tabelle 4.3 für Rohrstrahlen mit $Re \approx 10000$.

Tabelle 4.3. Übertragungsfaktoren und Konstanten der Verteilungsfunktionen

Stoffpaar	c_i	c_c, c_q	$\dfrac{c_i}{2c_i^2}$	$\dfrac{c_i}{2c_c^2}, \dfrac{c_i}{2c_q^2}$	$\dfrac{1}{2c_i^2}$	$\dfrac{1}{c_c^2}, \dfrac{1}{c_q^2}$	$\dfrac{1}{c_c^2} - \dfrac{1}{2c_i^2}$
H_2–Luft	0,0856	0,098	5,84	4,45	68,2	104,1	35,9
Stadtgas–Luft	0,076	0,088	6,58	4,90	86,6	129,1	42,5
Erdgas–Luft	0,075	0,087	6,66	4,95	88,8	132,1	43,3
Luft–Luft	0,070	0,082	7,14	5,2	102,0	148,7	46,7
CO_2–Luft	0,066	0,077	7,58	5,56	114,8	168,7	53,9

All diesen Überlegungen liegt die Annahme zugrunde, daß c_i im ganzen Strömungsfeld konstant ist und daß dies auch für c_q und c_c zutrifft. Dies ist für Freistrahlen in erster Näherung richtig.

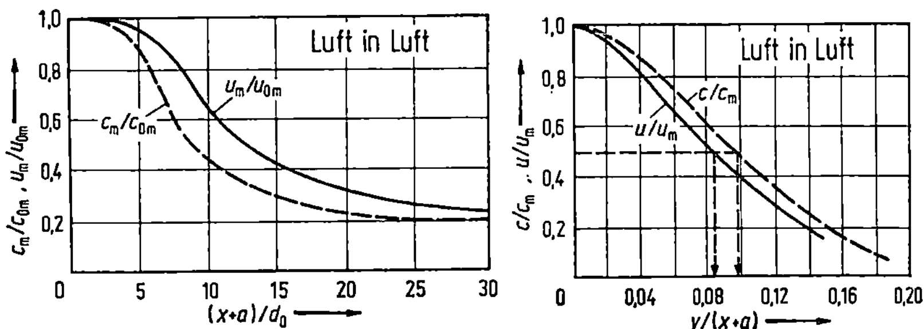

Bild 4.6. Längs- und Querverteilung von Geschwindigkeit und Konzentration in einem Freistrahl

Bild 4.6 zeigt für den drehsymmetrischen Strahl die Längs- und Querverteilung der Geschwindigkeit in dimensionsloser Darstellung. Die

Achsenwerte u_m werden mit dem Anfangswert u_0, die übrigen Werte u mit dem entsprechenden Achsenwert u_m dimensionslos gemacht.

Für konstantes x ergibt der Exponentialausdruck die Querverteilung in Form einer Gaußschen Fehlerfunktion. Für $y = 0$ wird der Exponentialausdruck $= 1$, die Längsverteilung ergibt sich als Hyperbel. Die Querverteilungen einer Eigenschaft sind der Voraussetzung der Ähnlichkeit entsprechend in dimensionsloser Darstellung für alle x-Werte gleich, die Längsverteilung gilt in erster Näherung ebenfalls für alle Anfangsbedingungen. Der Re-Einfluß macht sich nur bis etwa $x/d_0 = 30$ bemerkbar. Die Beschreibung der Querverteilung mittels $(y/x)^2$ liefert zum Strahlrand hin niedrigere Werte, als tatsächlich gefunden wurden. Eine bessere Übereinstimmung gewinnt man mit $(y/x)^{1,86}$ [3].

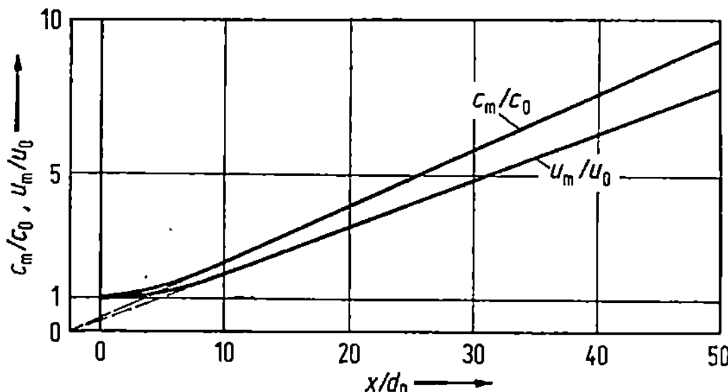

Bild 4.7. Längsverteilung von Geschwindigkeit und Konzentration, Kehrwerte der Verteilungsfunktionen (Luft in Luft)

Der Kehrwert der Längsverteilung liefert im Ähnlichkeitsbereich eine Gerade. Da die Austauschvorgänge im Kern- und Übergangsbereich langsamer ablaufen als im Ähnlichkeitsbereich, ergeben sich hier Abweichungen von den Geraden.

Bild 4.7 zeigt den Verlauf der Geschwindigkeit und der Konzentration für Strahlen ohne Dichteunterschiede.

Ein Stromlinienbild, wie es sich aus dem Verlauf des Massenstroms und der Verteilung der Axialgeschwindigkeit ergibt, ist in Bild 4.8 wiedergegeben. Kennzeichnend ist die starke Zunahme des Massenstroms, die es ermöglicht, die für die Verbrennung der meisten Brennstoffe nötigen großen Luftmassen ($\dot{M}_{st}/\dot{M}_0$ meist $= 10$ bis 20) auf einer kurzen Strecke anzusaugen.

Die Stromfunktion $\psi = 2\pi \int \varrho u y \, dy$ beschreibt den gesamten Fluß der Substanz, gleichgültig, ob diese aus der Düse oder der Umgebung stammt. Da in Flammenstrahlen zwei chemisch verschiedene Stoffe enthalten sind, kann man Stromlinien und Stromfunktionen der Einzelsubstanzen aufstellen. Dies ist auch in Flammen für das gesamte Strö-

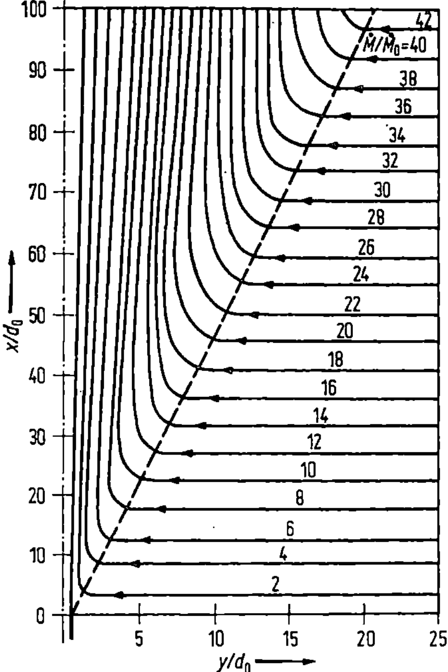

Bild 4.8. Stromlinienbild eines Freistrahls

mungsfeld möglich, wenn man sich das Abgas in seine Ausgangsstoffe
zerlegt denkt.

Man erhält dann mit der örtlichen Brennstoffkonzentration c Stromfunktionen für Brennstoff und Luft:

$$\psi_{\mathrm{b}} = 2\pi \int \varrho \cdot c \cdot uy \, dy$$

und

$$\psi_{\mathrm{l}} = 2\pi \int \varrho (1 - c) uy \, dy.$$

Für die seltener vorkommenden Flachstrahlen gelten obige Überlegungen sinngemäß. Lösungen stehen nur für den in einer Richtung
unendlich ausgedehnten Strahl zur Verfügung. Die Koordinate der
endlichen Strahlausdehnung ist y, die entsprechende Strahlhöhe h. Unter
gleichen Voraussetzungen wie oben wird dann

$$u = u_0 \cdot \frac{2,5}{\sqrt{x/h}} \cdot \sqrt{\varrho_0/\varrho_1} \cdot \mathrm{e}^{-75 \, (y/x)^2} \, ,$$

$$c = c_0 \cdot \frac{2,5}{\sqrt{x/h}} \cdot \sqrt{\varrho_0/\varrho_1} \cdot \mathrm{e}^{-40 \, (y/x)^2} \, .$$

Für T gilt eine entsprechende Gleichung. Die Zahlenwerte gelten
für Strahlen mit $c_1 = 0,078$ (Stadtgas/Luft, $Re = 15\,000$, Düse).

Die Quergeschwindigkeit findet Reichardt [2] aus entsprechenden Überlegungen zu

$$v = \frac{c_1}{y_{0,5}} \cdot \left(y \cdot u - \frac{1}{y} \int_0^y y u \, \mathrm{d}y \right) \qquad \text{(runder Freistrahl)}$$

und

$$v = \frac{c_1}{y_{0,5}} \cdot \left(y \cdot u - \frac{1}{2} \int_0^y u \, \mathrm{d}y \right) \qquad \text{(ebener Freistrahl)}.$$

Die dimensionslosen Übertragungsfaktoren c_1, c_c und c_q stehen in sachlichem Zusammenhang mit den dimensionsbehafteten Austauschgrößen.

Man kann die turbulenten Austauschvorgänge formal so beschreiben, daß man den molekularen Stoffwerten η, λ/c_p und $D \cdot \varrho$ entsprechende turbulente Austauschgrößen A zuordnet.

Dann wird

die Schubspannung

$$\tau = (\eta + A_t) \frac{\mathrm{d}u}{\mathrm{d}y} \, ,$$

die Diffusionsstromdichte

$$S = (D \cdot \varrho + A_c) \frac{\mathrm{d}c}{\mathrm{d}y} \, ,$$

und die Wärmestromdichte

$$q = c_p \left(\frac{\lambda}{c_p} + A_q \right) \frac{\mathrm{d}t}{\mathrm{d}y} \, .$$

Alle Austauschgrößen haben die Dimension Masse je Weg und Zeit.

Bei der starken Turbulenz freier Grenzschichten ist es häufig gerechtfertigt, die laminaren Anteile als klein außer Betracht zu lassen und allein den turbulenten Austausch zu betrachten.

Die zu den Austauschgrößen v, a und D analogen turbulenten Größen ergeben sich zu

$$\frac{A_{t,\,c,\,q}}{\varrho} = \varepsilon_{t,\,c,\,q} \, .$$

Sie haben die Dimension Fläche je Zeit. ε_t heißt nach Prandtl turbulente Scheinzähigkeit.

Die entsprechenden Kennzahlen sind

$$Re_t = \frac{u \cdot d}{\varepsilon_t} \; ; \qquad Pe'_t = \frac{u \cdot d}{\varepsilon_c} \; ; \qquad Pe_t = \frac{u \cdot d}{\varepsilon_q} \, .$$

$$Sc_t = \frac{\varepsilon_t}{\varepsilon_c} \; ; \qquad Pr_t = \frac{\varepsilon_t}{\varepsilon_q} \; ; \qquad Le_t = \frac{\varepsilon_q}{\varepsilon_c} \, .$$

Zahlenwerte der Austauschgrößen lassen sich aus Meßwerten mit Hilfe von Strömungs- bzw. Diffusionsansätzen finden. Die Beziehung der Kennzahlen zu den Übertragungsfaktoren ergibt sich aus den Definitionsgleichungen [3]. Es ist

$$Sc_t = \frac{c_i^2}{c_c^2}\,; \qquad Pr_t = \frac{c_i^2}{c_q^2}\,; \qquad Le_t = \frac{c_q^2}{c_c^2}\,.$$

Mit den oben genannten Zahlenverhältnissen von c_i, c_c und c_q wird

$$Sc_t = Pr_t = 0{,}75\,; \qquad Le_t = 1\,.$$

Der aus den Arbeiten von Reichardt [2] bekannte Zahlenwert

$$\frac{A_q}{A_i} = 2$$

bzw.

$$\frac{A_i}{A_q} = \frac{\varepsilon_i}{\varepsilon_q} = Pr_t = 0{,}5$$

gilt für ebene Strahlen, in kreisrunden Strahlen findet er $Pr \approx 0{,}6$.

Die Verbindung zwischen Übertragungsfaktoren und Austauschgrößen ergibt sich [2, 4] aus

$$\varepsilon_i \sim u_m \cdot y_{0,5} \cdot \frac{db}{dx} \sim u_m \cdot y_{0,5} \cdot c_i\,.$$

Entsprechendes gilt für ε_c und ε_q.

Aus der Ähnlichkeit folgt schließlich für den Vergleich zweier Strahlen

$$\frac{\varepsilon_2}{\varepsilon_1} = \frac{u_{02}}{u_{01}} \cdot \frac{d_{01}}{d_{02}}$$

mit den Indizes 1 und 2 für die beiden Strahlen.

4.2 Turbulenz von Strahlen

4.2.1 Definitionen und Grundgesetze

Hinze [B 4] definiert: „Turbulente Strömung ist ein unregelmäßiger Strömungszustand, bei dem die verschiedenen Zustandsgrößen in Abhängigkeit vom Ort und von der Zeit zufällig variieren, so daß bestimmte Mittelwerte unterschieden werden können."

Die Beobachtung zeigt, daß turbulente Ströme aus Wirbeln verschiedener Größe bestehen, welche sich drehend weiterbewegen und eine Zeitlang ihre Identität mehr oder weniger behalten. Der zeitliche Verlauf der Strömungsgeschwindigkeit, der an einem Punkt eines turbulenten

Feldes gemessen wurde, ist in Bild 4.9 gezeigt. Es handelt sich um Zufallsschwankungen, die durch Mittelwert und Streuung beschrieben werden können. Der Augenblickswert u einer Geschwindigkeit kann als

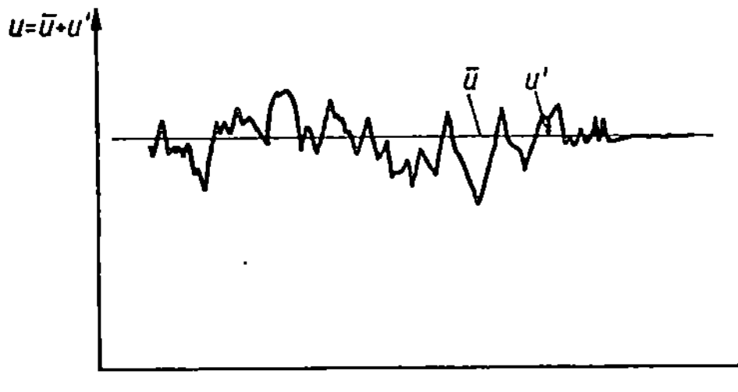

Bild 4.9. Zeitlicher Verlauf der Geschwindigkeit an einem Punkt eines turbulenten Feldes

Summe aus zeitlichem Mittelwert $\bar{u}$ und augenblicklichem Unterschied u' zwischen u und $\bar{u}$ aufgefaßt werden. u' wird als Schwankungsgröße bezeichnet.

Ebenso wie

$$u = \bar{u} + u'$$

werden die Komponenten v und w eines Geschwindigkeitsvektors sowie Feldgrößen wie c, T, p ϱ, durch Mittelwert und Schwankungsgröße beschrieben, z.B.

$$c = \bar{c} + c'$$

usw.

Die Kontinuitätsgleichung ist sowohl für die Mittelwerte wie für die Schwankungsgrößen erfüllt:

$$\frac{\partial \bar{u}}{\partial x} + \frac{\partial \bar{v}}{\partial y} + \frac{\partial \bar{w}}{\partial z} = 0,$$

$$\frac{\partial u'}{\partial x} + \frac{\partial v'}{\partial y} + \frac{\partial w'}{\partial z} = 0.$$

Durch Definition sind

$$\overline{u'} = 0; \qquad \overline{v'} = 0; \qquad \overline{w'} = 0,$$

da positive und negative Schwankungen insgesamt gleich groß sind.

Die aus der Statistik bekannte mittlere quadratische Abweichung, z.B. $\sqrt{\overline{u'^2}}$ heißt hier mittlere Schwankungsgröße. Als Turbulenzgrad oder Turbulenzintensität bezeichnet man das Verhältnis der mittleren Schwankungsgröße zum Mittelwert. Es ist

$$Tu_x = \frac{\sqrt{\overline{u'^2}}}{\bar{u}}; \qquad Tu_y = \frac{\sqrt{\overline{v'^2}}}{\bar{u}}; \qquad Tu_z = \frac{\sqrt{\overline{w'^2}}}{\bar{u}}.$$

Isotrop heißt Turbulenz, wenn die mittleren Schwankungsgrößen an einem Punkt nicht richtungsabhängig sind, d.h.

$$\sqrt{\overline{u'^2}} = \sqrt{\overline{v'^2}} = \sqrt{\overline{w'^2}} \,.$$

Homogen heißt Turbulenz, wenn die statistischen Größen ortsunabhängig sind.

Die gesamte in den turbulenten Bewegungen enthaltene Energie

$$E = \varrho/2 \cdot \left(\overline{u'^2} + \overline{v'^2} + \overline{w'^2}\right)$$

heißt Turbulenzenergie.

Schwankungsgrößen und Turbulenzgrade liefern nur ein Teilbild über das Verhalten eines turbulenten Feldes, zusätzlich sind Aussagen über Wirbelgrößen erforderlich. Die Wirbelgrößen sind nicht Gauß-verteilt. Ihre Größe ist schwerer zu messen als die der Schwankungsgrößen. Zwei Wege führen zur Kenntnis der Wirbelgröße: Korrelation und Frequenzanalyse.

Als Korrelation bezeichnet man den Grad der Verwandtschaft der Turbulenzverhältnisse an zwei verschiedenen Feldpunkten (nach Euler) oder zu zwei verschiedenen Zeiten im gleichen Feldpunkt (nach Lagrange).

Die Definitionsgleichung für die Raumkorrelation nach Euler zwischen den beiden Feldpunkten P und Q heißt, wenn Q in x-Richtung stromab von P liegt:

$$R_{\mathrm{E}}(x) = \lim_{T \to \infty} \frac{1}{T} \int\limits_0^T \frac{\overline{u'_P(t) \cdot u'_Q(t)}}{[\overline{u'^2_P} \cdot \overline{u'^2_Q}]^{1/2}} \cdot \mathrm{d}t$$

mit t als Zeitvariabler und T als endlichem Zeitabschnitt. Entsprechende Korrelationen lassen sich für Punkte bilden, die gegen P in y- bzw. z-Richtung verschoben sind.

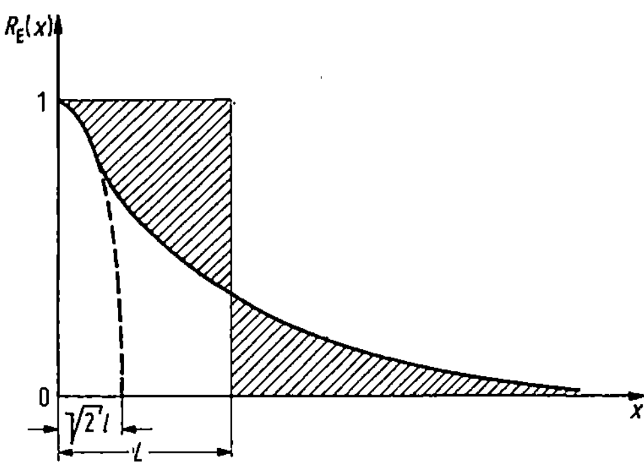

Bild 4.10. Korrelationsfunktion der Turbulenz, Makro- und Mikrolängenmaß

Der Verlauf der Korrelationsfunktion ist in Bild 4.10 dargestellt. Für $x \to 0$ wird $u'_P \to u'_Q$ und $R \to 1$, für sehr großes x besteht keine Verwandtschaft mehr zwischen den Verhältnissen, die bei P und Q herrschen, es geht $R \to 0$. Aus der Korrelationsfunktion läßt sich ein integrales Turbulenzlängenmaß herleiten:

$$L_{\mathrm{E},x} = \int_0^\infty R_\mathrm{E}(x)\,\mathrm{d}(x)$$

bzw.

$$L_{\mathrm{E},y} = \int_0^\infty R_\mathrm{E}(y)\,\mathrm{d}y$$

usw.

Dieses *Makroturbulenzmaß* kennzeichnet die Länge der größten Wirbel. Bei Isotropie ist

$$L_\mathrm{E}(x) = L_\mathrm{E}(y) = L_\mathrm{E}(z),$$

andernfalls sind die Längenmaße nach x, y und z verschieden groß.

Außer dem Makrolängenmaß L wird ein Mikrolängenmaß l definiert, das nach Kolmogoroff [5] aus dem Schnittpunkt der Scheitelparabel mit der Abszisse gewonnen wird, gemäß

$$\frac{1}{l^2} = \left(\frac{\mathrm{d}^2 R_\mathrm{E}(x)}{\mathrm{d}\,x^2}\right)_{x=0} = 2 \cdot \lim_{x \to 0}\left(\frac{1 - R_\mathrm{E}(x)}{x^2}\right).$$

Auch hier lassen sich entsprechende Werte für die y- und z-Richtung herleiten.

Die Wirbel des mittleren Durchmessers l sind in erster Linie für den turbulenten Impuls-, Stoff- und Wärmeaustausch verantwortlich, während die Makrowirbel den Hauptteil der Energie enthalten.

Eine entsprechende Herleitung turbulenter Makro- und Mikrozeitmaße ist über die Zeitkorrelation möglich. Die Ergebnisse hängen über die mittlere Strömungsgeschwindigkeit miteinander zusammen. Obwohl in erster Linie Wirbelgrößen und nicht Schwankungszeiten interessieren, ist die Zeitkorrelation von Bedeutung, da sie meßtechnisch leichter zu bestimmen ist. Die Zeitkorrelation nach Lagrange lautet

$$R_\mathrm{L}(\tau) = \lim_{T \to \infty}\frac{1}{T}\int_0^T \frac{\overline{u'_\mathrm{A}(t) \cdot u'_\mathrm{A}(t + \tau)}}{[\overline{u'^2_\mathrm{A}(t) \cdot u'^2_\mathrm{A}(t + \tau)}]^{1/2}} \cdot \mathrm{d}t$$

und das integrale Zeitmaß:

$$T_\mathrm{L}(t) = \int_0^\infty R_\mathrm{L}(\tau)\,\mathrm{d}\tau.$$

Der zweite Weg zur Herleitung turbulenter Längenmaße führt über die spektrale Verteilung der Schwankungsgröße. Die Zufallsschwankungen werden zu diesem Zweck in ihre harmonischen Anteile zerlegt. Als Variable wird dabei die Frequenz n benutzt oder auch die Wellenlänge

$$\lambda = \frac{\bar{u}}{n}$$

bzw. die Wellenzahl

$$k = \frac{2\pi}{\lambda} = \frac{2\pi n}{\bar{u}} \, .$$

Das in Bild 4.11 über der Wellenzahl aufgetragene *turbulente Frequenzspektrum* zeigt, welche Anteile der mittleren turbulenten Schwan-

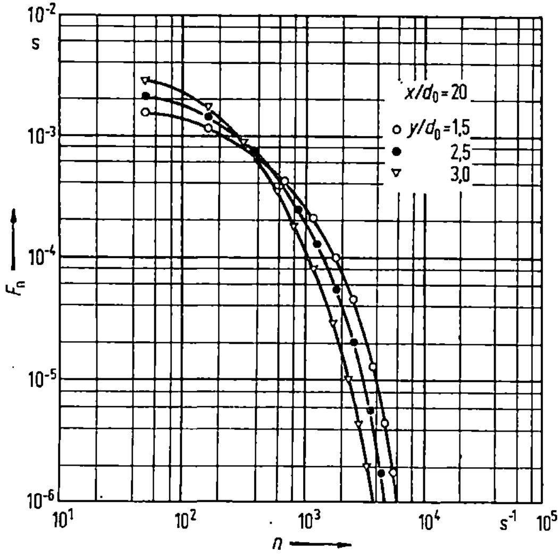

Bild 4.11. Frequenzspektrum der Turbulenz

kungsenergie $(\varrho/2)\overline{u'^2}$ jeweils auf einen Frequenzbereich $n + \mathrm{d}n$ bzw. entsprechende Wellenzahlen entfallen:

$$u'^2 = \int_0^\infty E(n) \, \mathrm{d}n \, .$$

Mit der Normierung

$$F(n) = \frac{E(n)}{\overline{u'^2}}$$

wird

$$\int_0^\infty F(n) \, \mathrm{d}n = 1 \, .$$

Taylor hat gezeigt [6], daß dieses Spektrum durch Fourier-Transformation in die Korrelationsfunktion übergeführt werden kann. Es ist

$$R_{\mathrm{E}}(x) = \int\limits_0^\infty F(n) \cos \frac{2\pi n x}{\bar{u}} \, \mathrm{d}n,$$

$$F(n) = \frac{4}{\bar{u}} \int\limits_0^\infty R_{\mathrm{E}}(x) \cos \frac{2\pi \cdot n x}{\bar{u}} \, \mathrm{d}x.$$

Das Turbulenzspektrum in Bild 4.11 läßt erkennen, daß die niedrigen Frequenzen den Hauptteil der Energie enthalten, die kleinen Wirbel dagegen nur wenig.

Für eine direkte Herleitung von Längenmaßen aus den Spektralfunktionen kann man davon ausgehen, daß

$$L_{\mathrm{x}} = \frac{\bar{u}}{4} \cdot \lim_{n \to 0} F(n)$$

ist.

Das Mikrolängenmaß l ergibt sich aus

$$\frac{1}{l^2} = \frac{4\pi^2}{\bar{u}^2} \int\limits_0^\infty n^2 F(n) \, \mathrm{d}n.$$

Will man die Bewegungsgleichungen für turbulente Strömung vollständig angeben, so muß man jede Feldgröße, z. B. u, durch ihre Komponenten $\bar{u}$ und u' darstellen, die Zahl der Veränderlichen verdoppelt sich. Zur Lösung müßte eine Beziehung zwischen Mittelwerten und Schwankungsgrößen vorliegen, die in exakter Form nicht zur Verfügung steht.

Mittels empirischer Ansätze hat eine Reihe von Autoren versucht, diesen Zusammenhang anhand der turbulenten Schubspannung zu beschreiben.

Die wichtigsten dieser *Turbulenztheorien* sind [2, 7, 8]:

Boussinesq

$$\tau = -\varrho \, \overline{u'v'} = A_{\mathrm{i}} \frac{\mathrm{d}\bar{u}}{\mathrm{d}y},$$

Prandtl (Mischungsweg)

$$\tau = -\varrho \, \overline{u'v'} = \varrho \cdot l^2 \left| \frac{\mathrm{d}\bar{u}}{\mathrm{d}y} \right| \cdot \frac{\mathrm{d}\bar{u}}{\mathrm{d}y},$$

Prandtl (Freistrahlsatz)

$$\tau = \varrho \cdot x_1 \cdot b \, (\bar{u}_{\mathrm{max}} - \bar{u}_{\mathrm{min}}) \frac{\mathrm{d}u}{\mathrm{d}y},$$

Taylor (Wirbeltransport)

$$\tau = \frac{1}{2} \cdot \varrho \, l_{\mathrm{w}}^2 \left| \frac{\mathrm{d}\bar{u}}{\mathrm{d}y} \right| \frac{\mathrm{d}\bar{u}}{\mathrm{d}y},$$

v . Kármán

$$\tau = \varrho \cdot x^2 \, \frac{(\mathrm{d}\,u/\mathrm{d}\,y)^4}{(\mathrm{d}^2 u/\mathrm{d}\,y^2)^2} \, .$$

Auf die Einführung experimentell zu bestimmender Konstanten kann in keinem Fall verzichtet werden, z. T. ist der Gültigkeitsbereich begrenzt.

Für die Ähnlichkeitsbetrachtung von Strahlen in der Feuerungstechnik wird heute meistens die Darstellung von Reichardt benutzt, die auch diesem Abschnitt zugrunde liegt.

Als Turbulenzmodelle bezeichnet man empirische Funktionen zur Darstellung von Schwankungsgröße und Längenmaß aus Mittelwerten der Geschwindigkeit. Sie befinden sich im Stadium der Entwicklung und werden in einigen mathematischen Modellen (Kap. 12) benutzt [9, 10].

4.2.2 Turbulenzeigenschaften von Strahlen

Die steilen Geschwindigkeitsgradienten, die im Anfangsteil des Freistrahls an dessen Rand herrschen, bewirken das Entstehen zahlreicher Wirbel, d. h. eine Zunahme der Turbulenz. In Freistrahlen herrschen Turbulenzgrade von 0,2 und mehr, in Rohr- und Düsenströmungen dagegen nur von etwa 0,02.

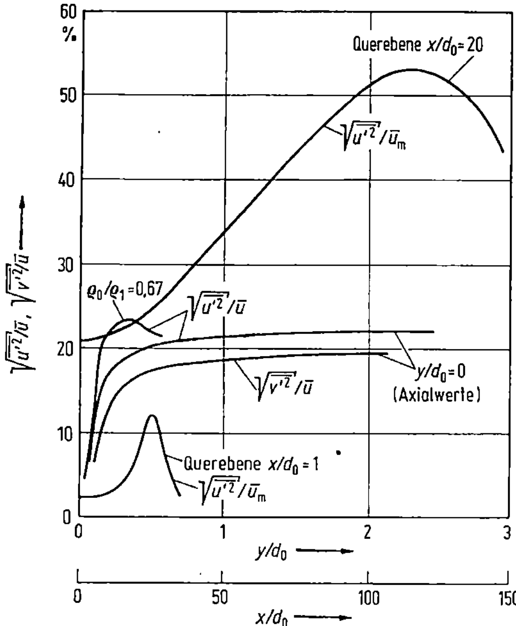

Bild 4.12. Turbulenzgrade von Freistrahlen, Achsenverlauf und Querverteilungen

Nach Austritt aus der Düse entsteht die starke Turbulenz der freien Grenzschicht zunächst am Strahlrand, sie breitet sich von dort her zur Achse hin aus [11, 12], die Achsenwerte bleiben bis zum Ende des Kernbereichs niedrig, steigen dann aber zunächst schnell, allmählich langsamer an und nähern sich schließlich dem Wert 0,2 bis 0,25, Bild 4.12. Dort sind auch Querverteilungen dargestellt. Die örtlichen Schwankungsgeschwindigkeiten sind dabei jeweils auf den Achsenwert der mittleren Geschwindigkeit bezogen, es ist also

$$Tu(y) = \sqrt{\overline{u'^2}}/u_m$$

dargestellt. Würde man entsprechende Werte mit der örtlichen Geschwindigkeit $\bar{u}$ bilden, so gingen sie zum Strahlrand hin gegen unendlich, da im Gebiet von $\bar{u} = 0$ noch turbulente Bewegung herrschen kann.

Da auf der Strahlachse $du/dy = 0$ ist, müßte dort Isotropie herrschen, tatsächlich werden für Tu_y etwas andere Werte gefunden als für Tu_x. Wenn der Strahl eine geringere Dichte hat als die Umgebung, so nimmt der Turbulenzgrad zu, wie Bild 4.12 am Beispiel eines heißen Luftstrahls zeigt, der sich in kälterer Luft ausbreitet ($\varrho_0/\varrho_\infty = 0,67$; $t_0 = 150\ °C$). Diese Feststellung steht in Übereinstimmung mit der schnelleren Ausbreitung von Strahlen bei Abnahme ihrer Dichte.

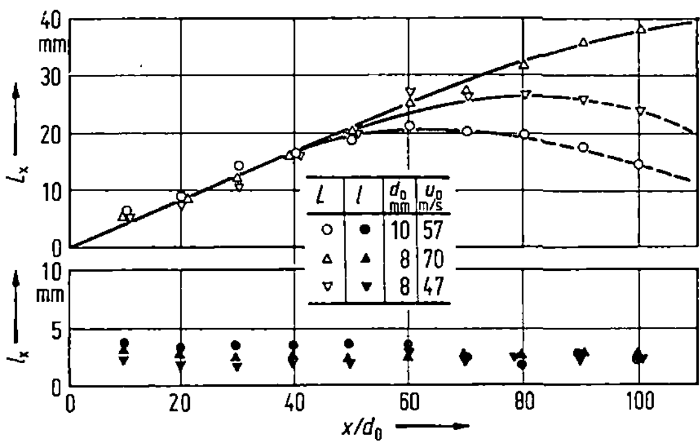

Bild 4.13. Größe der Makro- und Mikrowirbel in Freistrahlen

Die für Verbrennungsvorgänge besonders wichtigen Konzentrationsschwankungen lassen sich in Strahlen ohne Reaktion gut messen. Becker, Hottel und Williams [13] haben gezeigt, daß der Turbulenzgrad der Konzentration auf der Achse von Freistrahlen dem Wert 0,22 zustrebt, es herrscht also Übereinstimmung mit den Geschwindigkeitsschwankungen. Auch die Querverteilungen stimmen überein.

Eine Vorstellung über die Größe der Makro- und Mikrowirbel in Freistrahlen gibt Bild 4.13 nach Messungen von Lenze [14].

4.3 Flammen drallfreier Einzelstrahlen

4.3.1 Laminare Diffusionsflammen

4.3.1.1 Erscheinungsformen. Wird ein Brenngasstrom, der aus einem Rohr oder einer Düse in ruhende Luft ausfließt, gezündet, so entsteht eine langgestreckte Flamme. Ist das Brenngas ein Kohlenwasserstoff, z. B. Methan, so erscheint die Flamme dem Auge im unteren Teil blau, zur Flammenspitze hin geht die Farbe in gelb über.

Die Reaktion des Brennstoffs wird dadurch möglich, daß am Rand des laminaren Strahls Umgebungsluft in die Strahlsubstanz eindiffundiert und mit dieser ein reaktionsfähiges Gemisch bildet. Eine Darstellung des Mischungs- und Reaktionsfeldes durch Analysenergebnisse gelingt besonders leicht bei einem Einkomponentenbrennstoff, z. B. Wasserstoff. Bild 4.14 zeigt ein typisches Ergebnis. Dem Brennrohr entströmt reiner Wasserstoff in eine Luftumgebung. In mehreren Querschnitten wurde die Flamme auf ihren Gehalt an H_2, O_2 und H_2O untersucht. Man erkennt, daß eine sehr dünne Brennzone vorliegt, in der jeweils nur H_2O und N_2 gefunden wird. Außer dem Reaktionsprodukt H_2O und dem inerten N_2 strömt innerhalb der Brennfläche ausschließlich H_2, außerhalb neben den genannten Molekülarten ausschließlich O_2. H_2 und O_2 gehen zur Brennfläche hin gegen Null. Die Reaktion schreitet in dem Maße fort, in dem vom Kern des Gasstroms her H_2, von außen her O_2 zur Brennfläche diffundiert. Das Reaktionsprodukt diffundiert umgekehrt aus der Brennfläche in den Strom bzw. die Umgebung [15].

Etwa im gleichen Maße wie der Sauerstoff diffundiert auch Stickstoff zur Brennfläche und von dort weiter in den Brennstoffstrom. Der innerhalb der Brennfläche zu findende Stickstoff wird als Teil des Abgases betrachtet. Für das außerhalb der Brennfläche gefundene N_2 ist zunächst offen, inwieweit es dem Abgas zuzurechnen ist. Um die Verbrennung mit Luft stöchiometrisch berechnen zu können, verfährt man so, als sei Luft eine chemische Verbindung, d.h., man sieht das Ausgangsverhältnis O_2/N_2 als konstant an. Wegen der sehr ähnlichen mechanischen Eigenschaften der Moleküle ist diese Vereinfachung gut vertretbar, denn die Selbstdiffusionszahl von O_2 beträgt bei 0 °C 0,187 cm²/s, die von N_2 0,185 cm²/s.

Die Brennzone ist in Bild 4.14 unendlich dünn als Brennfläche angenommen, d.h. die Reaktionsgeschwindigkeit ist unendlich groß gesetzt. Diese Vereinfachung bewirkt keinen großen Fehler, da die tatsächliche Dicke der Brennzone nur einige Zehntelmillimeter beträgt. Der Zeitaufwand der Reaktion ist klein gegenüber dem der Mischung. In der Brennfläche wird ausschließlich Abgas gefunden, d.h. die Reaktion

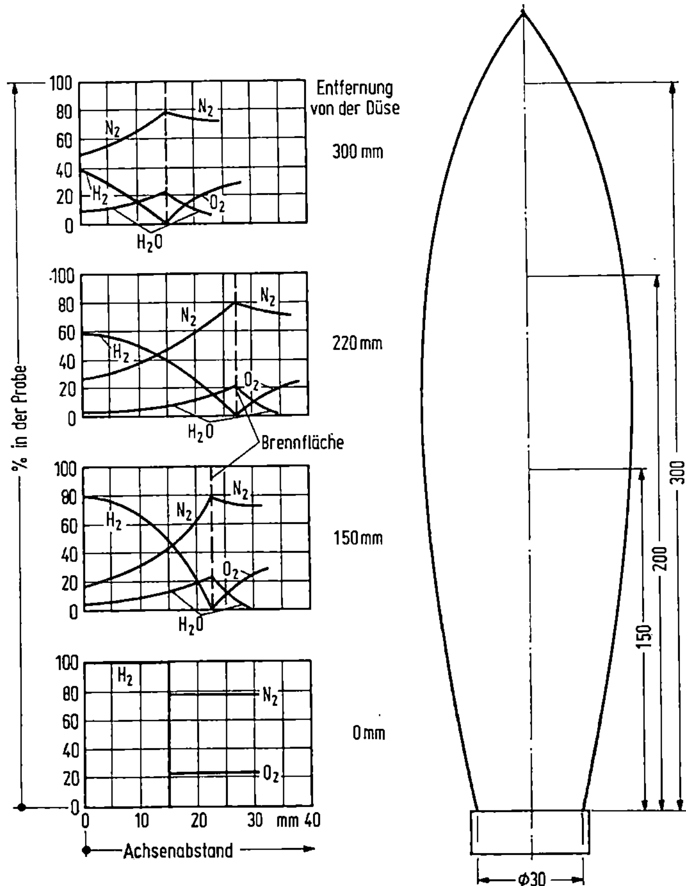

Bild 4.14. Reaktionsverlauf in einer laminaren Wasserstoffflamme

stellt sich an einer Stelle ein, zu welcher Brennstoff und Sauerstoff in stöchiometrischem Verhältnis diffundieren.

Der Brennstoffstrom wird durch Wärmeleitung und durch das eindiffundierende Abgas erwärmt, die abnehmende Dichte bewirkt die Ausweitung der Brennfläche im Mittelteil der Flamme. Mit abnehmendem H_2-Vorrat im Strahl nimmt der Durchmesser der Brennfläche wieder ab und erreicht schließlich, wenn der gesamte Brennstoff aufgebraucht ist, den Wert Null.

Kohlenwasserstoffe werden bei der Erwärmung gespalten (*Pyrolyse*). Ein Teil der entstehenden Bruchstücke lagert sich zu Rußteilchen zusammen (2.2.7). Diese bewirken das gelbliche Leuchten des Flammenoberteils. Bei sehr C-reichen Brennstoffen kann ein Teil des entstehenden Rußes unverbrannt aus dem Flammenende entweichen.

Eine schöne Beschreibung der laminaren Diffusionsflammen gibt Faraday am Beispiel der Kerzenflamme [16].

4.3.1.2 Berechnung der Flammenlänge. Die Gestalt der beschriebenen Brennfläche hängt im wesentlichen vom Verlauf der Diffusionsvorgänge ab, welche Luft und Brennstoff zur Brennfläche befördern. Versuche zur Berechnung des Vorgangs unternahmen Burke und Schumann [17] sowie Wohl, Gazley und Kapp [18].

In Zylinderkoordinaten lautet die Diffusionsgleichung für eine mit konstanter Geschwindigkeit u bewegte Substanz [19]:

$$\frac{\partial c}{\partial x} = \frac{D}{u} \left(\frac{\partial^2 c}{\partial r^2} + \frac{1}{r} \cdot \frac{\partial c}{\partial r} + \frac{\partial^2 c}{\partial x^2} \right).$$

Diese Gleichung enthält D und u als Konstanten, beides trifft für einen reagierenden Strahl nicht zu. Die Strömungsform des Freistrahls bewirkt Geschwindigkeitsunterschiede, und auch eine konstante Diffusionszahl stellt eine starke Vereinfachung dar, zumal man mit zwei getrennten Diffusionsvorgängen, Luft gegen Abgas und Brennstoff gegen Abgas, zu tun hat. Zudem sind die Dichten örtlich verschieden.

Burke und Schumann haben trotzdem mit einem einfachen Diffusionsvorgang gerechnet. Sie verwandelten das Dreistoffsystem Brenngas, Luft, Abgas in ein Zweistoffsystem, indem sie den Sauerstoffanteil durch stöchiometrische Rechnung auf den Brennstoffanteil bezogen. Diese Vereinfachungen sind vertretbar, solange die Diffusionseigenschaften des Brennstoffs denen der Luft ähnlich sind, z.B. für die einfachen Kohlenwasserstoffe. Bei Wasserstoff ergeben sich jedoch größere Fehler.

Im Hinblick auf diese Vereinfachungen lohnt es nicht, die Längsdiffusion in die Rechnung einzubeziehen. Wenn man dieses Glied gleich Null setzt und die verbleibende Gleichung nach c_m, dem axialen Verlauf der Brennstoffkonzentration, auflöst, so kommt man schließlich zu dem heute üblichen Berechnungsgang:

$$c_m = c_0 \left(1 - \exp \frac{-d_0^2 \cdot u}{16\, D\, x} \right).$$

Der Faktor c_0 bezeichnet die Brennstoffkonzentration am Strahlanfang. Für reinen Brennstoff ist $c_0 = 1$, für vorgemischte Gase ist $c_0 < 1$. Die Flammenlänge $x = L$ findet man für $c_m = c_{st}$, da die Konzentrationswerte auf nicht reagierende Substanz bezogen sind, findet man das Flammenende an dem Punkt der Strahlachse, an welchem ohne Verbrennung stöchiometrisches Gemisch vorläge (vgl. 4.3.3). Damit wird

$$L = \frac{\dot{V}}{4\,\pi\, D \ln\left(1 - c_{st}/c_0\right)} \,.$$

Ersetzt man den Logarithmus durch seine Reihe und bricht nach dem zweiten Glied ab, so wird

$$L \approx \frac{c_0}{c_{st}} \cdot \frac{\dot{V}}{4\pi D \left(1 + c_{st}/2c_0\right)} .$$

Für Kohlenwasserstoffe ist der im Nenner stehende Bruch klein gegen 1, man kann deshalb vereinfachend setzen:

$$L \approx \frac{c_0}{c_{st}} \frac{\dot{V}}{4\pi D} .$$

Bei gegebenem Brennstoff und gegebener Vormischung bleibt als einzige Variable in beiden Gleichungen $\dot{V}$. Die Flammenlänge ist bei gegebenem Volumenstrom vom Brennerdurchmesser unabhängig.

Bei gegebenem Austrittsquerschnitt ändert sich die Flammenlänge proportional der Ausströmgeschwindigkeit. Hess [20] hat gezeigt, in welchem Maß die Flammen bei zunehmendem Durchmesser und gleichbleibendem Volumenstrom infolge der in obiger Rechnung nicht berücksichtigten Auftriebswirkung verkürzt werden (vgl. 4.3.3).

4.3.1.3 Übergang laminar – turbulent. Die beschriebene lineare Abhängigkeit zwischen Flammenlänge und Ausströmgeschwindigkeit gilt nur bei laminarer Strömung. Der Übergang zum turbulenten Zustand kündigt sich zunächst durch ein Flackern der Flammenspitze an, das nach Hess [20] unabhängig vom Brennerdurchmesser, d.h. von der Geschwindigkeit, bei einem bestimmten Volumenstrom, bei Methan z.B. bei 50 l_n/h, einsetzt. Er erklärt diese Tatsache damit, daß Auftriebskräfte für die Störung der laminaren Strömung verantwortlich sind.

Bei steigender Geschwindigkeit lösen sich Ballen von der zusammenhängenden Brennfläche ab und verbrennen als gesonderte Flammenteile. Steigt die Geschwindigkeit noch weiter, so setzt an der Flammenspitze der im Erscheinungsbild deutlich sichtbare Umschlag zur Turbulenz ein. Mit weiterhin steigender Reynolds-Zahl wandert die Umschlagstelle langsam stromauf und erreicht schließlich das Gebiet der Brennermündung.

4.3.2 Turbulente Flammen, Strömungsfeld

Das Strömungsfeld einer Diffusionsflamme weicht von dem des nicht reagierenden Strahls merklich ab, da die mit der Reaktion verbundenen temperaturbedingten Dichteänderungen Einfluß auf die turbulenten Austauschvorgänge haben. Die Dichte der technischen Brenngase unterscheidet sich von der Dichte der Luft um Faktoren zwischen 0,5 und 2, die mit der Verbrennung verbundene Temperaturerhöhung bewirkt dagegen eine Dichteänderung um etwa den Faktor 6 bis 7, überwiegt also bei weitem. Die Dichteunterschiede zwischen Luft und Abgas sind im Vergleich zu den beiden genannten vernachlässigbar, der entsprechende Faktor ist $< 1{,}1$. Bild 4.15 zeigt für mehrere Querschnittsebenen die Unterschiede der Dichteverteilung zwischen Stadtgasstrahl und Stadtgasflamme.

Da sich das Reaktionsfeld über große Teile des Freistrahls erstreckt, ist eine Vorausberechnung der auftretenden Dichteunterschiede schwierig.

Als Ausweg wird nach Thring und Newby [21] angenommen, der Strahl des Brenngases breite sich in einer Umgebung aus, in welcher die

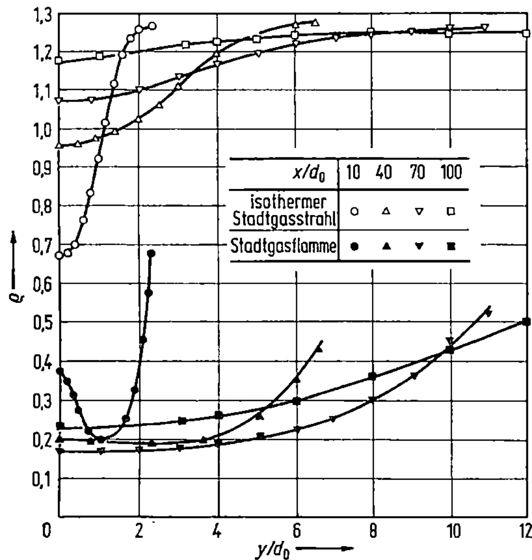

Bild 4.15. Dichteverteilung in einem Stadtgasstrahl und einer Stadtgasflamme

Dichte herrscht, welche Abgas und Luft bei mittlerer Reaktionstemperatur aufweisen. Diese Näherung gibt die Verhältnisse in weiten Teilen der Reaktionszone gut wieder, lediglich am Rand von Strahlen, die sich in kalter Luft ausbreiten, wird sie unzutreffend.

Man setzt nach diesem Vorschlag in die Verteilungsfunktionen (vgl. 4.1.3.2) der Geschwindigkeit und Konzentration als Umgebungsdichte ϱ_f, die mittlere Dichte der Flammengase ein und findet damit sinngemäß einen langsameren Abfall der Geschwindigkeit als in Strahlen ohne Reaktion. Die Verteilungsfunktionen der Temperatur sind für Flammen wegen der starken Wärmequellen nur bedingt brauchbar. In den Funktionen der Konzentration schaltet man das Auftreten von Quellen dadurch aus, daß man zunächst nicht die Reaktion, sondern die Mischung von Brennstoff und Luft berechnet.

4.3.3 Turbulente Flammen, Reaktionsfeld, Kontur, Länge

Die Darstellung des Reaktionsfeldes der turbulenten Flammen geht nicht von der Diffusionsgleichung aus, da zunächst offen ist, wie groß die turbulenten Austauschgrößen in Reaktionsfeldern sind und mit welchen örtlichen Unterschieden zu rechnen ist. Die Basis der Betrachtung bilden vielmehr die Verteilungsfunktionen der Strahlsubstanz im turbulenten Freistrahl.

Bild 4.16 zeigt zunächst für den laminaren Fall einen Vergleich der Verhältnisse im reaktionsfreien (links) und im reagierenden Strahl

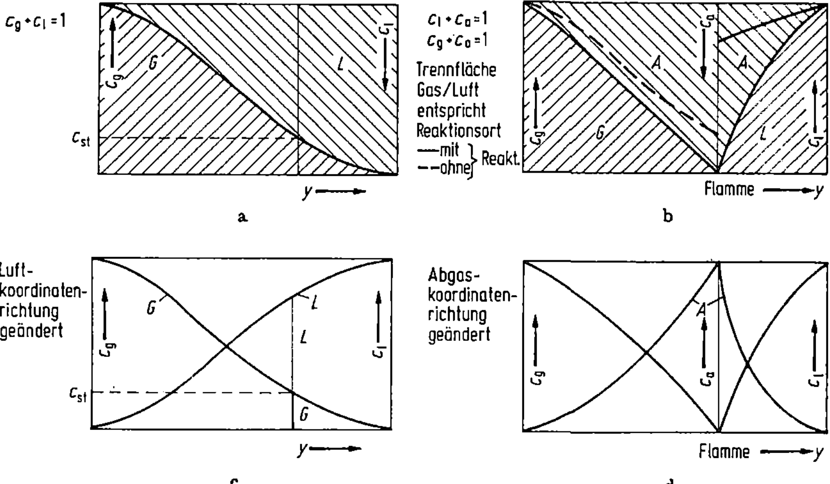

Bild 4.16. Mischung und Verbrennung in laminarer Flamme, links ohne, rechts mit Reaktion

(rechts). In den oberen Bildteilen sind die Gas-, Luft- und Abgasanteile durch Aufteilen der Diagrammfläche schraffiert dargestellt, in den unteren Bildteilen sind die Konzentrationsverläufe mit achsbezogenen Ordinatenwerten aufgetragen.

Der Übergang vom Zwei- zum Dreistoffsystem wird dadurch bewirkt, daß der Ort stöchiometrischer Konzentration als Ort der Reaktion angenommen wird. Damit ergibt sich eine Hüllfläche, die wie bei der laminaren Flamme beschrieben, den gashaltigen vom lufthaltigen Stromteil trennt. Die im reaktionsfreien Fall vorliegende Verteilung ändert sich bei Verbrennung dadurch, daß Luft und Brennstoff durch Reaktion verbraucht und zu Abgas umgewandelt werden, in einer quantitativ zunächst nicht bekannten Weise, wie beispielhaft im rechten Teil von Bild 4.16 dargestellt ist.

Dieses Bild setzt noch laminare Strömungsform voraus und enthält einige weitere vereinfachende Annahmen. Es soll das Prinzip der Einführung von Reaktion in ein Mischungsfeld erläutern.

Bei Übergang zum turbulenten Zustand muß man berücksichtigen, daß die Augenblickswerte der Konzentration veränderlich sind, es ist $c = \bar{c} + c'$. Stöchiometrische Konzentration wird also zu verschiedenen Zeiten an verschiedenen Stellen vorliegen. Die Verbrennungsfront steht im Gegensatz zum laminaren Fall nicht still, sondern ist unregelmäßigen Bewegungen unterworfen, die Flamme flackert.

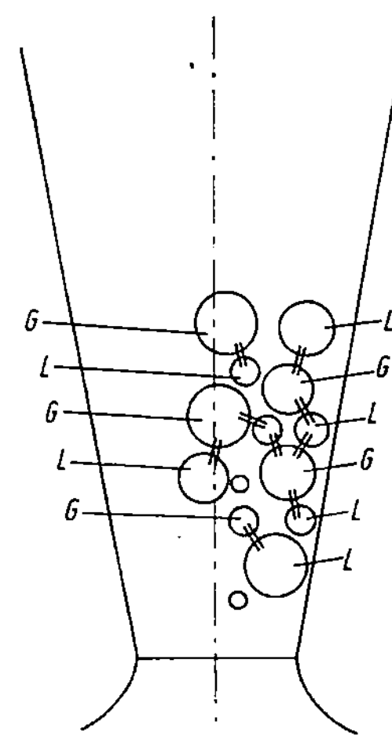

Bild 4.17. Reaktionszonen in einer turbulenten Flamme, Schema

Man kann dies damit erklären, daß im turbulenten Feld nicht einzelne Moleküle, sondern zusammenhängende größere Stoffmassen, sogenannte Zellen oder Ballen in Bewegung sind, die sich gegeneinander verschieben oder auch als Wirbel drehen können. Aus der ruhenden Umgebung werden z.B. am Strahlrand Luftballen mitgerissen, diese reagieren in der Flamme nur in den Bereichen, in welchen ihnen z.B. aus Nachbarballen Gas zugemischt wird. An der Grenzfläche zweier Ballen muß zu diesem Zweck molekulare Diffusion stattfinden, denn nur bei molekularer Mischung setzt Reaktion ein. Die Folge ist, daß man in turbulenten Flammen einzelne Reaktionszonen deutlich unterscheiden kann, Bild 4.17.

Da an jedem Punkt der Reaktionszone in zeitlicher Folge Ballen verschiedener chemischer Zusammensetzung vorbeiströmen können, kann man in einer Durchschnittsanalyse, die über einen längeren Zeitraum entnommen ist, Brennstoff, Luft und Abgas nebeneinander finden, sofern man durch schnelles Abkühlen ein Weiterreagieren der entnommenen Substanz verhindert.

Bild 4.18 zeigt, daß auf diese Weise in turbulenten Flammen eine breite Reaktionszone entsteht, in welcher im zeitlichen Mittel sowohl Brennstoff wie Luft und daneben auch Abgas vorkommen.

Bild 4.19 a, b gibt die Längs- und Querverteilung der stabilen Molekülarten wieder, die in einer kreisrunden Stadtgasflamme vorkommen. Als Beispiel ist die radiale Querverteilung in der Ebene bei $x = 40 d_0$ gezeigt.

Man erkennt in der Längsverteilung den Abfall der Brennstoffkonzentrationen bis zum Flammenende bei $x/d_0 = 110$. Die Kohlenwasserstoffanteile nehmen infolge Pyrolyse am schnellsten ab, H_2 und CO treten sowohl als Brennstoffanteile wie als Abbauprodukte der Kohlen-

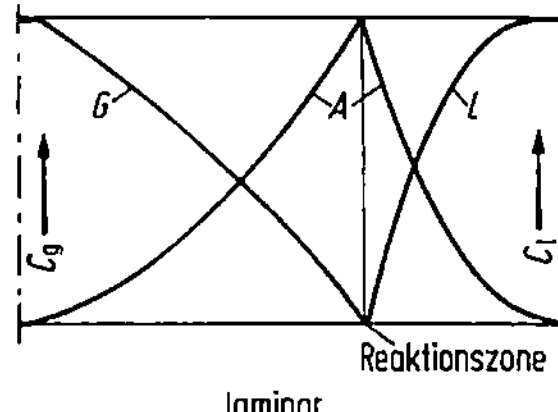

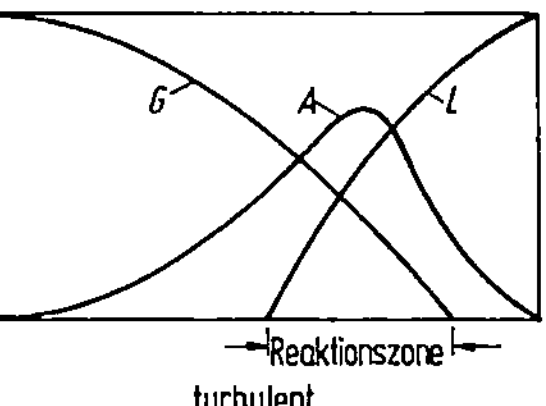

Bild 4.18. Konzentrationsverteilung bei Reaktion im laminaren und turbulenten Strom

wasserstoffe auf. Dies ist besonders auffallend bei dem zunächst nur mit $< 6\%$ vorhandenen CO. Sein Anteil bleibt eine ganze Strecke weit fast konstant, Verbrennung und Neubildung halten sich die Waage.

Bei $x = 50 d_0$ ist O_2 bis zur Achse vorgedrungen und nimmt dort stetig zu. Der Abfall der Abgaskomponenten gegen Ende des Strahls ist mit dem Eindringen überschüssiger Verbrennungsluft zu erklären.

In der Querebene (Bild 4.19 b) liegt das Zentrum der Reaktionszone etwa bei $y = 3 d_0$, ausgewiesen durch das Maximum der Abgaskonzentration und der Temperatur. Die Reaktionszone beginnt etwa bei $y = d_0$ und reicht bis etwa $6 d_0$.

Bild 4.19 a und b enthält außer den Konzentrationen auch die Temperatur. Der Lage der Reaktionszonen entsprechend liegt das Temperaturmaximum außerhalb der Achse, der Querschnitt zeigt ein M-förmiges Profil. Im Anfangsteil des Strahles entfernt sich das Maximum von der Achse, später mit fortschreitendem Ausbrand wandert es zur Achse zurück, und man erhält allmählich Glockenkurven, wie sie bei Ausbreitung eines warmen Strahls ohne Wärmequellen in kälterer Umgebung von Anfang an gefunden werden. Bild 4.20 zeigt das Isothermenfeld der gleichen Flamme.

Um die Flammenkontur, insbesondere die Länge, aus den Verteilungsfunktionen der Konzentration herzuleiten, sucht man die Koordinaten von $c = c_{st}$ auf. Um das zunächst unbekannte Dichtefeld zu be-

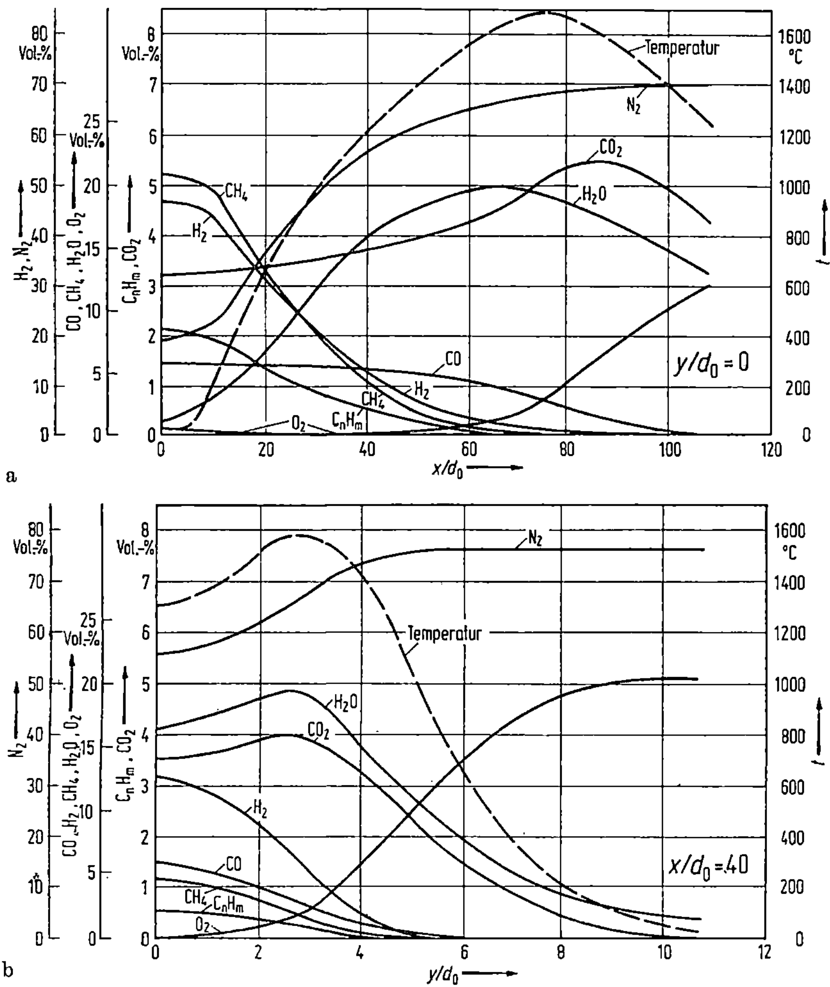

Bild 4.19.a u. b. Verteilung der stabilen Molekülarten in einer Stadtgasflamme [3]. a) längs der
Strahlachse; b) quer bei $x = 40\,d_0$

rücksichtigen, wird nach Thring und Newby [21] wie erwähnt, in die
Verteilungsfunktion die Dichte der Flammengase ϱ_f statt der Umgebungsdichte eingeführt. Man geht davon aus, daß sich der Brennstoffstrahl in einer Reaktionszone ausdehnt, die aus heißen Abgasen besteht.

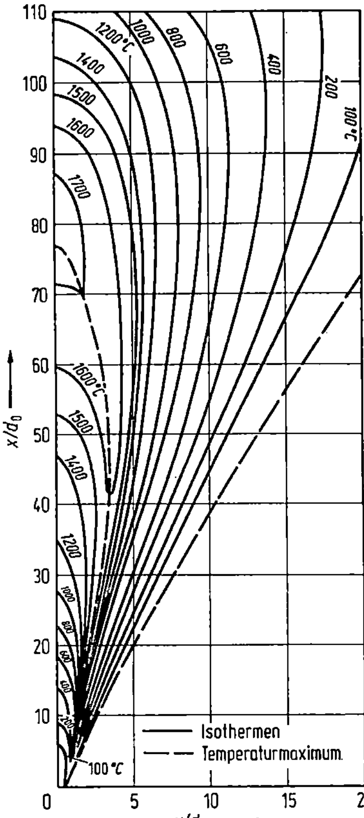

Bild 4.20. Isothermen der Stadt-gasflamme von Bild 4.19

Als Bezugstemperatur setzen diese Autoren die theoretische Flammen-temperatur, jedoch erscheint es konsequenter, die mittlere Temperatur der Reaktionszone, bei Freistrahlgasflammen also etwa 1600 °C zu setzen.

Man hat dann

$$c = c_0 \cdot \frac{5{,}3}{x/d_0} \cdot \sqrt{\frac{\varrho_0}{\varrho_t}} \cdot e^{-54\,(y/x)^2}.$$

Mit $x = L$ für $c = c_{\mathrm{st}}$ erhält man für die Flammenlänge $(y = 0)$

$$L = 5{,}3\,\frac{c_0}{c_{\mathrm{st}}} \cdot d_0 \cdot \sqrt{\frac{\varrho_0}{\varrho_t}}.$$

Die Zahlenwerte der Gleichung ergeben sich gemäß 4.1.3.2 aus $1/2\,c_c$ bzw. $1/2\,c_c^2$. Es sind die Werte einzuführen, die für Strahlen ohne Dichte-unterschiede gelten, denn der Dichteeinfluß ist im Wurzelausdruck ent-halten. Wenn die hier benutzten Werte von denen der Tabelle 4.3 etwas abweichen, so wird damit auf die Ergebnisse von Messungen Rücksicht genommen. Das Rechnen mit einem konstanten Wert ϱ_f stellt nur eine Näherung dar. Dies ist der Grund für kleinere Unterschiede zwischen Messung und Rechnung.

Für die Stadtgasflamme des Bildes 4.19 wird mit $c_0 = 1$ (keine Vormischung $c_{st} = 0,1171$, $\varrho_0 = 0,658$ und $\varrho_f (1600\ ^\circ C) = 0,1885$:

$$L/d_0 = 85.$$

Das Flammenende läge demnach in der Nähe des Temperaturmaximums, während es durch Messung bei $x = 110 d_0$ gefunden wird. Der Unterschied erklärt sich daraus, daß sich die Verteilungsfunktionen auf zeitliche Mittelwerte beziehen, $x = 85 d_0$ ist der Ort von $\bar{c} = \bar{c}_{st}$. Tatsächlich endet aber die Flamme erst dort, wo zu keinem Zeitpunkt c_{st} auch nur kurzfristig auftritt, also bei $\bar{c} + c'_{max} = c_{st}$.

Die obige Gleichung liefert eine mittlere Flammenlänge, die wahre Länge findet man aus

$$L_w \approx 1,3 L.$$

Bemerkenswert ist, daß die Flammenlänge bei gegebenem Brennstoff nur von d_0 abhängt, sie ist vom Volumenstrom unabhängig. Dies erklärt sich daraus, daß die Turbulenzgrade sehr wenig von Re abhängen, mit wachsendem Volumenstrom, also wachsender Geschwindigkeit ändert sich auch die Geschwindigkeit des Stoffaustausches in gleichem Maße. Damit erklären sich auch die durchaus andersartigen Verhältnisse bei laminaren Flammen, diese hängen von der bei allen Strömungsgeschwindigkeiten gleich langsamen Diffusion ab.

Die Flammenkontur, d.h., der Verlauf des Flammendurchmessers D längs des Weges wird sinngemäß derart hergeleitet, daß man in die Querverteilung $c = c_{st}$ einführt. Damit wird $y = D/2$. Auch hier ist der wahre Durchmesser etwa um den Faktor 1,3 größer als sein zeitliches Mittel. Außerdem erhält man

$$\frac{y_{st}}{d_0} = 2 c_i \frac{x}{d_0} \sqrt{\ln \frac{L/d_0}{x/d_0}}\ .$$

Eine einfache technische Konsequenz obiger Feststellung über die Abhängigkeit der Flammenlänge von d_0 besteht darin, daß man Flammen bei sonst gleichbleibenden Bedingungen durch Verkleinern der Düsenöffnung so lange verkürzen kann, bis man als obere Grenze die Schallgeschwindigkeit erreicht. Da die hierfür nötigen Vordrucke oft nicht erwünscht sind, besteht ein technischer Ausweg darin, eine lange Flamme durch mehrere kurze zu ersetzen.

Eine Variante zu der obigen Darstellung liefert der Begriff des äquivalenten Durchmessers [21]

$$d_{\ddot{a}} = d_0 \cdot \sqrt{\frac{\varrho_t}{\varrho_0}}\ .$$

Anstelle des Brennstoffstrahls, der aus einer Düse mit dem Durchmesser d_0 in die Flamme eintritt, kann man auch von einem isothermen Strahl ausgehen, der aus einer Düse mit dem Durchmesser $d_ä$ kommt. Diese Überlegung interessiert besonders beim Bau von kalten Strömungsmodellen (Kap. 12).

Aus der Definition der Impulskraft läßt sich herleiten:

$$I = u_{M_0} \cdot \dot{M}_0 = \dot{M}_0{}^2 \cdot \frac{4}{\pi} \, \frac{1}{\varrho_0 \cdot d_0{}^2} \, .$$

Damit ist

$$d_0 = \frac{1}{\sqrt{I}} \cdot \dot{M}_0 \cdot \frac{2}{\sqrt{\pi \cdot \varrho_0}} \, .$$

Bei konstantem Massenstrom des Brennstoffs ist also

$$L \sim 1/\sqrt{I} \, .$$

Bild 4.21 zeigt Meßergebnisse für die Länge von Stadtgasflammen bei Volumenströmen bis $8\ \mathrm{m_n^3/h}$ und Düsendurchmessern zwischen 2

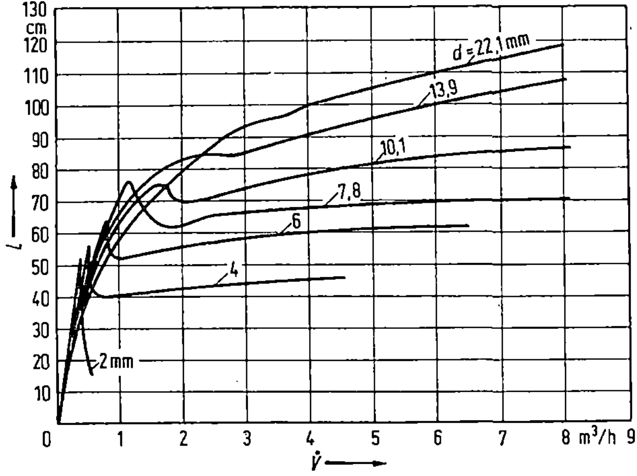

Bild 4.21. Flammenlänge bei verschiedenen Ausströmgeschwindigkeiten und Düsendurchmessern (Stadtgas)

und 22 mm. Im laminaren Bereich nimmt die Flammenlänge zunächst linear zu (vgl. 4.3.1), bei höheren Geschwindigkeiten bewirkt Flackern und Ballenablösung ein Zurückbleiben der Flammenlänge hinter dem Proportionalwert. Im Übergangsgebiet laminar – turbulent werden die Flammen kürzer. Im voll turbulenten Gebiet ist die nach obiger Ableitung zu erwartende Unabhängigkeit der Flammenlänge vom Volumenstrom nur teilweise zu erkennen.

Der Grund liegt in der Wirkung der Auftriebskräfte. Diese wirken in Hauptströmungsrichtung, also in Richtung des Strahlimpulses, addieren sich diesem und verkürzen dadurch die Flamme. Versuche von Hess [20] zeigen, daß dieser Effekt bei etwa $Fr_0 > 10^5$ unmerkbar klein wird. Die Auftriebskräfte sind dann gegenüber den Trägheitskräften so gering geworden, daß sie keinen Einfluß mehr haben, L bleibt nun tatsächlich konstant. Die Definitionsgleichung für die Froude-Zahl Fr_0 ist

$$Fr_0 = \frac{u_{M_0}^2}{d_0 \cdot g}.$$

Schematisch sind die Zusammenhänge in Bild 4.22 dargestellt.

Die Zunahme der Impulskraft infolge der Auftriebswirkung zeigt aufgrund von Meßwerten Bild 4.23. Die Bezugnahme auf die Froude-Zahl

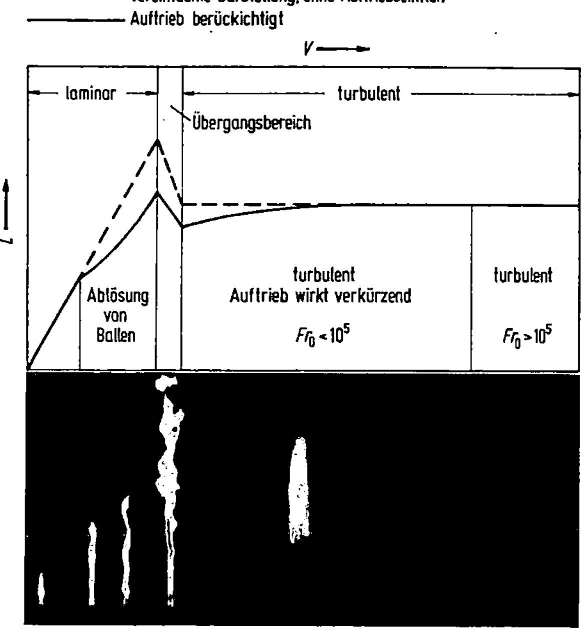

Bild 4.22. Flammenlänge mit wachsender Austrittsgeschwindigkeit, Schema

ist unkorrekt, da sie die Dichteunterschiede der beteiligten Substanzen nicht berücksichtigen. Wenn trotzdem mit der Froude-Zahl häufig plausible Ergebnisse gefunden werden, so liegt das daran, daß man in Feuerungen oft mit ähnlichen Dichteverhältnissen von Feuergas und Brennstoff zu tun hat. Trotzdem sollte man die Archimedes-Zahl benutzen:

$$\frac{1}{Ar} = \frac{u^2}{d \cdot g} \sqrt{\frac{\Delta \varrho}{\varrho}}.$$

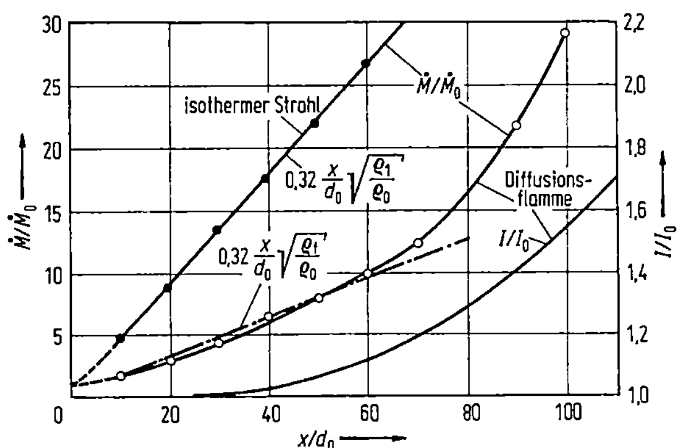

Bild 4.23. Massenstrom $\dot{M}/\dot{M}_0$ mit und ohne Reaktion, Impulskraft I/I_0, Flammen mit $Fr_0 = 10^5$

Ricou und Spalding [22] bevorzugen eine modifizierte Froude-Zahl Fr^*, in welche sie außer dem Dichteverhältnis auch die Enthalpien einführen, welche für die adiabate Flammentemperatur verantwortlich sind. Sie setzen

$$Fr^* = \frac{u^2}{g \cdot d} \cdot \sqrt{\frac{\varrho_t}{\varrho_0}} \cdot \frac{c_{pt} \cdot T_0}{H + c_{p0} \cdot T_0}$$

mit H für den Heizwert des Brennstoffes. Damit finden sie empirisch eine Proportionalität für den Massenstrom im auftriebsbehafteten Teil der Flamme.

Aus den Messungen von Hess [20] kann man herleiten, daß für $Fr < 10^5$ die Länge L von Diffusionsflammen abnimmt gemäß

$$L \approx L_0 \frac{Fr^{1/4}}{18}$$

mit L_0 für die Flammenlänge ohne Auftriebswirkung. Weitere Hinweise zur Bedeutung der Flammenlänge enthält der folgende Abschnitt 4.3.4.

Für den Verlauf des Massenstroms längs der Strahlachse muß ebenso wie bei der Flammenlänge eine geeignete Annahme über die Dichteverteilung eingeführt werden. Auch hier wird die dort geschilderte Vorstellung eines Strahls zugrunde gelegt, der sich in einer Abgasatmosphäre befindet. Damit wird

$$\frac{\dot{M}}{\dot{M}_0} = 0{,}32 \frac{x}{d_0} \cdot \sqrt{\frac{\varrho_t}{\varrho_0}}$$

mit ϱ_f als Dichte der Feuergase bei der erwarteten Mitteltemperatur der Reaktionszone. In einer Flamme nimmt somit der Massenstrom ungleich langsamer zu als in einem nicht reagierenden Strahl der gleichen Substanz.

Die vom Auftrieb herrührende Impulszunahme bewirkt auch eine Steigerung des Massenstromes. In Bild 4.23 ist der Verlauf des Massenstromes in einer Flamme mit $Fr_0 = 10^5$ dargestellt. Er nimmt zunächst linear entsprechend obiger Gleichung zu, zum Flammenende hin bewirkt der Auftrieb ein zunehmend schnelleres Wachstum.

Für das Strömungsfeld schließlich gelten ähnliche Überlegungen wie für den Massenstrom, auch hier tritt anstelle der Umgebungsdichte ϱ_1 die Dichte der Feuergase ϱ_f, die Geschwindigkeit nimmt also in der Flamme langsamer ab als im reaktionsfreien Fall.

Wenn ϱ_f als konstante Umgebungsdichte eingeführt wird, so muß dies als erste Näherung verstanden werden, die einer genauen Nachprüfung ebenso wenig standhält wie die Konstanz der Austauschgrößen, die den Verteilungsfunktionen zugrunde liegt. In Ermangelung einer genaueren Ähnlichkeitstheorie wird beides als gut brauchbarer Behelf benutzt.

Zur Beeinflussung der Austauschgrößen durch die Verbrennung vgl. 4.3.5.

4.3.4 Mischung, Ausbrand, Ungemischtheit

Zur Charakterisierung des örtlichen und zeitlichen Reaktionsverlaufs eignet sich der Begriff des Ausbrandes oder Ausbrandgrades. Dieser gibt an, welcher Anteil des Brennstoffs bis zu einem bestimmten Ort oder einer bestimmten Zeit verbrannt ist.

Man unterscheidet zwei Definitionen: Ein örtlicher Ausbrand gibt an, welcher Teil b_v des an einem bestimmten Punkt des Reaktionsraums im zeitlichen Mittel vorhandenen Brennstoffs dort in verbrannter Form vorliegt. Der Wert wird normiert mit dem an der gleichen Stelle insgesamt sowohl verbrannt (b_v) wie unverbrannt (b_u) vorhandenen Brennstoff. Es ist also

$$\alpha = \frac{b_v}{b_u + b_v} = 1 - \frac{b_u}{b_u + b_v} .$$

Wichtiger ist meist der Reaktionsablauf längs des Flammenweges. Hierfür definiert man den mittleren Ausbrand bis zu einer Querschnittsebene:

$$\alpha_M(x) = \frac{2\pi}{\dot{B}} \int\limits_0^R \varrho \cdot b_0\, u y\, \mathrm{d}y ,$$

worin b_0 den örtlichen Brennstoffanteil und $\dot{B}$ den Brennstoffstrom darstellt.

Will man b_u und b_v ohne allzu großen Aufwand bestimmen, so geht man von den leicht zu messenden stabilen Verbindungen aus, zumal die nichtstabilen nur einen geringen Energieanteil enthalten. Da die Mischung geschwindigkeitsbestimmend ist, brennen die C- und H-Anteile etwa gleich schnell ab, das C/H-Verhältnis in der unverbrannten Substanz bleibt etwa konstant [23]. Das von Vormischflammen her bekannte langsame Ausbrennen des letzten CO-Restes (vgl. 2) wird auch hier beobachtet. Der Effekt wird zwar durch den Zeitbedarf der Mischung gemildert, aber durch das bessere Diffusionsvermögen des H_2 unterstützt. Da die Darstellung durch Einführung kinetischer Vorgänge erheblich kompliziert würde, bleibt dieser Teilaspekt hier unberücksichtigt. Es genügt also, den Molanteil von C in der verbrannten und der unverbrannten Substanz zu vergleichen. Berücksichtigt man CO als Zwischenstufe der Oxidation von C zu CO_2, so wird

$$b_u = 6[CO] + 12[CH_4] + 24[C_2] + 36[C_3] + \cdots,$$

$$b_v = 6[CO] + 12[CO_2],$$

wobei [CO], [CH_4] usw. die Teildrücke der betreffenden Substanzen angeben. Bei merklichen Rußanteilen sind die Rußdichte und der C-Gehalt des Rußes sinngemäß zu berücksichtigen. Eine Hinzunahme der H-Anteile lohnt nur, wenn Zweifel an der Konstanz des C/H-Verhältnisses bestehen, z.B. bei starker Vormischung oder am Flammenende.

Zur Bestimmung von α_M ist es einfacher, über den örtlichen Heizwert des jeweiligen Brennstoff-Luft-Abgasgemisches H_u zu rechnen und auf den Anfangswärmestrom $H_{u,0} \cdot \dot{B}_0$ zu beziehen. Damit wird

$$\alpha_M(x) = 1 - \frac{2\pi \int H_u \cdot u\, y\, dy}{H_{u,0} \cdot \dot{B}_0} .$$

Der Ausbrand $\alpha_M(x)$ verläuft nach einer Ausgleichskurve zwischen den Werten 0 und 1, wie Bild 4.24 zeigt. Diese läßt sich wie folgt herleiten:

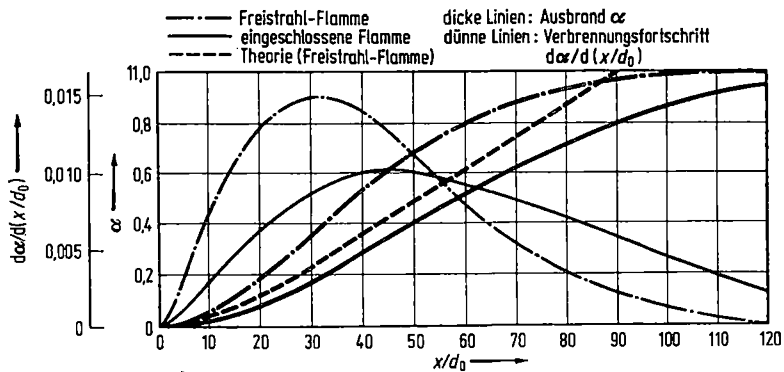

Bild 4.24. Ausbrandverlauf und Verbrennungsfortschritt von Stadtgasflammen

Bezeichnet man die Enthalpie des Abgasstroms zur Zeit t mit h_t und mit h_0 die Enthalpie bei adiabater vollständiger Verbrennung, also

$$h_0 = H_u/v_{min},$$

so wird

$$\frac{dh}{dt} = k(h_0 - h).$$

Die Integration liefert den zeitlichen Verlauf von α_M:

$$\alpha_M(t) = h_t/h_0 = 1 - e^{-kt}.$$

k hängt hierbei von der Art der Vermischung von Brennstoff und Luft ab. Heiligenstaedt [B 16] bezeichnet diese Größe als Brennerbeiwert.

Im Ähnlichkeitsbereich von Freistrahlen fällt die Geschwindigkeit längs der Strahlachse hyperbolisch ab, es ist also

$$u = x/t \sim 1/x.$$

Die Reaktionszone folgt zwar nicht der Strahlachse, sondern liegt je nach Luftbedarf des Brennstoffs mehr oder weniger nahe dem Strahlrand und wandert allmählich zur Achse. Die Geschwindigkeit wird dort langsamer abfallen, als obige Proportionalität angibt. Trotzdem soll sie als erste Näherung dienen.

Man findet oben $t \sim x^2$ und kann damit zur Ortskoordinate übergehen. Es ist

$$\alpha_M(x) = 1 - e^{-ax^2}$$

mit einer neuen Konstanten a.

Versuche zeigen, daß die Abhängigkeit, wie nach obiger Überlegung zu erwarten, nicht genau quadratisch ist, man setzt besser

$$\alpha_M(x) = 1 - e^{-a(x/d_0)^b}$$

Für Stadtgasstrahlen ist [24]:

Strahl	a	b
Frei	10^{-3}	1,8
Eingeschlossen	$0,3 \cdot 10^{-3}$	1,9

Der hier vorweggenommene Einfluß eines Feuerraums auf den Ausbrandverlauf wird unter 4.3.7 behandelt.

Die in Bild 4.24 mit „Theorie" gekennzeichnete, gestrichelte Kurve findet man, wenn man die Verbrennung auf die Hüllfläche konzentriert denkt, deren Koordinaten sich aus der Bedingung $c = c_{st}$ ergeben. Alle außerhalb dieser Hüllfläche liegenden Brennstoffanteile werden als verbrannt, alle innerhalb strömenden Anteile als nicht verbrannt angesehen. Das Flammenende findet man bei dieser Betrachtungsweise wie erwähnt für Stadtgas bei $x = 85 d_0$.

Ein Maß für den Verbrennungsfortschritt ist die Kurve $d\alpha/dx$ in Bild 4.24. Dieser Wert erreicht sein Maximum nahe dem Flammenanfang, wo große Konzentrationsunterschiede zu schnellen Reaktionen führen. Zum Flammenende geht der Ausbrand sehr langsam gegen 1, $d\alpha/dx$ nimmt niedrige Werte an. Dieser geringe Verbrennungsfortschritt macht es schwer, ein exaktes Maß für das Flammenende anzugeben.

Für technische Zwecke ist die genaue Kenntnis des Reaktionsendes unerheblich, es genügt oft, als Flammenende den Ort von $CO \approx 0,2\,\%$ anzugeben. Das entspricht bei Koksofengas einem Ausbrand von 0,98, bei Erdgas und Heizöl von 0,99.

Aus dem Aufhören der Leuchterscheinungen kann man nur dann auf den Ort des Flammenendes schließen, wenn ein dunkler Hintergrund, etwa die Rohrwand eines Dampferzeugers, das Erkennen des nur schwach leuchtenden Flammenendes gestattet. In Industrieöfen wird die Beobachtung dieses Bereichs durch die Strahlung der heißen Ofenwand sehr erschwert.

Für die Querverteilung des Ausbrandes in Freistrahlflammen läßt sich aus Meßwerten herleiten

$$1 - \alpha = (1 - \alpha_{\mathrm{m}}) \cdot \exp\left[-\ln 2 \cdot \left(\frac{y}{y_{0,5\,\alpha}}\right)^{2,4}\right].$$

Die Halbwertsbreite des Ausbrandes $y_{0,5\,\alpha}$ ist um etwa $5\,\%$ kleiner als die der Geschwindigkeit.

Angaben über die mit dem Ausbrand eng verbundene Verbrennungsdichte findet man in Kap. 5.

Das durch den Turbulenzmechanismus verursachte Aufeinanderfolgen von Brennstoff und Luft an jedem Punkt der Reaktionszone bewirkt, daß man zwei Arten der Mischung unterscheiden kann: eine molekulare und eine makroskopische. Ein Teil der an einem Punkt vorbeiströmenden Substanz ist auf seinem Weg dahin molekular gemischt worden und hat reagiert, ein anderer Teil ist zwar im zeitlichen Mittel auch gemischt, kann aber nicht reagieren, da die Materie z. B. in aufeinanderfolgenden Gas- und Luftwirbeln enthalten ist.

Der insgesamt im zeitlichen Mittel zu beobachtende Vermischungsgrad wird durch den Begriff der Mischung M beschrieben:

$$M = 1 - \frac{b_{\mathrm{u}}\left(1 - \dfrac{l}{l_{\min}}\right)}{b_{\mathrm{u}} - b_{\mathrm{v}}}$$

mit dem örtlichen Luftanteil l und den oben benutzten Bezeichnungen.

Die mittlere Mischung an der Stelle x ist dann

$$M_{\mathrm{M}}(x) = 1 - \frac{2\pi \int H_{\mathrm{u}} \left[b_{\mathrm{u}} \left(1 - \frac{l}{l_{\min}} \right) \right] \cdot u\, y\, dy}{H_{\mathrm{u},0} \cdot \dot{B}_0} \, .$$

Wenn an den Randzonen des Strahls $l > l_{\min}$ ist, so wird oft bei der Bildung von M_{M} für diesen Bereich $l = l_{\min}$ gesetzt, in der Absicht, M_{M} nicht größer als 1 werden zu lassen. Die Mischung interessiert vorwiegend im Hinblick auf den Ausbrand, der seinerseits nie größer als 1 sein kann. Man kann M auch als maximal (bei idealer Mischung) möglichen Ausbrand bezeichnen.

In turbulenten Flammen ist immer $M > \alpha$. Der Unterschied zwischen beiden Größen wird als Ungemischtheit bezeichnet. Es ist

$$U = \frac{M - \alpha}{M} \, ,$$

$$U_{\mathrm{M}}(x) = \frac{M_{\mathrm{M}}(x) - \alpha_{\mathrm{M}}(x)}{M_{\mathrm{M}}(x)} \, .$$

Ein Beispiel für den Verlauf von M, α und U auf der Achse einer Strahlflamme gibt Bild 4.25.

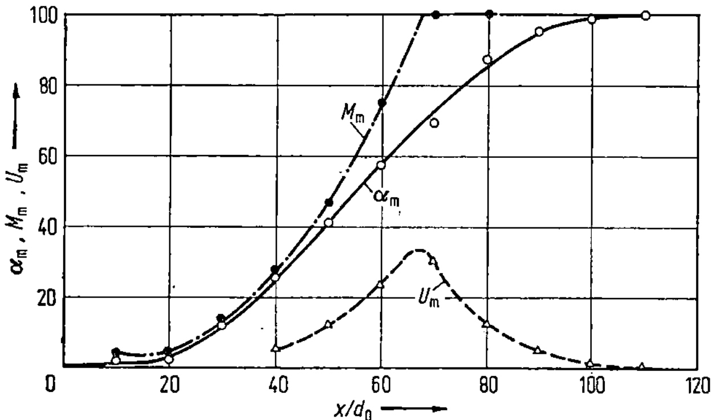

Bild 4.25. Mischung, Ausbrand und Ungemischtheit längs der Achse einer Strahlflamme

4.3.5 Turbulenzeigenschaften, Austauschgrößen

Qualitativ unterscheidet sich das Turbulenzfeld einer Strahlflamme nicht allzusehr von dem des Strahls ohne Reaktion: Die schwache Rohrturbulenz geht zunächst am Strahlrand zu den höheren Werten der freien Turbulenz über, vom Strahlrand her nehmen die Turbulenzgrade zu.

Quantitativ bestehen Unterschiede im Turbulenzgrad zunächst dadurch, daß die zeitlichen Mittelwerte aller Größen in Flammen langsamer abnehmen als im Fall ohne Reaktion. Das rührt daher, daß am Strahlanfang die Gradienten der Dichteverteilung bei Flammen ein anderes Vorzeichen haben als bei kalten Strahlen. Im Fall des nicht brennenden Stadtgasstrahls nimmt die Dichte zum Strahlrand stetig zu, in der Stadtgasflamme ist das heiße Verbrennungsgas, das den Strahl umgibt, weniger dicht als der Strahl selbst. Die Dichte nimmt zumindest am Strahlanfang nach außen hin zunächst ab und steigt erst in weiterer Entfernung von der Achse wieder an, wie Bild 4.15 zeigt. Eine Ausnahme bilden nur H_2-Flammen, denn der Wasserstoff hat etwa die gleiche Dichte wie seine heißen Verbrennungsprodukte.

Der Austausch von Impuls und Stoff wird mit abnehmender Umgebungsdichte langsamer, damit fallen Geschwindigkeit und Konzen-

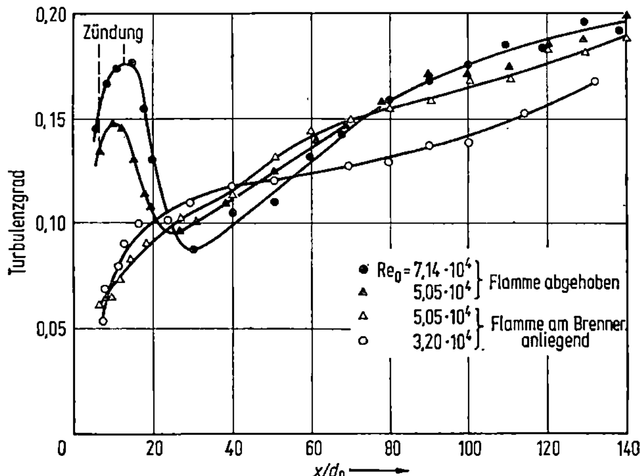

Bild 4.26. Turbulenzgrad von Strahlflammen

tration langsamer ab. Eickhoff [4] und Lenze [14] haben diese Verhältnisse im einzelnen untersucht und konnten damit alle Unterschiede im Turbulenzverhalten zwischen Strahlflammen und nicht reagierenden Strahlen deuten.

Der Turbulenzgrad eines Strahles wird um so geringer, je niedriger die Dichte der umgebenden Substanz ist. Zahlenwerte zeigt Bild 4.26. Der Zusammenhang wird besonders bei den Strahlen deutlich, die erst in einiger Entfernung vom Brenner zünden. Während dieser Zeit fließen sie in der dichteren Luft, der Austausch nimmt zu, nach der Zündung tritt das Umgekehrte ein, der Austausch wird geringer [4, 14, 25].

· Makro- und Mikrolängenmaße, die Lenze [14] aus Druck- bzw. Geschwindigkeitsmessungen hergeleitet hat, sind in Bild 4.27 enthalten.

Die Makroturbulenz nimmt durch die Reaktion zu, das Mikromaß bleibt
unverändert.

Da der Turbulenzgrad weitgehend unabhängig von der Reynolds-
Zahl ist, nimmt mit wachsender Strömungsgeschwindigkeit auch die
Schwankungsgröße zu, Impuls- und Stoffaustausch werden beschleunigt.
Daraus erklärt sich das Konstantbleiben der Flammenlänge mit wach-
sender Ausströmgeschwindigkeit.

Wenn aus Emissionsmessungen, wie sie z.B. Günther und Simon [26]
durchgeführt haben, wesentlich andere Turbulenzgrade hervorgehen, so
rührt das daher, daß die Bewegung der Stoffmassen des Strömungsfeldes
nicht unmittelbar Schlüsse auf das Reaktionsfeld zuläßt. Zwar ist die
Vorstellung sehr verbreitet, daß Reaktion an der Grenzfläche von Gas-

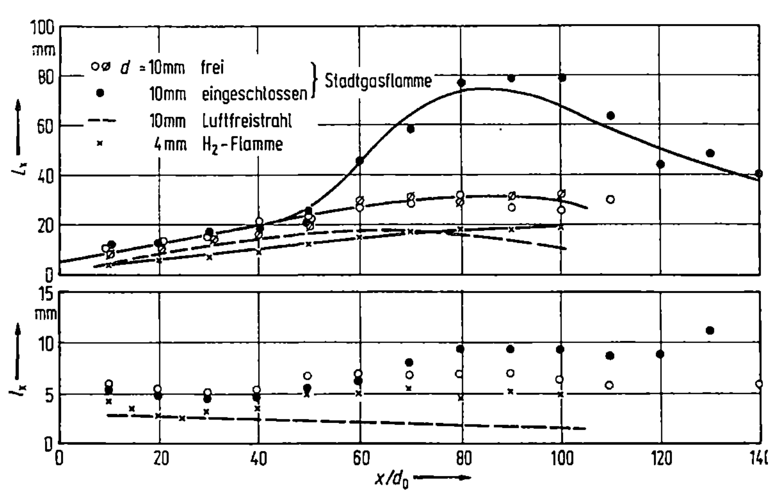

Bild 4.27. Makro- und Mikrolängenmaße in Strahlflammen

und Luftwirbeln stattfindet, wie dies Bild 4.17 andeutet, aber trotzdem
kann man nicht erwarten, daß jede innere Grenzfläche mit Reaktion
behaftet ist. Es kann z.B. vorkommen, daß ein Wirbel überwiegend
Abgas enthält, oder daß in einer Zone möglicher Reaktion die Aktivierungsenergie nicht bereitsteht o.ä. Auch die geometrische Vorstellung
eines nur aus kreisrunden Wirbeln ähnlicher Größe bestehenden Feldes ist nicht haltbar, selbst in einem Feld konstanter Dichte herrscht
Anisotropie, welche ebenso wie die Intermittenz zu Abweichungen
von der einfachen Geometrie des Bildes 4.17 führen muß. So ist zu
erklären, daß die Reaktionszonen im fotografischen Bild als unzu-
sammenhängende und unregelmäßig geformte Teilflächen erscheinen,
wie Bild 4.28 zeigt.

Unterschiede zwischen den Turbulenzeigenschaften der Geschwindigkeit und der Emission sind somit gut verständlich. Nicht gelungen ist es bisher, aus den beiden Größen Aufschlüsse über den geometrischen Aufbau der Reaktionszonen herzuleiten.

Weitere Versuche zur Aufklärung der Turbulenzeigenschaften von Flammen stützten sich auf Messungen der Temperatur, des Ionisationsgrades und der Emission aktiver oder stabiler Teilchen. Die meisten Signale hängen von mehreren Größen ab, die Emission z.B. sowohl von der Konzentration wie von der Temperatur der emittierenden Substanz, wobei beide Größen statistischen Schwankungen unterliegen.

Es ist noch nicht gelungen, das Turbulenzverhalten der für den Verbrennungsablauf entscheidenden Konzentration des Brennstoffs zu

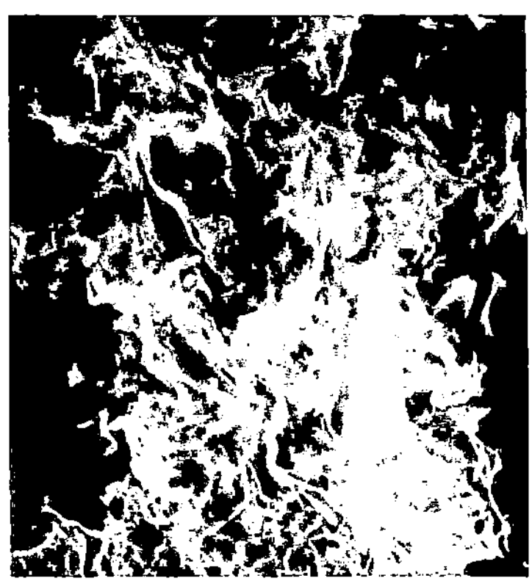

Bild 4.28. Reaktionszonen einer Diffusionsflamme (Foto)

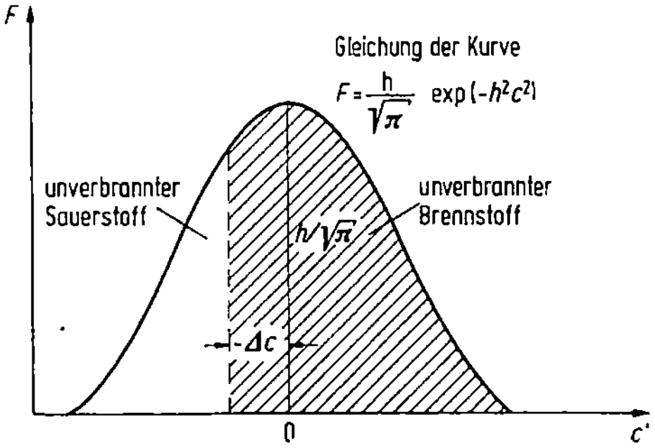

Bild 4.29. Verteilung der Konzentrationsschwankungen nach [27]

bestimmen. Deshalb interessieren noch immer die Näherungsrechnungen, welche die Konzentrationsschwankungen c' aus Analysenwerten und Annahmen über ihr Verteilungsgesetz herleiten.

Hawthorne, Wedell und Hottel [27] gehen davon aus, daß c' nach einer Gaußschen Fehlerkurve verteilt ist, die Bild 4.29 darstellt. Die Kurvenhöhe $h/\sqrt{\pi}$ ist mit dem mittleren Schwankungsquadrat verbunden durch

$$\frac{1}{2h^2} = \overline{c'^2},$$

$$h = \frac{1}{\sqrt{2}\sqrt{\overline{c'^2}}}.$$

Der zeitliche Mittelwert des freien Sauerstoffs in der Probe kann dann durch

$$S = -\int_{-\infty}^{-\Delta c} (c' + \Delta c)\frac{h}{\sqrt{\pi}} e^{-h^2 c'^2} \, dc'$$

und der des unverbrannten Brennstoffs durch

$$B = - \int_{-\Delta c}^{\infty} (c' + \Delta c)\, \frac{h}{\sqrt{\pi}}\, e^{-h^2 c'^2}\, dc'$$

beschrieben werden. Das Verhältnis dieser beiden Größen führt zu

$$\frac{S}{B} = \frac{\text{gemessener unverbrannter Sauerstoff}}{\text{der dem unverbrannten Gas äquivalente Sauerstoff}}$$

$$= \frac{- \int_{-\infty}^{-\Delta c} (c' + \Delta c)\, h/\sqrt{\pi}\, e^{-h^2 c'}\, dc'}{- \int_{-\Delta c}^{\infty} (c' + \Delta c)\, h/\sqrt{\pi}\, e^{-h^2 c'}\, dc'} = f\left(\frac{\sqrt{\overline{c'^2}}}{\Delta c}\right),$$

die nach einigem Umformen als Funktion von $\sqrt{\overline{c'^2}}/\Delta c$ geschrieben werden kann. Die Lösung ist in Bild 4.30 enthalten, aus dem zu jedem aus Meßwerten berechneten S/B die zugehörige Konzentrationsschwankung abgelesen werden kann.

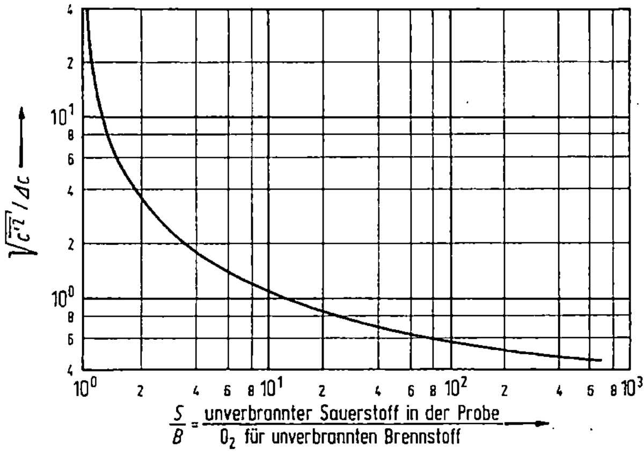

Bild 4.30. Ungemischtheitsfaktor für Gaußverteilung von c' [27]

Es bedeuten:

$$\sqrt{\overline{c'^2}} = \text{Effektivwert der Konzentrationsschwankungen,}$$

$$\Delta c = c_M - c_T,$$

$$c_M = \frac{\% \text{ Brennstoff} + \% \text{ Abgas}}{100 + \% \text{ O}_2 \text{ aus Abgas}}$$

die mittlere Konzentration,

$$c_T = \frac{\text{Mol Brennstoff}}{\text{Mol Brennstoff} + \text{Mol O}_2 + \text{Mol N}_2}$$

die stöchiometrische Konzentration.

Für den Fall, daß $c_M = c_T$ und somit $\Delta c = 0$ ist, leitet Hawthorne ab, daß

$$\sqrt{\overline{c'^2}} = \sqrt{2\pi} \cdot \frac{\text{Mole unverbrannter Brennstoff}}{\text{Mole des Gesamtbrennstoffs} + \text{Luft}} \cdot$$

Richardson [28] geht im Gegensatz zu Hawthorne von einer schiefen Verteilung der Konzentrationsschwankungen aus, die mit Ergebnissen von statistischen Messungen von Schwankungsamplituden in isothermen Strahlen begründet wird. Seine Rechnung gilt nur für den Bereich, in dem sowohl unverbrannter Brennstoff als auch unverbrannter Sauerstoff vorhanden ist. Die durch Sondenmessungen erhaltenen Mittelwerte $\bar{c}$ der Konzentrationen wurden als zeitliche Mittelwerte der Konzentrationsschwankungen c' betrachtet:

$$\bar{c} = \lim_{T \to \infty} \frac{N(T)}{N} = \int_0^T F(c)\, c\, \mathrm{d}c.$$

$F(c)$ ist eine Verteilungsfunktion der Konzentrationsschwankungen, die in allgemeiner Form geschrieben wird:

$$F(c) = A \cdot c^{p-1}(1 - c)^{q-1}.$$

Als Maß für Konzentrationsschwankungen dient die Standardabweichung σ, die sich aufgrund folgender definierter Größen berechnen läßt:

$$\bar{c} = \frac{O_2 \text{ für unverbrannten und verbrannten Brennstoff}}{(O_2 \text{ für unverbr.} + \text{verbrannten Brennst.}) + \text{Sauerstoff}},$$

$$\bar{c}_{ut} = \frac{O_2 \text{ für unverbrannten Brennstoff}}{\text{Nenner wie zuvor}},$$

$$\bar{c}_{uo} = \frac{\text{unverbrannter Sauerstoff}}{\text{Nenner wie zuvor}};$$

$$\sigma^2 = \bar{c}_{ut} \cdot \bar{c}_{uo}.$$

Dem von Hawthorne gebildeten Konzentrationsschwankungswert $\sqrt{\overline{c'^2}}/c_m$ entspricht nach der Rechnung von Richardson das Verhältnis von Standardabweichung σ zu Mischungskonzentration $\bar{c}$:

$$\sqrt{\overline{c'^2}}/\bar{c}_m = \frac{\sigma}{\bar{c}}.$$

Bild 4.31 enthält Zahlenwerte, die nach beiden Methoden je für eine H_2- und eine CO-Flamme berechnet wurden. Man erkennt den systematischen Unterschied. Das Bild enthält außerdem Werte, die aus Turbulenzmessungen [29, 30] hergeleitet sind, sie liegen jeweils zwischen den gerechneten Kurven.

Die zur Beschreibung des Strömungs- und Reaktionsablaufes benötigten Austauschgrößen von Impuls und Stoff sind sowohl aus der gemessenen Verteilung der zeitlichen Mittelwerte des Impulses und der Konzentration [14, 31] wie aus Meßwerten von Schwankungsgrößen und turbulenten Längenmaßen hergeleitet worden [14].

Die Herleitung aus Mittelwerten geht von der Grenzschichtgleichung aus, bzw. von einer entsprechenden Darstellung des Konzentrationsfeldes. Wie schon früher erwähnt, ist

$$\varepsilon \sim u_0 \cdot b \sim u_0 \cdot d_0,$$

worin b ein für die Strahlausbreitung typisches Längenmaß darstellt, z.B. die Breite, bei der die Impulsstromdichte auf die Hälfte des Achs-

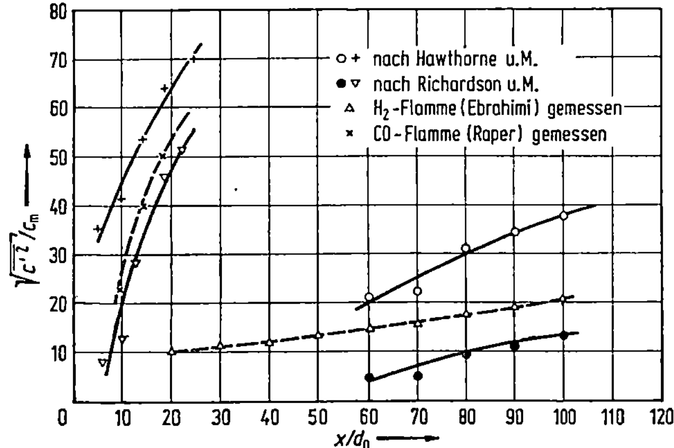

Bild 4.31. Ungemischtheit aus Konzentrationsschwankungen. Rechenwerte nach Hawthorne [27] und Richardson [28]. Vergleich mit Meßwerten nach Ebrahimi und Raper [30]

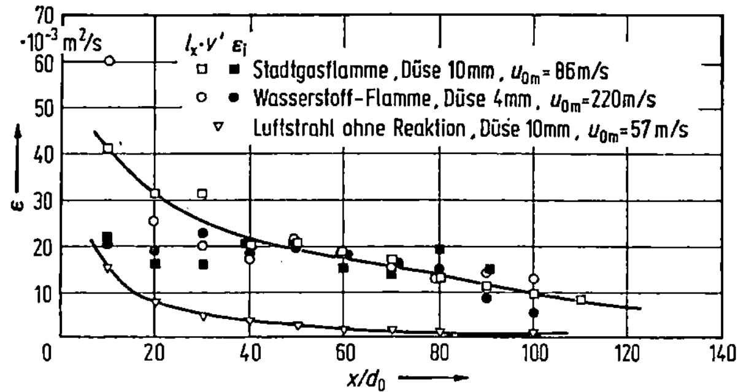

Bild 4.32. Austauschgrößen in freien und eingeschlossenen Strahlflammen

wertes abgefallen ist. Vergleicht man unter Berücksichtigung dieser Tatsache die in der Literatur zu findenden Austauschgrößen [14, 31], so erhält man für die Achswerte Bild 4.32 [32]. Dort sind zusätzlich Austauschgrößen eingetragen, die aus den Ergebnissen von Turbulenzmessungen stammen, entsprechend der Überlegung, daß

$$\varepsilon_i \sim \sqrt{\overline{u'^2}} \cdot L$$

sein müsse.

Man erkennt, daß die auf verschiedenen Wegen und an verschiedenen Systemen gefundenen Werte von ε weitgehend übereinstimmen [32].

Käme es in Diffusionsflammen lediglich darauf an, zwei Stoffe zu vermischen, so könnte man schließen, daß kurze Diffusionsflammen durch hohe Austauschgrößen, also hohe Schwankungsgeschwindigkeiten und große Wirbel zu bewirken seien. Nun führen aber große Wirbel zu hoher Ungemischtheit, welche ihrerseits den Ausbrand verzögert. Will man also einen schnellen Ausbrand erreichen, so wird man vorwiegend auf hohe Schwankungsgeschwindigkeiten, gleichzeitig aber auf mäßige Wirbelgrößen hinarbeiten müssen. Andererseits können aber auch große Wirbel erwünscht sein, z.B. ist zu erwarten, daß große Wirbel die Rußbildung begünstigen, da die darin enthaltenen Gase nur langsam abbrennen können, so daß bei ausreichender Wärmezufuhr Pyrolyse eintritt.

Versucht man, aus den Turbulenzeigenschaften auf die Ungemischtheit zu schließen, so wird man davon ausgehen, daß diese proportional

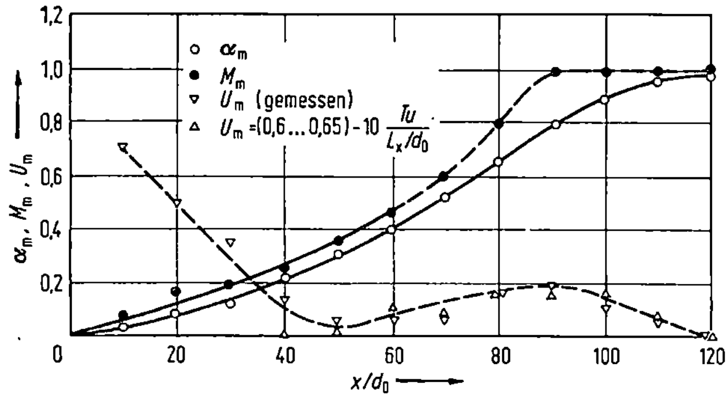

Bild 4.33. Ungemischtheit in Strahlflammen, Messung und Rechnung

der Wirbelgröße und umgekehrt proportional der Schwankungsgeschwindigkeit ist, d.h.

$$\alpha \sim k \cdot M \cdot \frac{Tu}{L_x/d_0} \,,$$

wobei M den Grad der Mischung darstellt.

Als erster Versuch einer quantitativen Darstellung ist Bild 4.33 zu werten, in dem die Achsenwerte der Ungemischtheit für eine Wasserstoff- und eine Stadtgasflamme gezeigt sind. Außer den aus Meßwerten hergeleiteten Größen sind die Ergebnisse der Gleichung

$$U_\mathrm{m} = 0{,}6 - 10\,\frac{Tu}{L_x/d_0}$$

angegeben, wobei die Turbulenzgrößen aus den von Lenze [14] untersuchten Geschwindigkeitsschwankungen stammen. Ab $x/d_0 = 50$ findet man gute Übereinstimmung, im Anfangsteil des Strahls liegen jedoch erhebliche Unterschiede vor. Hier tritt auf der Strahlachse ein Anteil an Sauerstoff auf, der in obigen Überlegungen nicht berücksichtigt ist. Möglicherweise tritt in diesem Bereich ein merklicher Zeitaufwand für die Erwärmung der Reaktionspartner auf. Offen bleibt auch, ob die Eigenschaften der Reaktionszone durch die Strömungsturbulenz ausreichend beschrieben werden. Eine Bezugnahme auf die Schwankungseigenschaften der Konzentration wäre vorzuziehen, jedoch ist es bisher nicht gelungen, diese zu messen.

4.3.6 Stabilisierung, Flammenhalter

4.3.6.1 Der Vorgang der Stabilisierung. Die Bedingung für die Stabilität einer Diffusionsflamme ist ebenso wie bei der Vormischflamme Gleichgewicht zwischen Strömungs- und Flammengeschwindigkeit. Die

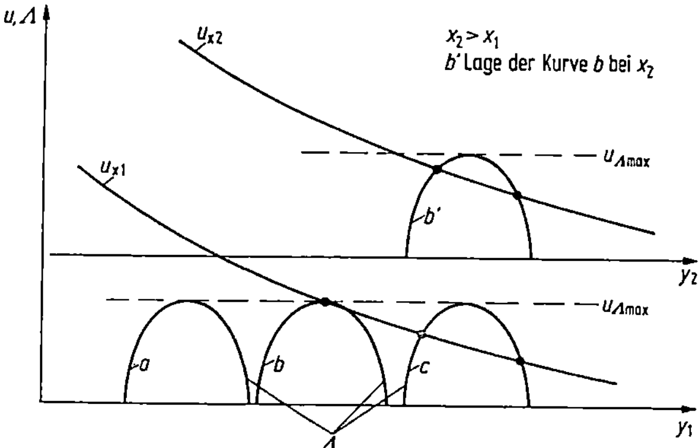

Bild 4.34. Stabilisierung von Diffusionsflammen, Zusammenwirken von Strömungs- und Flammengeschwindigkeit

mittleren Strömungsgeschwindigkeiten betragen bei Diffusionsflammen meist ein hohes Vielfaches der Flammengeschwindigkeit, auch wenn man berücksichtigt, daß turbulente Strömung vorliegt, so daß Λ z. B. bei Erdgas in die Größenordnung von 1,5 m/s kommt [33, 34].

Stabilisierung ist also nur nahe am Strahlrand möglich. Die dort als Vorbedingung für die Stabilisierung nötigen Verhältnisse zeigt Bild 4.34.

Sobald sich die Strahlsubstanz mit der Umgebung vermischt, kann man eine zunächst sehr dünne Zone brennbaren Gemisches definieren, deren Grenzen durch die Zündgrenzen gegeben sind. Die Flamme stabilisiert sich, in Strömungsrichtung gesehen, an der Stelle, an der die Bedingung $\Lambda_{max} = u$ erfüllt wird.

a, b und c sind die Flammengeschwindigkeitskurven, die sich an der Stelle x_1 bei verschiedenen Konzentrationsverhältnissen einstellen können. Im Falle b brennt die Flamme an dieser Stelle stabil. Weiter stromab bei x_2 findet man die entsprechenden Konzentrationen an der Stelle b', dort ist aber $u > u_{A\,max}$, die Flamme wandert stromauf gegen x_1.

In manchen Fällen bleibt die laminare Unterschicht der Rohr- oder Düsenströmung außerhalb des Brenners eine Strecke weit erhalten. Es kann vorkommen, daß in dieser Zone die Stabilisierungsbedingungen erfüllt sind, in diesem Fall mit Hilfe der laminaren Flammengeschwin-

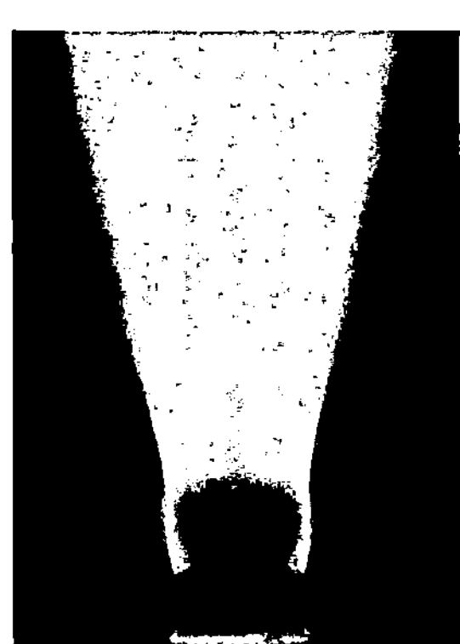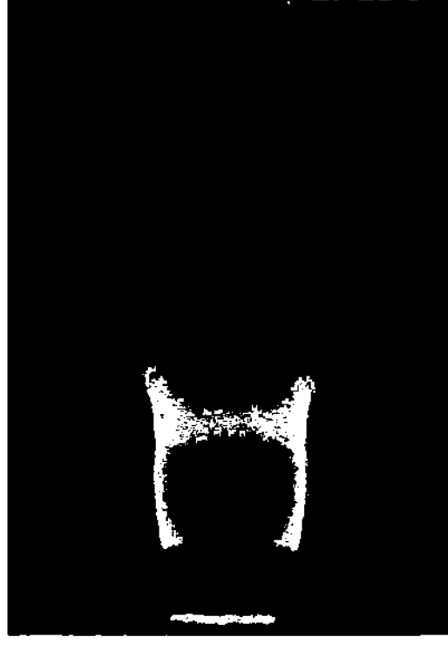

Bild 4.35. Turbulente Diffusionsflammen mit laminarem Anfangsteil, ohne und mit Unterbrechung des Reaktionsfeldes

digkeit. Es ist aber nicht sicher, daß am Ende des laminaren Flammenteils nach dem Umschlag in Turbulenz die Flamme weiterbrennt. Der turbulente Teil muß auch seinerseits die Stabilitätsbedingung erfüllen, was trotz der Energie, die aus der laminaren Flamme abgegeben wird, nicht immer der Fall ist. Bild 4.35 zeigt zwei solche Flammen.

Übereinstimmung von u und Λ_{max} genügt als Stabilitätsbedingung offenbar nicht, vielmehr muß auch ein stetiges Weiterzünden gesichert sein, derart, daß die Flamme nicht durch einzelne Luftwirbel unterbrochen wird. An der Stelle, an der die etwa vorhandene laminare Zone endet, bildet sich Turbulenz mit einer bestimmten Vorzugsfrequenz aus, wobei der Strahl zunächst von kleinen Ringwirbeln umgeben ist. Diese sind imstande, bei zu hoher Austrittsgeschwindigkeit das Weiterzünden zu stören. Man muß demnach ähnlich wie bei der turbulenten Vormischflamme ein Mindestverhältnis u'/Λ erwarten, derart, daß mit $\sqrt{\overline{u'^2}} < \Lambda_{max}$ eine zusammenhängende Flammenfront gesichert ist, wobei gleichzeitig

$u'/f > L_\mathrm{E}$ sein muß, d.h., die Flammenfront muß so dicht sein, daß sie nicht von den entstehenden Wirbeln unterbrochen wird (f Frequenz, L_E Eulersches Makrolängenmaß).

Steigert man die Austrittsgeschwindigkeit von Freistrahlflammen stetig, so bleibt die Zündstelle zunächst in der Nähe des Brenners. Von einer bestimmten Geschwindigkeit an entfernt sie sich von diesem schnell, bleibt dann aber bei weiterer Steigerung zunächst an einer Stelle stehen, bevor die Flamme endgültig abhebt. Die Zündstelle folgt der in Bild 4.36 gezeigten Kurve. Vermindert man den Durchsatz wieder, so kehrt die Zündstelle nicht längs der gleichen Kurve zum Brenner zurück, sondern verharrt auch bei kleinen Durchsätzen in der entfernten Lage und beschreibt eine Hysteresekurve.

Die vom Brenner entfernte Stabilitätslage zeichnet sich durch eine sehr intensive, aber auch unruhige Verbrennung im Gebiet der Zünd-

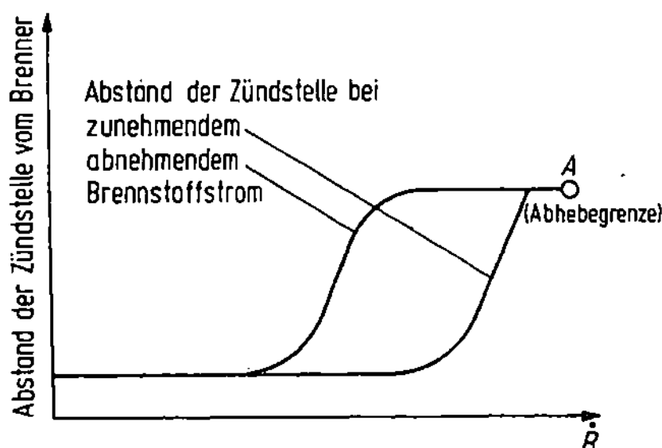

Bild 4.36. Lage der Zündstelle bei steigendem und fallendem Brennstoffdurchsatz

stelle aus. Auf dem Weg bis zu dieser Stelle sind in den Brennstoffstrahl größere Luftmengen eingesaugt worden, gleichzeitig hat die Turbulenz stark zugenommen, insbesondere wenn es sich um leichte Brenngase handelt. An der Zündstelle entsteht also in einem Bereich starker Turbulenz eine turbulente Flamme mit Teilvormischung. Die Hysterese entsteht dadurch, daß die jeweiligen Stabilitätsbedingungen über einen großen Geschwindigkeitsbereich gelten. Durch Wahl der Zündstelle kann man entscheiden, welche der beiden Lagen sich einstellt.

Berücksichtigt man zusätzlich den Einfluß der Vormischung, so entstehen Stabilitätsdiagramme, wie sie von Hess [20] in Erweiterung der Festlegungen von Wohl, Gazley und Kapp [35] gezeigt worden sind (Bild 4.37). Als zusätzlicher Parameter ist hier die Verteilung der Anfangsgeschwindigkeit über den Querschnitt durch die typischen Fälle *Rohr* und *Düse* berücksichtigt.

Für technische Zwecke werden bei Diffusionsflammen Stabilitätsdiagramme benutzt, welche den Einfluß der Luftzahl und des Durchsatzes zeigen. Ein Beispiel gibt Bild 4.38 für den Fall, daß zwei verschiedene Brennstoffe zur Diskussion stehen, wie dies z.B. bei der Umstellung von Gasnetzen auf eine andere Gasart vorkommt. Die obere Grenze sowohl des Durchsatzes wie der Luftzahl sind durch die Gefahr des Abhebens gegeben, auch bei sehr niedrigen Luftzahlen sind Abhebe- oder Schwingungsvorgänge möglich, normalerweise liegt hier aber eine wirtschaftliche Grenze vor, die durch die vollständige Verbrennung gegeben ist.

Im Bild ist eine deutliche Grenze zwischen *Stabilität* und *Abheben* angegeben. Bei technischen Flammen ist diese Grenze nicht immer ein-

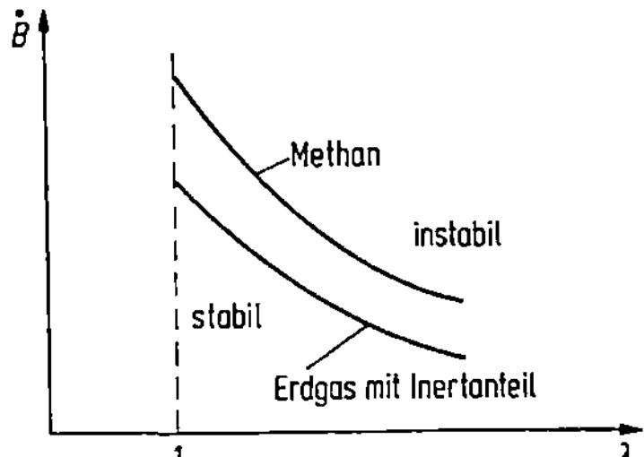

Bild 4.38. Stabilitätsdiagramm eines technischen Brenners für zwei Gasarten

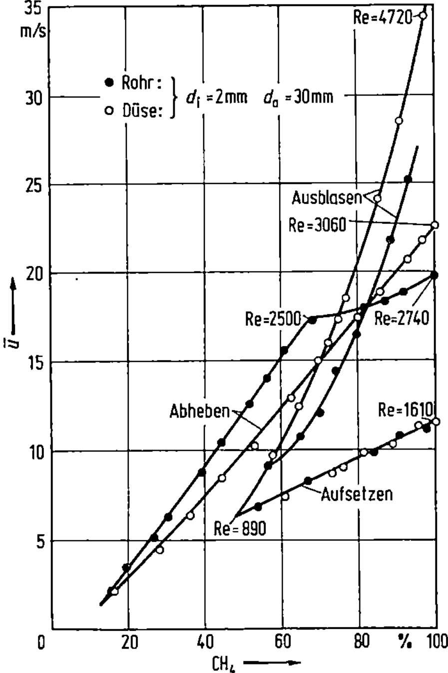

Bild 4.37. Stabilitätsdiagramm für CH₄-Luft nach Hess [20]

deutig. Bei komplizierten Brennerformen kann es z. B. vorkommen, daß sich die Flammen nur in begrenzten Bereichen vom Brenner entfernen, während sie in anderen Gebieten am Brenner verharren. Andere Flammen brennen abgelöst nach Art des Bildes 4.35, bei wieder anderen pendelt die Zündstelle periodisch zwischen zwei Grenzlagen. Für technische Zwecke wird man alle solche Erscheinungen als Instabilitäten anzusehen haben und von stabilem Brennen nur sprechen, wenn die Flamme ständig an einer bestimmten nahe dem Brenner gelegenen Stelle brennt.

Ähnlichkeitsbetrachtungen zur Stabilisierung gehen von der Überlegung aus, daß an der Abhebegrenze Gleichgewicht zwischen Strömungs- und Flammengeschwindigkeit herrschen muß. Als Ähnlichkeitskenn-

größe wird meist das Verhältnis zwischen Trägheitskräften und Wärmeleitung angesetzt, d.h. die Peclet-Zahl

$$Pe = Re \cdot Pr = \frac{u \cdot d}{a} \, .$$

Über die Prandtl-Zahl $Pr = \nu/a$ wird die Wärmeleitung eingeführt,
die maßgebend für die Flammengeschwindigkeit und damit für das
Weiterzünden ist. Diese Betrachtungsweise ist sowohl für Vormisch-
wie für Diffusionsflammen gerechtfertigt, da bei beiden der Vorgang
der Stabilisierung von der Flammengeschwindigkeit abhängt. Da bei
den Diffusionsflammen für die Gemischbildung zunächst ein Stofftransport nötig ist, kann man statt Pr die Schmidt-Zahl $Sc = \nu/D$ einführen,
am zahlenmäßigen Ergebnis ändert dies jedoch nichts, da die Werte
von Sc fast immer gleich denen von Pr sind, d.h., es ist die Lewis-Zahl
$Le = Sc/Pr = a/D = 1$.

Eine Ähnlichkeitsbedingung für die Stabilität gegen Abheben wird
von Markstein und Polanyi [36] angegeben:

$$Pe_\mathrm{u} = C \cdot Pe_\Lambda{}^n \, .$$

$$Pe_\mathrm{u} = \frac{u_\mathrm{A} \cdot d}{a}$$

ist mit der Geschwindigkeit an der Abhebegrenze gebildet,

$$Pe_\Lambda = \frac{\Lambda_\mathrm{max} \cdot d}{a}$$

mit der maximalen Flammengeschwindigkeit des betreffenden Brenn-
stoff-Oxidator-Gemisches.

Für den Fall der vorgemischten Rohrflammen ist $n = 2$, wie sich
aus folgender Überlegung ergibt.

An der Stabilisierungsstelle herrscht $u = \Lambda$. Mit dem Randabstand
der Stabilisierungsstelle δ und dem Grenzgeschwindigkeitsgradienten g
wird

$$u = g \cdot \delta \, ,$$

$$g = \frac{8u}{d_0}$$

(vgl. 3),

$$\delta \sim \frac{a}{\Lambda} \, .$$

Die Proportionalität ist aus der Anschauung verständlich, da der
Abstand der Stabilisierungsstelle mit steigender Flammengeschwindigkeit abnimmt, mit steigendem a aber wächst [36].

Durch Einsetzen obiger Beziehungen wird

$$u = \Lambda \sim \frac{8u}{d_0} \cdot \frac{a}{\Lambda} \,.$$

Damit wird nach Umformung

$$Pe_\mathrm{u} \sim Pe_\Lambda{}^2 \,.$$

Eine Sammlung von empirischen Zahlenwerten für die Werte C und n der allgemeinen Beziehung liefert Kremer [37]. Danach liegt n bei sehr verschiedenartigen Brennern zwischen 1,4 und 2, während C in weiten Grenzen schwankt. Eine systematische Begründung der gefundenen Zahlenwerte fehlt bisher. Einzelne Meßwerte der Abhebegrenzen bringen [20, 38, 39].

Die Tatsache, daß die Stabilität von Diffusionsflammen durch Luftvorwärmung wesentlich gesteigert werden kann, läßt sich mit obiger Ähnlichkeitsbetrachtung dadurch wiedergeben, daß man auf die Flammengeschwindigkeit des erwärmten Gemisches bezieht. Der zusätzliche Einfluß der Feuerraumtemperatur wird vorwiegend durch heiße Rückströmgase bewirkt. Nur bei Kenntnis des Strömungs- und Mischungsfeldes läßt sich dieser Einfluß quantitativ erfassen.

Die obigen Modellvorstellungen vereinfachen den Stabilisierungsvorgang. Ohne Zweifel hat die Energieableitung aus der Zündzone einen Einfluß. Aus Ijmuidener Ergebnissen hat man z. B. geschlossen, daß kleine Zusätze von C_2, C_3, C_4 zum Methan die Stabilisierung erleichtern. Da hierdurch aber die Flammengeschwindigkeit kaum beeinflußt wird, vermutet man, daß die Zündtemperatur eine Rolle spielt.

4.3.6.2 Flammenhalter. Bei niedrigen Temperaturen der Feuerraumwände und der Verbrennungsluft liegt die Abhebegrenze besonders bei Gasen mit mäßiger Flammengeschwindigkeit oft unerwünscht niedrig. Die bei Vormischflammen in solchen Fällen üblichen Halteflammen benutzt man bei Diffusionsbrennern nur in Sonderfällen, da das technisch einfachere Hilfsmittel des Flammenhalters zur Verfügung steht.

Als Flammenhalter benutzt man Strömungshindernisse verschiedenster Form, hinter denen sich eine Rückströmzone ausbilden kann. An der Kante eines solchen Flammenhalters läßt sich eine Flamme leichter stabilisieren als an einer freien Strahlgrenze, da die Rückströmzone vorwiegend heiße Abgase enthält, die der Zündstelle Energie zuzuführen vermögen. Vielfach enthält diese Zone auch unverbrauchte Verbrennungsluft, die auf ihrem Weg Wärme aus den Abgasen aufnehmen kann. Ein Schema des Mechanismus zeigt Bild 4.39 für den Fall, daß vor einen Parallelstrombrenner eine Scheibe gesetzt wird. Durch die Umlenkung des Gasstroms um die Scheibe entstehen lokal niedrige Geschwindigkeiten. Große Luftwirbel können die Reaktionszone teilweise durchdringen und befördern Luft in die Rückströmzone. Dadurch können in der Nähe des Scheibenrandes die Zündbedingungen erfüllt sein.

An der Grenze zwischen Vor- und Rückstrom findet ein lebhafter Stoffaustausch statt, hier setzt die Verbrennung ein. Als Flammenhalter kann nach Bild 4.39 eine einfache Scheibe dienen. Zur Kühlung der Stahlscheibe zwecks Vermeidung der Oxidation genügt oft die Stauströmung auf ihrer Vorderseite. Schwieriger ist es, den Brennstoff so zu führen, daß nicht zu viel Ruß auf die Rückseite des Flammenhalters gelangt. Wenn sich in der Rückströmzone durch Pyrolyse Ruß bildet,

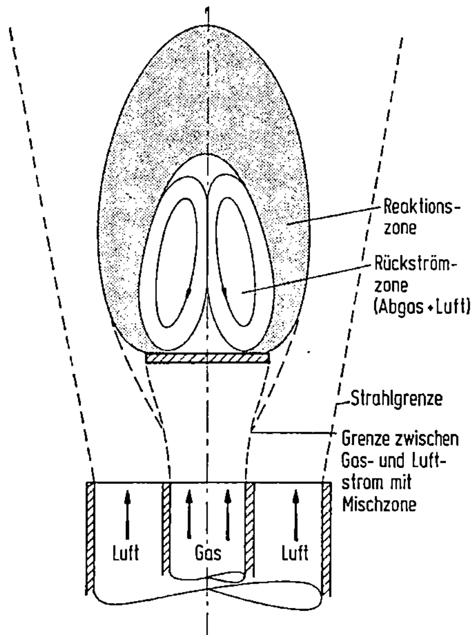

Bild 4.39. Stabilisierung durch Flammenhalter

so kann sich dieser auf der Rückseite des Flammenhalters ablagern und das Strömungsfeld so verändern, daß der Stabilisierungseffekt verlorengeht. Man verzichtet deshalb manchmal auf einen Teil der Rückströmung und läßt durch Schlitze der Flammenhalterscheibe einen Luftstrom treten, der die Anlagerung von Ruß verhindert.

Zahlreiche Formen der Flammenhalter sind untersucht worden, um besonders günstige geometrische Formen zu finden. Einige Beispiele ausgeführter Bauarten enthält Bild 4.40. Kremer [37] zeigt außerdem, daß man die für den Stabilisierungsvorgang angestellten Ähnlichkeitsbetrachtungen über Peclet-Zahlen auch auf Flammenhalter anwenden kann, wobei die Peclet-Zahl mit dem Durchmesser des Flammenhalters gebildet wird. Wenn der Querschnitt des Hindernisses gegenüber dem des Strömungsfeldes nicht vernachlässigt werden kann, so spielt die Beschleunigung, welche durch diese „Blockierung" bewirkt wird, eine maßgebende Rolle. Minx [40] hat dies am Sonderfall des konzentrischen Brenners untersucht, der durch eine Scheibe gemäß Bild 4.41 derart stabilisiert ist, daß der Gasstrom axial durch die Flammenhalterscheibe

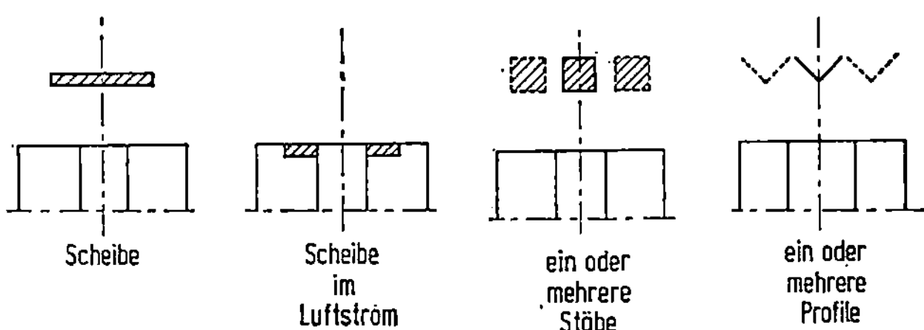

Bild 4.40. Formen von Flammenhaltern

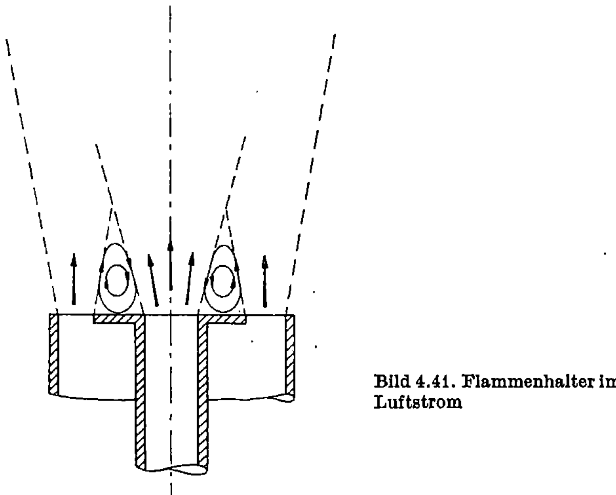

Bild 4.41. Flammenhalter im Luftstrom

hindurchtritt. Als Blockierung B wird hier das Verhältnis der Scheibenfläche zum Gesamtquerschnitt des Luftzuführungsrohres bezeichnet. Minx findet aus seinen Versuchen mit Methan

$$B \cdot Pe_{A} = 2{,}37 \cdot 10^{-5}\, Pe_{A\,\mathrm{max}}{}^{3,68}\,.$$

Die Strömungsverhältnisse hinter Flammenhalterscheiben sind quantitativ von Davies und Beer [41] beschrieben worden, insbesondere geben diese für den Fall des Bildes 4.41 aufgrund von Modellmessungen die Größe des Rückstroms und die Ausdehnung der Rückströmzone als Funktion des Blockierungsverhältnisses an. Bild 4.42 enthält einige der wichtigsten Ergebnisse. Chigier und Gilbert [42] untersuchten außer einfachen Scheiben auch Drallplatten, d.h. Scheiben mit radialen Schlitzen, deren Kanten so angestellt sind, daß ein Teil der anströmenden Substanz als Drallstrom durch die Scheibe hindurchtritt. Bei diesen hängt die Größe der Rückströmzone außer von der Scheibengröße, der Blockierung und der Lage zum Düsenstein auch von Größe und Drallgrad des durchtretenden Stromes ab (vgl. 4.5).

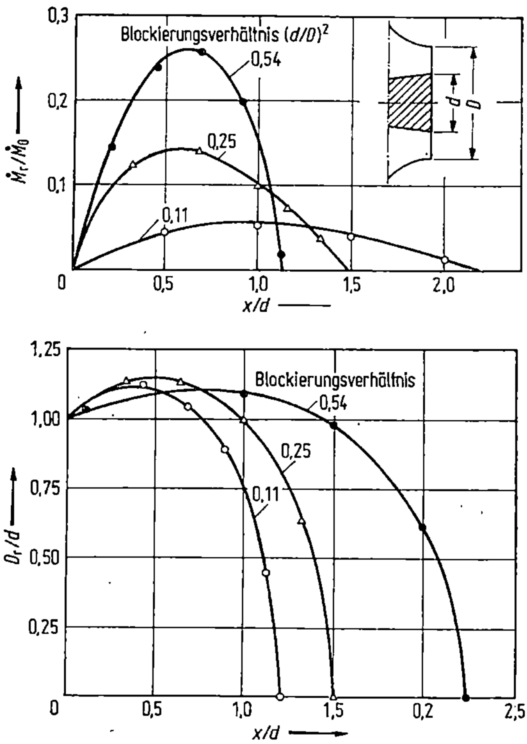

Bild 4.42. Größe und Geometrie des Rückstroms bei verschiedener Blockierung, Flammenhalter nach Bild 4.41 ($\dot{M}_r$ Masse des Rückstroms, D_r Durchmesser der Rückstromzone)

Turbulenzmessungen aus den Rückströmzonen von hinter Flammenhaltern brennenden Flammen liegen kaum vor, indessen geben Hitzdrahtmessungen von kalten Modellen eine Vorstellung über die Zusammenhänge. Wie schon bei den äußeren Rückströmzonen der Freistrahlen (4.3.7) treten auch hier sehr hohe Turbulenzgrade auf, wie Bild 4.43 zeigt, die gute Austauschwirkung solcher Zonen wird damit verständlich [41].

Außer durch mechanische Flammenhalter kann auch durch die Strömungsführung ein Halteeffekt erzielt werden [43]. Dieses System

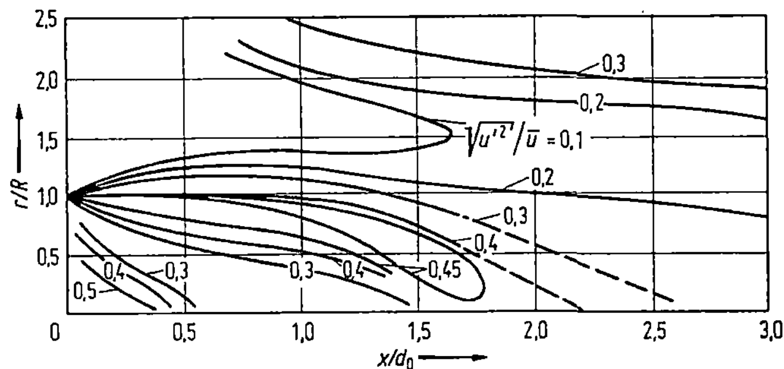

Bild 4.43. Verteilung des Turbulenzgrades hinter einem Flammenhalter

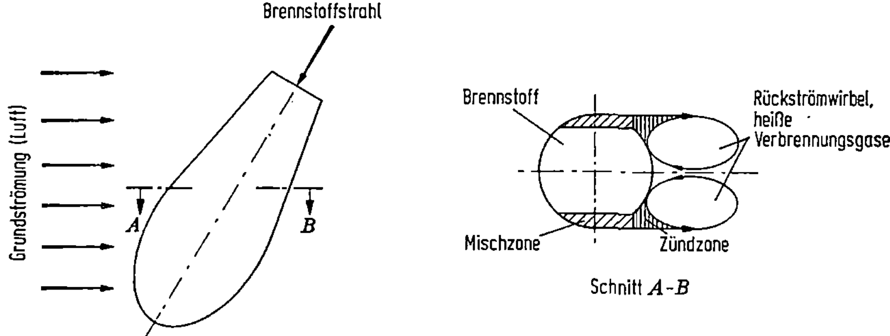

Bild 4.44. Aerodynamische Stabilisierung, Schema

beruht auf der Tatsache, daß sich eine Rückströmzone auch hinter Strahlen ausbildet, die in eine Grundströmung, z.B. senkrecht zu deren Hauptrichtung eindringen. Der Strahl wirkt dann auf die Hauptströmung als Hindernis. Besteht der Strahl aus Brennstoff, die Hauptströmung aus Luft, so wird am Rand des Strahls ein Brennstoff-Luft-Gemisch gebildet, das sich mit Hilfe des Rückstroms stabilisieren kann, der im Strömungsschatten des Strahls entsteht, Bild 4.44.

4.3.7 Strahlen und Flammen in umgrenzten Räumen, Rückströmung

Weit häufiger als Freistrahlen kommen in Feuerungen und anderen technischen Anlagen Strahlen vor, die sich in umschlossenen Räumen ausbreiten.

Kommt aus dem Brenner ein Einzelstrahl, z.B. ein Brennstoff-Luft-Gemisch, so wird dieser bei Inbetriebnahme die Umgebungssubstanz ansaugen, die sich im Gefäß befindet. Wegen der Wände kann keine Außenluft nachfließen, der Austauschmechanismus am Strahlrand bleibt jedoch erhalten, mit dem Ergebnis, daß der Gefäßdruck absinkt. Dies hat zur Folge, daß am Strahlrand, wo wegen der geringen Impulsstromdichte eine Beeinflussung der Störmung leicht möglich ist, Substanz zum Strahlanfang hin zurückgesaugt wird, die an anderer Stelle durch Impulsaustausch wieder in den Strahl gelangt. Es bildet sich ein ringförmiger Rückstromwirbel aus, der im Fall des eingeschlossenen Einzelstrahls bis zum Strahlanfang reicht.

In einigen Feuerungen wird ein Brennstoffstrahl mit hoher, Verbrennungsluft mit wesentlich geringerer Geschwindigkeit zugeführt. Das

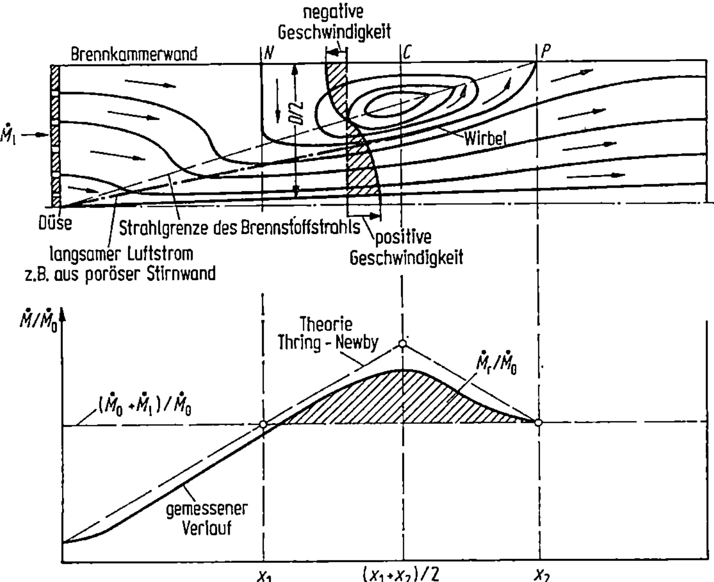

Bild 4.45. Strahl mit Rückströmung, Schema und Massenstromverlauf

Massenstromverhältnis beider Ströme liegt aus verbrennungstechnischen Gründen fest. In diesem Fall wird der Brennstoffstrahl zunächst die Verbrennungsluft ansaugen. Ist damit sein Ansaugevermögen noch nicht ausgenutzt, so wird sich im weiteren Verlauf eine Rückströmzone ausbilden, wie Bild 4.45 zeigt. Bis zur Koordinate x_1 reicht die Ansaugung von Umgebungsluft, von x_1 bis x_2 die Rückströmzone, das Zentrum des den Strahl umgebenden Ringwirbels liegt bei C entsprechend der Koordinate $(x_1 + x_2)/2$.

Da ein Teil des Strahlimpulses zum Aufbau des Druckfeldes bzw. zur Umlenkung der Rückstromsubstanz benutzt wird, sind die Freistrahlbedingungen nicht voll erfüllt. Trotzdem lassen sich die Lage des Rückstromwirbels und mit begrenzter Genauigkeit auch der zurückfließende Massenstrom aus dem Ansatz für die Massenstromverteilung im Freistrahl herleiten.

Thring und Newby [21] haben diesen Fall unter der Voraussetzung vernachlässigbarer Geschwindigkeit der eintretenden Umgebungssubstanz behandelt, Craya und Curtet [44, 45] für den Fall endlicher, gleichmäßig verteilter Umgebungsgeschwindigkeit.

In Bild 4.45 saugt der Strahl bis x_1 die Umgebungssubstanz $\dot{M}_1$ an, dabei wird

$$\frac{\dot{M}_1 + \dot{M}_0}{\dot{M}_0} = 0{,}32\, x_1/d_0 \; \sqrt{\frac{\varrho_1}{\varrho_0}}\,.$$

In Feuerungen tritt ϱ_f an die Stelle von ϱ_1.

Da man in der Umgebung des Strahls mit Unterdruck zu rechnen hat, wird der Strahl im Rückstromgebiet aufgeweitet. Der Einfachheit halber wird insgesamt ein vergrößerter Winkel α angenommen (s. unten). Die Ansaugung endet bei $(x_1 + x_2)/2$, weiter stromab gibt der Strahl Masse ab. Die maximal zurückströmende Masse $\dot{M}_{r\,max}$ entspricht der Ansaugung zwischen den Stellen x_1 und $(x_1 + x_2)/2$, d.h.

$$\frac{\dot{M}_r}{\dot{M}_0} = \frac{\dot{M}_r + \dot{M}_1 + \dot{M}_0}{\dot{M}_0} - \frac{\dot{M}_1 + \dot{M}_0}{\dot{M}_0}\,.$$

Die Längskoordinate der Stelle, an welcher der Strahl die Wand erreicht, ist

$$x_2 = D/2 \,/\, \tan\alpha/2$$

mit dem Kammerdurchmesser D.

Der entsprechende Massenstrom ist

$$\dot{M}_0 + \dot{M}_2 = 0{,}32 \cdot \dot{M}_0 \cdot \frac{1}{2 \cdot \tan\alpha/2} \cdot \frac{D}{d_0} \sqrt{\frac{\varrho_1}{\varrho_0}}\,.$$

Nach obigem ist

$$2\dot{M}_r = \dot{M}_2 - \dot{M}_1 = \dot{M}_0 \left[0{,}32 \cdot \frac{1}{2 \cdot \tan\alpha/2} \cdot \sqrt{\frac{\varrho_1}{\varrho_0}} - 1 \right] - \dot{M}_1$$

oder

$$\frac{\dot{M}_r}{\dot{M}_0 + \dot{M}_1} = \frac{1}{2} \left(\frac{\dot{M}_0}{\dot{M}_0 + \dot{M}_1} \cdot \frac{0{,}32}{2 \cdot \tan\alpha/2} \cdot \frac{D}{d_0} \sqrt{\frac{\varrho_1}{\varrho_0}} - 1 \right)\,.$$

Die Ausdehnung des Rückströmgebietes hängt davon ab, welcher Teil des Strahlbereichs für das Ansaugen der Verbrennungsluft benötigt wird. Damit ergibt sich der Ähnlichkeitsparameter nach Thring und Newby:

$$\frac{1}{\Theta} = \frac{\dot{M}_0}{\dot{M}_0 + \dot{M}_1} \cdot \frac{D}{d_0}\,.$$

Damit wird

$$\dot{M}_r = \frac{0{,}32}{4 \cdot \tan \alpha/2} \cdot \sqrt{\frac{\varrho_1}{\varrho_0}} (\dot{M}_0 + \dot{M}_1) \left(\frac{1}{\Theta} - 1\right).$$

α ist von der Größe des Rückströmungsbereiches, d.h. von Θ abhängig. Es steigt in erster Näherung linear vom Wert 19° bei $\Theta = 1$ (keine Rückströmung) bis 22° bei $\Theta \approx 0{,}3$.

Eine entsprechende Berechnung für endliche Umgebungsgeschwindigkeiten stammt von Craya und Curtet [44, 45]. Führt man in ihre Lösung den Parameter Θ ein, so findet man $\dot{M}_r$ wie folgt:

Für $\Theta < 0{,}4$:

$$\dot{M}_r = (\dot{M}_0 + \dot{M}_1) \cdot 0{,}43 \left(\frac{1}{\Theta} - 1{,}65\right),$$

für $0{,}4 < \Theta < 0{,}7$:

$$\dot{M}_r = (\dot{M}_0 + \dot{M}_1) \cdot \left(0{,}113 - \frac{1}{\Theta} + 0{,}142 \frac{1}{\Theta^2}\right).$$

Die von Thring und Newby [21] angenommene Impulskonstanz ist nicht erfüllt, da Druckkräfte auftreten. Der von ihnen gefundene maximale Rückstrom liegt um 30 % über dem durch Messung gefundenen.

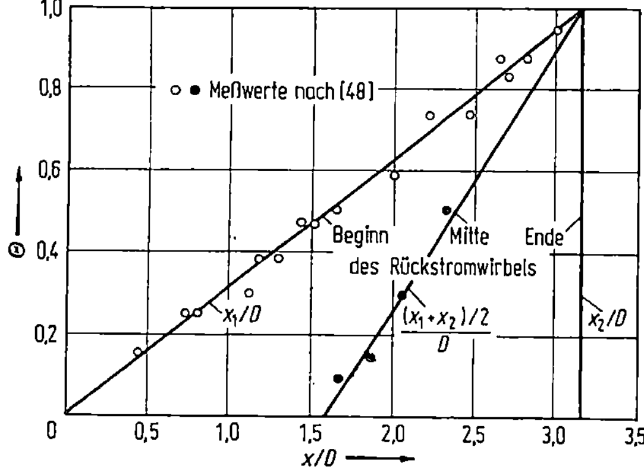

Bild 4.46. Beginn, Maximum und Ende der Rückströmung in Abhängigkeit von Θ und x/D

Die Theorie von Craya und Curtet liefert nach [46] um etwa 15 % zu hohe Werte. Der Beginn der Rückströmzone und der Ort maximaler Rückströmung werden von beiden Theorien gut wiedergegeben. Bild 4.46 zeigt die Lage von Beginn, Maximum und Ende der Rückströmung als Funktion von Θ [47, 48].

In Brennkammern quadratischen Querschnitts beträgt die maximale Rückstromgeschwindigkeit in den Ecken etwa das Vierfache der Werte, die in Seitenmitte erreicht werden. Eine Berechnung ist für diesen Fall des nicht drehsymmetrischen Rückstromwirbels bisher nicht versucht worden, jedoch zeigte Seeger [23], daß die Aussagen von Craya und Curtet etwa erfüllt werden, wenn man für D die Weite der quadratischen Kammer einführt.

Die geschilderten Zusammenhänge gelten auch für Flammen, die in geschlossenen Räumen brennen, wobei der Übergang vom Strahl ohne Reaktion zu dem mit Reaktion genauso vollzogen wird wie bei Freistrahlen: An die Stelle der mittleren Umgebungsdichte tritt die Dichte der Flammengase. Da der Impulsaustausch zwischen Brennstoffstrahl und Umgebung für den Reaktionsverlauf entscheidend ist, spielt es keine große Rolle, ob die Reaktionszone von kalter oder warmer Luft oder von mehr oder weniger heißem Rückströmgas umgeben ist.

Während die Rechnung nach Thring und Newby die Einführung von ϱ_f ohne weiteres zuläßt, muß bei Anwendung der obigen Gebrauchsformeln von Craya-Curtet auf Flammen

$$\Theta = \frac{\dot{M}_0 - \dot{M}_1}{\dot{M}_0} \cdot \frac{d_0}{D} \cdot \sqrt{\frac{\varrho_0}{\varrho_f}}$$

gesetzt werden.

Wenn vom Wirbelzentrum an der Massenstrom nicht mehr zunimmt, so hat dies auch Einfluß auf den Geschwindigkeitsverlauf. In dem Bereich, in dem der Strahl Substanz abgibt, fällt die Strömungsgeschwindigkeit schneller ab als unter Freistrahlbedingungen, später geht sie allmählich in den konstanten Wert der Rohrströmung über.

Die Rückströmung bewirkt eine Verlängerung der Flamme, da der Brennstoffstrahl in dem mit Rückströmung behafteten Gebiet nicht reine Luft, sondern vorwiegend Abgas einsaugt. Diesem kann zwar Luft beigemischt sein, die im Strahl noch nicht reagiert hatte, z.B. weil sie in großen Wirbeln eingeschlossen war. Auf jeden Fall wird aber das Sauerstoffangebot ungünstiger sein, als im Freistrahl und die Flamme wird dadurch länger, wie Bild 4.24 an einem Beispiel zeigt. Damit wird verständlich, daß man eingeschlossen brennende Flammen durch Steigerung des Luftüberschusses verkürzen kann.

Für das Beispiel der Stadtgasflamme fand Seeger [23]:

λ	L_e/L_{fr}
1,1	1,2
1,3	1,1

mit den Indizes e für eingeschlossen und fr für frei brennend. Eickhoff [47] untersuchte die Wirkung der Rückströmung auf die Flammenlänge aufgrund von Meßwerten und fand eine proportionale Abhängigkeit, wie Bild 4.47 zeigt. Die orientierenden Feststellungen von Cude [49] führen zu ähnlichen Ergebnissen.

Thermisch bewirkt die Rückströmung einen Temperaturausgleich längs des Flammenweges. Wenn dieser erwünscht ist, wird man versuchen, ihn durch starke Rückströmung, d.h. große Kammerquerschnitte bzw. kleines d_0/D zu fördern. Umgekehrt erreicht man höchste Temperaturen durch großes d_0/D.

Der beim Flammenhalter wirksame Stabilisierungseffekt des Rückstroms kann auch bei der hier beschriebenen „äußeren", d.h. außerhalb

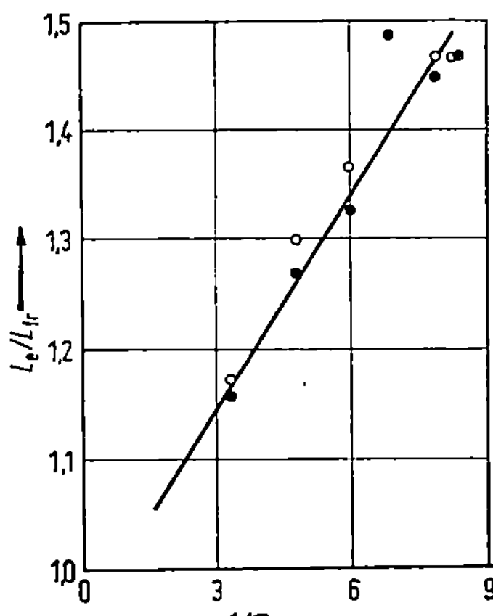

Bild 4.47. Rückstromparameter und Flammenlänge

des Strahls liegenden Rückströmung genutzt werden, allerdings nur, wenn die Rückströmzone bis zum Anfang der Mischungszone reicht. Dies ist zwar bei den Brennstoffstrahlen, die in ruhender oder langsam strömender Luft brennen, nicht möglich, kann aber bei Doppelstrahlen (vgl. 4.4) der Fall sein.

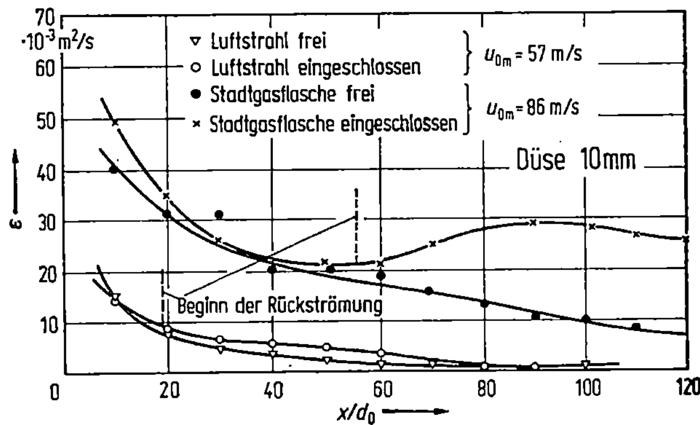

Bild 4.48. Turbulenzgrade von Strahlen und Flammen mit Rückströmung

Bemerkenswert ist der Einfluß der Rückströmung auf die Turbulenzeigenschaften von Strahlen. Wie zuerst Barchilon und Curtet [48] beschrieben haben, wird durch das Einsaugen zurückfließender Substanz der Turbulenzgrad gesteigert. Das erklärt sich dadurch, daß die Turbulenzgrade der Freistrahlen durch den Substanzaustausch mit ruhender und damit turbulenzfreier Luft entstehen, während in Rückströmzonen eine Substanz fließt, die ihrerseits die Turbulenz mitbringt, die sie schon im Strahl besaß. Da auch die Längenmaße eingeschlossener Flammen deutlich größer sind, als die freibrennender, hat man eine kräftige Steigerung der Austauschgrößen zu erwarten. In Bild 4.48 wird dieser Tatbestand durch Meßwerte von Lenze [14] und Rechenergebnisse von Latsch [nach 32] bestätigt. Dieser Effekt wirkt der flammenverlängernden Wirkung der Abgasbeimischung entgegen. Eine getrennte Darstellung der beiden Einflüsse steht noch aus.

4.4 Doppelstrahlen und deren Flammen

4.4.1 Strömungsfeld

Brennstoff und Luft werden den Feuerungen häufig als parallele Strahlen zugeführt. Will man dabei eine drehsymmetrische Flamme erzeugen, so muß man die Strahlen konzentrisch anordnen. Der Brennstoffstrahl wird seines geringeren Massenstromes wegen oft als Kernstrahl zugeführt, die Luft bildet einen Ring- oder Hohlstrahl.

Strömt dem Kern eines Hohlstrahls keine Substanz von außen zu, so bildet sich dort eine Rückströmzone. Der darin herrschende Unter-. druck bewirkt ein Zusammenziehen des Strahls, das zunächst ringförmige Geschwindigkeitsmaximum wandert zur Achse, der Ringstrahl schließt sich zum einfachen Strahl.

Kommt ein Kernstrahl hinzu, so ist bei gleicher Dichte das Geschwindigkeitsverhältnis

$$\lambda = \frac{u_{M\,r}}{u_{M\,k}}$$

für den weiteren Verlauf maßgebend (r = Ring, k = Kern).

Bild 4.49 zeigt die Geschwindigkeitsverteilungen für drei Fälle: $\lambda = \infty$, $\lambda = 1$ und $\lambda \ll 1$. Man erkennt, daß alle Hohl- und Doppelstrahlen in einiger Entfernung von der Düse die Form von Einzelstrahlen annehmen, die anfänglichen Unterschiede bauen sich allmählich ab. Im gleichen Maß gehen auch die Längsverteilungen der Geschwindigkeit in die vom Freistrahl bekannte Form über. In Bild 4.50 ist der axiale Geschwindigkeitsverlauf für eine Anzahl von λ-Werten aufgetragen. Die

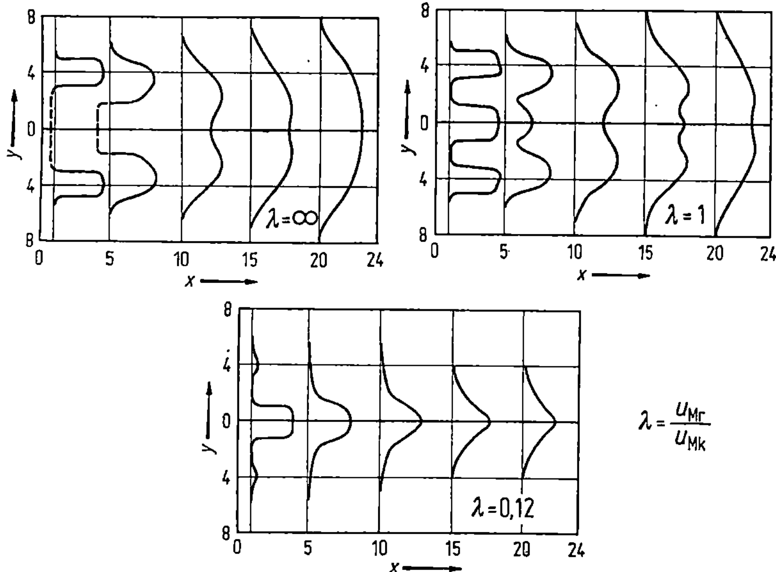

Bild 4.49. Geschwindigkeitsverteilungen in Hohl- bzw. Doppelstrahlen. $\lambda = \infty$ (Hohlstrahl) $\lambda = 1, \lambda \ll 1$

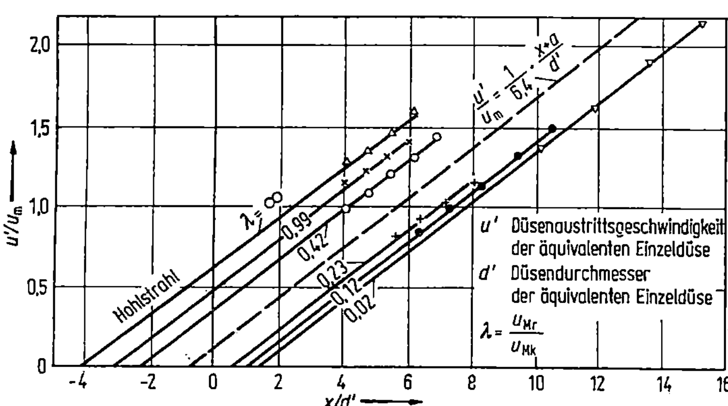

Bild 4.50. Geschwindigkeitsverlauf und scheinbarer Strahlanfang bei Doppelstrahlen [72, B14]

Darstellung mittels u/u_{m} liefert für den Freistrahl Gerade, da es sich um den Kehrwert von Hyperbeln handelt. Für die Darstellung sind die beiden Ströme zu einem vereinigt gedacht, dessen Impuls gleich der Summe der beiden Teilimpulse ist. Geschwindigkeit u^* und Durchmesser d^* dieses Stroms ergeben sich aus

$$\varrho^*(\dot{V}_{\mathrm{r}} + \dot{V}_{\mathrm{k}}) = \varrho_{\mathrm{r}} \cdot \dot{V}_{\mathrm{r}} + \varrho_{\mathrm{k}} \cdot \dot{V}_{\mathrm{k}},$$

$$\varrho^* u^{*2} = \varrho_\mathrm{r} \cdot u_\mathrm{Mr}^2 + \varrho \cdot u_\mathrm{Mk}^2,$$

$$\frac{\pi}{4} d^{*2} \cdot u^* \cdot \varrho^* = \dot{M}_\mathrm{r} + \dot{M}_\mathrm{k}.$$

Verlängert man die sich ergebenden Geraden, so findet man, daß die Lage des scheinbaren Strahlanfangs von λ abhängt. Der Maximalwert von $-4x/d_0$ gilt für den Hohlstrahl [72, B14].

Mit dem Ungleichförmigkeitsfaktor

$$k = 1 - \lambda^2 \left[\left(\frac{d_\mathrm{r}}{d_\mathrm{k}}\right)^2 - 1\right]$$

leitet Kremer [3] die Geschwindigkeitsverteilung im Doppelstrahl ab zu

$$\frac{u}{u_0} = \frac{1}{2 c_\mathrm{i} \dfrac{x}{d_0}} \sqrt{1 + \lambda^2 \left[\left(\frac{d_\mathrm{r}}{d_0}\right)^2 - 1\right]} \cdot e^{-\frac{1}{2 c_\mathrm{i}^2}\left(\frac{y}{x}\right)^2}.$$

Die Übertragungsfaktoren c_i sind unter 4.1.3.2 zu finden, z.B. Luft in Luft, Düse, $Re \approx 10\,000$: $c_\mathrm{i} = 0{,}076$.

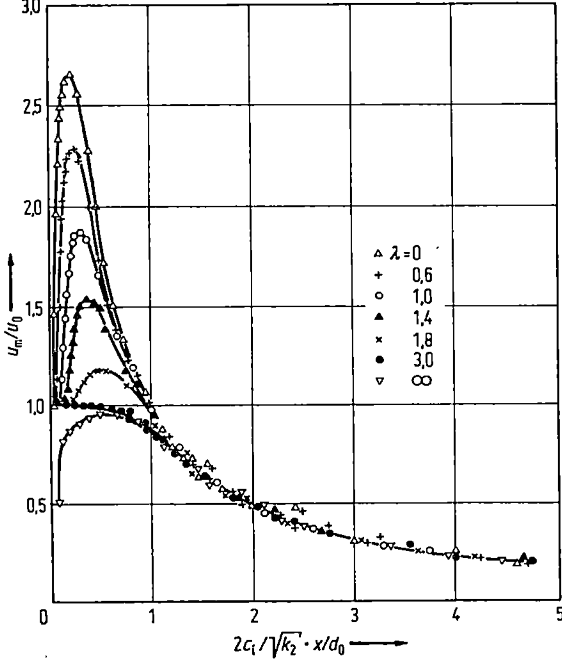

Bild 4.51. Dimensionslose Darstellung der Achsengeschwindigkeit im konzentrischen Doppelstrahl

Der Ähnlichkeitsbereich wird erkennbar, wenn man als Abszissenmaßstab

$$\frac{2\,c_1}{\sqrt{k}} \cdot \frac{x}{d_0}$$

wählt, wie dies in Bild 4.51 geschehen ist.

Für den Konzentrationsverlauf findet man entsprechende Ergebnisse unter der Benutzung des Übertragungsfaktors c_c.

Der zusätzliche Impuls des äußeren Strahls beschleunigt den Geschwindigkeits- bzw. Konzentrationsabfall, was über die Faktoren λ bzw. k in die Rechnung eingeht.

Setzt man den Konzentrationsabfall in konzentrischen Strahlen oder Flammen zu dem von Einzelstrahlen ins Verhältnis, so erhält man

$$\frac{c_0/c_{m\,d}}{c_0/c_{m\,e}} \sim \frac{d_{0\,e}}{d_{0\,d}} = \sqrt{\frac{I_{0\,d}}{I_{0\,e}}} = \sqrt{\frac{I_k + I_r}{I_k}}$$

mit den Indizes e und d für den Einzel- und Doppelstrahl und k, r für Kern- und Ringstrahl. Bestätigt wird diese Gleichung durch Meßergebnisse an isothermen, konzentrischen Strahlen, wie sie in Bild 4.52 für die Geschwindigkeitsverhältnisse $\lambda = u_r/u_k = 0$ und 0,7 bzw. die Impulsverhältnisse 0 und 2,1 dargestellt sind. Man erkennt, daß mit wachsendem Impuls die Achskonzentrationen schneller abfallen als beim Einzelstrahl, was einer Verkürzung der Flammen gleichkommt.

Einige Angaben über den Verlauf des Turbulenzgrades sowie von Geschwindigkeit und Konzentration auf der Strahlachse bringt Bild 4.53.

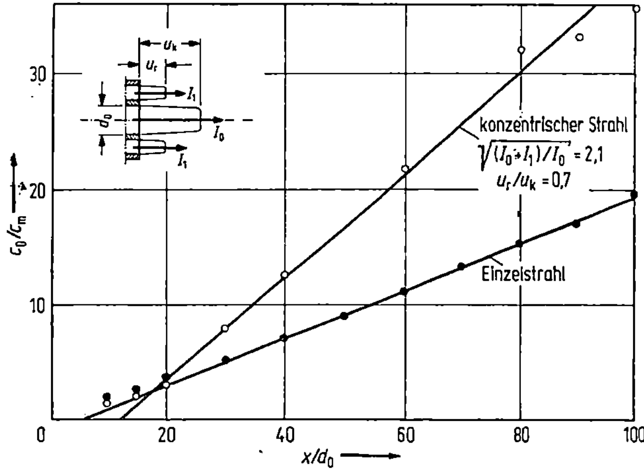

Bild 4.52. Axialer Konzentrationsabfall im Einzel- und Doppelstrahl

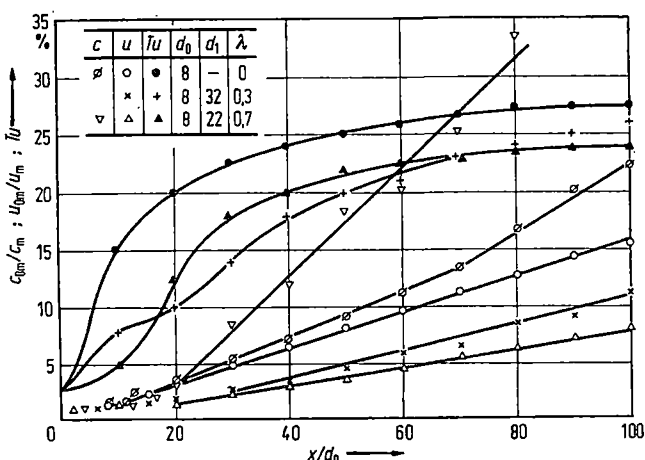

Bild 4.53. Turbulenzgrad, Geschwindigkeits- und Konzentrationsabfall auf der Achse von Doppelstrahlen

4.4.2 Flammen konzentrischer Doppelstrahlen

In Parallelstrombrennern wird die Luft nicht wie bei den bisher behandelten Einzelstrahlen mit sehr geringer Geschwindigkeit zugeführt, sondern ihre Geschwindigkeit beträgt das 0,2- bis 0,5-fache des für den Gasstrom gültigen Wertes.

Man könnte vermuten, daß durch die zusätzliche Impulskraft der Luft I_1 eine Verkürzung der Flamme im Verhältnis

$$\frac{L_d}{L_e} \sim \sqrt{\frac{I_k}{I_k + I_r}}$$

eintritt, wobei die oben genannten Indizes benutzt sind.

Diese Beziehung gibt zwar für höhere Luftgeschwindigkeiten die Tendenz richtig wieder, bei niedrigen Geschwindigkeiten bleibt aber die Flammenlänge zunächst konstant, wie Bild 4.54 zeigt. Außerdem sind die Doppelstrahlflammen ungleich länger, als die Rechnung angibt. Dieser Unterschied rührt zum Teil daher, daß der Impuls des Ringstrahls teilweise zum Ansaugen von Umgebungssubstanz benutzt wird. Man kann dieser Tatsache dadurch in erster Näherung Rechnung tragen, daß man

$$\frac{L_d}{L_e} \sim \sqrt{\frac{I_k}{I_k + 1/2\,I_r}}$$

setzt. Bild 4.54 zeigt, daß man die tatsächlichen Verhältnisse damit besser, aber noch nicht richtig wiedergibt. Die verbleibenden Unterschiede rühren vorwiegend daher, daß durch die geringere Relativgeschwindigkeit der beiden Ströme der Austausch verschlechtert wird. Dieser Einfluß wird mit wachsender Luftgeschwindigkeit stärker. Eine quantitative Beschreibung der Austauschverhältnisse fehlt noch.

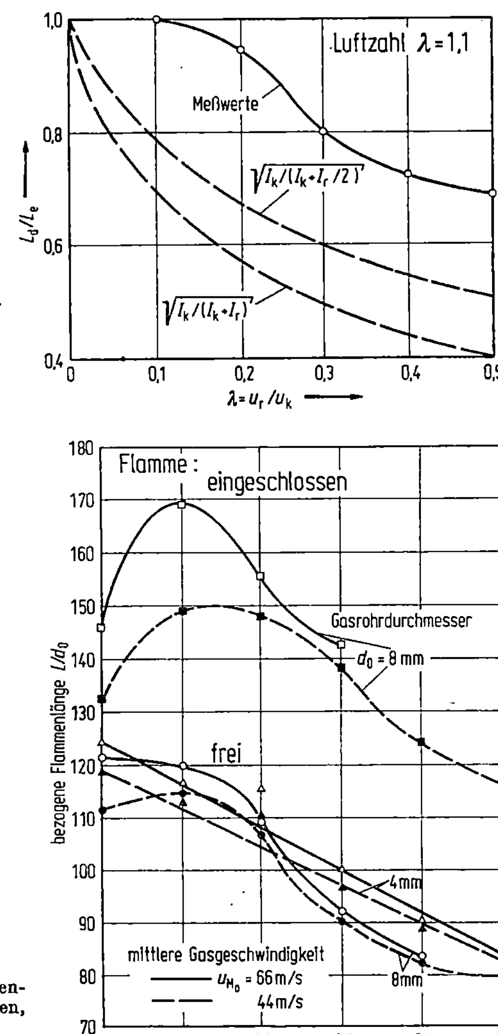

Bild 4.54. Länge konzentrischer Doppelstrahlflammen von Koksofengas, Vergleich zu Impulsansätzen d=Doppel-, e = Einzelstrahl

Bild 4.55. Länge von konzentrischen Doppelstrahlflammen, Koksofengas

Hinter der Trennwand zwischen beiden Strömen bildet sich eine Rückströmzone aus, die ebenso wirkt wie ein Flammenhalter. Bei den geringen Wanddicken üblicher Rohre ist diese Rückströmzone klein, aber für die Stabilisierung entscheidend wichtig.

Angaben über die Länge von Koksofengasflammen [50] enthält Bild 4.55, Stabilitätsgrenzen der gleichen Flammen zeigt Bild 4.56.

Bei wachsender Luftgeschwindigkeit und gleichbleibender Gasgeschwindigkeit wird die Stabilisierung schwieriger. Das Einbringen der Flamme in einen Feuerraum bringt hier keinen Vorteil, da die auf der Außenseite des Luftstrahls zurückströmende Substanz zunächst den Luftstrahl von außen her durchdringen muß, bevor sie die Mischungszone erreicht. Dieser Vorgang reicht weit stromab und ist damit für die

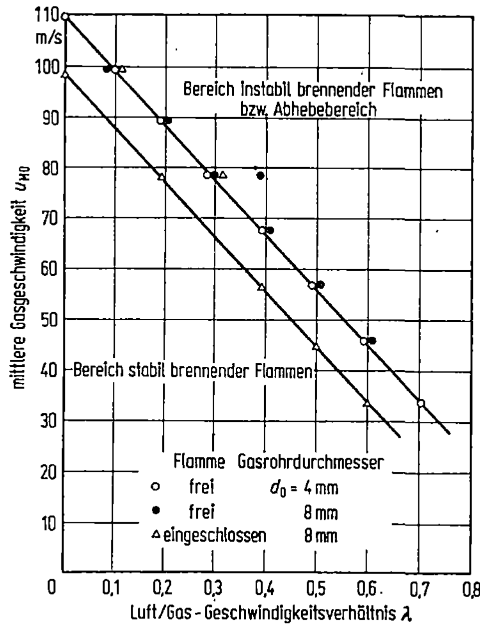

Bild 4.56. Stabilitätsgrenze von konzentrischen Doppelstrahlflammen, Koksofengas

Stabilisierung unwirksam. Diese findet vielmehr in der schmalen Nachlaufzone hinter der Trennwand der beiden Ströme statt. Nur wenn sich dort Gleichgewicht der Strömungs- und Flammengeschwindigkeit einstellen kann, entsteht eine stabile Flamme.

Erdgasflammen sind im Doppelstrahl nur zu stabilisieren, wenn die Trennwand zwischen Gas und Luft wesentlich dicker ist als für Koksofengas üblich, oder wenn sie ringförmig verdickt wird. Sehr stabile Erdgasflammen erhält man, wenn man die Luft als Kernstrahl und das Gas mit geringerer Geschwindigkeit als Ringstrahl zuführt. Bestimmend für den Verlauf ist dann der Impuls des Kernstrahls, der das Gas schnell einsaugt, man erhält recht kurze Flammen.

Man könnte erwarten, daß man die Länge solcher Flammen ähnlich herleiten kann wie dies bei dem einfachen Brennstoffstrahl üblich ist, indem man statt des Luftbedarfs einen „Gasbedarf" einführt. Man müßte also

$$L = 5,3 \cdot c_{st}\, d_0 \cdot \sqrt{\frac{\varrho_0}{\varrho_t}}$$

setzen. Dieser Lösungsweg scheitert daran, daß in diesem Fall ein großer Teil der Reaktionen im Kern- und Übergangsbereich stattfindet, in welchem die Verteilungsfunktionen, auf welche obige Formel aufbaut, nicht gelten. Da der Austausch am Strahlanfang langsamer abläuft als im Ähnlichkeitsbereich, liefert die Formel zu niedrige Werte.

Die Massenströme von Erdgas und Luft stehen bei stöchiometrischer Verbrennung etwa im Verhältnis 1:20. Sobald das Geschwindigkeitsverhältnis Luft/Gas über 0,05 steigt, überwiegt der Impuls des Luftstrahls, dieser bestimmt dann das Strömungsfeld und den Stabilisierungsvorgang.

Die Anordnung: Kernstrahl = Luft, Ringstrahl = Gas hat den Vorteil, daß zusammen mit dem Gas auch zurückströmendes Rauchgas in den Luftstrahl gelangt, die Flamme ist auch bei dünner Trennwand der Rohre leichter zu stabilisieren, als die umgekehrte, vom Koksofengas gewohnte Anordnung: Kernstrahl = Gas, Ringstrahl = Luft.

Die innere Rückströmung bleibt hierbei schwach, der Gasstrahl wirkt ihr entgegen. Zur Stabilisierung ist entweder eine Halteflamme oder eine als Flammenhalter wirkende Verdickung der Trennwand der beiden Ströme erforderlich.

Eine andere Variante, die zu einer Verbesserung der Stabilisierungsbedingungen führt, sind die Parallelstrahlen, z.B. Luft/Gas/Luft. Rückstromsubstanz kann dann an der Schmalseite der Flachstrahlen bis zum Strahlanfang vordringen und dort zur Stabilisierung beitragen. Modell- und Flammenuntersuchungen mit Flachstrahlen hat Rummel [51] durchgeführt.

4.5 Drallstrahlen und Drallflammen

4.5.1 Strömungsfeld

Einzel- und Doppelstrahl bieten nur wenig Variationsmöglichkeiten. Die Anwendung von Drall ist dagegen ein ergiebiges Mittel zur Veränderung des Strömungsfeldes. Die einfachste Strömungsform weist der runde Drall-Freistrahl auf. Axial-, Radial- und Tangentialgeschwindigkeit u, v, w überlagern sich bei ihm derart, daß der Strahl etwa die Form eines sich drehenden Hohlkegels oder Trichters bekommt.

Als kennzeichnende Größe tritt zum Axialimpuls $I = \dot{M} \cdot u_\mathrm{M}$ das Impulsmoment D hinzu, das sich als Produkt aus Massenstrom, Drehgeschwindigkeit und Radius ergibt

$$D = \dot{M} \cdot w_\mathrm{M} \cdot y_\mathrm{M}$$

bzw.

$$D = \int\limits_0^R \varrho \cdot u \cdot w y^2 \, dy.$$

Bei Abwesenheit anderer Kräfte bleibt das Impulsmoment konstant. Im Gegensatz zum drallfreien Fall spielen Druckkräfte eine Rolle, denn die von der Tangentialgeschwindigkeit bewirkte Fliehkraft steht im Gleichgewicht mit Druckkräften gemäß

$$\frac{\varrho \, w^2}{y} = \frac{dp}{dy}.$$

Im Kern des Wirbelfeldes herrscht Unterdruck gegenüber der Umgebung. Dieser bewirkt, daß sich im Kern des Strahls eine Rückströmzone ausbildet, wie man sie in ähnlicher Form von dem Strömungsfeld im Nachlauf von festen Einbauten kennt. Man kann also den Drallstrom als Mittel zum Stabilisieren von Flammen benutzen, ohne die Nachteile der Flammenhalter, Gefahr des Verbrennens und der Rußablagerung, in Kauf nehmen zu müssen.

Einfache Ähnlichkeitsbedingungen, wie sie für drallfreie Strahlen gelten, bestehen für Drallstrahlen nicht. Da es sich um ein dreidimensionales Strömungsfeld handelt, ist eine Lösung der Bewegungsgleichungen auch bei vereinfachenden Annahmen nicht möglich. Die Lösungsvorschläge von Görtler [52] und Lojzjanskij [53] gelten nur für schwachen oder mäßigen Drall und nur für den Bereich außerhalb der Rückströmzone. Durch eine Reihenentwicklung der Stromfunktion [53] lassen sich Funktionen herleiten, mit deren Hilfe man abschätzen kann, in welcher Weise der drallfreie Strahl durch Anwendung von Drall verändert wird.

Die Gleichungen haben die Form

$$u = \frac{a}{x} - \frac{b}{x^2}, \qquad v = \frac{a'}{x} - \frac{b'}{x^2}, \qquad w = \frac{a''}{x^2}$$

$$\dot{M} = a''' \cdot x + b''',$$

$$p = \frac{a''''}{x^4}.$$

a und b usw. hängen von geometrischen Größen und Stoffwerten ab. In den Gleichungen für u und v kennzeichnet jeweils das erste Glied die Verhältnisse im drallfreien Strahl, das zweite die vom Drall bewirkte Veränderung, die höheren Glieder der Reihe sind vernachlässigt. Eine konzentrierte Einführung findet man bei Maier [54].

Das Strömungsfeld des Drallstrahls hängt weitgehend vom Verhältnis des tangentialen Impulsmoments zum Axialimpuls ab. Diese werden im *Drallparameter* ϑ zusammengefaßt:

$$\vartheta = \frac{D_0}{I_0 \cdot d_0/2} \, .$$

Das Verhältnis der beiden Größen wird mit einer charakteristischen Länge, dem Düsenradius, dimensionslos gemacht.

In ausführlicher Schreibweise ist

$$\vartheta = \frac{\int \varrho \, u \, w \, y^2 \, \mathrm{d}y}{d_0/2 \int (\varrho \, u^2 + p_{st}) \, y \, \mathrm{d}y}$$

mit dem statischen Druck p_{st}.

Gleiche Drallparameter bewirken etwa ähnliche Strömungsfelder. Unterschiede können sich aus der örtlichen Verteilung der Tangentialgeschwindigkeit ergeben.

In erster Näherung kann ϑ aus den Konstruktionsdaten des Drallerzeugers hergeleitet werden (s. Bild 4.82). Bei Benutzung von Leitschaufeln ist

$$\vartheta \approx \frac{2}{3} \tan \delta_0$$

mit dem Anstellwinkel δ_0 der Leitschaufeln.

Bei tangentialem Eintritt des Stroms in eine zylindrische Drallkammer ist

$$\vartheta \approx \frac{F_0}{F_e} \, \frac{e}{2 \, r_0} = \frac{\pi \, e \, r_0}{2 \, F_e}$$

mit den Querschnitten der Drallkammer F_0 und der tangentialen Zuführung F_e und dem radialen Abstand e zwischen Achse der Drallkammer und Achse der tangentialen Zufuhr.

Für die Verteilung der Tangentialgeschwindigkeit über den Radius gibt es zwei ausgezeichnete Fälle. In der Potentialströmung bildet sich mit

$$w \cdot y = \text{const}$$

ein Potentialwirbel aus. Diese Verteilung stellt sich in der reibungsbehafteten Strömung in einiger Entfernung von der Drehachse ein. Auf der Drehachse wird im Potentialwirbel $w = \infty$, in der tatsächlichen Strömung bildet sich nahe der Achse ein echter Wirbel oder Festkörperwirbel mit

$$w/y = \text{const} \, .$$

In einer schmalen Zwischenzone geht dieser allmählich in den Potentialwirbel über.

Als Rankine-Wirbel bezeichnet man ein vereinfachtes Modell, das nur aus Festkörper- und Potentialwirbel besteht. Die darin herrschenden Verteilungen der Umfangs- und Axialgeschwindigkeit sowie des statischen Druckes zeigt Bild 4.57. Das tatsächliche Strömungsfeld unterscheidet sich hiervon außer durch den schon erwähnten Übergang zwischen den beiden Wirbeln durch eine stetige Veränderung der Axialgeschwindigkeit, die Hauptmasse der Substanz fließt auch in diesem Fall im Bereich des Potentialwirbels.

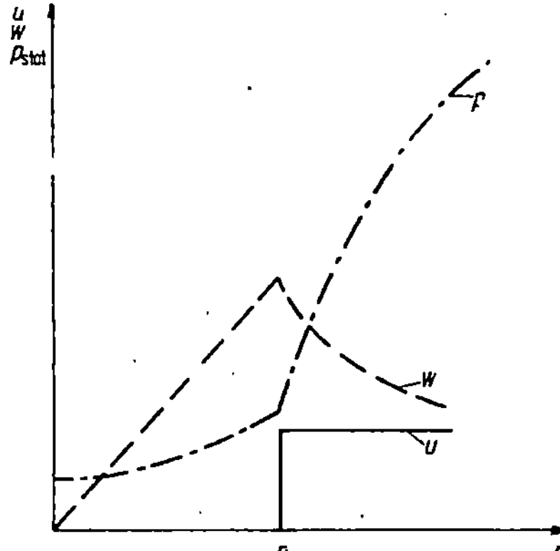

Bild 4.57. Tangential- und Axialgeschwindigkeit sowie statischer Druck im Rankine-Wirbel

Wenn die Drallströmung aus der Düse austritt, führt die Tangentialkomponente zu einer schnellen Aufweitung des Strahls, wie sich am besten an den Axialgeschwindigkeiten zeigen läßt.

Bild 4.58 enthält den Einfluß des Dralls auf die Verteilung der Axialgeschwindigkeiten. Mit wachsendem Drall werden die Profile insbesondere im Anfangsbereich des Strahls breiter, schließlich wird der Unterdruck in Achsennähe so groß, daß dort die Axialgeschwindigkeit kleiner wird als in der Umgebung des Strahls, es entsteht ein ringförmiges Maximum, das erst weiter stromab, wenn der Drall abgeklungen ist, wieder in ein Maximum auf der Strahlachse übergeht (Bild 4.58c). Bei weiterer Steigerung des Dralls (Bild 4.58d) wird der Unterdruck so groß, daß auf der Strahlachse Rückströmung einsetzt, es bildet sich eine langgestreckte Rückströmzone, wie das Stromlinienbild 4.59 zeigt. Weit stromab schließt sich auch dieser Strahl (4.58d) wieder zum Einzelstrahl. Bei sehr hohem Drall (4.58e) weitet sich der Strahl so weit auf, daß man die Rückbildung zum Einzelstrahl nicht mehr wahrnimmt.

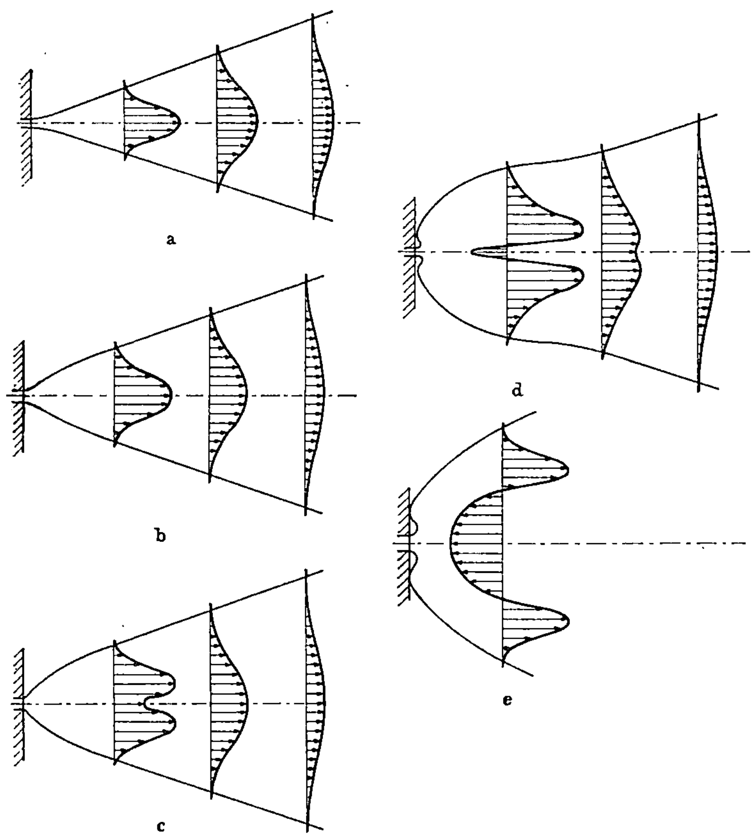

Bild 4.58. Drallfreistrahl – Verlauf der Axialgeschwindigkeit mit wachsender Drallstärke

Die Profile der Axialgeschwindigkeit zeigt nach Messungen von Maier [54] Bild 4.60, in welchem u/u_{max} über seiner Halbwertsbreite aufgetragen ist. Bei $\vartheta = 1{,}74$ findet man eine Rückströmzone, die bis etwa $x = 30$ mm, bzw. $x/d_0 = 2$ reicht, ab etwa $x/d_0 = 13$ ist der Ähnlichkeitsbereich des drallfreien Strahls mit

$$e^{-\ln 2\,(y/y_{0,5})^2}$$

erreicht. Die Querverteilung der Tangentialgeschwindigkeit ist in Bild 4.61 wiedergegeben. Man erkennt, daß die auf ihren Maximalwert bezogenen Verteilungen ähnlich sind. Die in Bild 4.61 gezeigte theoretische Verteilung betrifft laminare Strömung, der Verlauf wird insbesondere im Strahlinnern gut wiedergegeben.

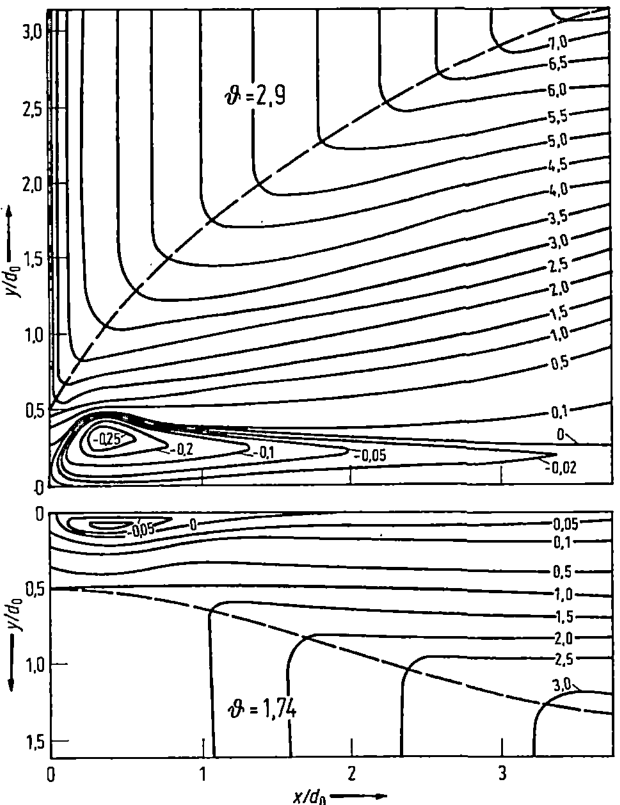

Bild 4.59. Stromlinienfeld des Drallstrahls

Den axialen Verlauf der Maximalwerte der Axial- und Tangentialgeschwindigkeit zeigt Bild 4.62, die Lage der Geschwindigkeitsmaxima Bild 4.63. Die logarithmische Darstellung der Maximalgeschwindigkeiten in Bild 4.62 läßt erkennen, daß im Drallstrahl der hyperbolische Verlauf, der im Bild geradlinig ist, schon früher erreicht wird als im drallfreien Strahl. Die Rückströmzone, deren Länge im Bild zu sehen ist, beeinflußt diesen Vorgang offenbar nicht, denn bei ϑ = 2,9 liegt das Ende der Rückströmzone im Bereich des hyperbolischen Abfalls.

Während die Axialgeschwindigkeit u mit $1/x$ abfällt, vermindert sich w mit $1/x^2$. Dies erklärt sich daraus, daß die Strömung in w-Richtung einem Umfang folgt, der etwa proportional mit x wächst. Wenn der Drallstrahl trotz der Konstanz des Impulsmoments schnell in die drallfreie Form übergeht, so ist dies vorwiegend durch den sehr schnellen Abfall von w nach dem $1/x^2$-Gesetz zu erklären.

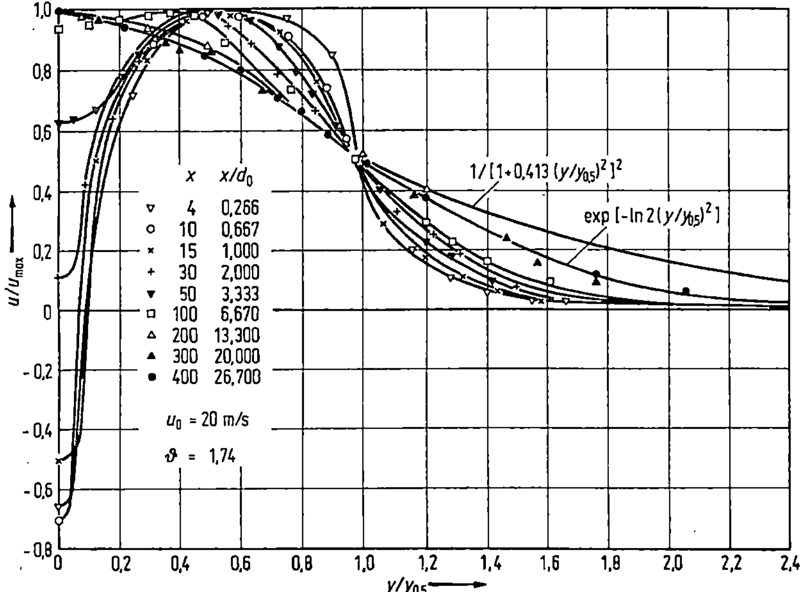

Bild 4.60. Radiale Verteilung der Axialgeschwindigkeiten. $\vartheta = 1{,}74$, $d_0 = 15$ mm [54]

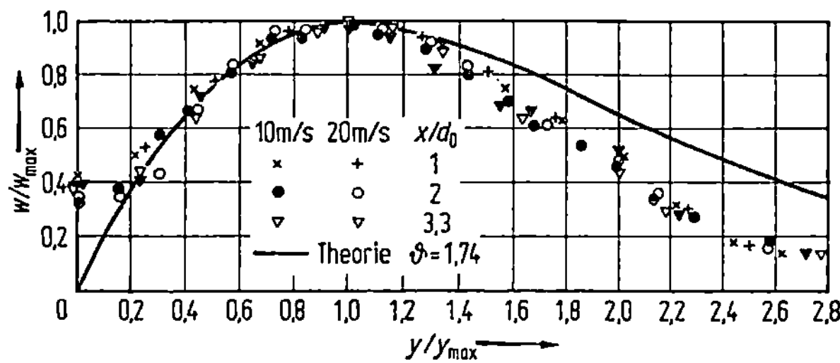

Bild 4.61. Querverteilung der Tangentialgeschwindigkeit w in einem Drallstrahl. $\vartheta = 1{,}74$, $d_0 = 15$ mm [54]

Der Massenstrom des Drallstrahls nimmt schneller zu als der eines drallfreien Strahls mit sonst gleichen Anfangseigenschaften, da der Drehimpuls zum Impulsaustausch mit der Umgebung beiträgt. Mit dem Abklingen der Tangentialgeschwindigkeit wird dieser Anteil am Austausch kleiner, schließlich bleibt nur die vom Axialimpuls bewirkte lineare Massenstromzunahme. Bild 4.64 zeigt die Verhältnisse mit ϑ als Parameter.

Für den Ähnlichkeitsbereich gilt damit (Index d = Drallstrahl):

$$\frac{\dot{M}_\mathrm{d}}{\dot{M}_0} = \left(0{,}32\,\frac{x}{d_0} + K \cdot \vartheta\right) \sqrt{\frac{\varrho_1}{\varrho_0}}\,.$$

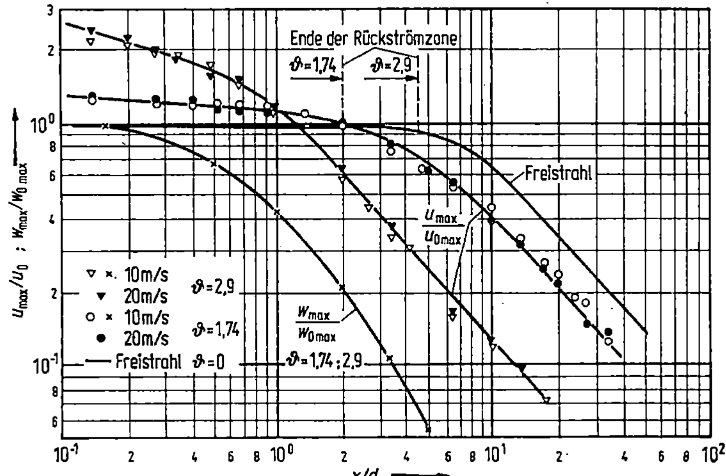

Bild 4.62. Axialer Verlauf von u_{max} und w_{max}

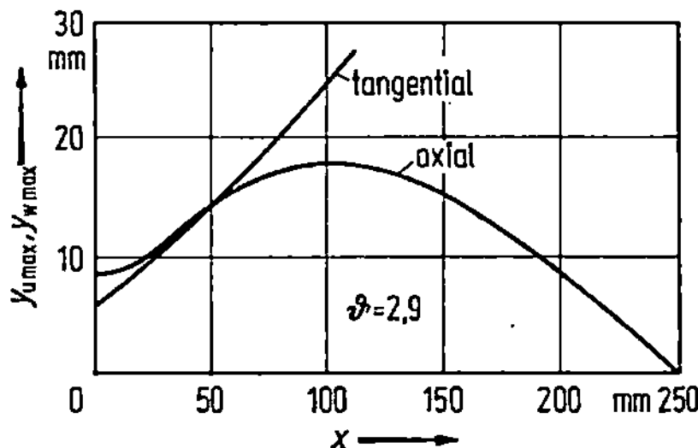

Bild 4.63. Lage der Geschwindigkeitsmaxima in Drallstrahlen

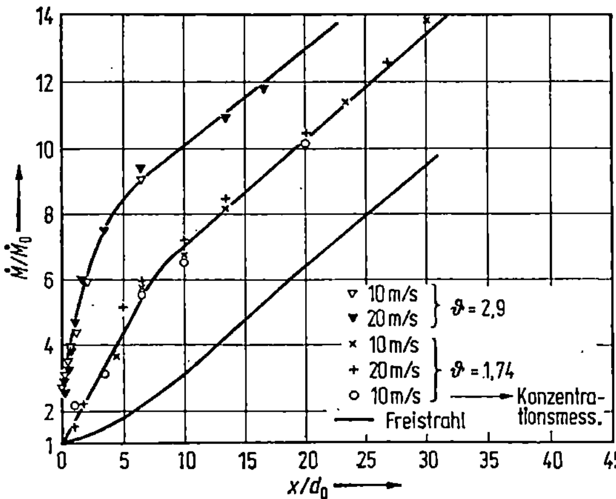

Bild 4.64. Massenstromverlauf in Strahlen verschiedener Drallstärke [54]

Für Strahlen ohne Dichteunterschiede fand Maier [54] aus den in Bild 4.64 dargestellten Versuchsergebnissen $K = 2{,}2$.

Die Konzentration der Strahlsubstanz fällt im Anfangsteil von Drallstrahlen ungleich steiler ab als im drallfreien Strahl, wie Bild 4.65 erkennen läßt. Hier spielt der Mischeffekt des inneren Rückstromwirbels

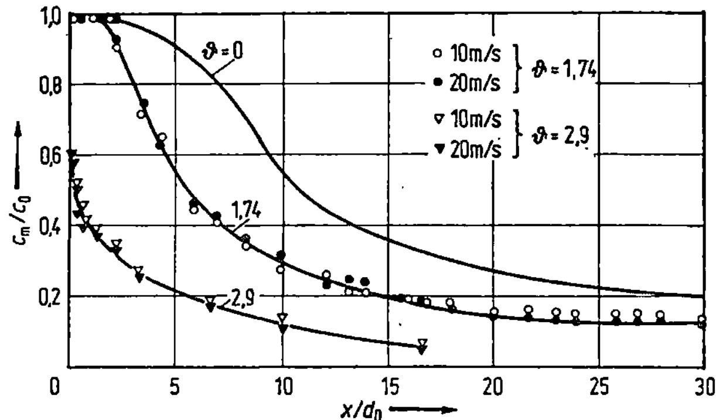

Bild 4.65. Achsenverteilung der Konzentration in Drallstrahlen verschiedener Drallstärke

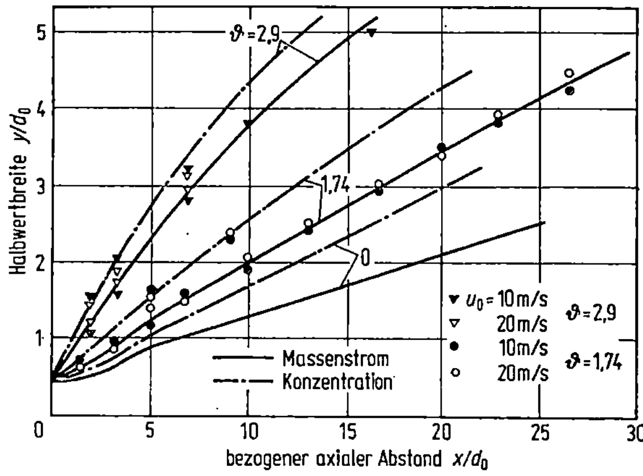

Bild 4.66. Halbwertbreiten von Massenstrom und Konzentration bei Strahlen verschiedener Drallstärke und Anfangsgeschwindigkeit

eine wichtige Rolle. Die Kurve für $\vartheta = 2{,}9$ zeigt dies besonders deutlich. Im Anschluß an die Rückströmzone wird sehr schnell der Bereich des hyperbolischen Konzentrationsabfalls erreicht. Bei $\vartheta = 1{,}74$ ist dies bei $x/d_0 = 10$, bei $\vartheta = 2{,}9$ schon bei $x/d_0 = 4$ der Fall.

Die Halbwertsbreiten von Massenstrom und Konzentration sind in Bild 4.66 als Funktion der Drallstärke dargestellt. Wie zu erwarten, geht auch im Drallstrahl der Stoffaustausch schneller vonstatten als der Impulsaustausch. Eine weitere Folge dieses Vorgangs besteht darin, daß die Konzentrationskurven schneller die Form der Gaußverteilung erreichen als die Geschwindigkeitskurven.

Deutlich erkennt man in Bild 4.66 außerdem, daß die Unterschiede zwischen den Halbwertsbreiten von Stoff- und Massenstrom mit wachsendem Drallparameter kleiner werden, was damit erklärt werden kann, daß die mit ϑ zunehmende Ansaugung von Umgebungssubstanz die Ausbreitung der Strahlsubstanz verzögert.

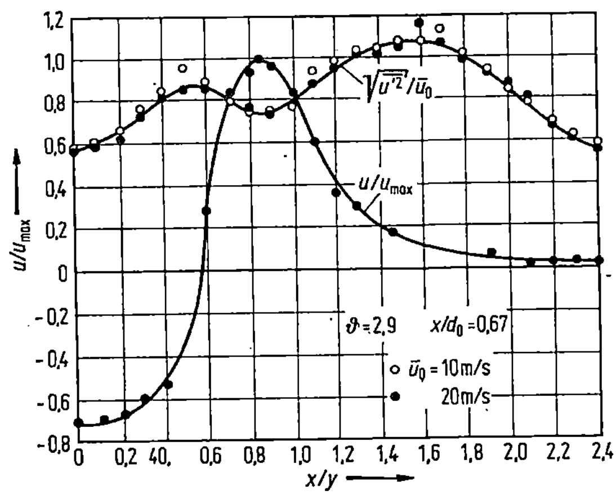

Bild 4.67. Turbulenzgrad im Drallstrahl. Querverteilung von $\sqrt{\overline{u'^2}}/\bar{u}$

Zusammenfassend ist festzustellen, daß die Eigenschaften des Strömungsfeldes der Drallstrahlen vorwiegend vom Drallparameter ϑ abhängen. Bei gegebenem ϑ sind Strahlen verschiedener Re-Zahlen einander ähnlich.

Die Turbulenzgrade von Drallstrahlen erreichen Werte von 0,5 und mehr. Da Hitzdrahtmessungen bei so hohen Turbulenzgraden unsicher sind, müssen die Zahlenwerte des Bildes 4.67 mit einigem Vorbehalt aufgenommen werden, die Tendenzen werden jedoch richtig wiedergegeben [55].

Die in Bild 4.67 gezeigte Querverteilung der Turbulenzgrade weist zwei Maxima auf. Eines liegt, wie im drallfreien Fall, am Strahlrand in der Zone höchster Geschwindigkeitsgradienten, also höchster Scherspannungen, das andere am Übergang zwischen Vor- und Rückströmung im Strahlinnern. Die in Bild 4.67 zusätzlich gezeigte Kurve der Axialgeschwindigkeit bestätigt diese Feststellungen.

4.5.2 Drallflammen

Durch Überlagern von Längs- und Drehbewegung in Strahlen können Flammen sehr mannigfacher Formen und Eigenschaften erzeugt werden. Da bei den meisten technischen Brennstoffen der Massenstrom der Luft etwa eine Größenordnung höher liegt als der des Brennstoffs, läßt sich die Wirkung von Drall am leichtesten ausnutzen, wenn man die Drehbewegung dem Luftstrom mitteilt.

Im Prinzip gibt es vier Möglichkeiten:

Drall im Gasstrom,
Drall im Luftstrom,
Drall im Gas- und Luftstrom, gleichsinnig oder gegensinnig.

Aus dem genannten Grund wird der erste Fall in Brennern selten angewendet, er eignet sich aber als Grundlage einer systematischen Beschreibung.

4.5.2.1 Flamme des verdrallten Gasstrahls. Wie beim drallfreien Strahl bildet sich eine Reaktionszone im Bereich stöchiometrischen Gemisches aus. Ebenso wie der nicht reagierende Drallstrahl hat auch die Drallflamme Trichterform, mit wachsendem Drall wird der Trichterwinkel größer. Ist der Drall stark genug, um im Strahlkern Rückstrom entstehen zu lassen, so tritt ein ähnlicher Effekt auf wie bei einem Flammenhalter: Heißes Abgas wird stromauf transportiert und wirkt stabilisierend.

Bei mäßigem Drall bis etwa $\vartheta = 2$ besteht die Trichterform und die Rückströmzone nur am Flammenanfang, weiter stromab schließt sich die Flamme wieder. Ihre Länge beträgt in diesem Fall etwa

$$\frac{L_\vartheta}{d_0} = \frac{L_{\vartheta=0}}{d_0} - 21\vartheta \qquad [57]$$

mit dem Index ϑ für den Drallstrahl und $\vartheta = 0$ für den drallfreien Strahl. Diese Gleichung gilt für voll turbulente Strömung.

Der Zusammenhang zwischen Flammenlänge und Reynolds-Zahl ist ähnlich wie bei drallfreien Strahlen (Bild 4.68). Im laminaren Bereich nimmt die Flammenlänge etwa proportional mit dem Volumenstrom zu, Störungen führen zu Abweichungen von der Proportionalität, und nach einem Maximum im Übergangsbereich wird bei voller Turbulenz konstante Flammenlänge erreicht. Auftriebskräfte spielen im Gegensatz zu der in Bild 4.68 ebenfalls eingetragenen drallfreien Flamme keine nennenswerte Rolle. Die dimensionslose Flammenlänge ist auch hier vom Durchmesser unabhängig. Bild 4.69 zeigt, daß die Ungemischtheit bei etwa 0,2 liegt.

Weitere Angaben über die Flammen drallbehafteter Brennstoffstrahlen findet man bei Maier [54].

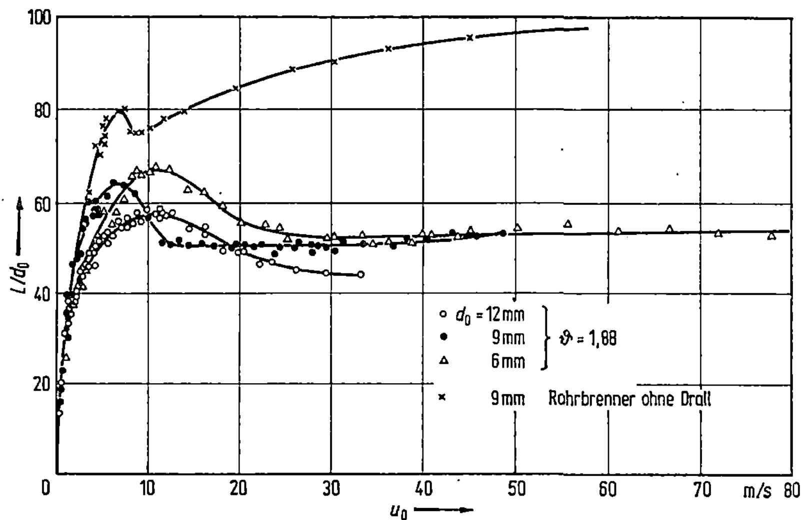

Bild 4.68. Länge von Flammen drallbehafteter Einzelstrahlen ϑ = 1,88, Vergleich mit drallfreien Flammen

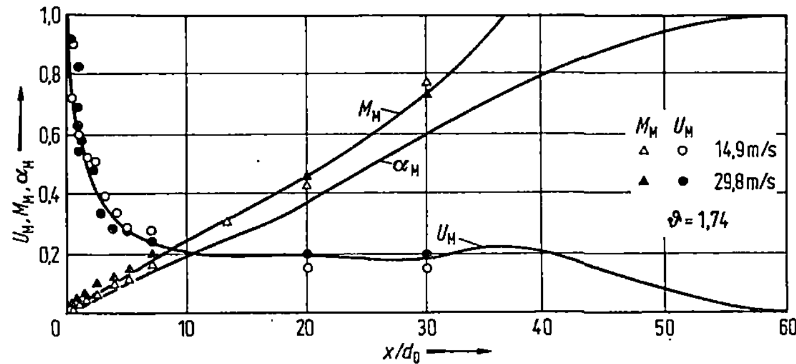

Bild 4.69. Mischung, Ausbrand und Ungemischtheit in der Flamme des drallbehafteten Einzelstrahls

4.5.2.2 Flammen drallbehafteter Doppelstrahlen. Verdrallt man in einem konzentrischen Doppelstrahl den äußeren Luftstrahl, den inneren Gasstrahl aber nicht, so nimmt der Drallstrahl wiederum Trichterform an. Wenn der Brennstoff wie üblich von innen her in den Luftstrom eindringt, so entstehen Verteilungen nach Art des Bildes 4.70, das eine Vorstellung über die Wirkung des Dralls auf die Verteilung von Geschwindigkeit, Konzentration und Temperatur gibt [58, 59]. Drallfreie und drallbehaftete Flammen sind einander gegenübergestellt. Auf der Achse der drallfreien Flamme fließt kalte Strahlsubstanz, welche im vorliegenden Fall außer dem nicht dargestellten Brennstoff auch Verbrennungsluft enthält. Bei der Drallflamme ist auf der Achse heiße Rückstromsubstanz zu finden, die aus stromab liegenden Reaktionszonen stammt, und dadurch heißer ist als die in der Nähe der Achse liegende Reaktionszone selbst. Das Minimum der Temperatur liegt etwa im Kern des Luftstroms, nach außen schließt sich die etwas wärmere Zone des äußeren Rückstroms an. Der Luftstrahl hat von der Reaktionszone her bereits Wärme aufgenommen, so daß das Temperaturminimum außerhalb des O_2-Maximums liegt.

Im einzelnen hängt der Verlauf der Flamme davon ab, ob die Impulskraft des Kernstrahls größer oder kleiner als die Druckkraft ist, die im Kern des Rückstromgebietes bei Abwesenheit des Kernstrahls auftreten würde.

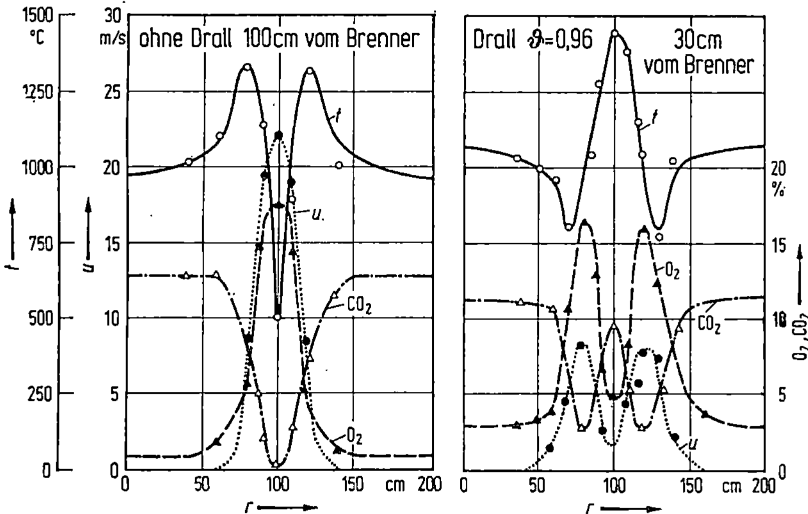

Bild 4.70. Radiale Verteilung der Temperatur, Geschwindigkeit und Konzentration in Flammen ohne und mit Drall. Meßwerte Ijmuiden [59]

Die beiden Fälle (Bild 4.71) sind von Leuckel und Mitarbeitern eingehend behandelt worden [59]. Die Unterschiede sind besonders deutlich aus dem Verlauf der Gastemperaturen zu erkennen, wie in Bild 4.72 gezeigt wird. Bei der Flamme I wird ein vom Gasstrahl herrührendes Temperaturminimum auf der Achse und ein zweites, vom Luftstrom herrührendes Minimum bei 0,2 m gefunden. Der Gasstrahl bleibt also über eine größere Strecke erhalten. Im Gegensatz dazu wird der schwächere Gasstrahl der Flamme II schnell in den Rückstrom einbezogen, dessen hohe Temperatur beherrscht wie in Bild 4.70 das Feld.

Werden beide Ströme verdrallt, so bedarf es nicht des Unterdrucks der Rückströmzone, um den Brennstoff an den Luftstrom heranzuführen, vielmehr nehmen beide von vornherein Trichterform an, und die Vermischung setzt an der Berührungsfläche alsbald ein. Die Fliehkräfte beider Strahlen wirken bei der Bildung der inneren Rückströmzone zu-

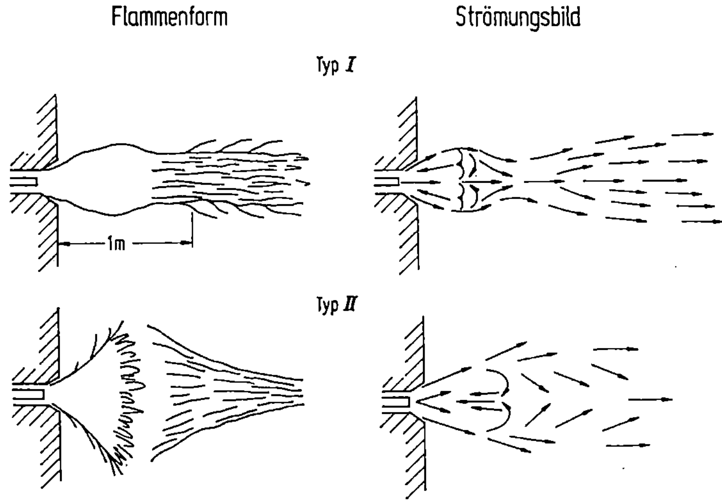

Bild 4.71. Brenner mit Luftdrall, ohne Gasdrall. I großer Gasimpuls, lange Flamme. II kleiner Gasimpuls, kurze Flamme [59]

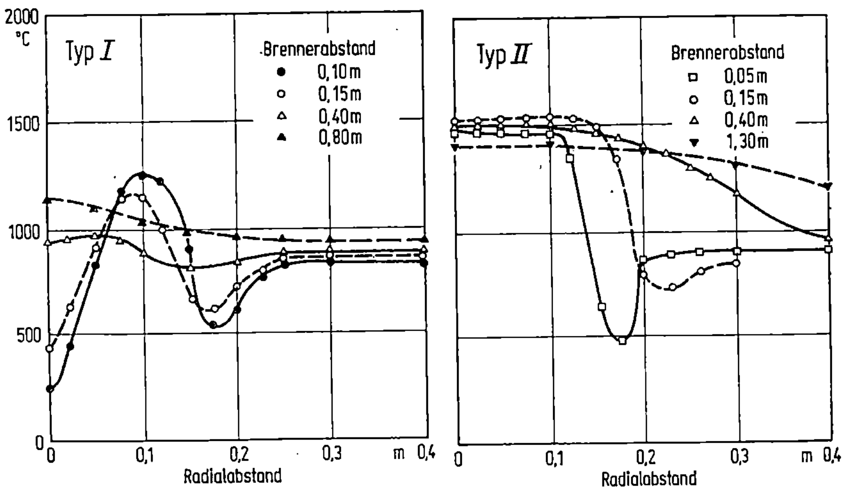

Bild 4.72. Temperaturverteilung in den Flammen des Bildes 4.71

sammen, das heiße Rückströmgas gelangt durch die dünne Gasschicht hindurch schnell zur Reaktionszone. Bei gegenläufigem Drall wird die Mischung durch die Relativgeschwindigkeit zunächst beschleunigt, andererseits wird der Drall des Luftstroms schneller abgebaut. Diese beiden Einflüsse gleichen sich in ihrer Wirkung auf Länge und Form der Flammen weitgehend aus.

Einige Beispiele für die Form derartiger Flammen mit Drallparametern zwischen 1 und 3 gibt Bild 4.73, Stabilitätsgrenzen dafür enthält Bild 4.74, man erkennt, daß mit zunehmender Luftgeschwindigkeit

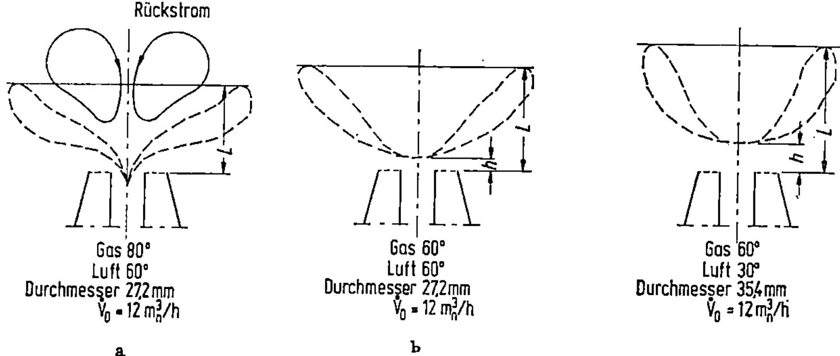

Bild 4.73. Flammen von Doppeldrallstrahlen

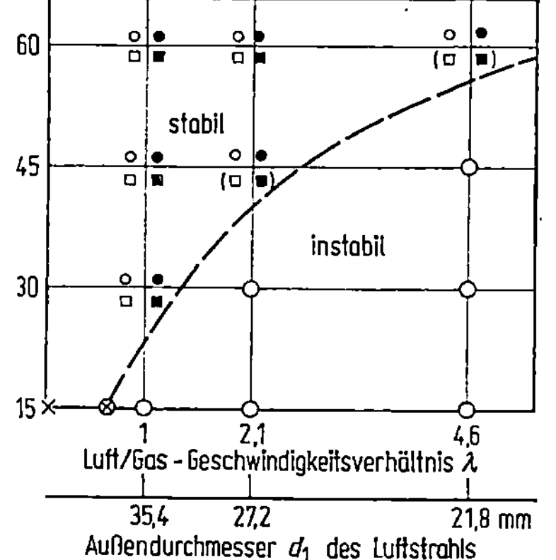

gleich- gegen- drehend		Gasstrom $[m_n^3/h]$	Gasdrall $[°]$
o	•	12	80
□	■	6	80

× Freistrahl
⊗ konzentrischer Doppelstrahl
( ) Übergang
O instabile Flammen

Bild 4.74. Stabilitätsdiagramm von Doppeldrallflammen

größere Drallwinkel, d.h. kräftigere Rückströmung im Strahlkern, zur Stabilisierung nötig sind. Der Einfluß der Gasgeschwindigkeit und auch der Einfluß des Drehsinnes sind dagegen gering, wenn auch nicht völlig zu vernachlässigen.

Auch die Flammenlänge hängt in erster Linie vom Luftdrall ab, wie Bild 4.75 erkennen läßt [60].

Bei starkem Drall reicht der Rückstromwirbel, unter Umständen sogar die Flamme bis in die Mündung der Gaszufuhr. Dabei kann ebenso viel Masse zurückströmen, als an Brennstoff zufließt [61].

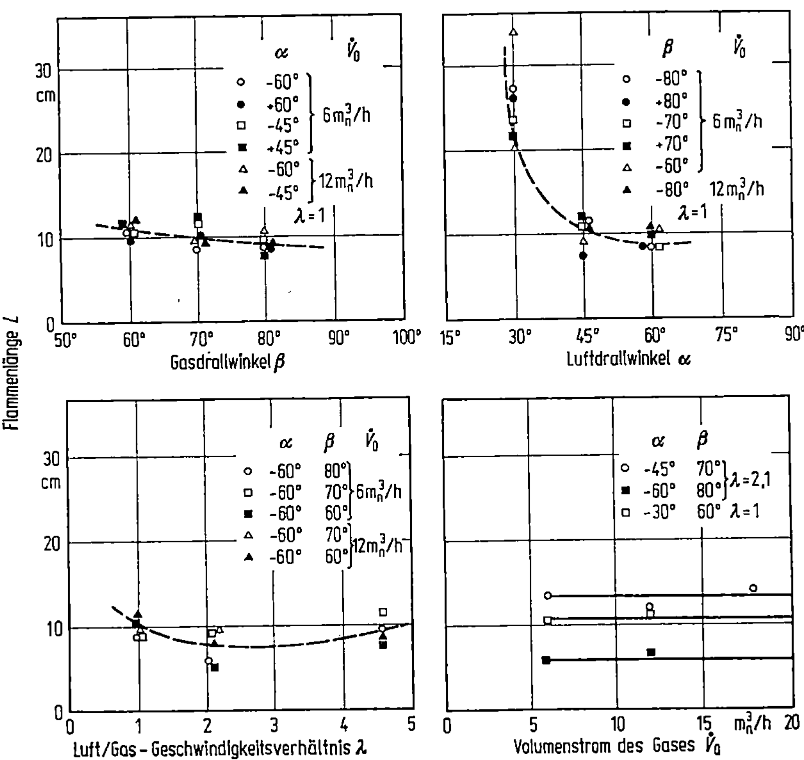

Bild 4.75. Länge von Doppeldrallflammen in Abhängigkeit von Gasdrallwinkel β, Luftdrallwinkel α, Luft-Gas-Geschwindigkeitsverhältnis λ und Volumenstrom $\dot{V}_0$ des Gases

4.6 Gegeneinander geneigte Strahlen und Ströme und deren Flammen

Wenn sich ein Strahl nicht in ruhender, sondern in bewegter Umgebungssubstanz ausbreitet, so werden das Erscheinungsbild des Strahls und die Austauschvorgänge grundlegend verändert. Das Beispiel des Einflusses von Wind verschiedener Stärke auf die Rauchfahne eines Schornsteines macht deutlich, daß die Achse des Strahls je nach dem Verhältnis der Impulsstromdichten mehr oder weniger schnell in die Richtung der Grundströmung umgelenkt wird. Auf der Windseite (Luvseite) des Strahls entsteht ein Überdruck, auf der Windschattenseite (Leeseite) ein Unterdruck. Ähnlich wie hinter einem festen Strömungshindernis entsteht eine Nachlaufzone mit Rückstromwirbeln. Dadurch werden die Austauschvorgänge beschleunigt, das Strahlprofil bleibt infolgedessen nicht symmetrisch und die beim Freistrahl gültigen einfachen Ähnlichkeitsverhältnisse bestehen nicht mehr. Der in die Grundströmung eindringende Strahl wird als Querstrahl bezeichnet.

Mehrere Autoren beschreiben mit empirischen Ansätzen den Einfluß der Grundströmung auf den Verlauf der Strahlachse. Callaghan und Ruggeri [62] fanden, daß sich ein Strahl, der in x-Richtung in eine Grundströmung der y-Richtung eintritt, ausbreitet nach

$$\left(\frac{x}{d_0}\right)^{1,65} = 2{,}91 \frac{\varrho_{0s} \cdot u_{0s}}{\varrho_{0g} \cdot u_{0g}} \left(\frac{y}{d_0}\right)^{0,5}$$

mit den Indizes s für den Strahl und g für die Grundströmung sowie 0 für den Strahlanfang bzw. die freie Hauptströmung.

Die größte Eindringtiefe fanden die Autoren zu

$$\left(\frac{x}{d_0}\right)_{\max} = 1{,}244 \left(\frac{\varrho_{0s} \cdot u_{0s}}{\varrho_{0g} \cdot u_{0g}}\right)^{0,5}.$$

Als Eindringtiefe wird die x-Koordinate bezeichnet, bei welcher die Strahlachse in die Richtung der Grundströmung umgelenkt ist.

Statt der angegebenen empirischen Funktionen sind Lösungen durch Addition der Impulskräfte möglich. Da man den Einfluß der Queranströmung auf den Strahlverlauf nicht genau kennt, rechnet man als Annäherung mit den bei Freistrahlen üblichen Verteilungen.

Geschwindigkeit und Konzentration nehmen längs der Strahlachse schneller ab als beim Freistrahl, empirische Funktionen hierüber stehen nicht zur Verfügung. Meßwerte verschiedener Autoren für den Fall konstanter Dichte zeigt Bild 4.76 [63, 64]. Als Strahlachse wird der Ort der Geschwindigkeits- bzw. Konzentrationsmaxima bezeichnet. Im Gegensatz zum Freistrahl können Geschwindigkeit und Konzentration

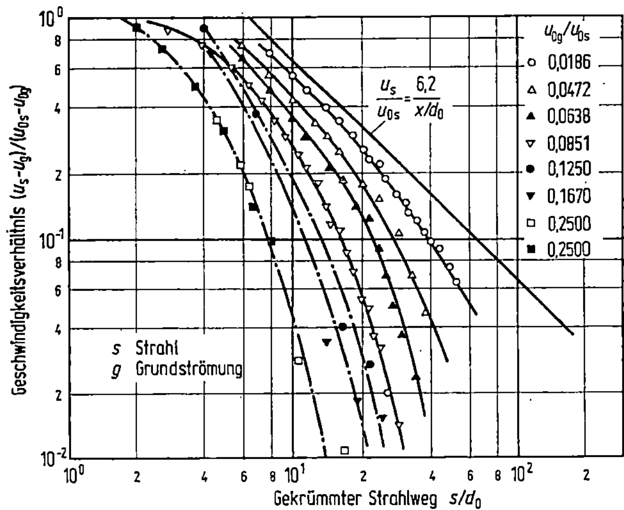

Bild 4.76. Geschwindigkeitsabfall in Querstrahlen konstanter Dichte

verschiedene Achsen haben. Außerdem ergeben sich Unterschiede dadurch, daß man das örtliche Maximum sowohl für Ebenen senkrecht zur ursprünglichen wie senkrecht zur jeweiligen Strahlrichtung bilden kann. In Bild 4.77, welches das Konzentrationsfeld eines Querstrahls zeigt, sind die beiden Möglichkeiten dargestellt (Kurve OD bzw. OC). Die korrekte Mittellinie OC ist mühsamer zu bestimmen als OD, weshalb manchmal letztere angegeben wird.

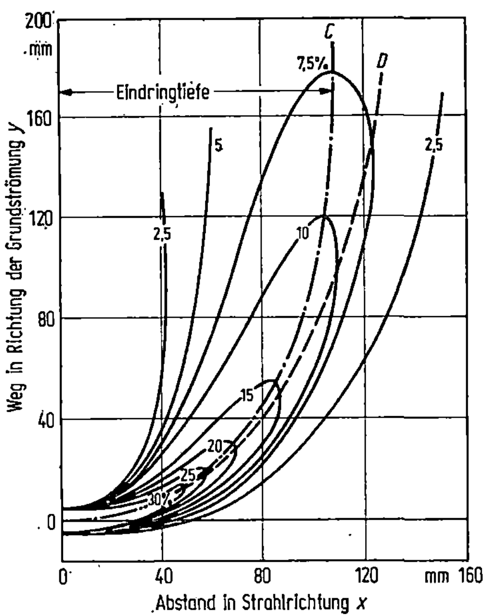

Bild 4.77. Querstrahl, Konzentrationsfeld, Strahlachse, Eindringtiefe

Bei räumlich begrenzter Grundströmung und hohem Strahlimpuls wird u. U. eine Eindringtiefe im oben definierten Sinn nicht erreicht. Man hat deshalb für bestimmte Fälle andere Definitionen benutzt, so daß die ohnehin nicht zahlreichen Untersuchungsergebnisse nicht ohne weiteres vergleichbar sind.

Andere Verhältnisse liegen vor, wenn beide Ströme die Eigenschaften von Strahlen haben.

Läßt man Strahlen von Brennstoff und Luft unter einem Winkel aufeinandertreffen, so vereinigen sich beide Strahlen zu einem einzigen Strahl, dessen Richtung im wesentlichen vom Impulsverhältnis der beiden Strahlen abhängt.

Zahlreiche Variationen ergeben sich nicht nur durch die Größe des Winkels, sondern auch durch das Verhältnis der Strahldurchmesser an der Stelle des theoretischen Zusammentreffens. An der Vermischungsstelle entsteht ähnlich wie bei einer Stauströmung starke Turbulenz. Die entstehende Flamme ist unsymmetrisch. Ein Schema der Verhältnisse zeigt Bild 4.78.

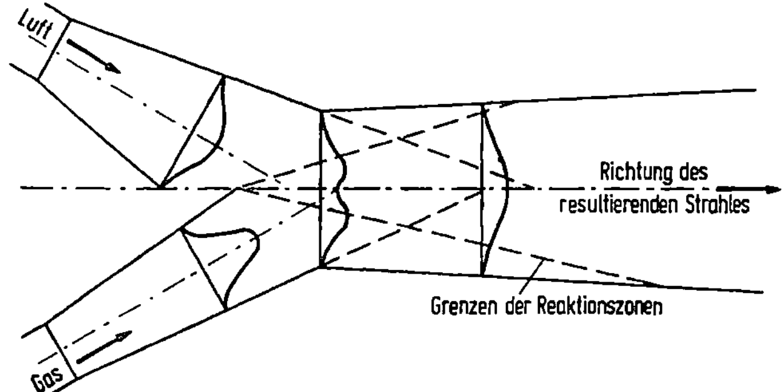

Bild 4.78. Flammen von gegeneinander geneigten Strahlen

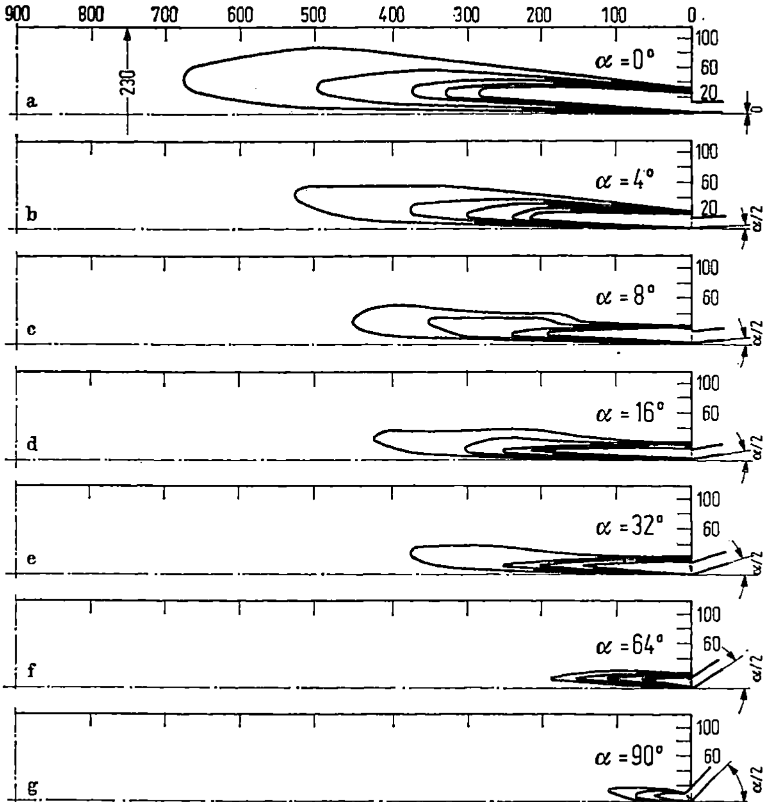

Bild 4.79. Einfluß des Neigungswinkels zweier Strahlen auf die Flammenlänge, Modellergebnisse von [51]

Systematische Untersuchungen über diese Kombination von Strahlen sind selten. Für wissenschaftliche Zwecke wird gelegentlich die sogenannte Gegenstrom-Diffusions-Flamme benutzt. Die beiden Strahlen sind hier gegeneinander gerichtet, im Staupunkt beider Strahlen entsteht eine Diffusionsflamme an der Stelle, an der sich die Impulskräfte im Gleichgewicht befinden (vgl. Kap. 5).

Für die Praxis bedeutungsvoll sind die Modelluntersuchungen über Brenner dieser Art, die vor langer Zeit von Rummel und Mitarbeitern [51] durchgeführt wurden. Sie zeigen am Beispiel der Flachstrahlen, wie sehr die Flammenlänge durch Zunahme des Neigungswinkels vermindert wird (Bild 4.79). Als Flammenkontur erscheinen in dieser Darstellung die Linien stöchiometrischer Mischung, $\lambda = 1$. Der Einfluß des Geschwindigkeits- bzw. Impulsverhältnisses ist dagegen vergleichsweise gering. In der Arbeit [51] findet man eine große Zahl von Meßergebnissen, insbesondere auch über die Brenner der SM-Öfen. Die Ergebnisse wurden durch Untersuchungen an Flammen bestätigt. Systematische Arbeiten über die Flammen von Querstrahlen fehlen jedoch. Modelluntersuchungen über den speziellen Fall des Querstrahlbrenners der Glasschmelzöfen findet man in [65].

4.7 Mehrfachstrahlen

Will man einen großen Brennstoffstrom auf kurzer Strecke verbrennen, ohne die z.B. für Drall nötigen Drucke anzuwenden, und ohne den mit Drall und geneigten Strahlen verbundenen Lärm in Kauf zu nehmen, so bietet sich eine Aufteilung des Stroms auf viele parallele Einzelstrahlen an. Die Flammenlänge wird wie bei Einzelflammen berechnet, solange der Abstand der Flammen so groß ist, daß sich die Reaktionszonen nicht gegenseitig beeinflussen.

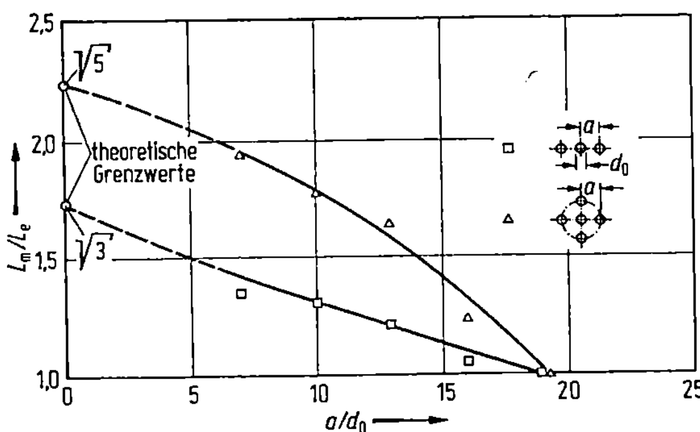

Bild 4.80. Flammenlänge bei Mehrfachstrahlen (Koksofengas). L_m Länge der mittleren Flamme einer Gruppe; L_e Länge einer einzeln brennenden Flamme

Bild 4.80 zeigt anhand von Meßwerten, wie sich die Mittelflamme einer Dreier- und einer Fünfergruppe verlängert, wenn man ihr die Nachbarflammen nähert. Das Bild zeigt das Verhältnis der Länge L_m der Mittelflamme einer Gruppe zur Länge einer einzeln brennenden Flamme. Rücken die Koksofengasflammen bis auf weniger als 18 Düsendurchmesser zusammen, so beeinflussen die Strömungsfelder einander, der Luftzutritt aus der Umgebung wird behindert und die Flammen werden länger als eine einzeln brennende Flamme. Die Werte des Bildes 4.80 gelten mit geringer Abweichung auch für Erdgas.

4.8 Diffusionsbrenner

Die überaus große Zahl der am Markt zu findenden Brenner erklärt sich aus der Vielzahl der Beheizungsaufgaben und der großen Zahl der Möglichkeiten zur Beeinflussung des Strömungsfeldes.

Sieht man zunächst von dem verwickelten Zusammenhang zwischen möglicher Wärmeabgabe der Flamme und Wärmebedarf des Wärmgutes ab (Kap. 5), so bleibt die Aufgabe, Brenner zu konstruieren, welche Flammen bestimmter Eigenschaften liefern [66]:

Die Eingangsgrößen sind:

Brennstoff,
Eigenschaften des Brennstoffs
(Heizwert, Luftbedarf, Dichte, Temperatur, Druck),
Eigenschaften des Oxidators
(O_2-Gehalt, Feuchte, Temperatur, Druck),
Luftzahl.

Ausgangsgrößen sind:

Geometrie der Flamme (Länge, Durchmesser),
Verlauf des Ausbrandes $\alpha(x, y)$,
Verteilung der Reaktionsdichte,
Verlauf des Emissionsgrades $\varepsilon(x, y)$,
Verlauf der (adiabaten) Temperatur $T(x, y)$.

Eine Abhängigkeit der Eigenschaften von einer dritten Koordinate wird nicht in Betracht gezogen, da in fast allen technischen Fällen entweder mit drehsymmetrischen oder mit zur Mittelebene symmetrischen Flammen gearbeitet wird.

Solange Brenner und Flamme isoliert betrachtet werden, läßt sich nur der (technisch uninteressante) adiabate Temperaturverlauf her-

Tabelle 4.4. Klassifikation von Gasbrennern durch 6stellige Kennzahlen nach Bitzer [67] (abgewandelt)

	1. Herstellung des Gas-Luft-Gemischs	2. Druck von Gas und Luft am Brennereintritt	3. Strömungsform am Austritt aus Brennermündung	4. Wichtigstes Stabilisierungs-mittel	5. Ort der Verbrennung	6. Vorwärmung der Verbrennungsluft
1	Vollständige Vormischung durch Injektion	Gas ND: unter 50 mbar Luft: Atmosphären-druck	Einzelstrahl (voll oder hohl) in ruhender oder langsam strömender Umgebung	Halteflammen	Freie Flammen	Ohne Vorwärmung der Verbrennungs-luft
2	Volle Vormischung in Mischkammern	Gas ND: unter 50 mbar Luft: unter Druck	Mehrere Strahlen in ruhender oder langsam strömender Umgebung	Flammenhalter (Hindernis)	In einer meist konischen feuer-festen Öffnung	Luftvorwärmung bis 400 °C möglich
3	Volle Vormischung vor Eintritt in den Brenner	Gas HD: über 50 mbar Luft: Atmosphären-druck	Parallele Strahlen von Brennstoff und Luft	Rückströmung am Rande des Brenn-stoffstrahls	Im Kontakt mit porösen feuer-festen Steinen oder einem feuer-festen Haufwerk	Luftvorwärmung unerläßlich
4	Teilweise Vormischung durch Injektor	Gas HD: über 50 mbar Luft: unter Druck	Geneigte Strahlen von Brennstoff und Luft (je ein Strahl)	Rückströmung im Kern des Brenn-stoffstrahls	Auf einer feuer-festen Oberfläche	—

5	Teilvormischung in Mischkammer	Gas auf Atmosphären-druck entspannt Luft: Atmosphären-druck	Wie 4, jedoch mehrere Strahlen von Brennstoff und/oder Luft	Rückströmung am Rande und im Kern des Brenn-stoffstrahls	In feuerfestem Verbrennungs-tunnel	–
6	Teilvormischung vor Eintritt in den Brenner	Gas etwa auf Atmo-spährendruck ent-spannt Luft: unter Druck	Drallströmung in Brennstoff	Durch eine feuer-feste Oberfläche	In einem Metall- oder Keramikrohr	–
7	Ohne Vormischung	Mischung Luft/Gas: unter Druck	Drallströmung in Luft oder Brennstoff und Luft	–	In Berührung mit einer katalytischen Masse	–
8	–	–	Strömung durch poröse feuerfeste Steine	–	–	–
9	–	–	Brennstoff und/oder Luft, über Rotor zugeführt	–	–	–

leiten. Die Beschreibung des Zusammenwirkens von Verbrennung und Wärmeaustausch ist die Kernaufgabe der Feuerungstechnik (Kap. 5, 9, 12).

Die oben genannten Ausgangsgrößen interessieren jeweils für ein Spektrum von Eingangsgrößen. Regelbereiche bestehen nicht nur bezüglich des Durchsatzes, sondern auch im Hinblick auf die Luftzahl. Beide sind kombiniert dargestellt in Stabilitätsdiagrammen gemäß Bild 4.38 (vgl. 4.3.6). Auch die Brennstoffart kann Veränderungen unterliegen, sei es, daß man Brenner für mehrere Brennstoff auslegt, um bei Mangellagen oder Preisschwankungen beweglich zu sein, oder daß etwa in einer Raffinerie aus Prozeßgründen verschiedene Brennstoffe abwechselnd benutzt werden müssen. Schließlich kann auch die Zusammensetzung des Oxidators Änderungen unterliegen. Dieser Fall tritt besonders beim Koppelprozeß Gasturbine–Dampfkessel auf, denn hier dient das heiße Luft-Abgas-Gemisch, das der Gasturbine entströmt, als Oxidator.

Weitere betriebliche Gesichtspunkte sind die Höhe der notwendigen Vordrucke von Gas und Luft, sei es daß man diese aus Kostengründen niedrig zu halten wünscht oder daß man den ohnehin verfügbaren Vordruck eines Hochdrucknetzes ausnutzen möchte. Die Geräuschentwicklung kann ein weiteres Betriebskriterium sein, ebenso die Gefahr des Rußens einer Flamme.

An konstruktiven Möglichkeiten zur Beeinflussung der Ausgangsgrößen vom Brenner her stehen zur Verfügung:

1. Volle oder teilweise Vormischung.

2. Verschiedene Strahlformen:
Einzelstrahlen ohne und mit Drall in langsam strömender Luft,
Doppelstrahlen von Gas und Luft, ohne und mit Drall,
Gegeneinander geneigte Strahlen von Gas und Luft.

3. Mehrfachstrahlen verschiedenster Art:
Aufteilung des Gasstroms, des Luftstroms oder beider Ströme,
Drallanwendung und/oder gegenseitige Neigung in einer oder beiden Gruppen von Teilströmen.

4. Geometrie des Brennersteines.

5. Zahl, Form und Anordnung der Flammenhalter.

Einflüsse auf die Flamme, die den Brenner bereits verlassen hat, sind einmal dadurch möglich, daß man sie auf eine Wand auftreffen läßt, dieser Vorgang ist auf einige Sonderfälle beschränkt (Kap. 8).

Fast immer ist aber mit Einflüssen aus der die Flamme umgebenden Rückströmung zu rechnen. Diese erschweren die systematische Behandlung erheblich.

Selbst wenn man hiervon absieht, lassen sich die Eigenschaften der Flammen nur in den einfachen in 4.3 bis 4.7 behandelten Fällen einigermaßen exakt vorhersagen, im übrigen ist man auf Abschätzungen und Modelluntersuchungen angewiesen.

Um einen Überblick über die Vielzahl der möglichen Brennerformen zu gewinnen, hat Bitzer [67] eine Systematik empfohlen, die hier in etwas abgewandelter Form wiedergegeben wird (Tabelle 4.4). Sie gestattet es, Kombinationen von Merkmalen durch sechsstellige Zahlen zu kennzeichnen. Die sechs Spalten der Tabelle enthalten die sechs Merkmale, nach denen unterschieden wird, die Zeilen geben die individuellen Eigenschaften und die ihnen zugeordneten Ziffern wieder. Ein Laborbunsenbrenner hat danach die Kennziffer 411 011.

4.8.1 Konstruktive Merkmale

4.8.1.1 Werkstoffe. Da die meisten Feuerungen bisher mit Atmosphärendruck betrieben werden, kommen in den Zuführungssystemen nur mäßige Drucke vor, welche für die Werkstoffauswahl keine Rolle spielen. Entscheidend sind die Temperaturen. Hohe Temperaturen der Bauelemente können auftreten durch die Zuströmtemperaturen von Brennstoff und Luft oder durch Wärmezufuhr aus dem Feuerraum mittels Leitung und Strahlung.

Gasförmige Brennstoffe werden in der großen Mehrzahl der Fälle mit Raumtemperatur zugeführt, wichtigste Ausnahmen sind die Regenerativöfen für Schwachgase bis etwa 8000 kJ/m_n^3, bei denen der Brennstoff bis 1000 °C vorgewärmt wird. Als Vorwärmtemperaturen der Luft kommen alle Werte bis etwa 1400 °C vor, die Grenze des mit metallischen Werkstoffen Beherrschbaren wird überschritten.

Je nach Lufttemperatur sind im Brennerbau folgende Werkstoffe in Gebrauch:

Stahl oder Gußeisen für Lufttemperaturen bis etwa 500 °C,
legiertes Gußeisen oder Edelstähle für Lufttemperaturen bis etwa 800 °C,
feuerfeste Baustoffe bei Luft-(und Gas-)Temperaturen über etwa 800 °C.

Gußeisen wird wegen seiner Beständigkeit gegen Verzundern bevorzugt, seine herstellungsbedingten größeren Wanddicken sind u. U. zur Wärmeableitung erwünscht.

Der Einfluß der Wärmezufuhr aus dem Feuerraum läßt sich durch konstruktive Maßnahmen in Grenzen halten, entscheidend ist die Temperatur der durch den Brenner fließenden Medien.

Bild 4.81 zeigt den Einfluß der Werkstoffe auf die konstruktive Ausbildung. In dem „Metallbrenner", Bildteil a, übernehmen metallische Bauelemente die Strömungsführung, im Bildteil b besteht die Luftführung aus feuerfestem Mauerwerk. Dieser Werkstoff hat mehrere Nachteile:

Er läßt nur einfache konstruktive Formen zu.

Er ist gasdurchlässig, insbesondere in den Mauerfugen.

Er kann unter der Einwirkung hoher Temperaturen oder aggressiver Begleitstoffe der Ströme lokal abschmelzen.

Man ist durch die geringe Dichtheit zur Anwendung niedriger Drucke und somit auch niedriger Geschwindigkeiten genötigt.

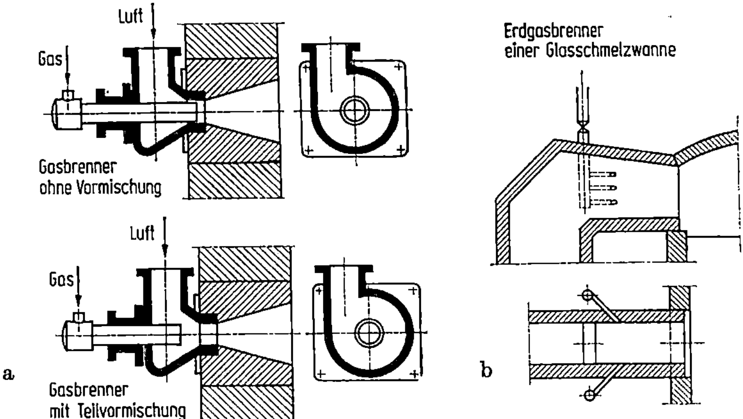

Bild 4.81.a u. b. Typische Konstruktionsformen. a) Metallbrenner, ohne Vormischung und·mit Teilvormischung; b) gemauerter Brenner

Die Wärmezufuhr aus dem Feuerraum an den Metallbrenner Bild 4.81 a ist gering: Der Brennerstein läßt nur eine kleine Einstrahlungsfläche frei, außerdem ist die Wärmeleitzahl der benutzten Metalle etwa dreißigmal größer als die der feuerfesten Massen, so daß eine gute Wärmeableitung an die Umgebung möglich ist. Umgekehrt nehmen gemauerte Brenner wegen der Einstrahlung aus dem Feuerraum und der geringen Ableitung sehr hohe Temperaturen an.

4.8.1.2 Strömungsführung, insbesondere Drallerzeuger. Die Strömungsführung in Brennern ohne Drall bietet wenig Besonderheiten. Die Sekundärströmung, welche in Krümmern auftritt, kann bei großen gemauerten Brennern mit gekrümmten Schächten den Mischungsverlauf beeinflussen [68]. Eine wichtigere Rolle spielen die Drallerzeuger. Für die Erzeugung von Drallströmen bestehen folgende konstruktive Möglichkeiten (Bild 4.82):

a Einbau von axial oder radial durchströmten Leitschaufeln oder

b tangentialer Strahleintritt in den Brenner,

c bzw. in den Feuerraum.

Eine völlig rotationssymmetrische Drehströmung erhält man nach den Grundsätzen des Strömungsmaschinenbaus bei unendlicher Schaufelzahl. Bei Brennern begnügt man sich mit 4 bis 8 Leitschaufeln.

Tangentiale Zuführung einer entsprechend großen Zahl von Einzelstrahlen ist z.B. bei dem Strahlrohrbrenner von Bild 4.82c verwirklicht [69].

Die Veränderung des Dralls bildet eine einfache und sehr wirksame Möglichkeit zur Veränderung der Flammenlänge und wird deshalb oft

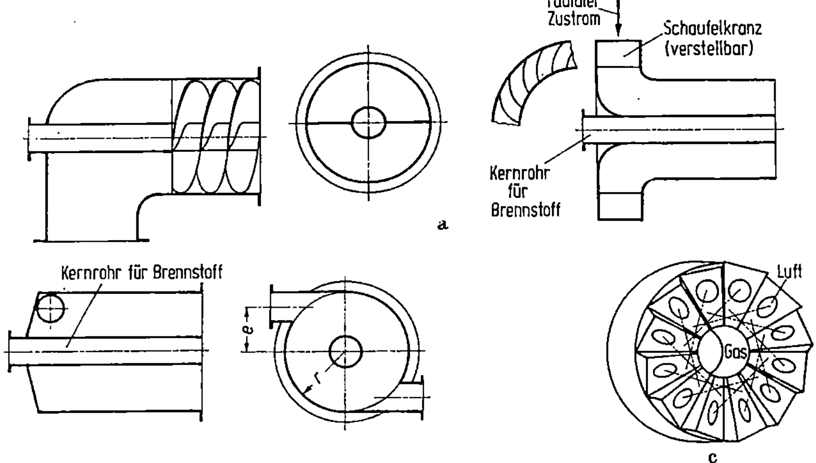

Bild 4.82.a–c. Drallerzeuger. a) Leitschaufeln – axial und radial; b) Tangentialer Eintritt in den Brenner; c) Tangentialer Eintritt in den Feuerraum

ausgeführt. Die konstruktiv einfachste Lösung besteht darin, daß man den mit Drall zu versehenden Strom in zwei Zweige aufteilt und nur für einen der Teilströme Drallerzeugung vorsieht. Der Drallgrad des Gesamtstroms läßt sich dann durch Verändern des Verhältnisses der Teilströme beeinflussen.

Alle anderen Maßnahmen, z.B. Schaufelverstellung, verursachen größeren konstruktiven Aufwand: Axialschaufeln lassen sich in einem kreiszylindrischen Rohr nur drehen, wenn sie mit großem Spiel ausgeführt sind. Radiale Schaufeln zwischen parallelen Wänden lassen sich zwar sauber einstellen, führen aber zu sehr großen Brennerdurchmessern und kommen nur für Laborzwecke in Betracht. Bei tangentialem Eintritt des mit Drall zu versehenden Stroms in das Brennergehäuse läßt sich der Drall nur verändern, wenn man die Zahl und/oder den Querschnitt der Austritte variiert oder besser einen Teilstrom axial zuführt (s. oben).

4.8.1.3 Düsensteine. Als Zwischenglied zwischen einem Metallbrenner und dem Feuerraum wird besonders im Industrieofenbau häufig ein *Brennerstein* oder *Düsenstein* benutzt, der mehrere Funktionen hat. Er ist nicht nur nach Bild 4.81a als Verbindungsglied zwischen dem außenliegenden Brenner und dem Ofenraum sowie zum Schutz des Metallbrenners nötig, vielmehr beeinflußt er auch den Verbrennungsverlauf auf mehrfache Weise:

Ist der Winkel der trichterförmigen Öffnung größer als der Strahlwinkel, so tritt in dem Spalt zwischen Flamme und Stein ein Unterdruck auf, der entweder zu Rückströmung oder zum Anlegen der Strömung an die Wand der Öffnung führt.

Hierbei nimmt der Strom aus dem Stein Wärme auf, die diesem durch Einstrahlung aus der Flamme oder durch Leitung aus anschließenden Wandflächen zufließt.

Das Ansaugen des Strahls an den Stein vergrößert die innere Rückströmzone, wie an einem Ijmuidener Beispiel in Bild 4.83 gezeigt wird

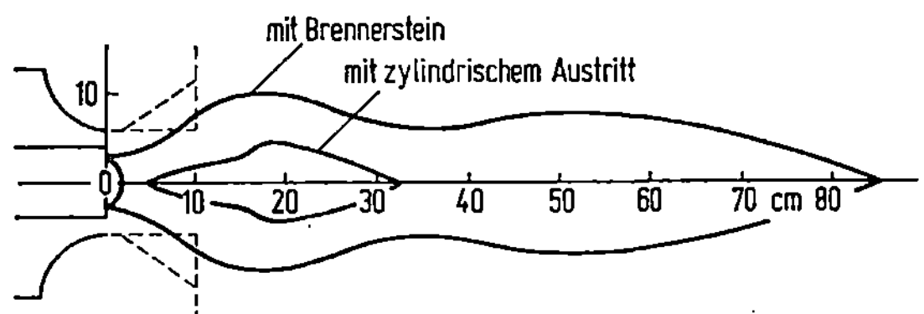

Bild 4.83. Grenzen der inneren Rückströmzone ohne und mit Düsenstein (Ijmuiden)

[70]. Der Brennerstein trägt also wesentlich zur Stabilisierung der Flamme bei. Da man den Öffnungswinkel des Steins aus konstruktiven Gründen nicht beliebig groß wählen kann, läßt sich der beschriebene Effekt am besten bei Strahlen mit mäßigem Drall nutzen.

4.8.2 Beispiele technischer Brenner

Einzelstrahlbrenner ohne Drall werden bei Großanlagen benutzt, bei denen lange Flammen erwünscht sind, z.B. SM-Ofen, Glasschmelzofen und Drehofen (Bild 4.81b) mit Flammen bis etwa 10 m Länge. Will man bei diesen Brennern die Flammenlänge verändern, so muß man die Düse auswechseln. Soll die Flammenlänge während des Betriebs des Brenners veränderlich sein, so kann man sich der in Bild 4.84 gezeigten Lösung bedienen [71]. Der Gasstrom wird in zwei konzentrische Teil-

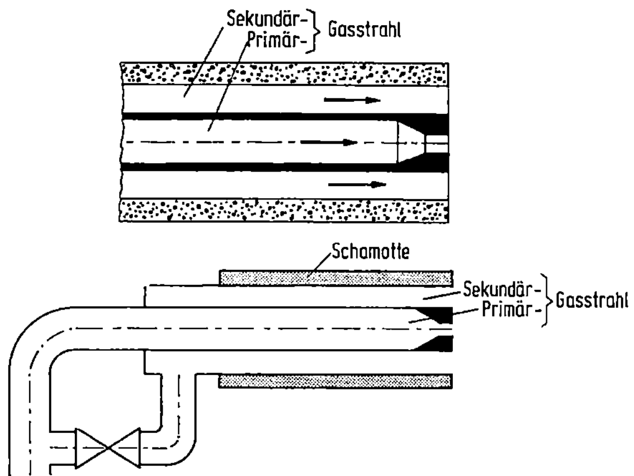

Bild 4.84. Brenner mit doppelter axialer Gaszuführung zur Veränderung der Flammenlänge

ströme zerlegt, der Kernstrom hat hohe, der Ringstrom niedrige Geschwindigkeit. Der Kernstrom saugt kraft seines hohen Impulses sowohl das Sekundärgas wie die Verbrennungsluft an, mit abnehmendem Impuls des Kernstrahls wird die Flamme länger.

Dabei macht man sich als Nebeneffekt die Tatsache zu Nutze, daß die Länge eingeschlossen brennender Flammen ohnehin bei Änderungen des Impulses nicht konstant bleibt, wie dies bei Freistrahlflammen der Fall ist. Allein schon die mit dem Durchsatz veränderliche Größe der Rückströmzone verändert die Flammenlänge.

Einen einfachen Parallelstrombrenner zeigt Bild 4.85. Trotz der unsymmetrischen Luftzufuhr wird durch die vergleichmäßigende Wirkung der Strömungsbeschleunigung eine fast gleichmäßige Verteilung des Luftstroms über den Austrittsquerschnitt erzielt. Parallelstrombrenner werden in gemauerter Form für Regenerativöfen benutzt, z.B. Koksöfen

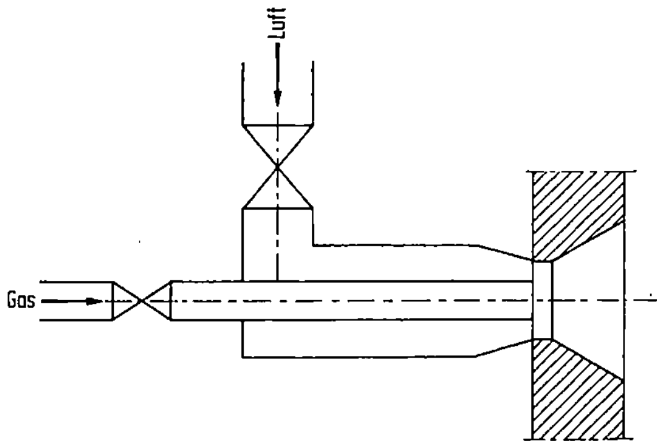

Bild 4.85. Parallelstrombrenner

oder generatorgasbeheizte Schmelzöfen. Als Metallbrenner eignen sie sich für alle Wärmöfen, in denen eine langgestreckte Flamme verlangt wird, z. B. in Röhrenöfen, Ölerhitzern, u. ä. Wünscht man für Wärme- oder Wärmebehandlungsöfen kürzere oder dickere Flammen, als sie der Parallelstrombrenner liefert, so wird man Drallbrenner benutzen. Während man mit der Drallzahl 0,5 des Luftstroms noch eine recht langgestreckte Flamme erhält, wird die Flamme mit wachsender Drallstärke schnell kürzer und liegt bei Drallstärken über 3 als Wandstrahl an der Wand an, in welche der Brenner eingebaut ist.

Eine sehr einfache Form des Drallbrenners zeigt Bild 4.81 a. Da nur eine tangentiale Luftzufuhr vorliegt, wird die Flamme nicht völlig

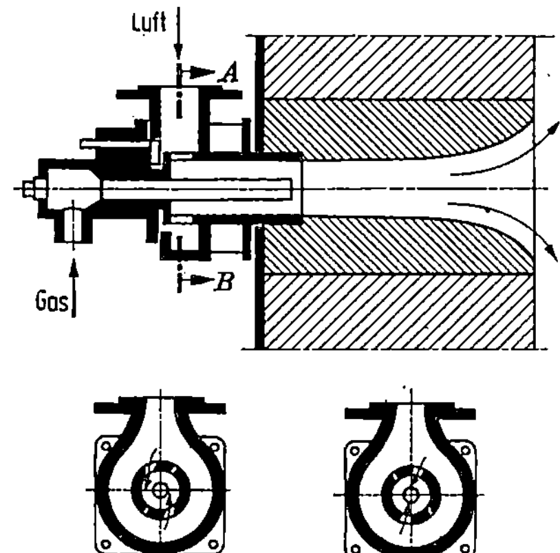

Bild 4.86. Brenner zur Erzeugung von Wandstrahlen

rotationssymmetrisch. Die Drallstärke ist durch die Konstruktion festgelegt, jedoch läßt sich die Flammenlänge in gewissen Grenzen dadurch verändern, daß man durch Zurückziehen des Gaszuleitungsrohres eine zusätzliche Vormischung herbeiführt. Die Strömungsgeschwindigkeiten im Arbeitsbereich werden so gewählt, daß sich die Flamme auch bei zurückgezogenem Gasrohr nicht an der Rohrmündung, sondern im Grund des Düsensteines einstellt.

Einen Brenner für Wandstrahlen zeigt Bild 4.86. Durch den starken Drall des Luftstroms wird der mit geringem Impuls eintretende Gasstrom sehr schnell aufgerissen und verbrennt mit scheibenförmiger Flamme. Die Wärmeabstrahlung der Flamme wird durch die Strahlung der dahinterliegenden Wand unterstützt, man kann damit recht niedrige Ofenräume gleichmäßig beheizen.

Eine Sonderform der Drallflamme erzeugt der Brenner nach Schmidt [69], bei welchem 8 Luftstrahlen aus 8 schräg gestellten Flächen einer Brennerscheibe mit radialer und tangentialer Neigung austreten. Es entsteht ein sich verjüngender Drallstrom, gegen dessen engsten Querschnitt der Gasstrahl trifft, so daß ähnlich wie in einem Staupunkt eine kräftige Durchmischung und günstige Stabilisierungsbedingungen entstehen. Dieser Brenner wird für Strahlrohre, in wenig abgewandelter Form auch für andere Wärmaufgaben benutzt (Bild 4.82 c).

Brenner mit gegeneinander geneigten Strahlen werden selten benutzt, da sie eine Regelung der Flammenlänge bei gegebenem Durchsatz nicht zulassen. Querstrahlen findet man z.B. im Starkgasbrenner der Glasschmelzöfen (Bild 4.81 b), bei welchem zwei oder mehr Paare schneller Gasstrahlen in einen langsamen Heißluftstrom eindringen. Mit dem Querstrahlprinzip hat man hier also das Aufeinandertreffen zweier Strahlen verbunden. Die starke Turbulenz am Staupunkt beschleunigt

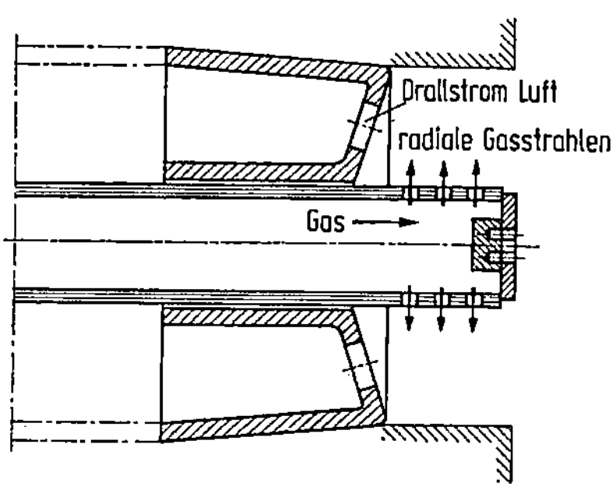

Bild 4.87. Brenner mit radialen Gasstrahlen

die Mischung. Durch die Wahl des Anfangsimpulses der Strahlen kann man diesen Vorgang in gewissem Umfang beeinflussen.

Ein anderer Anwendungsfall der Stauströmung entstand aus der Überlegung, daß die Wärmeentwicklung zum Strahlende hin sehr gering wird. Dieses Flammenende kann man grundlegend verkürzen, wenn man zwei Flammen koaxial gegeneinander richtet (Kap. 5). Im Auftreffbereich bildet sich eine scheibenförmige Flamme, in welcher der noch vorhandene Brennstoff wegen der hohen Staupunktturbulenz schnell ausbrennt.

Neben dem Drall bildet die Auflösung in Einzelstrahlen das wichtigste Mittel zur Verkürzung von Flammen. Unter der Bezeichnung *Gießkannenbrenner* werden verschiedene Anordnungen verstanden. Eine Häufung paralleler Einzelstrahlen führt gemäß 4.7 nur dann zu kürzeren Flammen, wenn deren Abstand genügend groß ist, andernfalls vereinigen sich die Flammen früher oder später zu einer entsprechend längeren

Einzelflamme. Radial aus einem zentralen Gasrohr austretende Einzelstrahlen treten in Bild 4.87 in einen verdrallten Luftstrom und erzeugen eine sehr kurze Flamme. Es hängt vom Impulsverhältnis der Ströme ab, wie sich der Gasstrom über die Dicke der rotierenden Luftschicht verteilt. Hierdurch werden Form und Länge der Flamme bestimmt.

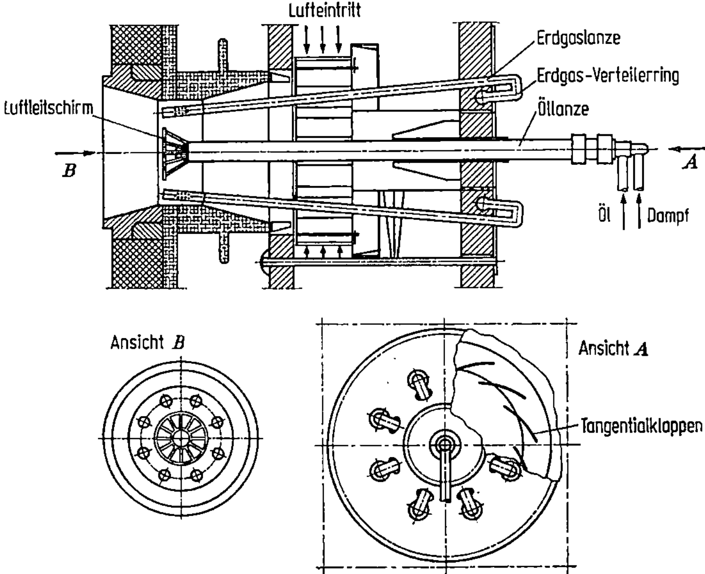

Bild 4.88. Brenner mit Einzelstrahlen in Strom von regelbarer Drallstärke

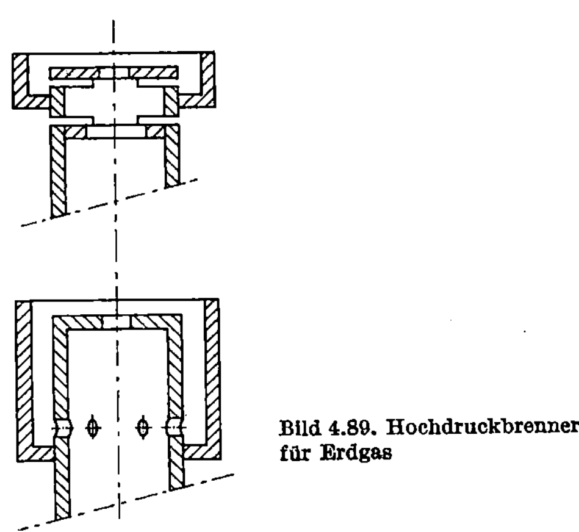

Bild 4.89. Hochdruckbrenner für Erdgas

Mehrere Einzelflammen entstehen auch in dem Brenner nach Bild 4.88, bei dem Gaszuleitungen auf einen großen Kreis verteilt in einem allen gemeinsamen verdrallten Luftstrom stehen.

Mit Gasen, die aus Fernleitungen unter sehr hohem Druck zur Verfügung stehen, kann man auch ohne Drall sehr kurze Flammen erzeugen, wenn man mit sehr hohen Austrittsgeschwindigkeiten nahe der Schallgeschwindigkeit operiert. Dabei sind besonders bei Erdgas Stabilisierungsmaßnahmen nötig. Die Brenner des Bildes 4.89 arbeiten mit einer Kombination von Flammenhalter und Halteflammen.

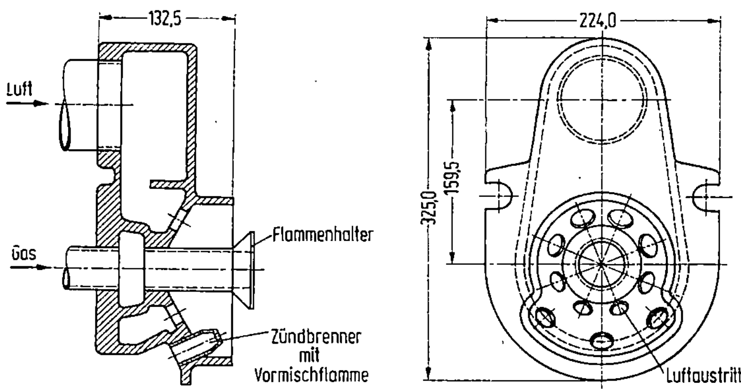

Bild 4.90. Brenner für großen Regelbereich der Luftzahl

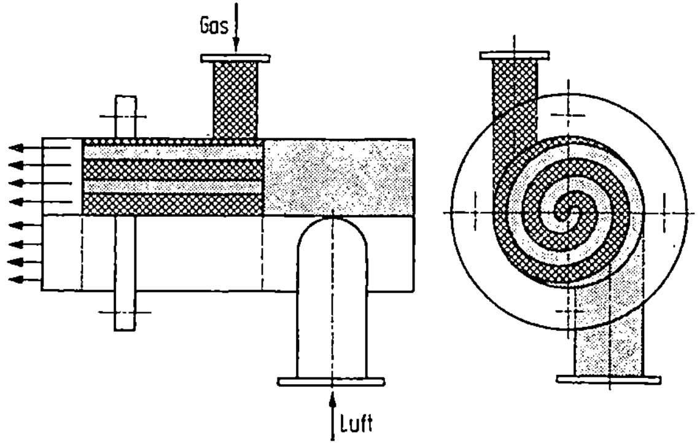

Bild 4.91. Brenner für großen Regelbereich des Durchsatzes

Als Beispiel für verwickeltere Bauweisen werden Bild 4.90 und 4.91 gezeigt. Der Brenner des Bildes 4.90 ist für einen weiten Regelbereich der Luftzahl zwischen $\lambda = 1$ und 4 bestimmt und eignet sich damit für Öfen, die bei in weiten Grenzen wechselnden Temperaturen arbeiten. Durch eine ständig brennende Zündflamme und einen in Brennernähe liegenden Rückstromwirbel wird sichere Zündung bei allen Betriebszuständen erreicht.

Bild 4.91 zeigt dagegen einen Brenner für einen weiten Regelbereich des Brennstoffdurchsatzes. Das Brenngas tritt in ein einseitig offenes Spiralgehäuse ein und strömt aus dessen offener Seite zum Feuerraum, wobei es sich mit der zwischen den Spiralwindungen fließenden Luft vermischt. Der Luftimpuls sorgt dafür, daß das Gas bei verschiedenen Laststufen etwa gleichmäßig verteilt wird.

Die beiden Beispiele sollen zeigen, welche mannigfachen konstruktiven Lösungen möglich sind.

4.8.3 Zündung, Hilfseinrichtungen, Betriebssicherheit

Während kleine Brenner leicht mit Streichholz, Glühdraht oder elektrischem Funken gezündet werden können, sind bei größeren Strömen Hilfsbrenner erforderlich, die ihrerseits mit einem dieser Mittel gezündet und entweder dauernd oder nur für den Zündvorgang brennen.

In Anlagen, die mit Ein-Aus-Regelung arbeiten oder die aus anderen Gründen häufig einzuschalten sind, werden alle mit der Zündung oder Stillsetzung verbundenen Vorgänge durch elektromechanische Folgeschalter gesteuert und überwacht.

Unerläßliche Hilfseinrichtungen sind Flammenwächter sowie Gas- und Luftmangelsicherungen. Hierzu bestehen eingehende Sicherheitsvorschriften (DVGW-Arbeitsblatt G 610, DIN 4788).

Bei Brennern mit mehreren Einzelflammen wird meist nur eine Teilflamme gezündet. Die Sicherheit des Überzündens bedarf dann besonderer Beachtung.

Literatur zu Kapitel 4

1 Batchelor, G. K.; Townsend, A. A.: Decay of isotropic turbulence in the initial period. Proc. Roy. Soc. 193 A (1944) 539–558.
2 Reichardt, H.: Gesetzmäßigkeiten der freien Turbulenz. VDI-Forschungsh. 414 (1942), Neuaufl. 1952.
3 Kremer, H.: Zur Ausbreitung inhomogener turbulenter Freistrahlen und turbulenter Diffusionsflammen. Diss. TH Karlsruhe 1964 und Gas/Wärme Internat. 15 (1966) 3–13, 39–49.
4 Eickhoff, H.: Statischer Druck und Turbulenz in drehsymmetrischen Freistrahlen. Diss. Univ. Karlsruhe (TH) 1968, VDI-Ber. 146 (1970) 102–104.
5 Kolmogoroff, A. N.: Die lokale Struktur der Turbulenz. (Russ.) Doklad. Akad. Nauk. SSR 32 (1942) 16.
6 Taylor, G. J.: The Spectrum of Turbulence. Proc. Roy. Soc. A 164 (1938) 476.
7 Prandtl, L.: Bemerkungen zur Theorie der freien Turbulenz. ZAMM 22 (1942) 241–254.
8 Taylor, G. J.: Statistical Theory of Turbulence. Proc. Roy. Soc. A 151 (1935) 421.
9 Rotta, J. C.: Turbulente Strömungen. Stuttgart 1972.

10 Spalding, D. B.: Combustion as applied to engineering. J. Inst. Fuel 44 (1971) 196–203.
11 Corrsin, S.; Uberoi, M. S.: Further experiments on the flow and heat transfer in a heated turbulent air jet. NACA-Rep. 998 (1950) 859–875.
12 Hinze, J. O.; van der Hegge-Zijnen, B. G.: Transfer of heat and matter in the turbulent mixing zone of an axially symmetrical jet. Appl. Sci. Res. (NL) A 1 (1949) 435–461.
13 Becker, H. A.; Hottel, H. C.; Williams, G. C.: Concentration fluctuations in ducted turbulent jets. 11. Symp. Combustion 1967, S. 791–799.
14 Lenze, B.: Turbulenzverhalten und Ungemischtheit von Strahlen und Strahlflammen. Diss. Univ. Karlsruhe (TH) 1971, s. auch Gas/Wärme Internat. 20 (1971) 451–458.
15 Hottel, H. C.: Diffusion in laminar flame jets. 3. Symp. Combustion 1947, S. 254–265.
16 Faraday, M.: Naturgeschichte einer Kerze. Stuttgart 1968.
17 Burke, S. P.; Schumann, T. E. W.: Diffusion flames. Ind. Eng. Chem. 20 (1928) 998–1004.
18 Wohl, K.; ·Gazley, C.; Kapp, N.: Diffusion Flames. 3. Symp. Combustion 1948, S. 288–300.
19 Jost, W.: Diffusion, Methoden der Messung und Auswertung. Darmstadt 1957.
20 Hess, K.: Flammenlänge und Flammenstabilität. Diss. TH Karlsruhe 1964.
21 Thring, M. W.; Newby, M. P.: Combustion length of enclosed turbulent jet flames. 4. Symp. Combustion, Baltimore 1953, S. 789–796.
22 Ricou, F. P.; Spalding, D. B.: Measurements of entrainment by axisymmetrical jets. J. Fluid Mech. 6 (1961) 21.
23 Seeger, P. G.: Über den Mischungs- und Verbrennungsverlauf in eingeschlossenen turbulenten Diffusionsflammen. Diss. TH Karlsruhe 1966.
24 Günther, R.: Ausbrand von Strahlflammen. Arch. Eisenhüttenwes. 33 (1968) 515–519.
25 Becker, H. A.; Brown, A. P. G.: Velocity fluctuations in turbulent jets and flames. 12. Symp. Combustion, Pittsburgh 1969, S. 1059–1068.
26 Günther, R.; Simon, H.: Turbulence intensity, spectral density functions and Eulerian scales of emission in turbulent diffusion flames. 12. Symp. Combustion, Pittsburgh 1969, S. 1069–1079.
27 Hawthorne, W. R.; Weddell, D. S.; Hottel, H. C.: Mixing and combustion in turbulent gas jets. 3. Symp. Combust. 1949, S. 266–288.
28 Richardson, J. M.; Howard, H. C.; Smith, R. W.: The relation between sampling tube measurements and concentration fluctuation in a turbulent gas jet. 4. Symp. Combustion 1951, S. 814–817.
29 Ebrahimi, I.: Turbulenz in isothermen Freistrahlen und Freistrahlflammen. Diss. Karlsruhe 1967 und Chem. Ing. Techn. 40 (1968) 769–771.
30 Raper, A. G.: The mixing of turbulent jet diffusion flames. Ph. D. Thesis, Sheffield 1957.
31 Vranos, A.; Faucher, J. E.; Curtis, W. E.: Turbulent mass transport and rates of reaction in a confined hydrogen-air diffusion flame. 12. Symp. Combustion, Pittsburgh 1969, S. 1051–1057.
32 Günther, R.; Lenze, B.: Exchange coefficients and mathematical models. 14. Symp. Combustion 1973, S. 675–687.
33 van Quickenborne, L.; van Tiggelen, A.: The stabilization mechanism of lifted diffusion flames. Combustion and Flame 10 (1966) 59–69.
34 Günther, R.: Stabilisierung turbulenter Diffusionsflammen. Chem. Ing. Techn. 42 (1970) 105–108.

35 Wohl, K.; Kapp, N.; Gazley, C.: The stability of open flames. 3. Symp. Combustion, Baltimore 1949, S. 3–21.

36 Markstein, G. H.; Polanyi, M.: Flame propagation; a critical review of existing theories. Cornell Aeronautic Lab Rep. 61, 1947, S. 25.

37 Kremer, H.: Stabilisierung turbulenter Gasflammen. 10. Internat. Gaskongreß, Hamburg 1967, Beitrag E 14.

38 Rübel, K.: Einfluß der Art der Kohlenwasserstoffe in Stadt- und Ferngasen auf den Verbrennungsverlauf in Gasgeräten. Forsch.-Ber. NRW 1204, Köln 1963.

39 Lübben, M.; Baumgärtel, G.; Fetting, F.: Zur Stabilität turbulenter Diffusionsflammen in Brennkammern. Chem. Ing. Techn. 38 (1966) 1260–1264.

40 Minx, E.: Über die Staukörperstabilisierung turbulenter Diffusionsflammen. Diss. TH Aachen 1969.

41 Davies, T. W.; Beer, J. M.: Flow in the wake of bluff body flame stabilizer. 13. Symp. Combustion, Pittsburgh 1971, S. 631–638.

42 Chigier, N. A.; Gilbert, J. L.: Recirculation eddies in the wake of flameholders. J. Inst. Fuel 41 (1968) 105–112.

43 Alvermann, A.; Ulken, R.: Strömungsuntersuchung in Brennräumen mit aerodynamischer Flammenhaltung. DLR-Forschungsber. 67–36, 67–77, 68–02 (1967/68).

44 Craya, A.; Curtet, R.: Sur l'evaluation d'un jet en espace confine. C. R. Acad. Sci. 241 (1955) 621–622.

45 Curtet, R.: Confined jets and recirculation phenomena with cold air. Paris 1960.

46 Hubbard, E. H.: Recirculation in cold models of furnaces: A review of work carried out at SOGREAH. J. Inst. Fuel 35 (1962) 160–173.

47 Eickhoff, H.: Ähnlichkeit und einfache Modellgesetze frei brennender und eingeschlossener Strahlflammen. Verfahrenstechn. 5 (1971) 118–122.

48 Barchilon, M.; Curtet, R.: Structure détaillée d'un jet en présence de récirculation. 5. Journées d'Etudes sur les Flammes 1963.

49 Cude, A. L.: The length of oil and gas flames. J. Iron Steel Inst. 176 (1954) 270–281.

50 Günther, R.; Lenze, B.; Lim, E. K.: Länge und Verbrennungsverlauf von Flammen konzentrischer Gas-Luft-Strahlen. Arch. Eisenhüttenwes. 41 (1970) 173–178.

51 Rummel, K.: Der Einfluß des Mischungsvorgangs auf die Verbrennung von Gas und Luft in Feuerungen. Düsseldorf 1937.

52 Görtler, H.: Decay of swirl in an axially symmetrical jet, far from the orifice. Rev. Nat. Hispan.-Amer. 4 (1954) 143–178.

53 Lojzjanskij, L. G.: Ausbreitung eines homogenen Drallstrahls im freien Raum. Prikladnaje Matem. Mechanika 17 (1953) 3.

54 Maier, P.: Untersuchung turbulenter isothermer Drallfreistrahlen und turbulenter Drallflammen. Diss. Univ. Karlsruhe (TH) 1967.

55 Maier, P.: Turbulenzmessungen an isothermen Drallfreistrahlen. Forsch. Ing.-Wes. 35 (1969) 101–106.

56 Ulrich, I.: Strömungsvorgänge in Drallbrennern mit regelbarem Drall und bei rotationssymmetrischen Freistrahlen. Diss. Wien 1958, s.a. Forsch. Ing.-Wes. 25 (1959) 165–181, 26 (1960) 19–28.

57 Maier, P.: The length of turbulent swirling flames burning in free surroundings. J. Inst. Fuel 41 (1968) 419–422.

58 Beer, J.: Einige Auswirkungen der Verteilung der mittleren Geschwindigkeit auf die Stabilität und den Raumbedarf von turbulenten Diffusionsflammen. VDI-Ber. 95 (1966) 13–26.

59 Leuckel, W.; Fricker, N.; Hein, K.: Der Einfluß von Drall auf Zündverhalten und Verbrennungsdichte von Kohlenstaub- und Erdgasflammen. VDI-Ber. 146 (1970) 69–80.

60 Günther, R.: Eigenschaften von Drallflammen mit Gas- und Luftdrall. VDI-Ber. 146 (1970) 81–84. Stabilität und Länge von Flammen mit Gas- und Luftdrall. Arch. Eisenhüttenwes. 41 (1970) 255–258.

61 Syred, N.; Chigier, N. A.; Beer, J. M.: Flame stabilization in recirculation zones of jets with swirl. 13. Symp. Combustion 1971, 617–624.

62 Callaghan, E. E.; Ruggeri, R. S.: Investigations on the penetration of an air jet, directed perpendicularly to an air stream. NACA Technical Note 1615 (1948).

63 Martsevoi, E. P.: Spread of a gas jet in a cross-flowing stream of different density. Übers. aus Russ. Akad. Wiss. 1969.

64 Patrick, M. A.: Experimental investigation of mixing and flow in a round turbulent jet injected perpendicularly in a main stream. J. Inst. Fuel. 40 (1967) 425–432.

65 Günther, R.: Modelluntersuchungen über Erdgasbrenner für Wannenöfen. Glastechn. Ber. 46 (1973) S. 92–98.

66 Günther, R.; Brüning, R.: Bauarten und Bewertung von Gasbrennern. Gas/Wärme Internat. 17 (1968) 455–462.

67 Bitzer, W.: Classification des brûleurs industrielles, commerciales et artisonales. 10. Kongr. Gasind. 1967 Rap. Comm. Utilis, S. 85–98.

68 Günther, R.; Renner, K.: Brenner-Untersuchungen. Dt. Glastechn. Ges., Frankfurt 1954.

69 Schmidt, Th.; Laiquddin, S. S.: Über einen Brenner mit hohem Impuls der Verbrennungsgase. Gas/Wärme Internat. 18 (1969) 445–449.

70 Chedaille, J.; Leuckel, W.: Flammes des mazout avec air de combustion en rotation. 7ème journée des flammes, Paris 1968.

71 Leblanc, B.; Maraval, L.: Erdgasverwendung in der Industrie. Die von G. E. F. G. N. entwickelten Brenner. Gas/Wärme Internat. 20 (1971) 458–464.

72 Beer, J. M.; Chigier, N. A.; Lee, K. B.: Modelling of double concentric jets Internat. Flame Res. Found. Doc. Nr. 50/a/2[1].

5. Flamme und Feuerraum

5.1 Geometrische Anordnungen

Die geometrische Form eines Feuerraums hängt von Eigenschaften, Gestalt und Abmessungen des Wärmgutes sowie von Anzahl, Gestalt und Größe der benutzten Flammen ab. Während die vom Wärmgut herrührenden Einflüsse meist durch den jeweiligen Prozeß festgelegt sind, lassen sich die Eigenschaften der Flammen in weiten Grenzen variieren.

5.1.1 Wärmgut und Geometrie

Festes Wärmgut von Stab- oder Plattenform führt zu Feuerräumen von rechteckigem, seltener kreisförmigem Grundriß, dasselbe gilt für Kästen, die mit metallischen Kleinteilen gefüllt sind. Gestapelte Teile, z.B. keramische Produkte, führen ebenfalls zu rechteckigen Grundrissen. Je nach der Geometrie der Gegenstände und der Art der Wärmebehandlung ergeben sich als Grundriß des Feuer- oder Ofenraums mehr oder weniger langgestreckte Rechtecke.

Grobkörnige Schüttgüter lassen sich ihrer Transporteigenschaften wegen am besten in senkrechten Schächten, feinere in Drehtrommeln behandeln.

Bei Schmelzöfen, die von körnigen oder stückigen Rohstoffen ausgehen, herrschen aus Transportgründen rechteckige Grundrisse vor.

Flüssiges und gasförmiges Gut – Wasser, Wasserdampf, Mineralöl – wird in Stahlrohren erhitzt, die weitgehende Freiheit der Anordnung gewähren. Entscheidend ist hierbei, daß eine Berührung zwischen Rohr und Flamme vermieden werden soll, um örtliche Überhitzung der Rohre oder des Produktes oder chemische Einflüsse der Flamme auf das Rohrmaterial zu vermeiden. Man kommt damit zu Rohrwänden, welche die Feuerräume umgeben.

Daneben bestehen zahlreiche Sonderfälle, z.B. Spaltöfen, bei denen feste Kontaktmasse und gasförmiges Wärmgut in Rohren eingeschlossen sind, oder Tiegelöfen, Etagenöfen u.a.

5.1.2 Flammengeometrie

Querschnittsformen von Flammen zeigt Bild 5.1, sie reichen von der langgestreckten drallfreien Flamme bis zu den scheibenförmigen Wandflammen. Zwischenformen werden vor allem durch Drall verschiedener Stärke gewonnen. Mit Schlitzbrennern lassen sich Anordnungen schaffen,

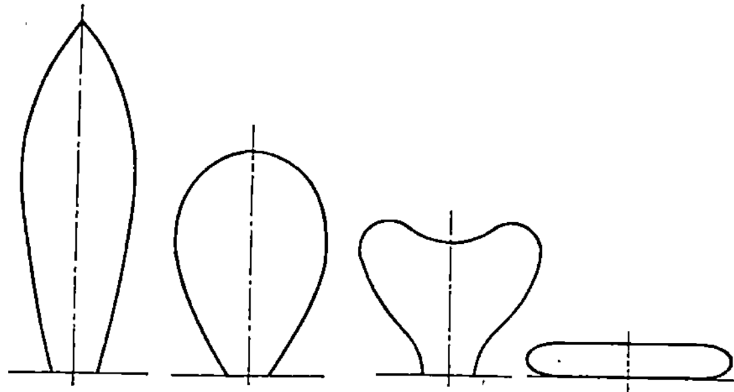

Bild 5.1. Querschnittsformen von Flammen

die nur bezüglich einer oder bezüglich zweier Achsen symmetrisch sind. Die größten Flammenlängen treten auf, wenn sehr große Ströme als drallfreier Einzelstrahl oder im Parallelstrombrenner verbrannt werden. Mittel zur Verminderung der Flammenlänge sind Drall, Stromaufteilung und Querstrahlanordnung. Sie können einzeln oder kombiniert angewendet werden.

Die größten Flammen, die man in Industriefeuerungen findet, haben Längen von 15 m und Durchmesser von 4 m.

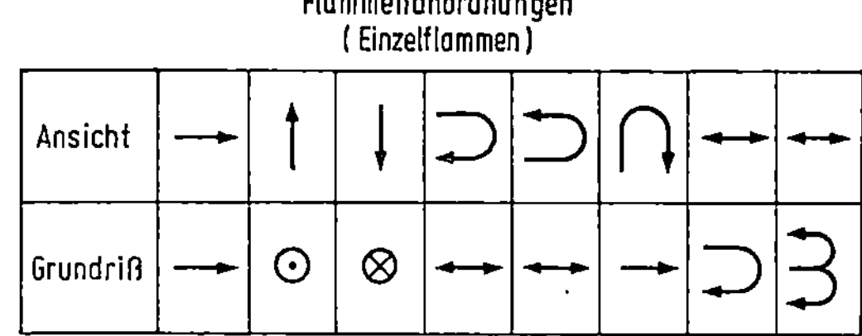

Bild 5.2. Räumliche Anordnung von Flammen

Für die Anordnung der Flammen im Raum bestehen zahlreiche Möglichkeiten. Beschränkt man sich auf die Achsenrichtungen eines rechtwinkligen Koordinatensystems, so erhält man als wichtigste Grundformen die in Bild 5.2 gezeigten. Außer geraden Flammen verschiedener räumlicher Lage sind 180°-Umlenkungen in der senkrechten und der waagerechten Ebene sowie Stromteilung gezeigt. Die Sammlung läßt sich fast beliebig erweitern, weitere Varianten sind durch Kombinationen mehrerer Brenner zu Reihen usw. möglich. Dabei sind einige Besonderheiten zu beachten.

Entscheidend für die Flammenform sind die Impulsstromdichten ϱu^2 der Ströme von Brennstoff und Luft und die örtliche Verteilung dieser Größen. Von Auftriebskräften herrührende Druckunterschiede spielen dagegen nur eine geringe Rolle. Flammen, die mehr oder weniger waagerecht brennen, können mit wachsendem Abstand vom Brenner zunehmend durch Auftriebskräfte beeinflußt werden, die Achse solcher Flammen ist mehr oder weniger nach oben gekrümmt.

In vielen Feuerräumen ist ein Druckniveau dadurch festgelegt, daß festes Wärmgut ohne Benutzung von Schleusen eingeführt und entnommen werden soll, auf der Transportebene muß dann Atmosphärendruck herrschen, um in der Gasphase einen Austausch mit der Umgebung möglichst zu vermeiden (vgl. 5.6). Dadurch sind der Anordnung von Flammen in senkrechter Richtung, insbesondere in Abwärtsrichtung entgegen der Richtung der hydrostatischen Auftriebskraft Grenzen gesetzt.

Gekrümmte Flammenwege mit Umlenkungen um z.B. 90 oder 180° lassen sich sowohl durch zweckmäßige Druckverteilung wie durch Führung der Gase an Wänden erzeugen, jedoch ist das erstgenannte Verfahren sehr empfindlich und wird deshalb selten angewendet.

Es beruht darauf, daß die Trägheitskräfte der Flamme und die vom Schornstein oder Saugzug herrühenden Druckkräfte so aufeinander abgestimmt werden, daß die Flammengase mit abnehmender Impulsstromdichte ihre ursprüngliche Strömungsrichtung verlassen und in Richtung auf den Abzug umgelenkt werden. Derartige Druckfelder sind im technischen Dauerbetrieb schwer einzustellen, zudem besteht die Gefahr, daß bei zu starkem Unterdruck unverbrannte Substanz in den Abzug gelangt.

Beim anderen Verfahren wird der Strom der Flammengase gegen eine Wand geführt. Dort bildet sich wie an jeder Staufläche ein Gebiet höheren Drucks aus, welches eine Ablenkung des Stroms in den dafür vorgesehenen Querschnitt bewirkt. Es entsteht eine etwa U-förmige Hauptströmung, welche einen Rückstromwirbel einschließt. Strömungs- und Geschwindigkeitsfeld sind für ein Beispiel in Bild 5.3 gezeigt [1]. Wenn an der Umlenkstelle noch unverbrannte Substanz vorliegt, so verbrennt diese sehr schnell, da die Richtungsänderung und die mit dem Stauvorgang verbundene Turbulenzzunahme die Mischung beschleunigen. Man verfügt hier über ein Mittel, um den Verbrennungsverlauf weit stromab vom Brenner zu beeinflussen und z.B. in der Umlenkzone einen Bereich hoher Temperatur zu schaffen. Die Mischwirkung einer 180°-Umlenkung ist so stark, daß es kaum gelingt, brennbare Substanz in den abziehenden Schenkel des U zu bringen. Dieser enthält nur Abgas und gibt entsprechend wenig Wärme ab. Ein Beispiel für die Wärmestromdichten, die man mit derartigen Systemen erzielen kann, wird von

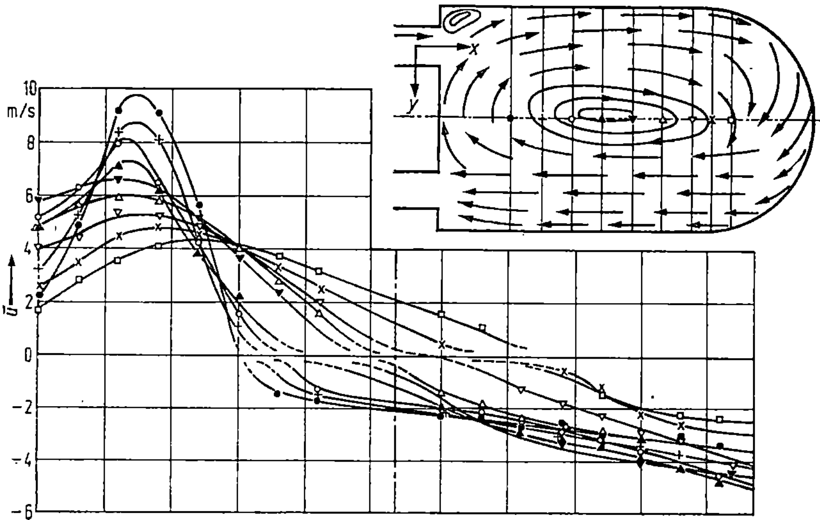

Bild 5.3. Strömungs- und Geschwindigkeitsfeld einer U-Flamme

Meister [2] aufgrund von Wärmeflußmessungen in einem Glasschmelzofen gegeben (Bild 5.4). Die beiden ausgeprägten Maxima haben sehr verschiedene Ursachen: Am Anfang des Flammenwegs (links im Bild) werden kalte Rohstoffe eingelegt, die viel Wärme aufnehmen können, das andere Maximum erklärt sich durch die konzentrierte Verbrennung in der Umlenkzone der Flammen. Der beschriebene Effekt kann abgemildert werden, wenn man die Umlenkfläche nicht als Ebene sondern gekrümmt, z. B. in Form eines Halbkreises ausführt, wie in Bild 5.3 gezeigt. Eine derartige Führung verbessert auch die Stabilität der Einhaltung des Flammenweges. Instabilitäten können bei U-Flammen in

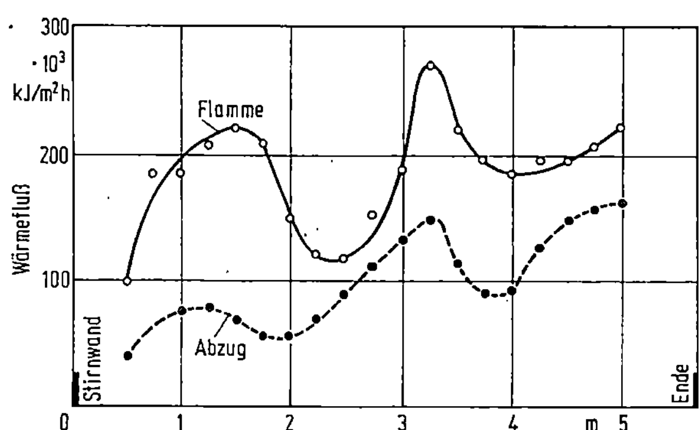

Bild 5.4. Wärmestromdichten in einem mit U-Flamme beheizten Glasschmelzofen [2]

Form eines Wechsels zwischen verschiedenen Flammenwegen auftreten, etwa derart, daß der abziehende Strom sich einmal der Ofenwand, einmal dem eintretenden Strom nähert [1] (vgl. 5.3).

Für Umlenkungen nach oben und unten gilt das vorher über senkrechte Flammen Gesagte.

Die in einem Teilbild von 5.2 gezeigte Verzweigung wird nach dem gleichen Prinzip wie die einfache Umlenkung mittels Staupunktströmung bewirkt. Da aber die Größe der Teilströme vom Kaminzug her leicht verändert werden kann, sind im Dauerbetrieb unerwünschte Veränderungen z. B. durch ungleichmäßige Verschmutzung der Teilwege möglich. Die Anordnung erfordert einen gewissen Aufwand an menschlicher oder mechanischer Überwachung.

Konstruktive Einschränkungen ergeben sich aus folgenden geometrischen Gründen:

Für die Abgasströme müssen im Feuerraum ausreichende Querschnitte zur Verfügung stehen.
Brenner und Abgasaustritt sollen so angeordnet sein, daß sich Apparate zur Wärmerückgewinnung zwanglos anschließen lassen.
Hohe Temperaturen der Bauelemente schränken die Möglichkeiten der Gestaltung ein.

Neben diesen geometrischen Gesichtspunkten sind thermische Voraussetzungen zu berücksichtigen.

Durch Benutzung einer größeren Zahl von Brennern lassen sich Strömungs- und Temperaturfelder und auch die Querschnittsformen des Feuerraums in weiten Grenzen variieren, z. B. im Hinblick darauf, daß weite Feuerräume den Temperaturausgleich durch Strahlung fördern, während sich größere Temperaturunterschiede längs einer Anlage am leichtesten mit engen Feuerräumen herbeiführen lassen.

5.2 Temperaturverteilung, Verbrennungsdichte

Bei der Planung einer Feuerung ist ein Kompromiß zwischen den örtlichen Verteilungen des Wärmebedarfs für den Prozeß und der Wärmeabgabe der Flamme zu finden.

Ausgangspunkt ist der Wärmebedarf $\dot{q}_{\mathrm{proz}}$ des Prozesses. In der eindimensionalen Darstellung des Bildes 5.5 ist dieser längs des Weges x konstant angenommen. Obwohl die Sollkurve für den Wärmebedarf des Prozesses $\dot{q}(x)$ für die Optimierung von Anlagen bekannt sein muß, wird bisher mit dieser Größe selten gearbeitet. Ihre Bestimmung kann recht verwickelt sein, bei den scheinbar so einfachen Wärmeprozessen spielt die Tatsache eine Rolle, daß beim Wärmetransport von der Oberfläche

zum Kern eines Stückes keine Spannungsrisse auftreten dürfen, oder daß
die Gegenstände ihre Form nicht beliebig ändern dürfen.

Die Kurve q zeigt den typischen Verlauf der Reaktionsdichte einer
Diffusionsflamme. Nach einem kurzen Anlauf, der durch den Zündvor-
gang sowie den Aufbau des Turbulenzfeldes bedingt ist, erreicht die
Kurve schnell ihr Maximum und fällt dann in dem Maß ab, in dem die
Abgaskonzentration zunimmt und die für die Mischungsvorgänge ver-
antwortlichen Geschwindigkeitsgradienten kleiner werden.

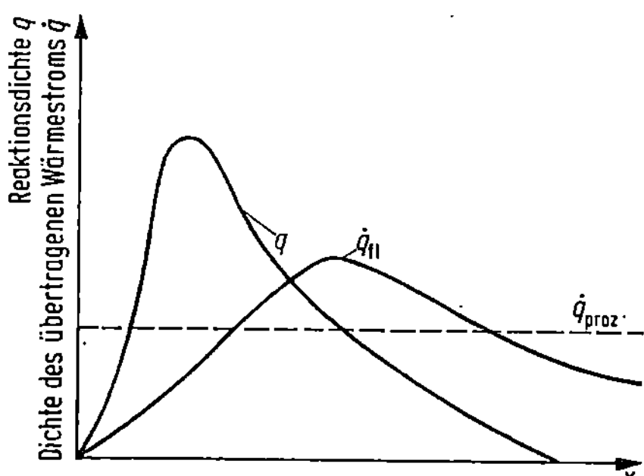

Bild 5.5. Verlauf der Reaktionsdichte q, der für einen Prozeß angestrebten Wärmestromdichte
$\dot{q}_{proz}$ und der tatsächlich erreichten $\dot{q}_{fl}$

Die Dichte des von den Feuergasen abgegebenen Wärmestromes $\dot{q}_{fl}$
hängt zunächst von der Verbrennungsdichte, der Form und dem Strahlungsvermögen der Flamme bzw: des Abgasstromes ab. Entscheidend
ist aber der zusätzliche Einfluß des Wärmgutes. Je höher dessen Temperatur ist, um so geringer wird $\dot{q}_{fl}$ sein. Mit abnehmendem $\dot{q}_{fl}$ steigt
die Temperatur der Flamme, damit wiederum ihr Wärmeabgabever-
mögen, es liegt also ein Selbstregulierungseffekt vor. Die Vorgänge werden durch den Strahlungsaustausch mit den Wänden des Feuerraums
kompliziert (Vgl. 9).

In Bild 5.5 erkennt man, daß die benutzte Flamme nicht in der Lage
ist, die vom Prozeß gestellten Anforderungen $\dot{q}_{proz}$ = const zu erfüllen,
sie liefert auf manchen Teilstrecken zu wenig, auf anderen zu viel Wärme,
man kann mit dieser Flamme den Idelaprozeß nicht durchführen. Geht
man zu einer kürzeren Flamme über, d.h. zu einem höheren Maximum
von q, so verbessert man zwar die Verhältnisse im Anfangsteil, nicht
aber am Ende der Anlage. Da alle Flammen Charakteristika ähnlich
Bild 5.5 aufweisen, kann man bei Heizung nach dem Gleichstromprinzip
keine beliebigen Temperaturkurven des Wärmgutes herbeiführen, man
kann sich dem angestrebten Verlauf nur insoweit annähern, als die Eigenschaften der Flamme dies zulassen.

Ähnliche Situationen treten bei Gegenstrom auf. Will man über das
Temperaturfeld freier verfügen, so muß man mit mehr als einer Flamme

arbeiten, z. B. in einer Kreuzstromanordnung. Einige Beispiele enthält Abschnitt 5.4.

Weitere Varianten ergeben sich, wenn man eine stufenweise Verbrennung dadurch bewirkt, daß man im Brenner nur einen Teilstrom der Verbrennungsluft zuführt und weitere Teilströme weiter stromab als Sekundär-, Tertiärluft usw. einleitet. Die Kurve für q bekommt dann Zwischenmaxima und $\dot{q}_{fl}$ ändert sich entsprechend. Obwohl dieses System dem Planer große Freiheiten bietet, wird es in Feuerungen selten benutzt, da man den baulichen Aufwand nicht für gerechtfertigt hält. Zweistufige Luftzufuhr wird meist benutzt, wenn man keine ausreichende Primärmischung herbeiführen kann, wie etwa bei der Verbrennung sehr gasreicher Kohlen auf Rosten und bei manchen Wirbelschichtsystemen. Bei Hochleistungsbrennkammern treten zusätzliche Gründe hinzu, die unten behandelt werden.

Die Verbrennungsdichte q kann in mehrfacher Weise definiert werden: Der Maximalwert, der sich mit einem Brennstoff erzielen läßt, gibt die Grenze des in Brennkammern Erreichbaren, Mittelwerte werden zur Planung und Beurteilung von Feuerungen benutzt.

Zur Bestimmung des Maximalwertes der Verbrennungsdichte q_{max} stehen verschiedene Wege zur Verfügung. In laminaren Vormischflammen läßt sich q_{max} bestimmen aus

$$q_{max} = \frac{H_u \cdot c_v \cdot \Lambda}{s} \, ,$$

mit dem volumetrischen Heizwert H_u, der Volumenkonzentration c_v des Brennstoffs im Gemisch, der Flammengeschwindigkeit Λ und der Dicke der Reaktionszone s. Für Methan ($\Lambda = 0{,}43$ m/s, $c_v = 0{,}095$, $s \approx 0{,}7$ mm) findet man $2{,}1 \cdot 10^6$ kJ/m³ s. Durch Anwendung von Turbulenz läßt sich dieser Wert nicht ohne weiteres steigern. Zwar ist die turbulente Flammengeschwindigkeit um den Faktor 2 bis 4 größer als die laminare, aber infolge des grobballigen Anteils wird die Reaktionszone sehr aufgeweitet, so daß im Mittel geringere Verbrennungsdichten auftreten als im laminaren Fall. Eine Steigerung wäre nur bei Anwendung sehr feinballiger Turbulenz möglich.

Ein zweiter Weg führt über den homogenen Reaktor, den Longwell und Weiss [3] als Grenzfall einer Turbinenbrennkammer konzipierten, Bild 5.6. Der zentralen Hohlkugel wird ein Brennstoff-Luft-Gemisch zugeführt, das in 60 Einzelstrahlen in den wärmeisolierten Brennraum eintritt. Das Abgas verläßt die Kammer durch 60 Öffnungen, die zwischen den Strahlachsen liegen. Der Apparat hat fast die Eigenschaften eines homogenen Reaktors (vgl. 5.5). Die Strahlen vermischen sich mit dem heißen Abgas des Kugelinhaltes und beginnen sehr schnell zu reagieren, im Hauptteil des Reaktors herrscht gleichmäßige Gemisch-

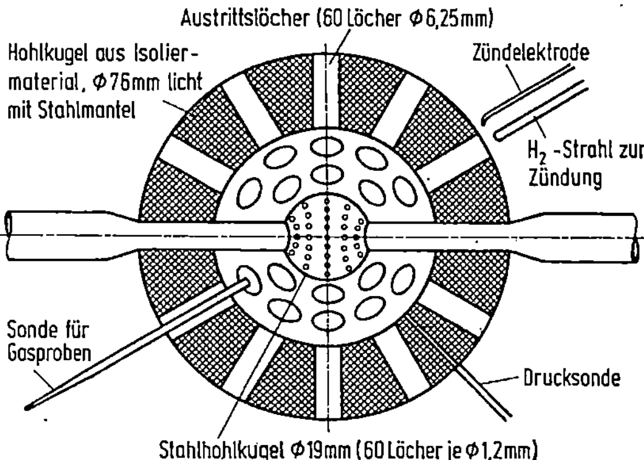

Bild 5.6. Homogener Reaktor nach Longwell und Weiss [3]

zusammensetzung. Diese entfernt sich mit abnehmender Aufenthaltszeit, d.h. wachsendem Durchsatz immer mehr vom Zustand des vollständigen Ausbrandes, bei $3{,}8 \cdot 10^6 \text{ kJ/m}^3 \text{ s}$, dem höchsten erreichbaren Wert, wurde ein Ausbrand von nur 0,8 gefunden, insofern ist ein Vergleich mit dem vorher genannten Wert nicht gerechtfertigt. Andererseits war bei dieser Anordnung durch die Turbulenz eine Steigerung der

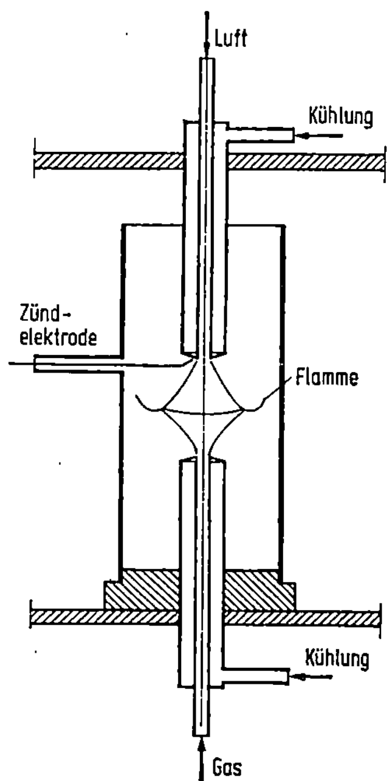

Bild 5.7. Gegenstromdiffusionsflamme

Reaktionsdichte zu erwarten. Bei einem Ausbrand von 0,99 kann der Reaktor von Longwell und Weiss $3 \cdot 10^5$ kJ/m³ s umsetzen.

Bragg leitete aus ähnlichen Überlegungen ab, daß für die Hochleistungsbrennkammern z.B. von Triebwerken eine zwei- oder mehrstufige Verbrennung günstiger ist als einstufige [4].

Einen anderen Zugang liefern die Gegenstrom-Diffusions-Flammen, welchen Brennstoff und Luft in zwei einander entgegengerichteten Strahlen zugeführt werden, Bild 5.7. In derartigen Systemen kann man eine stabile, etwa scheibenförmige Flamme erzeugen, deren Lage und Eigenschaften vom Luftbedarf des Brennstoffs sowie von den Impulsverhältnissen und der Geometrie abhängt. Wenn man die Massenstromdichte steigert, tritt Verlöschen der Flamme dadurch ein, daß die Aufenthaltszeit in der Reaktionszone für den Ablauf der Reaktionen nicht mehr ausreicht. Experimentell zeigt sich dies dadurch, daß bei Steigerung der Stoffströme bei einer bestimmten Reaktionsdichte im Kern der Flamme eine reaktionsfreie Zone auftritt, die deutlich als dunkle Kugel zu erkennen ist. Hier liegt ein Stabilitätskriterium vor, das nicht von der Flammengeschwindigkeit, sondern von der Reaktionsgeschwindigkeit abhängt (vgl. 4.3.6).

Potter und Mitarbeiter [5] fanden mit dieser Anordnung als höchste ohne Erlöschen der Flamme zulässige Massenstromdichte an der Brennstelle für Propan 0,135, für H_2 0,85 g/cm² s, als höchste Reaktionsdichte für Propan ermittelte Spalding [6] $1,5 \cdot 10^6$ kJ/m³ s, bei weiterer Steigerung bildete sich der dunkle Kern.

Man gelangt also auf verschiedenen Wegen zu einer oberen Grenze des in Flammen möglichen Umsatzes von reichlich $1,5 \cdot 10^5$ kJ/m³ s. Unsicher wird diese Angabe durch den großen Zeitbedarf der Nachverbrennung des CO. Wenn man auf diese verzichtet, kann man die Reaktionsdichte um etwa eine Größenordnung steigern.

Während bei den Brennräumen der Gasturbinen und den Hochleistungsbrennkammern sowie Tunnelbrennern der Feuerungstechnik auf kleinste Abmessungen Wert gelegt wird, gibt es eine große Anzahl von Beheizungsaufgaben, bei denen andere Anforderungen wichtiger sind, z.B. eine von den Eigenschaften des Wärmgutes oder vom Prozeß her vorgeschriebene Temperatur-Zeit-Kurve, gleichmäßige Temperatur über eine bestimmte Strecke oder Fläche oder die Vermeidung der Wandberührung von Flammen.

Die Dimensionen des Feuerraums werden dann ganz oder teilweise vom Raumbedarf der Flamme und der Rückströmzonen bestimmt. Letztere sind oft als Hilfsmittel zur Stabilisierung oder zum Temperaturausgleich erwünscht. Auch in solchen Fällen wird die Reaktionsdichte als Richtwert oder Vergleichsgröße herangezogen. Obwohl bei vielen Dampfkesseln und Industrieöfen die Flammen nur einen Teil des Feuerraums ausfüllen, werden solche Kennwerte oft auf das Gesamtvolumen des Feuerraums bezogen, da man die Geometrie der Flammen nicht genau kennt. Tabelle 5.1 gibt eine Übersicht über solche mittlere Verbrennungsdichten.

Tabelle 5.1. Verbrennungsdichten in Brennkammern und Feuerungen

Bezeichnung	Verbrennungsdichte		Ausbrand
	$kJ/m^3\,h$	$kJ/cm^3\,s$	
Reaktionszone der laminaren Vormischflammen von Methan	$7{,}7 \cdot 10^9$	$2{,}1 \cdot 10^6$	0,95
Homogener Reaktor nach Longwell und Weiss [3]	10^{10} 10^9	$2{,}8 \cdot 10^6$ $0{,}28 \cdot 10^6$	0,8 0,99
Gegenstrom-Diffusions-Flammen nach Spalding [6]	$6 \cdot 10^9$	$1{,}7 \cdot 10^6$	–
Drallbrennkammer z.B. nach Schopper [7, 8] (Maximalwert für Koksofengas)	$5 \cdot 10^9$	$1{,}4 \cdot 10^6$	$\approx 0{,}7$
Zyklonbrennkammer für Dampfkessel, Kohlenstaub	1 bis $2 \cdot 10^7$	2,8 bis $5{,}6 \cdot 10^3$	$\approx 0{,}8$
Siemens-Martin-Ofen (Schmelzperiode) Heizöl	0,2 bis $0{,}5 \cdot 10^6$	56 bis 140	0,98
Glasschmelzofen, Heizöl, Erdgas	0,5 bis $1 \cdot 10^6$	140 bis 280	0,98
Dampfkessel Heizöl, Erdgas	bis $2 \cdot 10^6$	560	$>0{,}99$
Dampfkessel Kohlenstaub	bis 10^6	280	$>0{,}99$
Zimmerofen Erdgas	10^6	280	0,99

5.3 Gegenseitige Beeinflussung von Flammen

Bei Anordnung mehrerer Brenner im gleichen Feuerraum kann eine Reihe von erwünschten und unerwünschten Effekten auftreten.

Wird ein Feuerraum von zwei Seiten her beheizt, so können die Flammen paarweise gegeneinandergerichtet oder versetzt werden, Bild 5.8

Bei versetzter Anordnung kann man durch Wahl geeigneter Ausbrandkurven erreichen, daß die Wärmezufuhr über den Ofenraum insgesamt gleichmäßiger wird, als dies bei Beheizung von einer Seite her gemäß 5.2 möglich ist. In dem Bereich, in dem z.B. die von links kom-

menden Flammen viel Wärme liefern, werden die von rechts kommenden
nur schwach heizen und umgekehrt. Ein ähnlicher Effekt ist aber auch
mit gegeneinander gerichteten Flammen möglich: An der Auftreffstelle
entsteht eine Stauströmung, wobei jedoch im Gegensatz zu der technisch
uninteressanten Gegenstrom-Diffusions-Flamme (Bild 5.7) jeder der
Ströme Brennstoff und Luft enthält. Statt des langsam brennenden
Flammenendes tritt die schnelle Reaktion der Stauströmung, die restlichen Brennstoffanteile brennen schnell ab. Wenn an der Auftreffstelle
noch größere Mengen Brennstoff übrig sind, entsteht eine scheibenförmige
Flamme.

Verlaufen mehrere Strahlflammen oder auch mehrere zunächst getrennte Gas- und Luftstrahlen nebeneinander, so sind Beeinflussungen

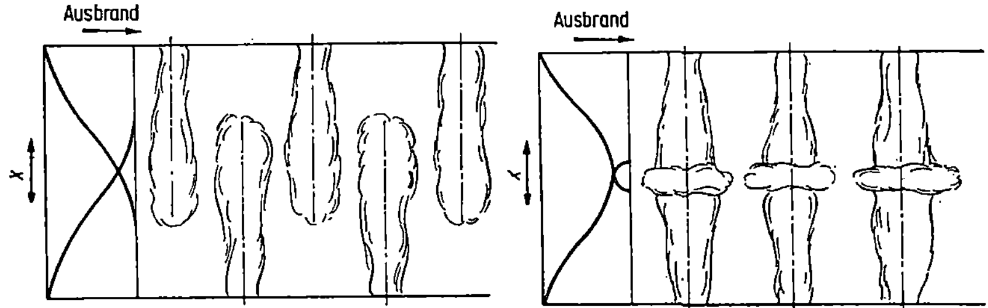

Bild 5.8. Gegeneinander gerichtete und versetzte Flammen und zugehörige Ausbrandkurven

insbesondere dann möglich, wenn die Impulskräfte verschieden sind:
Der langsamere Strom wird zu dem benachbarten schnelleren hin abgelenkt. Bei symmetrischen Mehrfachanordnungen entscheiden zufällige
Anfangsstörungen über die Auslenkung nach der einen oder anderen
Seite. Diese Vorgänge sind von Jung [9] eingehend beschrieben worden.
Ähnliche Situationen gibt es bei Strahlen, die in der Nähe fester Wände
fließen. Je näher der Strahl der Wand ist, um so mehr Unterdruck ist
erforderlich, um in den verbleibenden freien Querschnitt Umgebungssubstanz einzusaugen. Von einem bestimmten Unterdruck an kann aber
auch der Strahl aus seiner Richtung ausgelenkt werden. Zufälligkeiten
der Turbulenzfelder können einen Wechsel zwischen beiden Lagen bewirken.

Benachbarte Drallflammen können bei gleichlaufendem Drehsinn
Druckschwankungen im Feuerraum bewirken. In diesem Fall strömen
die Substanzen benachbarter Strahlen einander entgegen, die am Strahlrand herrschenden Trägheitskräfte sind gegeneinander gerichtet, es
treten Stauvorgänge auf, die mit der turbulenten Strömung ihre Stärke
und Lage verändern. Aus diesem Grund ist es günstiger, benachbarte
Drallströme ähnlich wie Zahnräder im Gegensinn drehen zu lassen.

Eine Ablenkung von Drallstrahlen zur Wand kann bei geringem Abstand zwischen Wand und Flamme dadurch auftreten, daß sich die von der Tangentialgeschwindigkeit bewirkten Impulskräfte und die Auftriebskräfte addieren, so daß dort ein Unterdruck entsteht, der ausreicht, um die Flamme aus ihrer Bahn abzulenken. Es wird deshalb empfohlen, bei geringem Wandabstand den Drehsinn des wandnahen Brenners so zu wählen, daß die Strömung auf der zur Wand gerichteten Seite nach unten gerichtet ist. Zusammen mit der vorausgehenden Forderung nach wechselnder Drehrichtung benachbarter Brenner führt dies dazu, daß in einer waagerechten Reihe nur eine gerade Anzahl von Brennern eingebaut werden sollte [10].

Als weiterer Grund für die Ablenkung von Strahlen zur Wand wird bei mehreren übereinanderliegenden Brennerreihen der Magnuseffekt vermutet. Die aus der unteren Reihe aufsteigenden Abgase sollen auf diese Weise die Strahlen der oberen Reihe ablenken. Ein sicherer Beweis hierfür liegt nicht vor.

5.4 Beispiele für die Anordnung von Flammen in Feuerräumen

5.4.1 Durchlaufofen

Als Beispiel dient der Stoßofen der Walzwerke. Die Breite der Anlage ergibt sich aus der Länge der zu wärmenden Stücke, die Länge bzw. die Temperatur-Zeit-Kurve aus deren Querschnitt, dem Durchsatz, der zulässigen Erwärmungsgeschwindigkeit und der gewünschten Durchwärmung, d.h. dem zulässigen Unterschied zwischen Maximal- und Minimaltemperatur. Bild 5.9 zeigt die wichtigsten Möglichkeiten. Bei Gleichstrom erzielt man zunächst eine schnelle Erwärmung, und für die anschließende Temperaturausgleichszone kommt man mit der geringeren Wärmeabgabe des Flammenendes aus, die Abgastemperatur wird jedoch unerträglich hoch. Man ist deshalb gezwungen, Gegenstrom zu bevorzugen. Bei kalt eintretendem Wärmgut kann man die Wärme des Abgasstroms bis zu tiefen Temperaturen ausnutzen, die Anlage wird jedoch sehr lang. Um dies zu vermeiden, kann man Kreuzstrom einführen. Dabei ist es aber schwierig, über die ganze Breite gleichmäßig zu heizen, auch braucht man viele Einzelbrenner. Deshalb hat sich das Zonensystem eingeführt, wobei in jeder Zone mehrere Brenner nebeneinander liegen, es entsteht ein Flammenband, wie es für viele Zwecke, z.B. für Sinterbänder, benutzt wird. Nachteilig ist der komplizierte Aufbau des Ofenraums und die nicht leicht zu beherrschende Strömungsführung. Als weitere Alternative bieten sich scheibenförmige Drallflammen an Boden und Decke an, die mit einem Ofenraum einfacher Gestalt und geringer Höhe auskommen. Die geringe Höhe verhindert weitgehend den Strahlungswärmeaustausch in Längsrichtung, so daß sich die Temperaturkurve bei Bedarf gut abwandeln läßt.

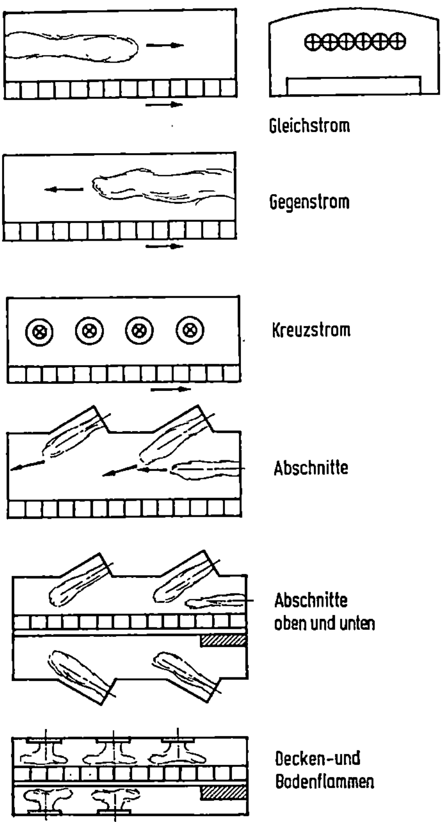

Bild 5.9. Walzwerksstoßofen, verschiedene Formen der Beheizung

5.4.2 Glasschmelzofen

Körniger Rohstoff wird auf der Schmelze schwimmend eingeschmolzen, Schmelze wird in stetigem Strom entnommen. Aus schmelztechnischen Gründen haben sich rechteckige Grundrisse bewährt, deren Länge das 1,5- bis 2fache der Breite ausmacht. Die Gründe, die für und gegen die Gegenstromheizung sprechen, sind ähnliche wie beim Stoßofen, hinzu kommt, daß schneller Schmelzbeginn, also konzentrierte Wärmezufuhr am Einlegeende erwünscht ist. Man bevorzugt Kreuzstrom mit starker Wärmezufuhr zu den Brennern des Schmelzbereiches. Obwohl mit drallfreien Strahlen gearbeitet wird, läßt sich die für die Flamme erforderliche Bauhöhe nur abschätzen, da die Flamme zur Verbesserung des Wärmeaustauschs in flachem Winkel auf das Bad auftrifft, Bild 5.10. Bei Gesamtlängen der Flamme von 5 m beträgt ihre Dicke zum Ende hin etwa 1 m. Die übliche Gewölbekonstruktion führt mit Rücksicht auf die notwendigen Abzugsquerschnitte zu größeren Höhen und damit zu Rückstromquerschnitten, die zum Erreichen höchster Temperaturen nicht günstig sind. Obwohl eine andere konstruktive Möglichkeit zur

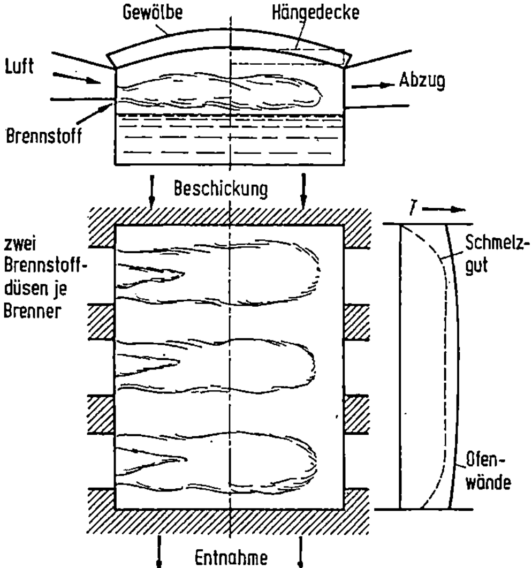

Bild 5.10. Glasschmelzofen für Regeneratorbetrieb, Seitenbrenner (Kreuzstrom)

Verfügung steht, nämlich die waagerechte Hängedecke, nimmt man die Rückströmung als Mittel zur Vergleichmäßigung der Temperatur in Kauf. Die Verbrennungsdichten sind auch bei Berücksichtigung des erforderlichen Temperaturniveaus von 1500 bis 1600 °C nicht so hoch, daß man die Absenkung der mittleren Temperatur durch die Rückströmung nicht ertragen könnte. Daneben halten sich U-förmige Flammen wegen der Einfachheit der Anlage. Die Nachverbrennung in der Umlenkzone wird dabei so bemessen, daß eine erwünschte Temperatursteigerung zum Ofenende hin eintritt.

5.4.3 Zementdrehofen

Zur Herstellung von Zementklinker aus dem sogenannten Rohmehl eignet sich am besten der Drehofen. Aus wirtschaftlichen Gründen kommen in erster Linie große Einheiten von 6 m Maximaldurchmesser bei etwa 150 m Länge in Betracht. Um zu einer möglichst langen direkt beheizten Zone zu kommen, wird nur eine drallfreie Flamme in die Ofenachse eingeführt. Ein eingeschlossener Strahl erreicht die Gefäßwand nach einer Strecke von etwa $6D$ (D Gefäßdurchmesser). Bei großen Öfen ist die Flamme vorher ausgebrannt, sie wird gegen die Strahlachse nach unten geneigt, um den Wärmeaustausch mit dem Gut zu verbessern.

5.4.4 Röhrenofen zur Spaltgasherstellung (Bild 5.11)

In Rohren von etwa 150 mm Durchmesser und bis zu 10 m Länge wird bei 10 bar und maximal 800 °C Erdgas, Leichtbenzin o. ä. unter Dampfzugabe zu Synthesegas gespalten. Ein Ofen kann von 10 oder 12 bis zu

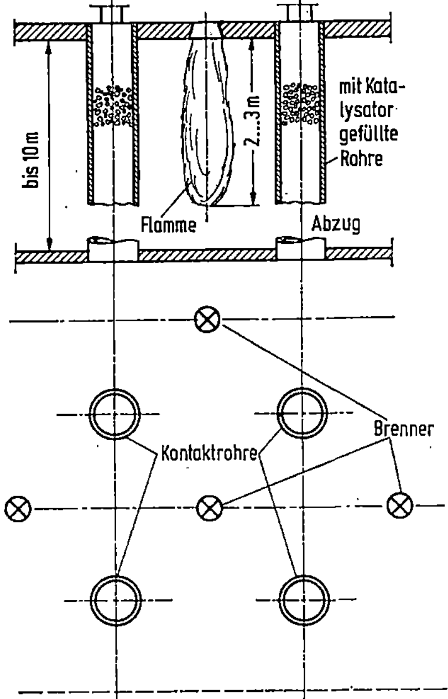

Bild 5.11. Röhrenofen (Kontaktofen)

mehreren Hundert Rohre enthalten. Bei Beheizung von oben nimmt die Flamme nur einen Bruchteil der Bauhöhe ein, die Wärme wird überwiegend durch Abgasstrahlung ausgetauscht. Als Variante kommt Kreuzstrom oder Innenbeheizung der Rohre in Betracht.

5.4.5 Dampfkessel

Der lange Zeit vorherrschende Kohlenstaubbetrieb hat zur Entwicklung der sogenannten Eckenfeuerung geführt. Die aus den Ecken des meist quadratischen Grundrisses waagerecht austretenden Einzelflammen vereinigen sich zu einer im turmartigen Feuerraum nach oben steigenden Drallflamme. Der Drall wird durch tangentiale Einleitung der Teilströme bewirkt. Man stellt auf diese Weise die zum Ausbrennen nötige Zeit zur Verfügung und nutzt die Sichtwirkung aus: Große Teilchen steigen langsam auf und haben dadurch mehr Zeit zum Ausbrennen als kleine. Die gewünschte gleichmäßige Wärmezufuhr auf die an der Wand liegenden Verdampferrohre ist durch Strahlungsausgleich· nicht völlig gesichert. Die schlechtere Einstrahlung in die Ecken kann durch Übergang zum Sechs- oder Achteck gemildert werden, dies lohnt aber (wegen des Aufwandes für Brenner und Mühlen – eine Mühle je Ecke) nur für sehr große Anlagen. Die günstige Form des Kreiszylinders ist aus Herstellungsgründen selten.

Öl- und Erdgasbetrieb führt zu weitgehenden konstruktiven Freiheiten. Mit schwach verdralltem Luftstrahl werden Flammen erzeugt, deren Brenner auf der Stirnseite oder Stirn- und Rückseite in einer oder in zwei übereinanderliegenden Ebenen oder im Boden angeordnet werden [11]. Alle bisher üblichen Systeme bewirken aber ungleiche Wärmestromdichten in verschiedenen Teilen des Verdampfers.

5.4.6 Zyklon- oder Drallbrennkammern, „Impulsbrenner"

Will man in technischen Anlagen hohe Verbrennungsdichten erreichen, so wird man nicht die für Laborzwecke abstrahierte Form von Longwell und Weiss benutzen, sondern eine Drallbrennkammer. Der einfachen Betriebsweise wegen bevorzugt man Diffusionsflammen und geht nur bei extremen Anforderungen zur Vormischflamme über.

Anwendungsgebiete sind die sogenannten Impulsbrenner für Gas oder Öl, welche auf kleinem Raum, d.h. fast ohne Wärmeabgabe, einen Brennstoffstrom soweit ausbrennen, als es die Wandtemperaturen der Brennkammer zulassen, d.h. bis $\alpha \approx 0{,}8$ und Temperaturen von etwa 1600 °C.

Ein weiteres Anwendungsgebiet dieses Systems ist die Kohlenstaub- und Abfallverbrennung.

Das bekannteste System arbeitet mit tangentialem Luft- und axialem Brennstoffeintritt. Sein Betriebsverhalten ist u.a. von Schopper [7, 8] beschrieben worden. Wie Bild 5.12 zeigt, wird der Brennstoffstrom von dem mit hoher Geschwindigkeit drehenden Luftstrom erfaßt und macht dessen Drehbewegung mit. Es bildet sich eine große innere Rückströmzone, welche Substanz vom Reaktoraustritt her stromauf befördert. Wird der Brennstoff gezündet, so enthält die Rückströmung heißes Abgas, welches sich dem Brennstoff und dem inneren Teil des Luftstroms beimischt und die Flamme stabilisiert. Die Flamme hat die Form einer sich drehenden Walze. Mit nur einem Lufteintritt wird das Strömungsfeld unsymmetrisch.

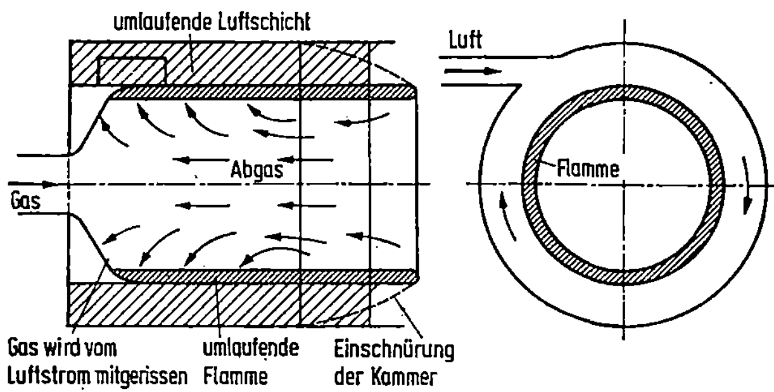

Bild 5.12. Drallbrennkammer für Gas oder Öl

Durch Einziehen der Austrittsöffnung kann die Axialgeschwindigkeit der Luftwalze begrenzt und eine lokale Rückströmung der Luft eingeleitet werden, wodurch sich die Verbrennungsdichte erhöht. Die Kühlung der Gefäßwände durch den Luftstrom erleichtert die Werkstoffauswahl. Zu Demonstrationszwecken können derartige Kammern aus Geräteglas (Glas mäßiger Wärmedehnung) hergestellt werden.

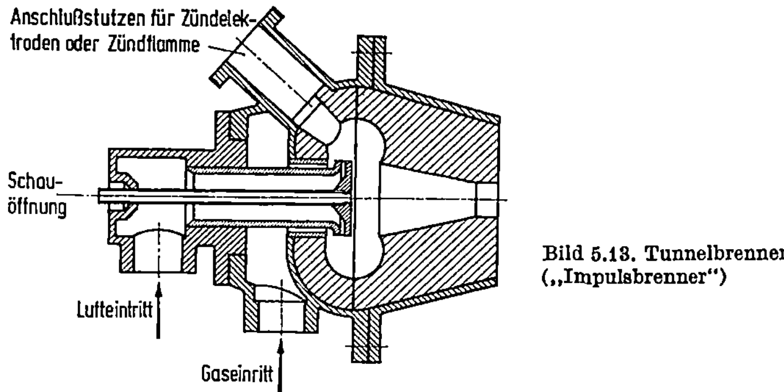

Bild 5.13. Tunnelbrenner („Impulsbrenner")

Ein *Tunnelbrenner*, welcher dem gleichen Zweck dient, ist in Bild 5.13 gezeigt. Alle derartigen Brenner bedürfen ihres Druckbetriebes wegen einer völlig gasdichten Auskleidung.

Drallbrennkammern ohne und mit Vormischung arbeiten meist mit hohen Austrittsgeschwindigkeiten von 100 bis 200 m/s und mehr, ihres hohen Strahlimpulses wegen werden sie deshalb als *Impulsbrenner* bezeichnet, ein nicht glücklich gewählter Name, denn Brenner ohne Impuls gibt es nicht.

Die hohe Austrittsgeschwindigkeit kann hauptsächlich zwei Zwecken dienen: Entweder man bewirkt durch direktes Anströmen des Wärmgutes einen hohen konvektiven Wärmübergang (Schnellerwärmung, vgl. 8.4) oder man versetzt durch den Abgasstrahl das in einem Ofenraum enthaltene Abgas in Drehbewegung, indem man den Strahl tangential einleitet. Auf diese Weise erreicht man eine sehr gleichmäßige Ofenraumtemperatur.

Unter der Bezeichnung Zyklonbrennkammer sind ähnliche Apparate zur Verbrennung fester Brennstoffe in Gebrauch (vgl. 7). Systeme dieser Art werden als Vorschaltfeuerung für Dampferzeuger benutzt, der aus dem Zyklon austretende heiße Abgasstrom brennt im anschließenden Verdampferteil des Kessels vollends aus und gibt die dort erforderliche Energie vorwiegend durch Gasstrahlung ab. Weiter werden Zyklone dieser Art zur Verbrennung fester oder auch flüssiger Abfälle benutzt.

5.4.7 Umwälzfeuerung

Für Prozesse, die bei Temperaturen bis etwa 700 °C durchzuführen sind, eignen sich Wärmetauscher, denen als wärmeabgebendes Medium heißes Abgas zugeführt wird. Aus wirtschaftlichen Gründen wird dieser Strom im Kreislauf geführt und die dabei auftretende Temperaturabsenkung durch Zufügen frischen Abgases hoher Temperatur ausgeglichen. Ein

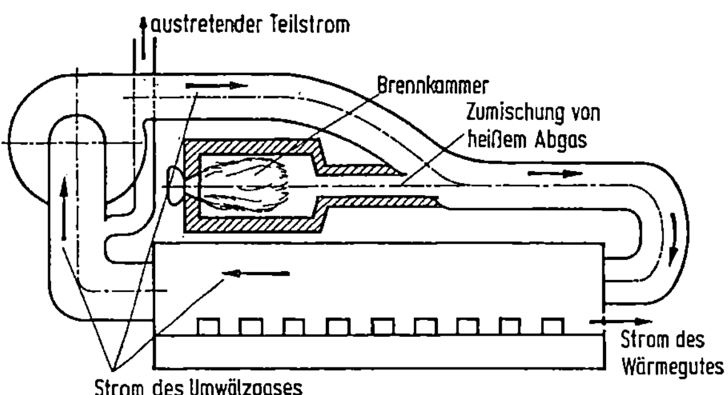

Bild 5.14. Umwälzfeuerung (Schema)

entsprechender Teil des abgekühlten Stroms muß jeweils nach außen abgeleitet werden. Der heiße Strom wird in einer Brennkammer erzeugt, die einen vollständig ausgebrannten Abgasstrom liefert, der durch Luftzahlen von etwa 1,5 bis 2 auf gut zu handhabenden Temperaturen (1500 bis 1000 °C) gehalten wird. Die Brennkammer kann der unter 5.4.6

beschriebenen ähnlich sein, wegen der Forderung nach vollständigem Ausbrand und der höheren Luftzahl liegt jedoch die Verbrennungsdichte nur bei etwa 300 kJ/m³ s. Ein Schema zeigt Bild 5.14.

Die Größe des umzuwälzenden Stromes läßt sich durch einfache Bilanzrechnung aus der im Wärmetauscher zugelassenen Temperaturabsenkung bestimmen.

5.4.8 Strahlrohre

Eine Kombination von Brennkammer und Wärmetauscher stellt das Strahlrohr dar, das zur indirekten Beheizung von Feuerräumen durch Wärmestrahlung der Rohrwand dient (Bild 5.15). Anforderungen an den Brenner und dessen Flamme sind Stabilität, Rußfreiheit, konstante

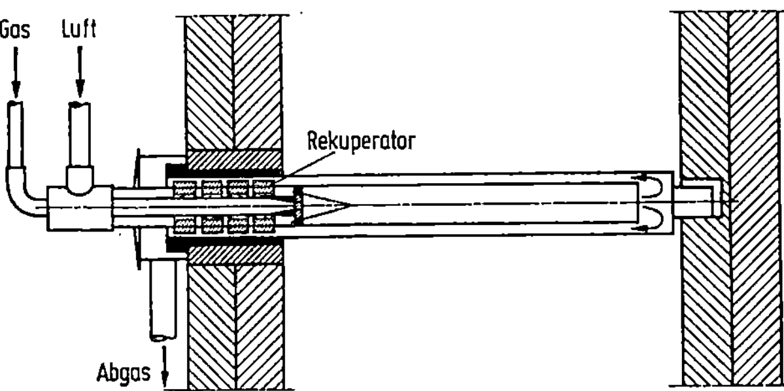

Bild 5.15. Strahlrohr nach Schmidt [12]

Temperatur längs des Strahlrohres. Alle Eigenschaften müssen im ganzen Regelbereich erhalten bleiben. Die Aufgabe wurde mit einem Brenner gemäß Bild 4.82c gelöst, bei dem mehrere Luftstrahlen zu einem Drallsystem angeordnet sind [12].

5.5 Aufenthaltszeit

Der Begriff der Aufenthaltszeit oder Verweilzeit reagierender Substanzen in einem Reaktionsgefäß wird in der chemischen Verfahrenstechnik benutzt, um durch Vergleich zwischen Grad der Umsetzung und Aufenthaltszeit ein Maß für die Wirksamkeit von Reaktoren zu gewinnen.

Als Reaktionszustand am Reaktorende wird in der Feuerungstechnik fast immer der vollständige Umsatz des Brennstoffes angestrebt. Die Aufenthaltszeit der Feuergase im Feuerraum ist dabei in erster Linie im Hinblick auf eine zweckentsprechende Kombination von Umsatz und Wärmeausnutzung interessant.

Gleichzeitig in den Reaktor eintretende Teile eines Massenstroms halten sich in diesem je nach Art des Strömungsfeldes verschieden lange auf. Man hat mit einem Spektrum verschiedener Aufenthaltszeiten zu tun, das zumindest qualitativ Schlüsse auf den Ausbrandverlauf zuläßt. Kurze Aufenthaltszeiten einzelner Teilströme sind unerwünscht, da diesen zur Wärmeabgabe nur wenig Zeit zur Verfügung steht.

Es gelten folgende Definitionen: Ein Teilchen hat die Aufenthaltszeit t, die Verweilzeitverteilung ist $E(t)$, die Summenverteilung

$$F(t) = \int_{t=0}^{t=t_{max}} E(t)\,\mathrm{d}t;$$

dann ist die *mittlere Verweilzeit*

$$\bar{t} = \frac{\int_0^{t_{max}} t\,E(t)\,\mathrm{d}t}{\int_0^{t_{max}} E(t)\,\mathrm{d}t}.$$

Der Wert $V/\dot{V} = t_{th}$ wird als theoretische Aufenthaltszeit bezeichnet. V ist das Reaktorvolumen und $\dot{V}$ der Volumenstrom der reagierenden Substanzen. In Feuerungen werden Beträge von t_{th} zwischen etwa 0,1 bis 2 Sekunden erreicht, in Kolbenmotoren beträgt t_{th} wenige Millisekunden.

In Feuerungen oder Feuerungsmodellen wird zur Bestimmung der Aufenthaltszeit eine Markierungssubstanz benutzt, die dem eintretenden Reaktanden, meist Brennstoff, zugemischt wird. Hierfür eignen sich nicht reagierende Markierungsmittel. Der Konzentrationsverlauf dieses Mittels am Reaktorende liefert die Aufenthaltszeit in der Anlage. Man erhält z.B. bei kurzfristiger Zugabe von Markierungsmitteln Verteilungen nach Art der Kurve $k(t)$ des Bildes 5.16.

Wird dagegen ein stetiger Strom von Markierungssubstanz sprungartig zu- oder abgeschaltet, so entstehen am Reaktorende Anlauf- oder Abklingfunktionen von c, die auch als Übergangsfunktionen bezeichnet werden. In Bild 5.16 zeigt die gestrichelte Kurve den Anlaufvorgang, sie ist die Summenkurve der anderen. Umgekehrt wird aus der gemessenen Übergangsfunktion durch Differentiation die Verteilungskurve der Aufenthaltszeit hergeleitet.

Die allgemeine Formulierung der Aufenthaltszeit für beliebige Fälle lautet

$$\frac{\partial c}{\partial t} = -\operatorname{div}(c\,u) + \operatorname{div}(D\,\operatorname{grad}c),$$

oder im eindimensionalen Fall

$$\frac{\partial c}{\partial t} = -\frac{\partial(c\,u)}{x} + \frac{\partial}{\partial x}\left(D\,\frac{\partial c}{\partial x}\right).$$

Dabei ist berücksichtigt, daß die Konzentration einer Substanz sowohl durch Strömungstransport (1. Term) wie durch Diffusion (2. Term) verändert werden kann. u ist die Strömungsgeschwindigkeit in x-Richtung, D die Diffusionszahl, c ist die Konzentration einer der reagierenden Substanzen.

Haben alle Teilchen gleiche Aufenthaltszeit, so spricht man von *Kolbenströmung*, die Teilchen der strömenden Substanz verhalten sich

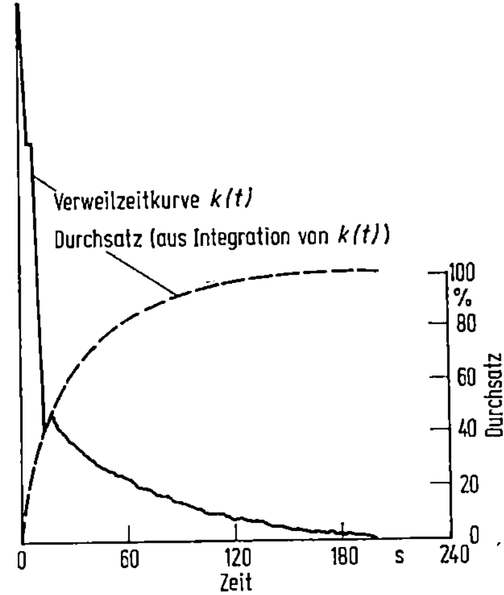

Bild 5.16. Aufenthaltszeitspektrum einer kurzfristig zugegebenen Substanz und (gestrichelt) Anlaufvorgang bei Dauerzugabe

wie die Elemente eines Festkörpers. Obwohl dieser Grenzfall nicht eintreten kann, bildet die daraus abgeleitete Verweilzeit t_k ein nützliches Hilfsmittel für den Vergleich technischer Reaktoren. Es ist $t_k = t_{th}$.

Da im Fall der Kolbenströmung Diffusion ausgeschlossen ($D = 0$) und u konstant gesetzt wird, ist

$$\frac{\partial c}{\partial t} = -u\,\frac{\partial c}{\partial x}\,.$$

Der andere Extremfall ist der des homogenen Reaktors („idealer Rührkessel"), bei welchem der Umsatzgrad an allen Raumpunkten gleich groß ist, so daß er sich an allen Punkten gleichmäßig nach dem gleichen Zeitgesetz verändert.

Im Fall des homogenen Reaktors ist grad $c = 0$. Es bleibt also nur der erste Term der allgemeinen Gleichung wirksam. Mit linearer Veränderung von c gegenüber seinem Anfangswert erhält man dann

$$\frac{\partial c}{\partial t} = \frac{c_0 - c}{t_{th}}$$

mit der Anfangskonzentration c_0.

Damit wird

$$\frac{c}{c_0} = 1 - e^{-t/\bar{t}_{th}}.$$

Für Kolbenströmung gilt im entsprechenden Fall am Reaktorende

$$c = 0 \quad \text{für} \quad 0 < t < \bar{t}_{th},$$

$$c = c_0 \quad \text{für} \quad t > \bar{t}_{th}.$$

Bild 5.17 a und b zeigt die beiden Fälle.

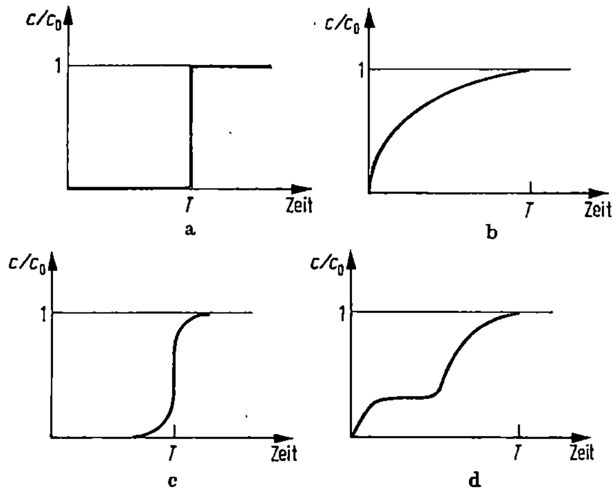

Bild 5.17. Zeitlicher Konzentrationsverlauf am Reaktorende bei verschiedenen Fällen. a) Kolbenströmung; b) homogener Reaktor; c) Berücksichtigung der Längsdiffusion und/oder des Strömungsprofils; d) Totwassergebiet im Reaktor

u wurde bisher als örtlicher und zeitlicher Mittelwert entsprechend $u = \dot{V}/F$ benutzt, verschiedene Geschwindigkeiten der Reaktionspartner, Dichteänderungen und Grenzschichteinflüsse bleiben vernachlässigt, c wurde als Konzentration eines der Reaktionspartner im Gemisch mit dem anderen Reaktanden angesetzt, ohne Rücksicht darauf, daß das Reaktionsprodukt als dritte Gemischkomponente auftreten kann.

Die Aufgabe des Verweilzeitbegriffes liegt aber gerade darin, Aussagen über das Verhalten eines Reaktors zu gewinnen, ohne das Strömungs- und Reaktionsfeld näher zu kennen. In Feuerungen interessiert gewöhnlich das Spektrum der Aufenthaltszeiten des Brennstoffs.

Außer den beiden Grenzfällen des homogenen Reaktors und der Kolbenströmung gibt es eine Reihe weiterer typischer Strömungsfälle. Das Strömungsprofil der Rohrströmung – laminar, turbulent, Anlaufströmung – beeinflußt das Verweilzeitspektrum, außerdem können Totwasserzonen, Rückströmzonen und Kurzschlußströmung zwischen ein- und austretendem Teil einer U-förmig verlaufenden Strömung Einfluß auf dieses Spektrum haben [B 2].

In Feuerungen hat man gewöhnlich mit einem Zusammenwirken von Kolbenströmung und homogenem Reaktor zu tun. Ist a (als Bruchteil von 1) der Anteil des homogenen Reaktors an der Gesamtzeit, so ergeben sich für den Konzentrationsverlauf am Reaktorende bei Zuschaltung der Markierung die Werte der nachstehenden Tabelle.

Schaltung der Teileffekte	Zeit	$c/c_0 =$ Konzentration am Reaktorende
Parallel	$0 < t < t_{tb}$	$(1 - a) + a \cdot e^{-t/\bar{t}_{th}}$
	$\bar{t}_{th} < t$	$a \cdot e^{-\bar{t}/t_{th}}$
Serie	$0 < t < (1 - a)\,\bar{t}_{th}$	1
	$(1 - a)\,t_{th} < t$	$\exp\left(-\dfrac{t + (1 - a)\,\bar{t}_{th}}{a \cdot \bar{t}_{th}}\right)$

Auch die Längsdiffusion und die Rohrströmungsprofile bewirken eine Kombination der beiden Reaktorarten. Die Konzentrationskurve des Anlaufvorgangs verläuft in diesen beiden Fällen nach Bild 5.17c, während Anwesenheit von Totwasser zu Zwischenminima führt, wie dies in Bild 5.17d für den Fall eines gemischten Reaktors mit Kolbenströmung und homogenem Anteil gezeigt ist.

In Feuerungen besteht Interesse an einer schnellen Mischung der Reaktanden, wie sie im homogenen Reaktor auftritt. Wenn man vorwiegend große Reaktionsdichte anstrebt, wird man eine Konstruktion bevorzugen, die diesem Prinzip nahekommt, z.B. Vormischbrenner oder sehr starken Drall. Der Apparat von Longwell und Weiss entspricht im Sinne des Verweilzeitverhaltens fast völlig dem homogenen Reaktor.

Will man außer der Reaktion auch eine Wärmeabgabe erzielen, so gelangt man zu Kombinationen aus Kolbenströmung und homogenem Reaktor [13]. Beér und Lee [14] haben gezeigt, daß die Hauptbrennzone einer Drallbrennerflamme etwa als homogener Reaktor, der anschließende Ausbrandbereich als Gebiet der Kolbenströmung aufgefaßt werden können. Dieses Prinzip läßt sich auf alle Feuerungen anwenden. Man gewinnt damit ein Hilfsmittel, um die Bedürfnisse der Reaktionsführung und des Wärmeaustauschs abzuwägen (vgl. Kap. 12).

5.6 Strömung der Feuergase; Antrieb, Widerstände

5.6.1 Antrieb der Strömung

Die Strömungssysteme der Feuerungen weisen zwei Besonderheiten auf:

1. Der hydrostatische Auftrieb heißer Rauchgase steht als Antriebskraft konstenlos zur Verfügung. Er wird entweder durch die Anlage selbst, z.B. die hohen Räume der Kraftwerkskessel bewirkt, oder durch Schornsteine. Diese baute man früher mit dem Hauptzweck der Erzeugung von Auftriebskräften, heute werden sie zum Schutz der Umwelt vor Abgasen meist höher gebaut, als für den „Zug" der Anlagen nötig wäre.

2. Während der Brennstoff fast immer mit gesondertem Antrieb zugeführt wird (Ölpumpe, Druck der Gasleitung), genügt bei geschlossenen Anlagen ein gemeinsamer Antrieb für Luft und Abgas. Beispiele sind die Luftkompressoren der Druckfeuerung oder der Kamin des Zimmerofens. Steht dagegen der Feuerraum mit der Atmosphäre in Verbindung, wie dies bei vielen Industrieöfen der Fall ist, so bedürfen Luft und Abgas getrennter Antriebseinrichtungen (Gebläse und Schornsteine, bzw. bei großen Strömungswiderständen oder kalten Abgasen Saugzug).

Der Unterdruck am Fuß eines Schornsteines ergibt sich aus dem hydrostatischen Auftrieb, der Trägheitskraft am Austritt und der Rohrreibung zu

$$\Delta p = 273 \cdot g H \left(\frac{\varrho_{n,l}}{T_l} - \frac{\varrho_{n,g}}{T_{m,g}} \right) - \frac{\varrho_{n,g}}{2} \frac{273}{T_{0,g}} u_0^2 - \lambda \cdot \frac{l}{d} \frac{\varrho_{n,g}}{2} \frac{273}{T_{m,g}} u_m^2 \, ,$$

mit den Indizes l und g für Luft und Abgas sowie o, n und m für den Zustand an der Schornsteinmündung, den Normzustand und den Mittelwert über die Schornsteinhöhe. Der Widerstandsbeiwert λ liegt in der Größenordnung von 0,01. Ihres großen Durchmessers wegen sind Schornsteine trotz der Rauhigkeiten des Betons oder der Steine strömungstechnisch glatt mit

$$\lambda = 0,3164 \cdot 1/Re^{0,25} \, .$$

5.6.2 Druckverluste

Außer den Druckverlusten durch Rohrreibung treten in Feuerungen Verluste durch Richtungs- und Geschwindigkeitsänderungen auf. Der Anfangsimpuls der Flammenstrahlen läßt sich im anschließenden System nicht ausnutzen. Für Verluste durch Richtungsänderungen setzt Heiligenstaedt [B 16] folgende ζ-Werte ein: scharfkantige 90°-Umlenkung: 1,25 bis 1,4; bei Auflösung in 2, 3, 4 Teilknicke: 0,42; 0,33; 0,25. Für 90°-Bogen mit $R = (2 \text{ bis } 6)\,d$ wird ζ 0,2 bis 0,3, für andere Winkel δ ändert sich ζ proportional dem Winkel. Es ist

$$\Delta p = \zeta \cdot \frac{\varrho}{2} \cdot w^2 .$$

Jung [9] hat weitere Zahlenwerte für den Gasstrom mit und ohne Beladung durch Kohlenstaub untersucht und findet für die Gasströmung etwas niedrigere Werte als oben genannt. Bemerkenswert ist, daß er durch den Einbau von zwei Leitschaufeln in eine scharfkantige 90°-Umlenkung ζ von 1,14 auf 0,24 senken konnte (vgl. Kap. 7).

5.7 Verzweigungen

Die Aufteilung eines Stromes in mehrere Teilströme ist in der Feuerungs-technik häufig notwendig, z.B. bei der Verteilung von Brennstoff und Luft auf mehrere nebeneinanderliegende Brenner oder bei Verteilung eines Brenngemischs auf die Austrittsöffnungen eines Brenners mit vielen Brennöffnungen (z.B. Bilder 3.37 und 3.39). Obwohl im Fall der Brenner alle Teilmengen gleich groß sein sollen, sind die Teilströme meist nicht einzeln regelbar. Man versucht, die Gleichverteilung mit strömungstechnischen Mitteln zu erreichen und dabei alle Teilquer-schnitte gleich groß zu halten.

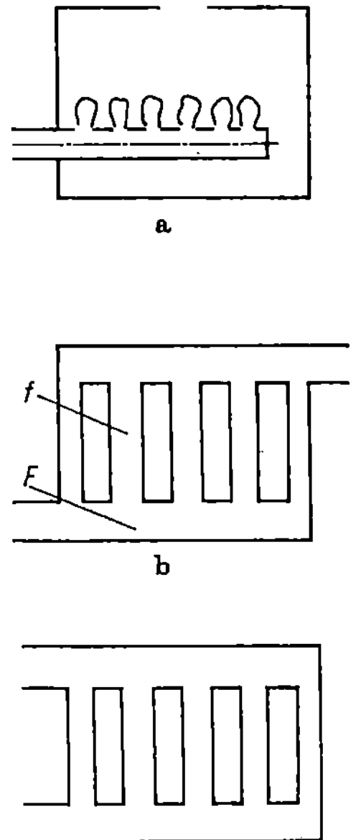

Bild 5.18. Verzweigung und Sammlung.
a) Mehrfachbrenner, reines Verzweigungs-problem; b), c) Verzweigung und Samm-lung; b wechselseitige und c gleichseitige Anschlüsse

Die zunächst geteilten Ströme müssen oft anschließend wieder in einem Raum gesammelt werden. Die Wiedervereinigung der Abgasteil-ströme obiger Beispiele hat meist keine nennenswerten Rückwirkungen auf den vorausgehenden Verteilungsvorgang. Im Brennraum, der im Fall der Mehrflammenbrenner als Sammelraum auftritt, unterliegen alle Teilströme etwa den gleichen Druckänderungen (Bild 5.18a). Schwieriger wird die Situation, wenn die Teilströme in einen Sammelkanal einmünden, wie dies bei Regeneratoren und vielen Rekuperatoren oder etwa bei den Heizzügen der Koksöfen der Fall ist (Bild 5.18b, c).

Beide Fragen sind rechnerisch und experimentell von Reichardt und Tollmien behandelt worden [15]. Diese zeigen, daß eine gleichmäßige Verzweigung verhältnismäßig leicht zu erreichen ist, wenn nur

$$n \cdot f \leq F$$

gehalten wird. Dabei ist n die Anzahl der Teilströme und f der Querschnitt eines Teilstroms, F der Querschnitt des Verteilungskanals. Lediglich der erste und letzte Teilstrom war bei den Versuchen dieser Autoren infolge von Reibungseinflüssen geringer. Die Strömungsumlenkung gelingt weitgehend verlustfrei, wenn man scharfkantige Umlenkungen vermeidet und obige Bedingung einhält. Der Satz von Bernoulli kann also angewendet werden, wobei zu berücksichtigen ist, daß die Trägheitskräfte zunächst in der Zuströmrichtung, später in der Abströmrichtung wirken. Die Nichtberücksichtigung des Abströmimpulses hat mehrfach zu Irrtümern geführt [15].

Eine gleichmäßige Verteilung gelingt nicht mehr, wenn man dabei die Strömung zu verzögern versucht, also $n \cdot f > F$ wählt. Die dann auftretenden Ablösevorgänge führen nicht nur zu Druckverlusten, sondern auch zu sehr großen Unterschieden der Teilströme.

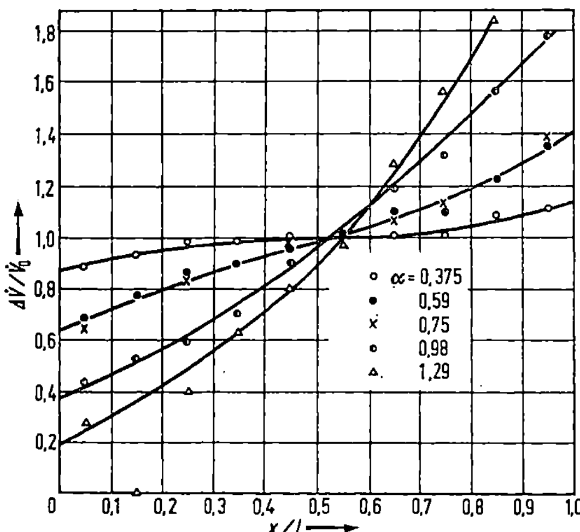

Bild 5.19. Gleichförmigkeitsgrad der Verteilung bei a wechselseitiger und b gleichseitiger Anordnung von Zu- und Abströmung (Bild 5.18 b, c)

Der Vorgang der Sammlung von Teilströmen wurde von Reichardt
und Tollmien [15] ebenfalls behandelt. Die Kombination von Umlenkung
und Mischung der Teilströme führt zu einem unübersichtlichen Strömungsfeld. Bild 5.19a und b zeigt, wie der Vorgang im Sammler die
Strömungsverteilung bei den Systemen nach Bild 5.18b und c beeinflußt.
Die Ungleichförmigkeit hängt in erster Linie vom Verhältnis $n \cdot f/F$ ab,
außerdem vom Strömungswiderstand ζ der Teilströme. Kleine Werte
von $n \cdot f/F$ und große Werte von ζ begünstigen die Gleichverteilung.
Der Parameter α in Bild 5.19 hat den Wert

$$\alpha = \frac{n\,f/F}{\sqrt{1+\zeta}}\;.$$

Will man die Druckverluste vermeiden, die mit diesen beiden Maßnahmen verbunden sind, so bleibt nur der Ausweg, die Einzelquer-
schnitte verschieden groß zu halten. Ein Berechnungsverfahren hierfür
wird von Reichardt angegeben [16]. Beispiele aus dem Dampfkesselbau
werden von Jung [17] beschrieben.

Literatur zu Kapitel 5

1 Brüning, R.: Der Einfluß der Umlenkung auf den Strömungs- und Mischungsverlauf in Flammen. Diss. Karlsruhe 1967; Glastechn. Ber. 41 (1968) 277–293,
   326–334, 408–413.
2 Meister, R.: Wärmeflußmessungen im Ofenraum von U-Flammenwannen bei
   Beheizung mit Öl und Ferngas. Glastechn. Ber. 36 (1963) 205 und private Mit-
   teilung.
3 Longwell, J. P.; Weiss, M. A.: High temperature reaction rates in hydrocarbon
   combustion. Ind. Eng. Chem. 47 (1955) 1634–1643.
4 Bragg, S. L.: Application of reaction rate theory to combustion chamber
   analyses. ARC paper 16170, 1953.
5 Potter, A. E.; Heimel, S.; Butler, N. J.: Apparent flame strength: A measure
   of maximum reaction rates in diffusion flames. 8. Symp. Combustion 1961,
   S. 1027–1034.
6 Spalding, D. B.: Theory of mixing and chemical reaction in the jet diffusion
   flame. ARS-J. 31 (1961) 763–771.
7 Schopper, F.: Über Mischungsvorgänge in gasgefeuerten Brennkammern.
   VDI-Forsch. Heft 456 (1956).
8 Schopper, F.: Impulsgefeuerter Industrieofen. VDI-Ber. 95 (1966) 127–131.
9 Jung, R.: Beiträge angewandter Strömungsforschung zur Entwicklung der
   Kohlenstaubfeuerung. VDI-Forsch. Heft 532 (1969).
10 Chen, Y. N.: Ursache und Vermeidung rauchgasseitiger Schwingungserschei-
   nungen in Kesselanlagen infolge Brenngasdrall-Instabilität. Sulzer-Ber. 15/1512,
   1969.
11 Niepenberg, H. P.: Industrie-Ölfeuerungen. Oberhausen 1968.
12 Schmidt, R.: Neuere Entwicklungen und Anwendungen des gasbeheizten
   Mantelstrahlrohres. Gaswärme 59 (1966) 365–372.

13 Levenspiel, O.: Chemical reaction engineering. New York 1964, S. 242–308.

14 Beér, J. M.; Lee, K. B.: The effect of the residence time distribution on the performance and efficiency of combustors. 10. Symp. Combustion, Pittsburgh 1965, S. 1187–1202.

15 Reichardt, H.; Tollmien, W.: Die Verteilung der Durchflußmenge in einem ebenen Verzweigungssystem. Mitt. Max-Planck-Inst. Strömungsforsch. Nr. 7 (1952).

16 Reichardt, H.: Über Vielfachverzweigungen für bestimmte Verteilungen der Durchflußmenge. Mitt. Max-Planck-Inst. Strömungsforsch. Nr. 17 (1957).

17 Jung, R.: Stromverzweigung der Verbrennungsluft in Großfeuerungen. BWK 24 (1972) 19–24.

6. Ölverbrennung

6.1 Teilvorgänge der Tropfenverbrennung

Heizöl wird zur Verbrennung meist zu Tropfennebeln zerstäubt, wobei
die Einzeltropfen Durchmesser zwischen etwa 0,05 und 0,3 mm aufweisen. Die Tropfennebel werden entweder unter Mitwirkung der Verbrennungsluft erzeugt oder in den Strom der Verbrennungsluft ein-
gesprüht. Andere Verfahren, wie die teilweise Vorverbrennung eines
Tropfennebels oder strömenden Brennstoffilms in einer Brennkammer
oder die Verdampfung von Heizöl aus einer ruhenden Flüssigkeitsoberfläche heraus haben nur begrenzte Bedeutung, sie werden unter 6.5
behandelt.

Durch die Zerstäubung soll eine große Oberfläche geschaffen und
damit eine schnelle Verdampfung bewirkt werden.

Folgende Einzelschritte treten bei der Zerstäubungsverbrennung auf:

1. Zerstäubung des Brennstoffstroms zu Einzeltropfen; Aufspaltung
und Vereinigung von Tropfen ist möglich.

2. Mischung des Tropfennebels mit dem turbulenten Strom der Verbrennungsluft und mit heißen Rückströmgasen (Makromischung),

3. Erwärmung der Tropfen durch konvektive Wärmeabgabe der vorgewärmten Luft und der Rückströmgase sowie durch Strahlung der
Flamme und der Feuerraumwände,

4. Verdampfen der Tropfen und Mischung des Dampfes mit Luft und
Rückströmgas (Mikromischung),

5. Zündung des Gemisches, sobald und wo Zusammensetzung und
Temperatur dies ermöglichen. Bevorzugte Verdampfung und Zündung
der kleinen Tropfen,

6. Verbrennung von Tröpfchen oder Tröpfchenwolken,

(Es hängt vom Strömungs- und Mischungsfeld ab, ob sich eine
Flammenhülle um einen Einzeltropfen bildet oder ob eine größere
Gruppe von Tröpfchen von einer an Brennstoffdampf reichen Zone umgeben ist, die ähnlich wie ein Gasballen nur an Teilen ihrer Außenfläche
brennt, oder ob und wo beide Zustände abwechselnd auftreten),

7. Entstehen von Ruß und Kohlenstoffskeletten,

8. Verbrennung von Ruß und Kohlenstoffskeletten nach den Grundsätzen der Verbrennung fester Brennstoffe.

Der Ablauf der Teilvorgänge 1 bis 8 kann sich in mannigfacher Weise überschneiden, während des Mischungsvorgangs zwischen Tröpfchen und Luftstrom setzt bereits Erwärmung, Verdampfung und lokale Mischung, u. U. auch Zündung und Rußbildung ein.

Außerdem treffen die Öltropfen in verschiedenen Teilen der Flamme sehr verschiedene Geschwindigkeits-, Konzentrations- und Temperaturverhältnisse an, die zeitliche Folge der Umgebungsbedingungen wird für jeden Öltropfen anders sein, der zeitliche Verlauf der Fluggeschwindigkeit der Tropfen wird sich je nach Umgebungsbedingungen und Anfangsdurchmesser unterscheiden. Eine vereinfachte Darstellung dieser Verhältnisse gibt Bild 6.1.

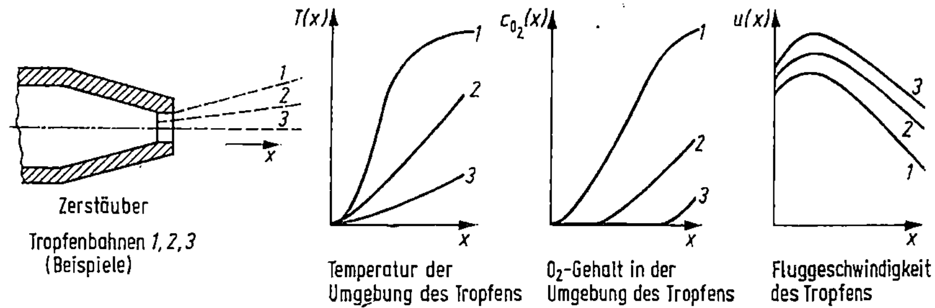

Bild 6.1. Flugbahnen und Brennbedingungen verschiedener Öltropfen in einer Flamme (schematisch)

Da eine vollständige Beschreibung dieser verwickelten Zusammenhänge nicht möglich ist, versucht man, einzelne einfache Teilvorgänge sowie einfache Modelle ihres Zusammenwirkens zu untersuchen.

6.2 Zerstäubung

Die zur Erzeugung zusätzlicher Oberflächen nötige Energie kann dem Ölstrom als Druck- oder Bewegungsenergie zugeführt werden. Um die gewünschten Tropfengrößen zu erreichen, darf die Zähigkeit des Öls nicht höher als etwa 10 cSt (= 10 mm²/s) oder 2 °E sein. Heizöl El kann somit bei Raumtemperatur, Heizöl S aber nur bei etwa 110 °C zerstäubt werden.

Mit einigen Zerstäubungsverfahren lassen sich auch Öle höherer Zähigkeit bis etwa 40 cSt (= 40 mm²/s) zerstäuben, jedoch ist der Energieaufwand hierfür groß. Es ist wirtschaftlicher, zusätzliche Energie zur Verminderung der Zähigkeit zu verwenden als zur Zerstäubung sehr zähen Öles. Öle mit mehr als 40 cSt lassen sich nicht zu Tröpfchen der für Feuerungen üblichen Größe zerstäuben.

Eine Vorstellung über den Einfluß der Zähigkeit auf die mittlere Tropfengröße gibt Bild 6.2. Oberflächenspannung und Dichte haben bei allen Heizölen ähnliche Werte, beide sind ungleich weniger temperaturabhängig als die Zähigkeit, so daß sie bei allen Zerstäubungsvorgängen in etwa gleichem Maß wirken.

Die Durchmesser der Tröpfchen sind mit 0,05 bis 0,3 mm so gering, daß immer mit Kugelform gerechnet werden kann.

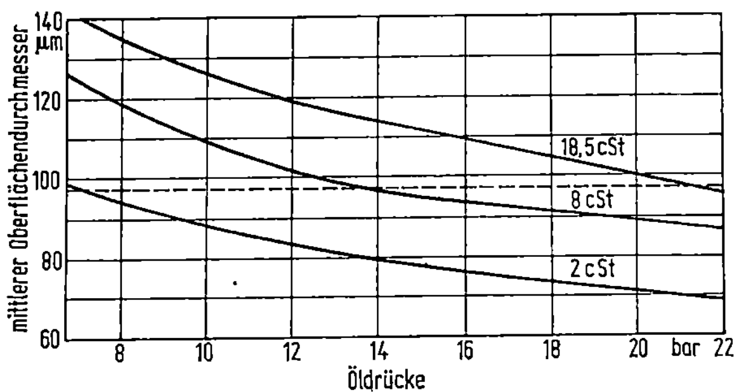

Bild 6.2. Einfluß von Zähigkeit und Zerstäubungsdruck auf die mittlere Tropfengröße

6.2.1 Zerstäubungsverfahren [1, 2]

Zerstäuber arbeiten entweder ohne oder mit Drall des Ölstroms.

6.2.1.1 Zerstäuber ohne Drall (Injektionszerstäuber). Zerstäuber ohne Drall werden meistens als Injektions- oder Zweistoffzerstäuber gebaut. Man führt Öl in einem Kernstrahl und das „Zerstäubungsmittel", Luft oder Dampf, in einem meist schnelleren Ringstrahl zu, so daß Anordnungen nach Bild 6.3 entstehen.

Ein Flüssigkeitsstrahl, der aus einer Düse in ruhende Luft eintritt, zerfällt mehr oder weniger schnell zu Tropfen. Troesch [3] beschreibt nach Arbeiten von Weber und Haenlein, daß bei niedrigen Reynolds-Zahlen unter dem Einfluß von Anfangsstörungen ein „Zertropfen" oder „Zerwellen" des Strahls stattfindet, d.h. es bilden sich örtliche Knoten

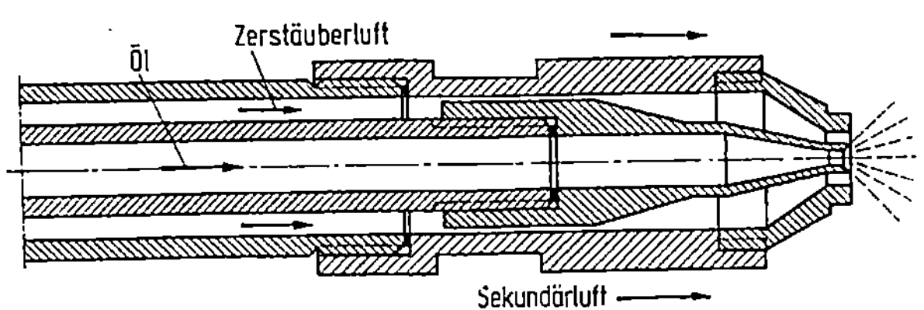

Bild 6.3. Injektionszerstäuber (Schema)

oder Wellen, die schließlich zur Strahlauflösung führen. Bei hoher Turbulenz zerfällt der Strahl unter Einfluß seiner turbulenten Schwankungsbewegung zu Tropfen, wie Klein [4] zeigt. Für Zerstäuberbrenner wird dieses einfache System des drallfreien Einzelstrahls nicht benutzt, da es zu wenig Regelmöglichkeiten bietet, man arbeitet bei drallfreien Ölstrahlen immer mit einem Zerstäubungsmittel. Dessen Wirkung beruht im Aufreißen des Ölstrahls durch die hohe Turbulenz des Luft- bzw. Dampfstrahls bei gleichzeitiger Impulsübertragung auf den Ölstrahl und die daraus abgetrennten Teilmassen. Der Energieaufwand für das Zerstäubungsmittel ist gerechtfertigt durch den Vorteil, bei gegebenem Brennstoffstrom durch Variation des Massenstroms der Zweitsubstanz die Flammenform verändern zu können.

Bringt man das Zerstäubungsmittel auf Schallgeschwindigkeit, so genügt zur Erzeugung des nötigen Impulses ein Bruchteil des Massenstroms der Verbrennungsluft bzw. ein entsprechend kleiner Dampfstrom.

Diese als Hochdruckzerstäuber bezeichnete Bauart wird benutzt, wenn man z.B. in Kraftwerken mit Dampf zerstäuben will, der dort ohnehin zur Verfügung steht, und den man in die Feuerung als Inertstoff nur in kleiner Menge einführen kann. Preßluft wird als Zerstäubungsmittel benutzt, wenn kein Dampf zur Verfügung steht und der Hauptstrom der Verbrennungsluft sehr hohe Temperaturen hat, die in metallischen Bauelementen unerwünscht sind. Die kältere Zerstäubungsluft setzt dann die Flammentemperatur herab, man verdichtet sie etwa bis zu dem Maß, das für die Erzeugung von Schallgeschwindigkeit nötig ist und minimiert damit ihren Massenstrom.

Die Temperatur des Zerstäubungsmittels soll wenig oberhalb der Öltemperatur liegen und damit die gewünschte Endtemperatur des Öls sicherstellen. Bei zu hohen Temperaturen kann das Heizöl im Zerstäuber verdampfen oder durch Spaltung feste Rückstände bilden, die in der Grenzschicht anhaften können. Liegen die genannten Gründe nicht vor, so kann man mit größerem Massenstrom und geringerem Druck des Zerstäubungsmittels arbeiten.

Man unterscheidet – ohne strenge Abgrenzung – drei Stufen [5]:

Bezeichnung	Druck	Zerst. Luft / Verbr. Luft	Massenstrom Zerst. Mittel	Anwendungsbereich: Öldurchsatz
	bar		kg/kg Brst.	kg/h
ND-Luft	0,02 bis 0,08	0,3 bis 1	4 bis 14	bis 100
MD-Luft	0,2 bis 0,7	0,03 bis 0,06	0,4 bis 0,8	bis 300
HD-Luft	1 bis 4	0,01 bis 0,03	0,14 bis 0,4	50 bis 5000
HD-Dampf	2 bis 6	–	0,2 bis 0,6	50 bis 5000

Die maximale Tropfengröße läßt sich aus einer Formel herleiten, die von Troesch [3] aufgrund von Betrachtungen über die Stabilität eines Tropfens und unter Benutzung der Ergebnisse mehrerer Autoren entwickelt wurde. Er findet

$$\frac{1}{We_{\max}} \left(1 + 10^6 \frac{We_{\max}}{(Re_{\max})^2}\right)^{1/2} \left(1 - 0,5 \frac{\varrho_g}{\varrho_f}\right) = 4,8 \cdot 10^5.$$

Die Weber-Zahl gibt das Verhältnis zwischen Trägheits- und Oberflächenkräften an. $We_{\max}$ und $Re_{\max}$ sind mit den Eigenschaften der Flüssigkeit und dem größten Tropfendurchmesser gebildet, Re enthält die Relativgeschwindigkeit zwischen Öl und Zerstäubungsmittel, die Indizes g und f bezeichnen Gas und Flüssigkeit. Da der erste Faktor

$$\frac{1}{We_{\max}} = \frac{\sigma}{\varrho \, u^2 \, d_{\max}}$$

die Hauptrolle spielt, wird in erster Näherung der Tropfendurchmesser

$$d \sim \frac{1}{u^2}.$$

Bei Schallgeschwindigkeit des Zweitmediums und Ölgeschwindigkeiten < 50 m/s kommt man auf $d_m \approx 70$ µm und $d_{\max} \approx 120$ µm.

Will man feiner zerstäuben, so hat man viele konstruktive Möglichkeiten zur Wahl. Führt man den Ölstrom senkrecht zum Gasstrom, d.h. als Querstrahl, so wird die Relativgeschwindigkeit zu Beginn des Vorgangs gleich der Luftgeschwindigkeit. Durch geeignete Wahl der Impuls- und Querschnittsverhältnisse hat man zwei Möglichkeiten: Man kann den Strahl auf eine Wand auftreffen und sich dort ausbreiten lassen. Ein Teil des Strahls wird dann beim Auftreffen zerstäubt, der übrige Teil aus der Oberflächenschicht oder an einer Abreißkante, wie dies Bild 6.4a zeigt. Vermeidet man Wandberührung durch großen Querschnitt und hohen Luftimpuls, so wird der Strahl im freien Strom zerrissen. Bild 6.4b zeigt das für einen Zerstäuber nach Ullrich [6], bei dem man als weiteres Hilfsmittel Überschall anwendet. Weitere konstruktive Hilfsmittel sind: mehrstufige Zerstäubung (Bild 6.4c), doppelte Strahlumlenkung, Zerstäubung in Rückströmzonen (Bild 6.4d). Diese Vielfalt und die Möglichkeiten ihrer Kombination haben zu einer großen Mannigfaltigkeit der Injektionszerstäuber geführt.

6.2.1.2 Zerstäuber mit Drall. Zwei Systeme sind in Gebrauch, mit deren Hilfe dem Ölstrom eine Tangentialbewegung vermittelt wird: Rotationszerstäuber und Drucköl-(Wirbelkammer-)Zerstäuber.

Beim *Rotationszerstäuber* wird der Ölstrom filmartig auf der Innenseite eines sich drehenden Bechers ausgebreitet und vor der Brennermündung in einen Luftstrom geschleudert, der dort parallel zur Drehachse des Bechers mit etwa 100 m/s vorbeifließt. Das tangential ab-

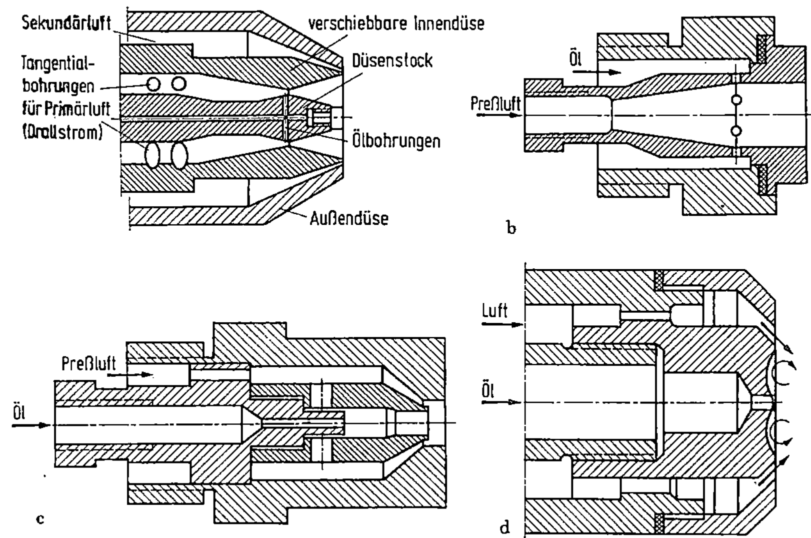

Bild 6.4.a–d. Bauformen der Injektionszerstäuber. a) Querstrahl mit Wandberührung; b) Querstrahl ohne Wandberührung; c) Zweistufige Zerstäubung; d) Zerstäubung in Rückströmzone

geschleuderte Öl wird durch Zusammenwirken von Fliehkräften und Strömungsimpuls zerstäubt und von der Strömung in Tropfenform mitgerissen (Bild 6.5).

Der Zerstäubungsvorgang ist von Fraser und Mitarbeitern [7] beschrieben worden. Die Tropfengröße hängt von der Umfangsgeschwindigkeit des Bechers und der Luftgeschwindigkeit, sowie von der Größe des Ölstroms und der Zähigkeit des Öls ab. Bei geringen Öldurchsätzen werden einzelne Tropfen oder Fäden abgeschleudert, bei den in Feuerun-

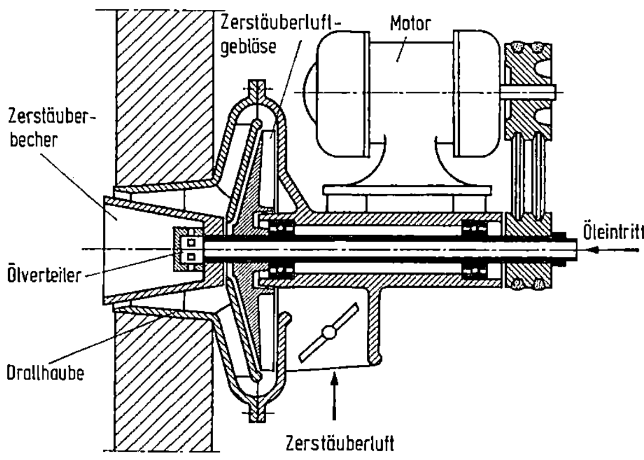

Bild 6.5. Drehzerstäuber

gen üblichen Durchsätzen bildet sich jedoch ein scheibenförmiger Film aus, dessen Dicke radial schnell abnimmt. In ruhender Luft zerfällt diese Scheibe schließlich zu Fäden und Tropfen, wie Bild 6.6 zeigt.

Bevor dieser Zustand erreicht ist, wirkt bereits der mit etwa 100 m/s vorbeifließende Primärluftstrom ein, der die Tropfenbildung ähnlich wie beim Injektionszerstäuber beschleunigt. Der Zerstäubungsvorgang wird verbessert, wenn man den Flüssigkeitsfilm eine Strecke weit unbeeinflußt läßt, was bei manchen Konstruktionen verwirklicht wird.

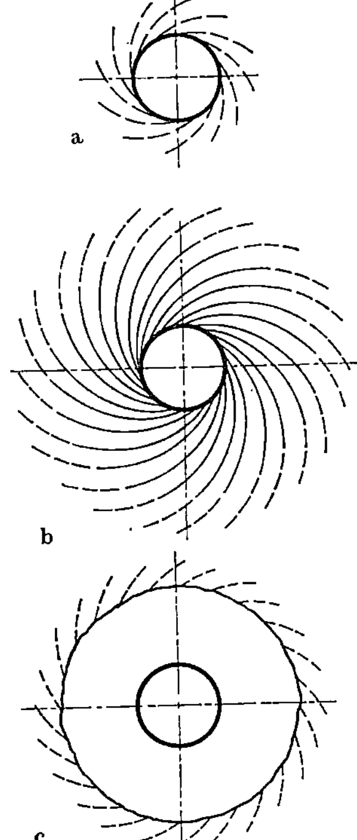

Bild 6.6.a–c. Drehzerstäuber, Tropfenbildung bei wachsendem Öldurchsatz (ruhende Luft). a) Tropfen; b) Fäden; c) Scheibe

Fraser und Mitarbeiter [7] beschreiben mit empirischen Formeln die Abhängigkeit der Filmdicke von Betriebsgrößen und den Vorgang der Tropfenbildung. Sie kommen zu einer Aussage über die Abhängigkeit des mittleren Tropfendurchmessers von den Geschwindigkeiten des Tropfens und der Luft, vom Luftimpuls sowie von Oberflächenspannung und Zähigkeit des Brennstoffs. Ochmann [8] gibt eine übersichtliche Darstellung über die Wirkung der genannten Größen und betont den beherrschenden Einfluß des Luftimpulses.

Druckölzerstäuber besitzen meist eine Wirbelkammer nach Bild 6.7 a. Das Öl tritt tangential in die Kammer mit dem Durchmesser d_1 ein, in dem sich ein Potentialwirbel ausbildet. Der Kern des Wirbels enthält keine Flüssigkeit, da sich der Hohlraum wegen der Zuströmverhältnisse mit Luft füllen kann. Meßwerte der Tropfenverteilung im Sprühkegel zeigt Bild 6.7b. Dem Zustrom entsprechend fließt ein stetiger Strom durch die enge Austrittsöffnung d_2 ab und bildet hinter der kurzen

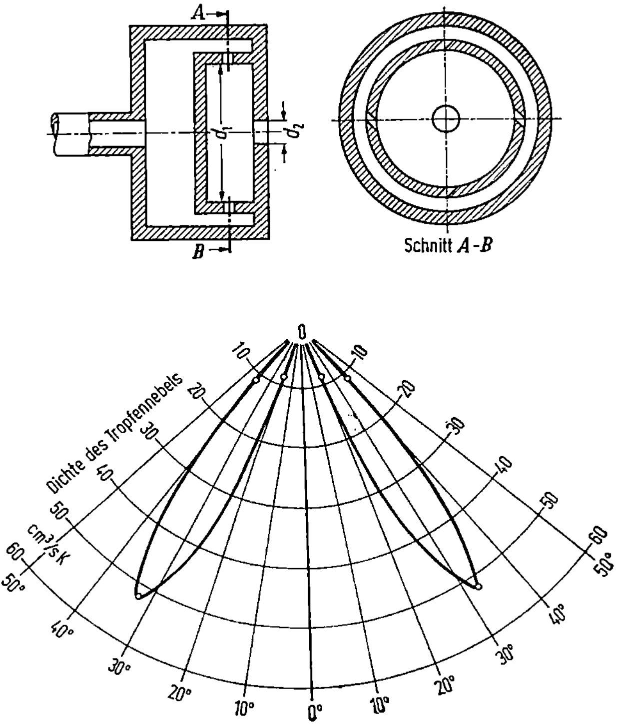

Bild 6.7.a u. b. Druckölzerstäuber. a) Wirbelkammer; b) Räumliche Verteilung der Tropfen

Austrittsöffnung einen trichterförmigen Film, dessen Dicke stromab schnell abnimmt, bis er zunächst in Fäden und dann in Tropfen zerfällt (Bild 6.8).

Der Kegelwinkel hängt vom Verhältnis der axialen und tangentialen Geschwindigkeiten ab.

Der Kegelhalbwinkel α ergibt sich, wie von Drallstrahlen her bekannt, zu

$$\tan\alpha = \frac{w}{u} = \frac{\pi \cdot e \cdot r_2}{F}\,.$$

Darin sind u und w die Axial- und Tangentialgeschwindigkeit, letztere auf den Düsenradius r_2 bezogen; e und F sind Exzentrizität und Gesamtquerschnitt der tangentialen Eintrittsflächen [9].

Im Anfangsteil des kegelförmigen Strahls steigt der Halbwinkel von 0 allmählich auf α an. Söhngen und Grigull haben den Verlauf der Kontur bestimmt und durch Messung bestätigt [9, 10]. Da die Berechnung auf reibungsfreier Strömung aufbaut, sagt sie nichts über den Einfluß der Länge der zylindrischen Düsenmündung aus. Wachsende Länge vermindert den Strahlwinkel. Aus Haltbarkeitsgründen kann diese Länge nicht beliebig niedrig gewählt werden.

Als Orientierung über die maximale Größe der erzeugten Tropfen gilt empirisch

$$d_{max} = \frac{1{,}85 \cdot \nu^{2/9} d_2{}^{5/9} \sigma^{2/9} \cdot \varrho^{1/9}}{p^{1/3}}$$

mit dem Durchmesser in mm, ν in m²/s, der Oberflächenspannung σ in N/cm, p in N/cm² und ϱ in kg/dm³.

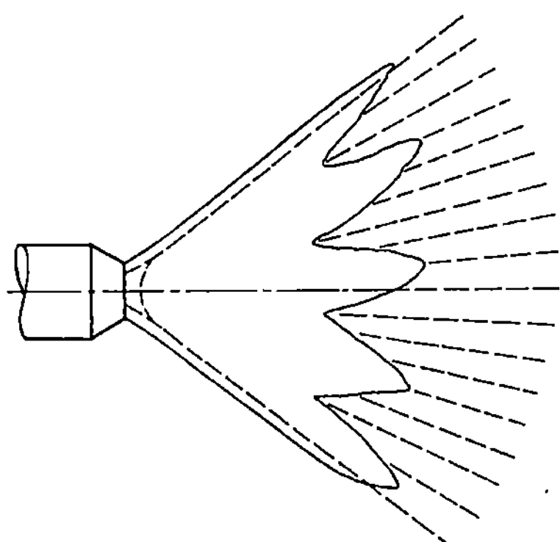

Bild 6.8. Zerfallen des Flüssigkeitsfilms aus einem Wirbelkammerzerstäuber

Einfache Druckölzerstäuber nach Bild 6.7 haben nur einen sehr engen Regelbereich, da sich der Durchsatz nur mit $\sqrt{p}$ verändert. Die untere Druckgrenze kann nicht unter 10 bis 20 bar liegen, da sonst die Tropfen zu groß werden, ein Regelbereich 1:2 führt also bereits zu Drucken von 40 bis 80 bar; höhere Werte sind zwar möglich, ein sehr weiter Druckbereich führt jedoch zu starken Veränderungen der Tropfengrößen.

Um trotzdem in weiteren Grenzen regeln zu können, bestehen folgende konstruktive Möglichkeiten:

1. Rückführung eines regelbaren Teilstroms aus der Wirbelkammer (Bild 6.9 a),

2. Veränderung des Eintrittsquerschnittes der Wirbelkammer, d.h. des Querschnittes der tangentialen Schlitze, z.B. durch einen verstellbaren Kolben (Bild 6.9 b),

3. Veränderung des Austrittsquerschnitts der Wirbelkammer, d.h. der Düsenmündung, mittels Düsennadel (Bild 6.9 c).

Die letztgenannte Maßnahme wird selten angewandt, da in dem der Flammenstrahlung ausgesetzten Bereich mechanisch empfindliche Konstruktionen unerwünscht sind.

Alle genannten Maßnahmen erlauben es, wechselnde Mengen bei konstantem Vordruck zu zerstäuben, der reine Rücklaufzerstäuber hat

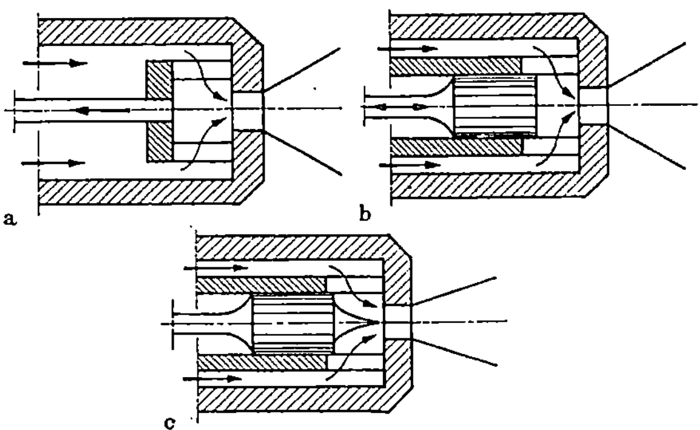

Bild 6.9.a–c. Regelung von Druckölzerstäubern. a) Rücklauf; b) Veränderung der Tangentialschlitze; c) Düsennadel

jedoch den Nachteil, daß bei Teillast das Verhältnis von Axial- zu Tangentialgeschwindigkeit kleiner, der Kegelwinkel also größer wird. Die Querschnittsänderung an den Tangentialschlitzen bewirkt zwar eine proportionale Verminderung beider Geschwindigkeiten, führt aber damit zu schlechterer Zerstäubung, so daß sich eine Kombination von 1 und 2 anbietet.

6.2.1.3 Kombinierte Zerstäuber. Aus dem Bestreben, möglichst vielseitige Eigenschaften mit Betriebssicherheit zu verbinden, entstanden

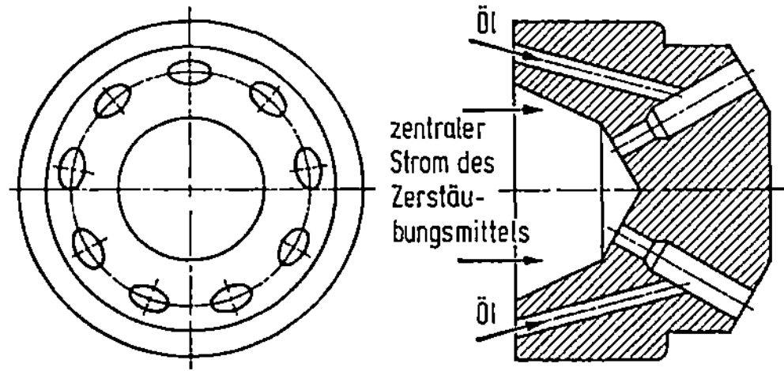

Bild 6.10. Kombinierter Druck-Injektions-Brenner, Düsen auf Kegelmantel angeordnet

kombinierte Zerstäuber, welche die Druckzerstäubung mit oder ohne Drall mit der Anwendung von Zerstäubungsluft oder -dampf verbinden. Ein Beispiel zeigt Bild 6.10, bei welchem die Ölströme unter Druck in eine entsprechende Zahl von Luft- oder Dampfstrahlen treten, wobei ähnlich Bild 6.4a mit Mischkammern gearbeitet wird. Der Strahlwinkel wird hier konstruktiv dadurch festgelegt, daß die Einzeldüsen auf dem Mantel eines Kegels angeordnet werden, der den gewünschten Öffnungswinkel hat. Zahlreiche geometrische und systematische Varianten sind ausgeführt worden.

6.2.2 Tropfenverteilung

Ähnlich wie bei der Zerkleinerung entstehen auch bei der Zerstäubung Teilchen verschieden großer Durchmesser.

Solche Verteilungen lassen sich nach der empirischen Rosin-Rammler-Gleichung beschreiben, welche besagt, daß der Rückstand auf einem Sieb der Maschenweite R dargestellt wird durch:

$$R = 100 \cdot e^{-(x/\bar{x})^n}$$

mit der Maschenweite x, dem Verteilungsfaktor n sowie einer typischen Länge $\bar{x}$.

Für Tropfennebel tritt anstelle der Maschenweite ein Grenzlängenmaß, jedoch hat bei der Beurteilung von Zerstäubern auch der Begriff der Maschenweite Berechtigung, da man ihre Arbeitsweise vielfach mit geschmolzenem Wachs untersucht, das nach der Zerstäubung schnell erstarrt, so daß man sowohl die Häufigkeitsverteilung der Durchmesser, wie die örtliche – radiale und tangentiale – Verteilung der Tropfen bestimmen kann.

Durch Umstellen und zweimaliges Logarithmieren findet man aus obiger Gleichung

$$\log\left(\log \frac{100}{R}\right) = n \cdot \log x - n \cdot \log \bar{x} + \log(\log e).$$

Im doppellogarithmischen Papier erhält man für $x = f(\log 100/R)$ eine Gerade mit der Neigung n. $\bar{x}$ ergibt sich aus dem Wert für $x = \bar{x}$:

$$\frac{100}{R} = e; \qquad R = 36{,}79\,\%.$$

Über der kennzeichnenden Körnung $\bar{x}$ liegen 36,79 Volumen- bzw. Massen-% der Substanz. Den Medianwert findet man bei

$$\log \frac{100}{R} = \log 2 = 0{,}3010.$$

Die Rosin-Rammler-Gleichung gibt die tatsächlich beobachteten Verteilungen mit guter Annäherung wieder, sie ist deshalb allgemein in Gebrauch. Eine empirische Weiterentwicklung der Gleichung, die von Nukijama stammt, oder der Übergang zu statistischen Verteilungsfunktionen bietet keine größeren Vorteile. Verschiedentlich ist versucht worden, mit anderen Verteilungskurven zu arbeiten, teils um sie Messungen besser anzupassen, teils wegen grundsätzlicher Bedenken, denn die Rosin-Rammler-Gleichung läßt – wenn auch mit kleinen Anteilen – beliebig großes und beliebig kleines Korn zu, während tatsächlich die obere Grenze durch die Stabilität und die untere durch die Oberflächenkräfte festliegt. Einen Vergleich verschiedener Verteilungsfunktionen sowie Angaben über Tropfen- und Volumenverteilung findet man bei Rinkes und Fakoni [11].

Eine weitere Kenngröße ist der Mittlere Oberflächendurchmesser (Surface Mean Diameter oder Sauter Mean Diameter, SMD). Dieser Durchmesser ergibt sich als Quotient aus der Oberfläche und der Anzahl der aus einer Volumeneinheit erzeugten Tropfen. Sein Kehrwert heißt spezifische Oberfläche, d.h. Tropfenoberfläche je Volumeneinheit zerstäubter Substanz.

Außerdem gelten folgende elementaren Verhältniszahlen: Zerstäubung eines Volumens auf 1/10 des Ausgangsdurchmessers liefert 10^3 Tropfen mit einem Volumen von je 10^{-3} des Ausgangsvolumens und mit der 10fachen Oberfläche.

Die in Feuerungen übliche Zerstäubung auf Tropfen zwischen 50 und 300 µm Durchmesser liefert je cm^3 Heizöl 10^6 bis 10^7 Tropfen. Bei gleichmäßiger Verteilung von 10^6 Tropfen mit 100 µm Durchmesser

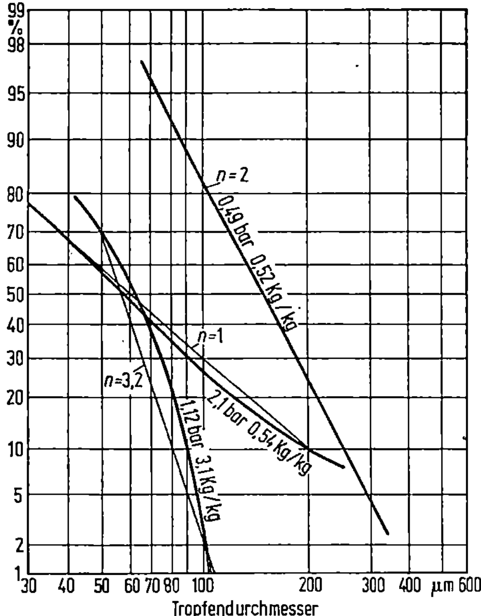

Bild 6.11. Rosin-Rammler-Diagramm für Zerstäubung mit drei technischen Ölbrennern. Mengen und Überdruck des Zerstäubungsmittels sind eingetragen

(entsprechend 0,525 cm³ Substanz) in ihrer Verbrennungsluft, die bei 500 °C und $\lambda = 1,1$ etwa 16,5 l ausmacht, beträgt der Raumanteil des Öls etwa 0,05 % und der Tropfenabstand im Mittel 2,5 mm, d.h. 25 Tropfendurchmesser.

Bild 6.11 zeigt ein Rosin-Rammler-Diagramm mit Meßwerten für drei verschiedene technische Zerstäuber. Zu jeder aus Meßwerten gebildeten Kurve ist als Näherung eine Rosin-Rammler-Gerade eingetragen. Die Kurven lassen erkennen, daß man mit Injektionszerstäubern sehr verschiedenartige Ergebnisse erzielen kann.

Technisch ist es möglich, sehr einheitliche Tropfenverteilungen herzustellen ($n \rightarrow \infty$), wenn man z.B. einen rotierenden Sinterkörper als Zerstäuber benutzt [12]. Ein gewisser Feinanteil ist aber erwünscht, da kleine Tropfen schnell auf Siedetemperatur kommen, verdampfen und zünden, sie sind für die Stabilisierung von Flammen nützlich. Sehr große Tropfen sind nur erwünscht, wenn wie etwa im SM-Ofen ein langer Brennweg zur Verfügung steht. Zudem muß sichergestellt sein, daß sie nicht durch Schwerkraft aus der Flamme ausfallen und dadurch feste Rückstände bilden.

6.2.3 Bewegung von Tröpfchen im Luftstrom

Die Tröpfchen der Zerstäuber können in erster Annäherung wie Feststoffkugeln betrachtet werden. Die in Betracht kommenden Kräfte sind die vom Zerstäuber herrührenden Trägheitskräfte, die Reibungskräfte zwischen den Tropfen und dem zunächst aus Luft, später aus Luft und Abgas bestehenden Strom, in dem der Tropfen fliegt, sowie die Schwerkraft. Die Lösung der entsprechenden Gleichungen wird dadurch erschwert, daß sich die Tropfenmasse durch Verdampfung verändert und daß meist Strahlströmung, also abnehmende Geschwindigkeit vorliegt. Änderungen der Umgebungsdichte spielen meist eine geringe Rolle, sie werden um so größer, je mehr kalte Primärsubstanz benutzt wird (ND-Zerstäuber) und je geringer die Rückströmung im Feuerraum ist.

Versuche zur Berechnung des Geschwindigkeitsverlaufs und der Bahn von Tröpfchen, etwa nach Bild 6.1, fehlen bisher und lohnen nicht sehr, da die wichtigsten Erfordernisse, ausreichend kurze Brennzeit und kein Ausfallen der größten Tropfen aus dem Gasstrom, durch empirisch entwickelte Brenner erfüllt werden.

Die Sinkgeschwindigkeit einer Kugel beträgt im Beharrungszustand

$$w = (\varrho_t - \varrho_g) \frac{g\,d^2}{18\,\eta_g} \, .$$

Wegen des abnehmenden Tropfendurchmessers d wird dieser Zustand nie erreicht, im Anlaufzustand ist

$$w = (\varrho_t - \varrho_g)\,\frac{g\,d^2}{18\,\eta_g}\left[1 - \exp\left(-\,\frac{18\,\eta_g t}{d^2(\varrho_t + 0,5\cdot\varrho_g)}\right)\right].$$

Beide Gleichungen gelten für laminaren Umgebungszustand, stellen also in Feuerungen meist die untere Grenze dar. Im turbulenten Fall gilt das w^2-Widerstandsgesetz.

Für die Berechnung des Widerstandsbeiwertes c_w der Tropfen ist zu berücksichtigen, daß ihre Reynolds-Zahlen unter Feuerungsverhältnissen meist zwischen 1 und 100 liegen, so daß nach Schiller und Neumann [13] c_w berechnet werden kann zu

$$c_w = \frac{24}{Re}\cdot(1 + 0,15\,Re^{0,687}).$$

Bei $Re < 0,1$ gilt die Stokessche Beziehung

$$c_w = \frac{24}{Re}$$

und dazwischen eine Übergangsfunktion.

Damit wird der Strömungswiderstand

$$W = F\cdot\frac{\varrho_g}{2}\cdot c_w\cdot u^2$$

und der Geschwindigkeitsverlauf bei konstanter Geschwindigkeit der Trägersubstanz

$$V_t\cdot\varrho_t\,\frac{d\,u}{d\,z} - c_w\cdot\frac{\varrho_g}{2}\cdot Fu\,\frac{d\,x}{d\,z} = 0.$$

Eingehend untersucht wurde die Größe der Widerstandsbeiwerte der Tropfen. Die Benutzung der für Festkörper gültigen Werte ist nur als erste Näherung anzusehen, da beim brennenden Tropfen in der Flamme zahlreiche Einflüsse hinzukommen, deren kombinierte Wirkung nicht ausreichend bekannt ist. Einen knappen Überblick über die umfangreiche Literatur geben Arrowsmith und Hedley [14]. Folgende Einflüsse kommen in Betracht:

Stoffaustausch: An einem relativ zur Umgebungssubstanz bewegten Tropfen wird weder der Verdampfungsvorgang noch die Verteilung der Dampfmasse um den Körper kugelsymmetrisch sein, vielmehr wird beides von Richtung und Größe der Relativgeschwindigkeit abhängen. Die meisten Autoren finden, daß c_w durch den Verdampfungsvorgang vermindert wird und führen dies auf Druckanstieg durch Einfließen der verdampften Substanz in die Nachlaufzone zurück.

Verbrennung: Ähnliche Überlegungen werden für den brennenden Tropfen angestellt. Die Volumenzunahme der im Strömungsschatten verbrannten Substanz soll den Tropfen wie eine Rakete beschleunigen, so daß der beim Stoffaustausch erwähnte Effekt nach Feststellungen eines Autors etwa vervierfacht wird.

Turbulenz: Der Impulsaustausch zwischen Gas und Tropfen wird durch die dort herrschende Turbulenz beeinflußt, ein Beispiel für Ergebnisse zeigt Bild 6.12.

Mit zunehmendem Turbulenzgrad steigt der Widerstandsbeiwert deutlich. Da der Turbulenzgrad auf die Grundströmung bezogen ist,

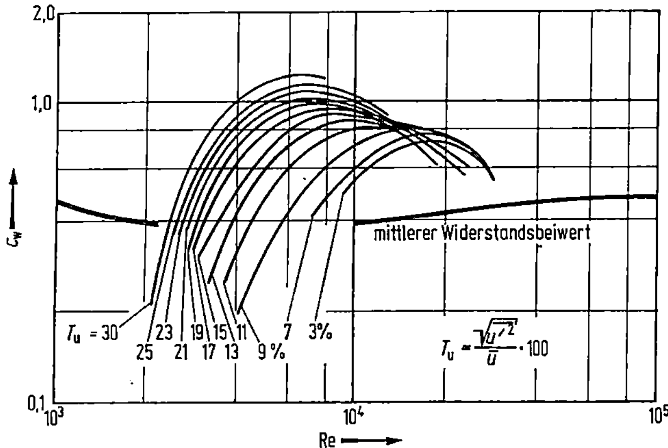

Bild 6.12. Einfluß des Turbulenzgrades auf den Strömungswiderstand von Teilchen

während am Tropfen die turbulenzbedingten Änderungen der Relativgeschwindigkeit wirksam werden, ist auch dieser Einfluß zu berücksichtigen.

Beschleunigung: Die Vorgänge des Impulsaustauschs, die bei der Beschleunigung des Tropfens ablaufen, müssen die Verhältnisse in der Grenzschicht und damit auch den Wert c_w beeinflussen. Eine Verminderung gegenüber dem Beharrungszustand wurde beobachtet.

Bewegung der Substanz im Tropfen: Ein Tropfen kann Drehbewegungen um mehrere Achsen ausführen, seine Substanz kann intern zirkulieren, er kann sich unter der Einwirkung der Strömungskräfte verformen und Schwingungen ausführen.

Gegenseitige Einwirkung: Schließlich können Bewegungsvorgänge von der Tropfendichte in der Wolke abhängen. Dabei ist nicht nur an die häufig beobachtete Vereinigung von Tropfen durch Zusammenstoß gedacht, sondern an das Einwirken einer Nachlaufströmung auf den hinterherfliegenden Tropfen.

Zu berücksichtigen ist außerdem, daß die Schwebeteilchen die Turbulenzeigenschaften des Luftstroms verändern. Bei dem geringen Massenanteil des Öls am Gesamtstrom ist dieser Effekt gering. Rajani und Langer [15] haben gezeigt, daß durch die Anwesenheit der Tropfen am Strahlanfang der Turbulenzgrad gesteigert und damit der Austausch beschleunigt wird. Außerdem vermindern die Teilchen den Anteil der großen Wirbel. Dieser Effekt wirkt sich aber nur in Sonderfällen aus, da die größeren Wirbel stromab von der Düse zu finden sind, wo nur noch wenig Teilchen vorkommen.

6.3 Teilvorgänge der Verbrennung

Um Einblick in die sehr verwickelten Verhältnisse zu gewinnen, die beim Verbrennen von Tropfennebeln in Luftstrahlen zusammenwirken, hat man vereinfachte Teilvorgänge untersucht. Neben dem schon besprochenen Transportvorgang bietet sich hierfür der Vorgang der Verbrennung des Einzeltropfens an.

6.3.1 Verbrennung von Einzeltropfen

Die Verbrennung einzelner ortsfester Tropfen in ruhender Umgebung ist vielfach derart untersucht worden, daß man das Versuchsobjekt an einem Quarzfaden in einen Ofenraum brachte, der mit einem Gas bekannter Temperatur und Zusammensetzung gefüllt war. Unter geeigneten Bedingungen, z.B. in Luft von 800 °C zündet der Tropfen; und der Verbrennungsverlauf kann fotografisch und meßtechnisch verfolgt werden.

Durch Wärmezufuhr aus der Luft an den Tropfen wird die Verdampfung beschleunigt. Der abdiffundierende Dampf mischt sich mit Umgebungsluft, die Zündung setzt ein, sobald Gemisch von Zündtemperatur gebildet ist. Es entsteht in geringem Abstand von der Tropfenoberfläche eine Reaktionszone, welche etwa die in Bild 6.13a gezeigte Form hat. Der Brennstoff reagiert vollständig zu Abgas, außerhalb der Brennfläche findet man keinen Brennstoffdampf, innerhalb der Zone keinen Sauerstoff. Die langgestreckte Form kommt durch die Auftriebskraft der heißen Reaktionszone und der sie umgebenden Abgase zustande.

Für die rechnerische Behandlung wird vereinfachend ein Kugelmodell angenommen, wie es Bild 6.13b zeigt, manchmal wird auch die Reaktionszone zu einer Reaktionsfläche konzentriert gedacht (Bild 6.13c).

Der gesamte Zeitbedarf zur Verbrennung eines Tropfens setzt sich zusammen aus einer Zündverzugszeit und der Brennzeit. Als Zündverzug wird die Zeit vom Beginn der Wärmezufuhr bis zum Einsetzen der Verbrennung bezeichnet, sie wird im allgemeinen nicht am ruhenden, sondern am bewegten Einzeltropfen gemessen. Die Zündverzugszeit wird benötigt zur Erwärmung des Tropfens, Einleitung der Verdampfung, Erwärmung und Vermischung des Dampfes sowie für den Ablauf der ersten Reaktionen.

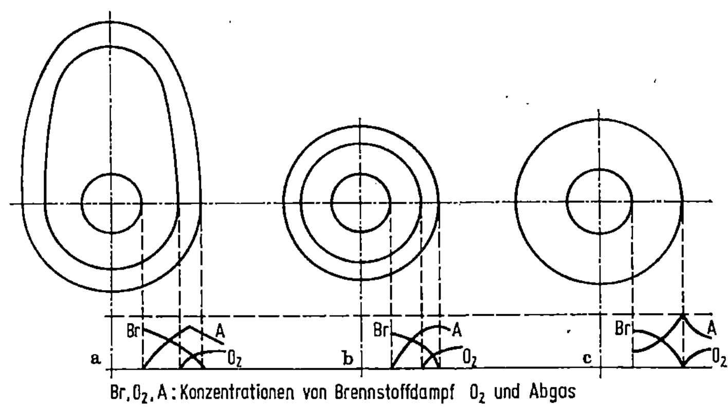

Bild 6.13.a–c. Reaktionszone um einen brennenden Öltropfen. a) Tatsächliche Form; b) Kugelmodell; c) vereinfachtes Kugelmodell

Aufgrund der Vorstellung eines vorwiegend kinetisch bedingten Zündverzugs werden die Versuchsergebnisse mit einem Arrhenius-Term beschrieben:

$$t_z = a \cdot e^{b/T},$$

$$\ln t_z = \ln a + b/T,$$

wobei a und b vom Tropfendurchmesser abhängen.

Für Tropfen von 1,5 mm geben Masdin und Thring [16] folgende Werte:

leichtes Heizöl

$$\ln a = -9{,}45, \qquad b = 0{,}88 \cdot 10^4,$$

schweres Heizöl

$$\ln a = -8{,}0, \qquad b = 0{,}79 \cdot 10^4.$$

Sie nehmen weiter aufgrund ihrer Messungen einen linearen Abfall von t_z mit dem Tropfendurchmesser an. Die Messungen wurden bei Temperaturen der Tropfenumgebung von 600 bis 1000 °C durchgeführt; bei höheren Temperaturen dürfte der Wärmeaustausch entscheidend für den Zündvorgang sein.

Eine Übertragung der in erster Linie für Gasturbinen und Kolbenmotoren bestimmten Ergebnisse auf Feuerungen wird dadurch erschwert, daß die Voraussetzung konstanter Umgebungstemperatur des Tropfens oft nicht erfüllt ist, so daß nur Abschätzungen möglich sind. Man findet mit obigen Daten für einen Tropfen von 150 μm Durchmesser bei Temperaturen von 1200, 1500 und 1800 K Zündverzugszeiten von 10, 2 und 1 ms, was trotz der doppelten Extrapolation die Größenordnung richtig wiedergeben dürfte. Ein mit Schallgeschwindigkeit des Zerstäubermittels eintretender Tropfen müßte demnach in Luft von 1800 K nach einem Flugweg von 0,4 m zünden, ein nach der Erfahrung zu niedriger Wert.

Versuche zur Berechnung der Brennzeit einzelner Tropfen sind vielfach unternommen worden [16 bis 20]. Dabei werden meist folgende Annahmen getroffen:

1. Die geometrische Anordnung entspricht Bild 6.13 c.

2. Dem Tropfen wird Wärme nur durch Leitung zugeführt, Strahlung und Konvektion spielen keine Rolle.

3. Der Tropfen hat einheitliche Temperatur, die zugeführte Wärme dient nur zur Verdampfung (z.T. wird der nicht sehr große fühlbare Wärmeanteil berechnet).

4. Brennstoffdampf diffundiert zur Brennfläche, Abgas in Gegenrichtung zur Tropfenoberfläche.

5. Außerhalb der Tropfenoberfläche befindet sich eine unbegrenzte ruhende Luftatmosphäre (Variante: Es herrscht unendlich schneller turbulenter Ausgleich [19]).

6. Die Reaktionsgeschwindigkeit ist unendlich groß, es entsteht eine Brennfläche.

7. Der Anlaufvorgang bis zur Zündung wird nur bei [19] berechnet.

Die Erhaltungssätze der Atomarten und der Energie sowie Wärmeleitungs- und Diffusionsansätze wurden auf verschiedenen Wegen durch Näherungen gelöst. Diese führen zu verschiedenen Faktoren k in der Grundgleichung

$$d_0^2 - d^2 = k(z - z_0),$$

in welcher d den Tropfendurchmesser und z die Zeit darstellen. Der Index 0 kennzeichnet den Ausgangszustand. Der für den Verbrennungsverlauf typische Faktor k hat die Dimension Fläche je Zeit.

Der Zusammenhang mit dem Umsatz $\dot{m}$ (je Zeit reagierende Masse) ergibt sich aus

$$\dot{m} = k_1 \cdot d,$$

$$\frac{d}{dz}\left(\frac{\pi}{6} \cdot d^3 \cdot \varrho\right) = k_1 \cdot d,$$

$$d_0^2 - d^2 = -\frac{4\,k_1}{\pi \cdot \varrho} \cdot z = k \cdot z,$$

$$k = -\frac{4\,k_1}{\pi \cdot \varrho} = -\frac{4}{\pi \cdot \varrho}\,\frac{\dot m}{d}\,,$$

$$\dot m = -\frac{\pi}{4} \cdot \varrho \cdot d \cdot k\,.$$

Die älteste Berechnung von k nach Godsave [17] geht von einem einfachen Wärmeleitungsausdruck aus. Er setzt in Kugelkoordinaten

$$\lambda\,\frac{\mathrm{d}^2 T}{\mathrm{d}r^2} + \left(\frac{2\,\lambda}{r} - \frac{\mathrm{d}r}{\mathrm{d}z}\right)\frac{\mathrm{d}T}{\mathrm{d}r} + \frac{q_\mathrm{R}}{c_g} = 0$$

mit der kalorischen Reaktionsdichte (Wärme je Volumen und Zeit) q_R. Dies führt zu

$$k = \frac{8\,\lambda_\mathrm{g}}{\varrho_t\,c_\mathrm{g}}\,\frac{\ln\left[\dfrac{c_\mathrm{g}\,\Delta T}{q - q_\mathrm{st}} - 1\right]}{1 - d/d_\mathrm{fl}}$$

mit ΔT Temperaturdifferenz zwischen Flamme und Tropfen, q Verdampfungswärme der Flüssigkeit, q_st dem Tropfen durch Strahlung zugeführte Wärmemenge.

Die Indizes fl, g und t bezeichnen die Flammenfront, das zwischen Tropfen und Flamme befindliche Gas und die Substanz des Tropfens.

Da er in seiner Rechnung die O_2-Diffusion nicht berücksichtigt, muß man d_fl aus Versuchswerten einsetzen.

Spalding [18] berücksichtigt die Zusammensetzung der Umgebungssubstanz, vernachlässigt den Strahlungsanteil und findet

$$k = \frac{8\,\lambda_\mathrm{g}}{\varrho_t \cdot c_\mathrm{g}}\,\ln\left[1 + \frac{H_\mathrm{u} \cdot [O_2]}{q \cdot [O_2]_\mathrm{min}} + \frac{c_\mathrm{g}\,\Delta T}{q}\right]\,.$$

H_u, $[O_2]_\mathrm{min}$ Heizwert und Mindest-O_2-Bedarf des Brennstoffs; $[O_2]$ Sauerstoffgehalt der Umgebung der Flamme, alle anderen Formelzeichen wie vorher.

Die Berechnung hat nur orientierende Bedeutung, da außer den schon genannten Vereinfachungen weitere Unsicherheiten auftreten durch fehlende Kenntnis der Temperaturen und Dichten der zwischen Tropfen und Flamme liegenden Gasschicht und durch Vernachlässigen des Anlaufvorgangs. Nur Pawlowski [19] berücksichtigt diese beiden Punkte quantitativ. Bild 6.14 zeigt eines seiner Ergebnisse.

Ältere Meßwerte zur Bestimmung des Faktors k stammen von Tropfen über 1 mm Durchmesser, erst in neuerer Zeit hat man auch kleinere Tropfen vermessen [21].

Die meisten Meßwerte von k liegen bei 0,01 bis 0,02 cm²/s, wobei die niedrigeren Werte bei Temperaturen von nur etwa 700 °C gefunden wurden.

Der Einfluß der Umgebungstemperatur läßt sich aus den verfügbaren Messungen nur angenähert herleiten, ein Anstieg von 900 auf 1400 bzw. 1900 K scheint eine Zunahme von k um den Faktor 2 bzw. 3 zu bewirken. Der Einfluß der Brennstoffart ist gering, solange es sich um

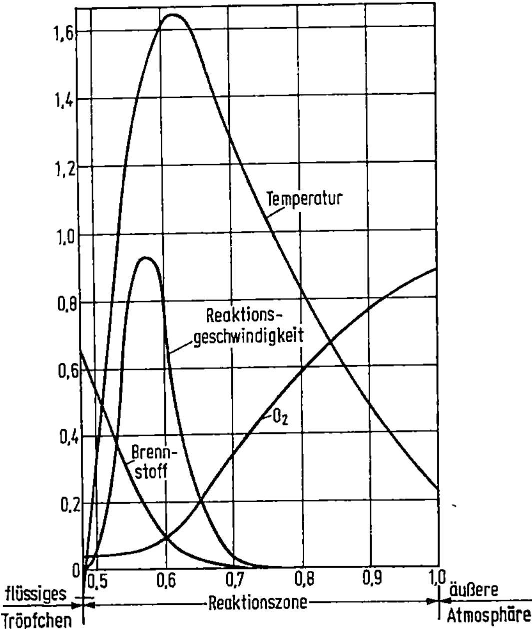

Bild 6.14. Reaktionsfeld eines Tropfens nach Pawlowski [19]

rückstandsfrei verbrennende Stoffe handelt. Bei Heizöl S ändert sich die Situation grundlegend, da mit der Bildung von Kohlenstoffskeletten gerechnet werden muß (vgl. 6.3.4). Der Einfluß der Umgebungssubstanz geht aus Bild 6.15 hervor.

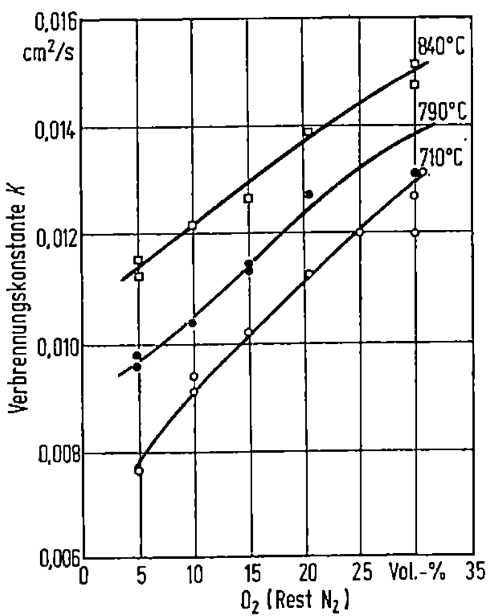

Bild 6.15. Einfluß der Atmosphäre auf den Faktor k der Tropfenverbrennung

Der Einfluß der Relativbewegung zwischen Tropfen und Umgebung auf den Umsatz $\dot{m}$ wird angegeben zu [18]

$$\dot{m} = \dot{m}_0 \cdot (1 + 0{,}24\,Re^{1/2}),$$

wobei Re mit der Relativgeschwindigkeit, dem Tropfendurchmesser und der Zähigkeit der Umgebungssubstanz gebildet ist. Für $u = 50$ m/s und Tropfen von 200 μm findet man also $\dot{m} = 3\dot{m}_0$, d.h. eine Verkürzung der Brennzeit auf 1/3 des für ruhende Substanz gültigen Wertes.

6.3.2 Verbrennung im Tropfennebel

Bei der Verbrennung im Tropfennebel ist die gegenseitige Beeinflussung der Tropfen zu berücksichtigen. Eine Orientierung kann man gewinnen, wenn man Einzeltropfen in gleichmäßigen Abständen aufeinanderfolgen läßt, wie dies Hedley und Nuruzzaman [20] getan haben. Im Tropfennebel des Zerstäubers sind die Größen und Abstände der Tropfen verschieden, die gegenseitige Beeinflussung somit auch uneinheitlich. Als erste Annäherung kann gelten, daß sich gegenüber dem Einzeltropfen die Brennzeiten etwa verdoppeln, d.h. k nimmt Werte von 0,005 bis 0,01 cm²/s an [20].

Man findet somit folgende Brennzeiten für leichtes Heizöl in ruhender Umgebung bzw. bei Relativgeschwindigkeit Null:

Tropfendurchmesser	Brennzeit Einzeltropfen	Brennzeit Tropfennebel
mm	ms	ms
1	500 bis 1000	1000 bis 2000
0,5	125 bis 250	250 bis 500
0,1	5 bis 10	10 bis 20
0,05	1,25 bis 2,5	2,5 bis 5

6.3.3 Verlauf von Mischung und Reaktion

Zwischen Gas- und Ölflammen bestehen zahlreiche Parallelen, insbesondere folgende:

Beide Brennstoffe reagieren in der Gasphase.
Der Mischungsverlauf von Öldämpfen bzw. Spaltprodukten und Luft ist weithin bestimmend für den Reaktionsablauf, nur in Brennernähe sind bei Ölflammen die Vorgänge am Tropfen entscheidend.
Richtung und Größe der Impulse der beiden Strahlen bestimmen die Flammenform.

Die wichtigsten Unterschiede sind:

Die Verdampfung der Tropfen benötigt Zeit.
Die größeren Brennstoffmoleküle benötigen mehr Zwischenreaktionen als die Gasmoleküle, es bestehen mehr Möglichkeiten zur Rußbildung.
Kohlenstoffskelette aus Schweröl können auftreten.

6.3.3.1 Mischungsverlauf bei den verschiedenen Zerstäuberarten. Hochdruck- und Mitteldruckinjektionszerstäuber liefern einen meist drallfreien Einzelstrahl, der sich ähnlich verhält wie ein Gasstrahl. Der Zuwachs des Massenstroms und die Felder von Geschwindigkeit und Konzentration können mit guter Näherung nach den Gesetzen der Gasstrahlen bestimmt werden, wenn man aus dem Luft- bzw. Dampf- und dem Ölanteil eine mittlere Dichte der Strahlsubstanz bildet. Den Ausbrandverlauf und die Flammenlänge kann man in entsprechender Weise bestimmen, wobei Dampf als Inertstoff, Luftanteile im Sinn einer Vormischung, also über c_0 berücksichtigt werden. Unsicherheiten ergeben sich dadurch, daß die Öltropfen den Austausch mehr behindern, als durch die Zunahme der mittleren Dichte zum Ausdruck kommt, auch ist der Strahlwinkel enger.

Für die Zuordnung des Hauptstromes der Verbrennungsluft liegen die vom Gasstrahl her bekannten Möglichkeiten vor: Man kann den Ölstrom oder Zerstäuberstrahl in eine langsame Grundströmung eingeben, so daß etwa die Verhältnisse des Freistrahls vorliegen, man kann außerdem die Luft ohne oder mit Drall zuführen. Einzelheiten hierzu vgl. 6.4.

Der Massenstrom des Brennstoffs verhält sich zu dem der Luft wie etwa 1:15. Nur im erstgenannten Fall der langsam strömenden Sekundärluft ist der Impuls und vor allem die Impulsstromdichte des Primärstrahls so groß, daß dieser das Strömungsfeld beherrscht. In allen anderen Fällen bestimmt der Luftstrom das Strömungsfeld; die von der Gasverbrennung her bekannten Gesetzmäßigkeiten gelten jedoch nur in erster Näherung, da die flüssigen Brennstoffanteile dem Sekundärluftstrom langsamer folgen als der Gasstrom.

Bei Niederdruckzerstäubern enthält der Primärstrom einen großen Teil der Gesamtluftmasse, die Mischung wird also weitgehend von der Anordnung der Ölströme im Brenner bestimmt, der Luftanteil in der Umgebung der Tropfen ist viel größer als bei der HD-Zerstäubung, bei etwa gleichem Gesamtimpuls des Primärstroms werden die Flammen kürzer als bei HD-Zerstäubern. Will man die Gesetze des Freistrahls anwenden, so muß man den Primärstrom als vorgemischten Einzelstrahl behandeln, was bei guter Zerstäubung zulässig ist. Andernfalls wird der Gesamtvorgang durch den Tropfenaufschluß merklich verzögert. Voraussetzung ist hierbei außerdem, daß der Sekundärstrom parallel zum

Primärstrom fließt. Konische Einführung oder Drall des Sekundärstroms
führen – auf verschiedene Weise – zu einer Verkürzung der Flamme.

Bei Drehzerstäubern spielt der Primärstrom eine ähnliche Rolle wie
beim ND-Zerstäuber, allerdings bewirkt die Ringform eine innere Rückströmzone und die höhere Geschwindigkeit ein schnelleres Zumischen
der Zweitluft.

DrucköIzerstäuber unterscheiden sich von allen anderen Bauarten
dadurch, daß das Öl ohne Trägersubstanz zuströmt. Hohe Dichte und
hohe Anfangsgeschwindigkeit bewirken, daß die Impulsstromdichte der
Öltropfen etwa das 1000fache der Werte des Gasstroms ausmacht: Die
Öltropfen durchschlagen den Gasstrom, der trichterförmige Tropfennebel bleibt über eine gewisse Wegstrecke erhalten. Die Luftströmung
muß hierauf Rücksicht nehmen (vgl. 6.4).

6.3.3.2 Reaktionsverlauf, Zusammenwirken mit der Mischung. Die
Größe der Brennstoffmoleküle bewirkt, daß zahlreiche Reaktionsschritte
und Zwischenprodukte möglich sind. Einleitende Spaltvorgänge liefern
besonders H und CH_3, stabile Zwischenprodukte sind H_2 und bei Anwesenheit von Sauerstoff CO, beide treten oft in Anteilen von mehreren
Volumenprozent auf.

Die Voraussetzungen zur Verbrennung der Einzeltropfen in einer
Flammenhülle, die unter 6.3.1 geschildert sind, können je nach geometrischer Anordnung jeweils nur für einen mehr oder weniger großen Teil
der Tropfen erfüllt sein, andere Tropfen können wegen der geringen
Zufuhr von O_2 oder Wärme zunächst nur verdampfen oder teilweise
verbrennen, die verbleibenden, meist gespaltenen Brennstoffmoleküle
verbrennen in einer Gasflamme.

Der Tropfenaufschluß nimmt in Feuerungen meist nur einen Bruchteil der Gesamtzeit in Anspruch: Ein 100-µm-Tropfen kann unter günstigen Bedingungen in 20 ms verbrennen, in einem Gasstrahl von 100 m/s
Anfangsgeschwindigkeit benötigen aber die schnellsten Teilchen für den
ersten Meter ihres Weges 50 ms, für den zweiten Meter 150 ms. Ölflammen
bestehen deshalb häufig aus zwei ineinander übergehenden Teilen: Der
Anfangsteil enthält die Verdampfung, Zündung und teilweise Verbrennung der Tropfen, der zweite hat die Eigenschaften einer Gasflamme.
Je nach Zerstäubungsfeinheit und räumlicher Anordnung der Ströme
ist der erste Teil mehr oder weniger ausgeprägt.

Der Zeitbedarf des Abbaus der Moleküle und das gegenüber Gasen
höhere C/H-Verhältnis bieten gesteigerte Möglichkeiten der Rußbildung.
Leuchtende Flammen mit örtlichen Rußanteilen von 20 g/m_n^3 und mehr
lassen sich leicht erzeugen. Die im obigen Beispiel genannten Zeiten
reichen für den Ausbrand von Rußteilchen (vgl. 2.2.7) im allgemeinen
aus, trotzdem ist es insbesondere in Kleinanlagen mit kurzen Aufenthaltszeiten nicht leicht, für sämtliche entstehenden Rußteilchen die zum

völligen Ausbrand erforderlichen O_2-Konzentrationen und Temperaturen sicherzustellen, ohne den Luftüberschuß unwirtschaftlich hoch zu wählen.

6.3.4 Kohlenstoffskelette

Bei der Verbrennung von schwerem Heizöl gelingt es vielfach nicht, die Tropfen vollständig zu verdampfen, die höchstsiedenden Moleküle bilden eine koksartige Substanz und lagern sich zu „Kohlenstoffskeletten" zusammen, ein Beispiel zeigt Bild 6.16. Das größte Längenmaß eines solchen Gebildes – englische Bezeichnung: cenosphere (Hohlkugel) – entspricht dem Durchmesser des Ausgangstropfens. Die Brennzeit dieser

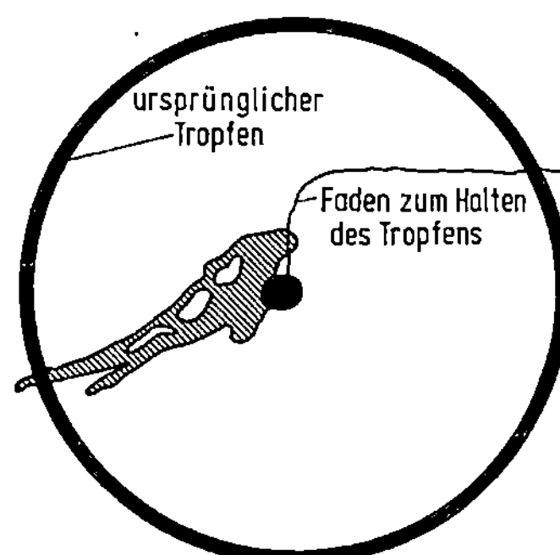

Bild 6.16. Kohlenstoffskelett. Restprodukt der Verdampfung von schwerem Heizöl

Körper beträgt nach Feststellungen von Masdin und Thring [16] etwa das Doppelte der Brennzeit eines gleich großen Öltropfens. Für den 1-mm-Tropfen finden diese Autoren bei 700 °C infolge der Skelettbildung eine Brennzeit von 2 s und einen k-Wert von 0,0043 cm²/s. Für höhere Temperaturen liegen keine Meßwerte vor, eine Extrapolation aus den verfügbaren Unterlagen führt für 1800 K zu $k \approx 0,012$ cm²/s oder 0,8 s für den 1-mm-Tropfen. Die nötigen Aufenthaltszeiten stehen nur in Großfeuerungen zur Verfügung. Diese Tatsache schränkt die Verwendung des Schweröls ebenso sehr ein wie der apparative Aufwand für seine Vorwärmung auf Zerstäubungstemperatur.

6.4 Ölbrenner und Ölflammen

6.4.1 Flammenform und -länge

Die Flammen der Injektionszerstäuber haben bei Abwesenheit von Drall ein ähnliches Strömungs- und Reaktionsfeld wie entsprechende Gasflammen. Die Vorgänge des Tropfenausschlusses bewirken lediglich einen langsamer fortschreitenden Ausbrand am Strahlanfang. Bei komplizierten Brennerformen kann man einen äquivalenten Anfangsdurchmesser bestimmen, der den gleichen Impuls liefert wie die technische Ausführung. Dieses Vorgehen ist jedoch nur zulässig, wenn zu erwarten steht, daß sich der oder die vom Brenner ausgehenden Ströme ähnlich wie ein runder Einzelstrahl verhalten werden. Auch bei Drehzerstäubern mit paralleler Sekundärluftführung ist dieses Verfahren brauchbar.

In allen anderen Fällen ist eine genauere Rechnung nicht möglich, die Praxis behilft sich zur Bestimmung der Flammenlänge L mit empirischen Formeln der Form $L = k/\sqrt{I}$, wobei als I meist der Impuls des Luftstroms herangezogen wird. Dieses Verfahren ist für drallfreie Ströme korrekt. Für Dampfkessel wird eine noch weitergehende Vereinfachung der Art $L = 0{,}7 \cdot \sqrt{\dot{Q}}$ benutzt. Mit $\dot{Q}$ in GJ/h ergibt sich L in m. Im übrigen existieren nur orientierende Einzelwerte [22, 23].

Druckölzerstäuber liefern im drallfreien Strom eine W-förmige Flamme, die Fußpunkte des W liegen in einigem Abstand vom Brenner im Kegel des Ölstrahls. Durch Steigerung des Luftimpulses kann man das Flammenvolumen wesentlich vermindern. Beér [24] beobachtete, daß die Reaktionsdichte, bezogen auf das Flammenvolumen, von 10^6 auf $1{,}6 \cdot 10^7$ kJ/m³ h anstieg, wenn man den Impuls des Luftstroms um den Faktor 8 steigerte.

Übliche Verbrennungsdichten liegen in ähnlichen Größenordnungen wie bei Gasflammen, d.h. bei 10^6 bis 10^7 kJ/m³ h bezogen auf das Flammenvolumen. Höhere Werte bis äußerst 10^8 kJ/m³ h lassen sich nur mit starkem Drall und durch geschickte Führung der Ströme erreichen und sind technisch noch nicht üblich.

6.4.2 Stabilisierung

Ölflammen lassen sich ungleich schwieriger stabilisieren als Gasflammen, da zusätzliche Energie für die Brennstoffverdampfung zugeführt werden muß und ein zusätzlicher Zeitbedarf für diese Energiezufuhr nötig ist. Als Quellen der Zündenergie kommen die vorgewärmte Verbrennungsluft, vorgewärmtes Zerstäubungsmittel, zurückströmendes heißes Abgas, Wärmeübergang durch Berührung zwischen heißen Bauteilen und Gasströmen sowie in geringerem Umfang die Strahlung der Flamme und heißer Wände in Betracht. Die Rolle der Strahlung ist noch geringer als bei Kohlenstaubflammen, da die Öltropfen nur etwa 1/4 der auftreffenden Strahlung absorbieren.

Im Prinzip werden die gleichen Anordnungen benutzt wie bei Gasflammen: Im drallfreien Strahl ohne Flammenhalter, d.h. bei einfachen

Injektionszerstäubern, tritt Zündung an der Stelle des Strahlrandgebietes
ein, an der Gleichgewicht zwischen der Flammengeschwindigkeit des
Öldampf-Luft-Gemisches und der Strömungsgeschwindigkeit herrscht.
Die schnellen Strahlen der HD-Zerstäuber liefern besonders in den hoch
vorgewärmten Luftströmen der Schmelzöfen gut stabilisierbare Flammen.

Im übrigen benutzt man zur Stabilisierung die heiße Rückströmzone
im Kern von Drallstrahlen oder hinter Staukörpern. Bei Druckölzerstäubern läßt sich durch Variation des Strahlwinkels die Aufenthaltszeit

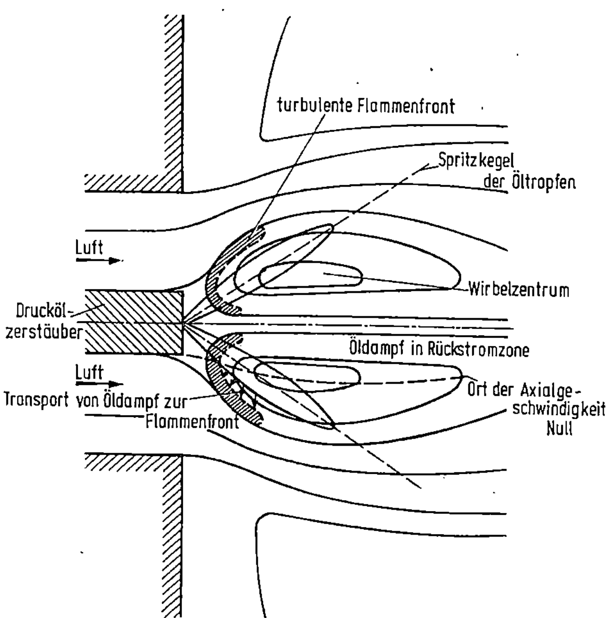

Bild 6.17. Stabilisierung durch Einspritzen des Öls in die Rückströmzone

der Tropfen in der Rückströmzone und der Charakter der Flamme verändern, wie Bild 6.17 zeigt. Auf dem Weg durch die heiße Rückströmzone werden die Tropfen ganz oder weitgehend verdampft. Der Dampf,
der zusammen mit heißem Rauchgas stromauf fließt, gelangt durch
turbulenten Austausch in die vorwärtsströmende Luft. Im Bereich der
Umlenkung läßt sich Gleichgewicht zwischen Strömungs- und Flammengeschwindigkeit erreichen.

Man erkennt, daß die Rückströmzone in der Lage ist, Öldämpfe auf
zwei Wegen zur Flammenfront zu transportieren. Es hängt von der
geometrischen Zuordnung von Sprühkegel und Rückströmzone ab, in
welchem Ausmaß der zweite längere Weg am Vorgang beteiligt ist. Auf

diesem Weg besteht reichlich Gelegenheit zur Rußbildung. Zur Beeinflussung der Größe der Rückströmzone, vgl. Kap. 4.

6.4.3 Konstruktion der Brenner

Beim Niederdruckzerstäuber bilden die Organe, die zur Einleitung von Brennstoff, Primär- und Sekundärluft, zur Zerstäubung und zur Ausbildung der in den Brennraum austretenden Strahlen dienen, eine Einheit, ähnlich wie das bei kleineren Gasbrennern der Fall ist. Ein typisches Konstruktionsbeispiel zeigt Bild 6.4a. Ein mehrfach geteilter Primärstrom enthält eine entsprechende Anzahl von Zerstäubungsstellen. Die

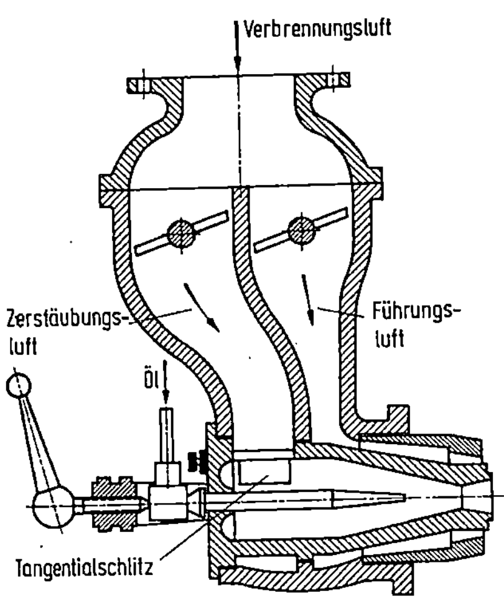

Bild 6.18. Niederdruckzerstäuber

Strahlaufteilung bewirkt eine schnelle Vermischung, die Querstellung des Ölstrahls in einer Zone hoher Geschwindigkeit eine gute Zerstäubung. Der Sekundärstrom hat die Form eines sich verengenden Trichters und vermischt sich schnell mit dem Primärstrom. Das Zusammenwirken dieser Maßnahmen ergibt eine kurze, fast rußfreie Flamme (Blaubrenner). Eine andere Bauform zeigt Bild 6.18. Ein regelbarer Teilstrom der Verbrennungsluft übernimmt die Aufgabe der Zerstäubung.

Bei Hochtemperaturöfen werden Injektionszerstäuber ähnlich wie Gaslanzen in die aus feuerfesten Steinen bestehende Luftführung eingebaut. Der Strahl breitet sich im heißen Luftstrom als Freistrahl aus. In Bild 6.19 ist diese Anordnung gezeigt. Bei großen Öldurchsätzen wird mit zweistufiger Zerstäubung gearbeitet.

In Dampfkesseln sind meist mehrere Brenner in einem „Register" kombiniert, welches die Luftverteilung zu den Einzelbrennern über-

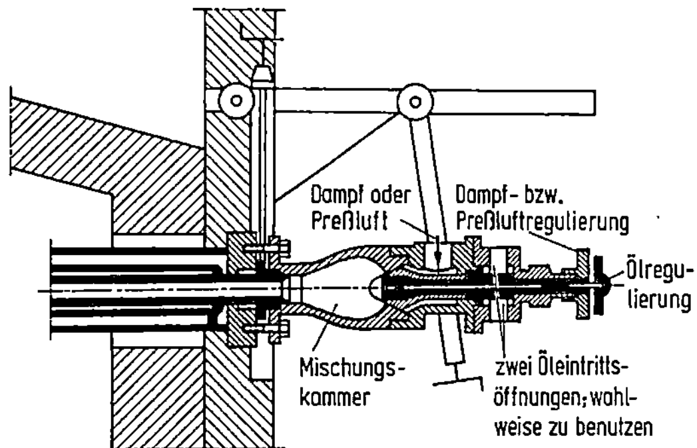

Bild 6.19. Zweistufiger Hochdruckzerstäuber für große Durchsätze im Luftstrahl eines Hochtemperaturschmelzofens

nimmt und die Drallerzeuger für die einzelnen Teilluftströme enthält. In diese wiederum ist der Zerstäuber als gesondertes Bauelement eingeführt. Die Drallerzeuger sind zur Regelung der Flammenlänge und zur Anpassung an Teillasten verstellbar, für weite Regelbereiche werden

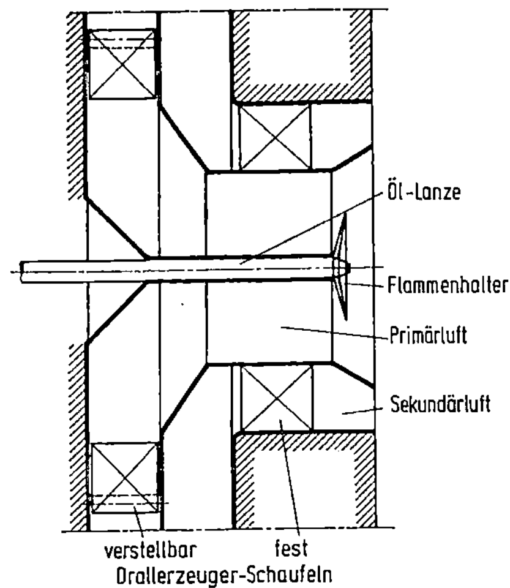

Bild 6.20. Dampfkesselbrenner mit zwei Drallregistern und Drucköl-Hochdruck-Zerstäuber (Schema)

gelegentlich zwei parallel arbeitende Sätze von Leitschaufeln benutzt, Bild 6.20. Einen Drehzerstäuber und dessen Einbau in einen Feuerraum zeigt Bild 6.5. Bild 6.21 gibt einen Kleinbrenner wieder, bei dem zusammen mit dem eigentlichen Brenner auch sämtliche Hilfseinrichtungen, wie Ölpumpe, Luftgebläse, Antriebe, Zündanlage und Flammenwächter in einem gemeinsamen Gehäuse untergebracht sind.

Unerläßliches Zubehör der Brenner sind Zünd- und Überwachungseinrichtungen. Zur Zündung dient bevorzugt eine elektrische Funkenstrecke, die bei etwa 5000 V arbeitet, bei sehr großen Brennern ein gasgefeuerter Hilfsbrenner, welcher auch in Fällen grober Zerstäubung oder extrem hoher Luftzahl nötig werden kann.

Die Flammen der Hochtemperaturöfen, welche bei dem oft üblichen Regenerativbetrieb im Wechsel brennen, zünden im Normalbetrieb in ihrem heißen Luftstrom selbsttätig.

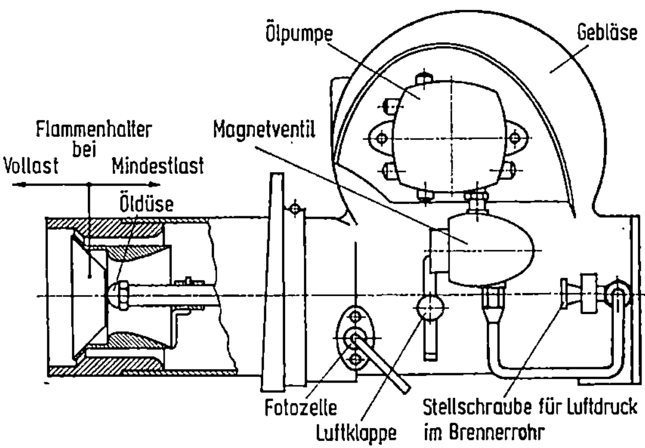

Bild 6.21. Mit Armaturen kombinierter Kleinbrenner

Zur Flammenüberwachung dienen UV-empfindliche Zellen, welche auf die Strahlung des OH ansprechen. Da die heißen Bauteile des Ofens im UV nur sehr schwach strahlen, kann der „Flammenwächter" einen Schaltimpuls geben, wenn die OH-Strahlung z.B. durch Abheben oder Erlöschen der Flamme ausbleibt.

Zum störungsfreien An- und Abfahren der Brenner müssen die Zufuhren von Luft, Zerstäubungsmittel und Öl in der richtigen Zeitfolge gesteuert werden. Weitere Steuerungsaufgaben ergeben sich beim Anfahren mit Teillast und bei der Abschaltung im Störungsfall. All diese Vorgänge werden häufig von Steuerautomaten eingeleitet. Eine ausführliche Beschreibung dieser Apparaturen gibt Niepenberg [5].

6.4.4 Betriebseigenschaften

Von Ölbrennern werden folgende Eigenschaften erwartet [25]:

hohe Verbrennungsdichte bei mäßigem Druckaufwand,
Ausbrand > 0,99, Abgas rußfrei,
gute Stabilität, Pulsation bei keiner Laststufe,
Regelbereich je nach Anwendung 20:1 bis 3:1,

Flammenform nach Anwendungsfall, Wandberührung bei keiner Laststufe,

geringe Geräuschentwicklung.

Einen empirischen Zusammenhang zwischen Druckbedarf und Verbrennungsdichte zeigt Bild 6.22. Die in der Ölfeuerungstechnik oft benutzte Darstellung enthält die kombinierte Wirkung mehrerer Einflüsse: Günstige Werte werden nur erreicht, wenn bei der Umsetzung des Druckes in Bewegungskräfte und bei der Zerstäubung wenig Verluste auftreten und wenn die Verbrennungsdichte durch zweckmäßige Strö-

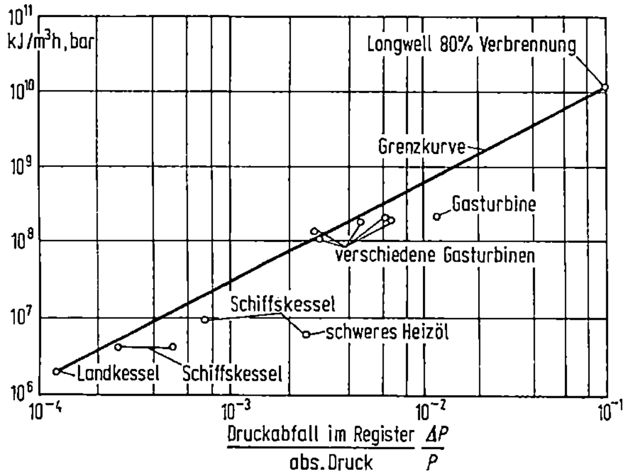

Bild 6.22. Verbrennungsdichte und Druckabfall im Brenner, Daten einiger technischer Anlagen (grob vereinfachende Darstellung)

mungsführung hoch gehalten wird. Öldruckzerstäuber müssen hier besonders günstig abschneiden, da die Zerstäubungsenergie im Öl zugeführt wird. Der hohe Wert des Longwell-Weiss-Reaktors ist irreführend, da der oft zitierte hohe Wert mit einem Ausbrand $\alpha = 0,8$ erzielt wird, wofür bei den meisten Brennern die Hälfte des Flammenvolumens ausreicht.

Nach verschiedenen Untersuchungen findet man bei Injektionszerstäubern im Strahl das 0,6- bis 0,8fache der zugeführten Energie wieder, wobei die höheren Werte für größere Brenner gelten.

Als Mindestenergieaufwand für die Zerstäubung von 100 kg Heizöl sind etwa folgende Werte anzusetzen:

Zerstäuberart	kWh/100 kg
Druckzerstäuber	0,5
Drehzerstäuber	0,75
ND-Luftzerstäuber	1,0
MD-Luftzerstäuber	1,5
HD-Dampfzerstäuber	2
HD-Luftzerstäuber	5

Preßluft wird zweckmäßig auf etwa 200 bis 250 °C vorgewärmt, dadurch genügt zur Erzeugung des gewünschten Impulses ein geringerer Massenstrom als mit kalter Preßluft. Eine obere Grenze ist dadurch gegeben, daß die Preßluft in den meisten Zerstäubern einen Teil ihrer Wärme an das Öl abgibt, das nicht beliebig aufgeheizt werden darf. Dampfzerstäubung hat gegenüber Luftzerstäubung den Vorteil geringerer Rückstandsbildung bei dem gleichzeitigen Nachteil geringerer Emission der Flamme. Die heterogene Wassergasreaktion macht sich besonders bei großen Brennern bemerkbar.

Aufmerksamkeit erfordert das Anfahrverhalten der automatisch gesteuerten Brenner. Auch wenn nur bei einer Teillast gezündet wird, tritt bei Anlagen, die mit natürlichem Zug arbeiten, durch die plötzliche Volumenzunahme des zunächst ruhenden oder langsam strömenden Brennkammerinhaltes ein Druckstoß auf. Der Druck klingt in dem Maß ab, in dem der Inhalt der Brennkammer und der Abgaskanäle auf ihren Beharrungswert beschleunigt werden. Als Kriterien gelten der Druckanstieg und die Durchzündzeit, die bei Kleinanlagen höchstens etwa 0,2 bar/s bzw. 80 ms betragen sollen.

6.4.5 Zerstäuberbrenner, Zusammenfassung

Der Energieaufwand ist bei Druckzerstäubern am günstigsten, es folgen Drehzerstäuber, ND-, MD- und HD-Injektoren. Die feinste Zerstäubung liefern Injektorbrenner, Druckö()zerstäuber sind in dieser Hinsicht am ungünstigsten.

Der Vorteil der Druckzerstäuber liegt neben dem großen Regelbereich besonders in ihrer Unempfindlichkeit gegen Schwankungen der Ölviskosität und in ihrem geringen Wartungsaufwand. Die feinen Düsen der anderen Zerstäuber werden bei Schwerölbetrieb leicht durch Verunreinigungen des Öls teilweise oder ganz zugesetzt. Durchsätze von 5 bis 10 kg/h sind die untere Grenze der Schwerölzerstäuber, mit Leichtöl wird bei etwa 1 kg/h aus Herstellungs- und Wartungsgründen eine Grenze erreicht.

Langgestreckte Flammen erreicht man am besten mit HD-Zerstäubern und drallfreiem Luftstrom. Für sehr große Durchsätze arbeitet man mit zweistufiger Zerstäubung. Eine Beeinflussung der Flammenlänge durch Variation des Stromes von Zerstäubungsmittel ist möglich. Langgestreckte Flammen geringerer Dimensionen erzeugt man mit dem ND-Zerstäuber, er ist sehr wandelbar und kann auch extrem kurze blaue Flammen liefern.

Will man den Strahlwinkel vergrößern, so wird man den Luftstrom mit Drall versehen. Hierfür eignet sich der Drucköl- und der Drehzerstäuber. Die Hauptschwierigkeit liegt darin, den Luftstrom auch bei

Teillast dem beim Druckölzerstäuber genau vorgegebenen Strahlwinkel so anzupassen, daß das Öl in die Rückströmzone gelangt.

An der Brennerwand anliegende Strahlen erzeugt man durch sehr starken Luftdrall und Injektionszerstäuber.

Düsensteine und Flammenhalter haben etwa den gleichen Effekt wie bei Gasflammen. Der Flammenhalter verursacht zwar einen höheren Druckverlust als ein Drallstrahl vergleichbarer Wirkung, ist aber u.a. deshalb erforderlich, weil man den Drallgrad mit Rücksicht auf den Strahlwinkel nicht beliebig hoch wählen kann.

Eine häufig auftretende Störung ist das Austreten von unverbranntem Ruß aus der Flamme. Sie tritt bei Ablenkung des Ölstroms aus der vorgesehenen Richtung durch lokale Krustenbildung an den Düsen auf. Unzureichende Abstimmung von Ölstrom, Luftstrom und Feuerraum kann die gleiche Wirkung haben, z.B. wenn rußhaltige Flammenteile in die Nähe kalter Wände gelangen.

6.5 Vergasungsbrenner, Brennkammern

Eine Parallele zu den Tunnelbrennern und „Combustoren" für Gas bilden die Vergasungsbrenner und Brennkammern für Heizöl.

Sie verfolgen zwei Zwecke:

Die Verbrennung ganz oder teilweise aus dem Raum herauszunehmen, in dem der Wärmeaustausch mit dem Wärmgut stattfindet, und
einen Abgasstrom mit hohem Impuls zu erzeugen, mit dessen Hilfe man den Rauchgasstrom im Wärmgutraum steuern kann.

Zusätzlich können solche Apparate bei Ölbetrieb die Aufgabe übernehmen, Ruß- und Rückstandsbildung zu vermeiden und damit z.B. sehr schwere Öle sauber zu verbrennen.

Durch längere Brenndauer der Öltropfen unterscheiden sich die Ölbrennkammern von den für Gas üblichen: Es werden oft größere Quer-

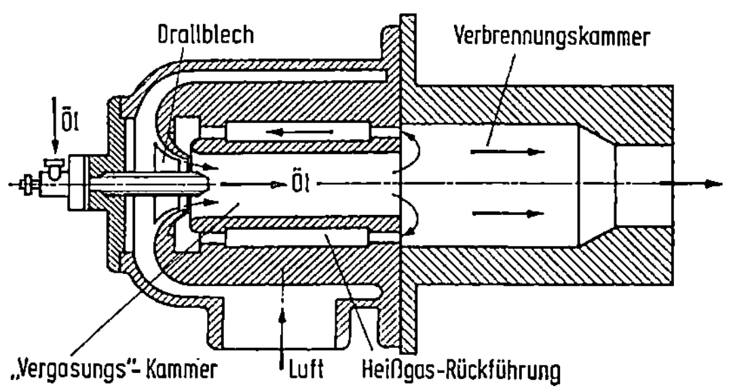

Bild 6.23. Vergasungsbrenner mit Rückführung heißer Rauchgase

schnitte vorgesehen, und um die Zündverhältnisse zu verbessern, wird
ein eigener Strömungsweg für die Rückführung heißen Rauchgases zum
Brennereintritt geschaffen, wie dies in Bild 6.23 gezeigt ist. Um trotz
niedriger Luftzahl die Temperaturen nicht über den für feuerfeste Baustoffe kritischen Wert von etwa 1400 °C steigen zu lassen, begnügt man
sich meist mit einem Teilausbrand. Der aus der Kammer austretende
Strom enthält als brennbare Substanz vorwiegend CO und H_2, hierauf
geht die Bezeichnung *Vergasungsbrenner* wohl zurück. Ähnlich wie bei
den Zyklonfeuerungen für Kohlenstaub (vgl. Kap. 7) kann man das
Heizöl von der Wand einer Brennkammer aus verbrennen, an der Luft
mit hoher Geschwindigkeit vorbeiströmt. Das Öl wird dabei filmartig
ausgebreitet. Dieses System wird nur selten angewendet.

6.6 Verdampfungsbrenner

Das einfachste System der Ölverbrennung kommt ohne Fremdenergie
aus: Das Öl verdampft aus einer großen Oberfläche unter Einwirkung
der Flammenstrahlung, der Verbrennungsluft wird nur ein geringer
Impuls gegeben, welcher aus den Auftriebskräften der heißen Abgase
entnommen wird (Schornsteinzug). Dieses System ist für die Schalen-

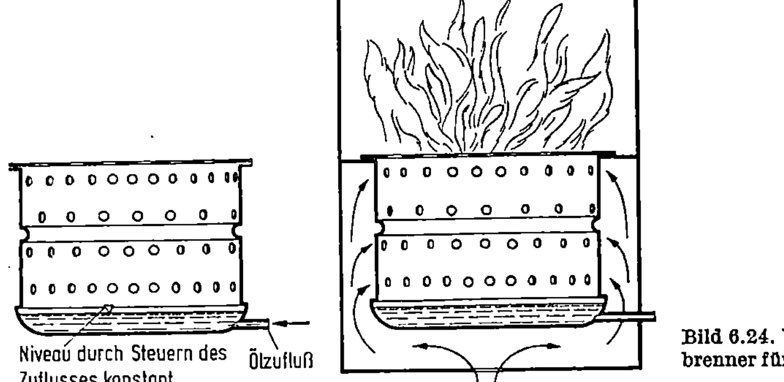

Bild 6.24. Verdampfungs-
brenner für leichtes Heizöl

brenner der Zimmeröfen allgemein in Gebrauch, Bild 6.24. Der Ölstand
in der Schale wird durch einen Schwimmerregler o. a. auf gleicher Höhe
gehalten, die Verbrennungsluft tritt durch einzelne Löcher strahlartig
in den langsam aufsteigenden Öldampf, durch Kontraktion des Dampf-
stroms wird die Mischung verbessert.

Das System ist nur für Heizöl El brauchbar, da alle Rückstände in
der Schale verbleiben. Aschefreiheit und ein enger Siedebereich des
Brennstoffes sind unerläßlich.

Wegen des begrenzten Luftimpulses sind nur kleine Leistungen bis etwa 40 000 kJ/h möglich. Für etwas größere Leistungen und zur Verbesserung des Brennerverhaltens werden Verdampfungsbrenner mit Gebläse gebaut. Eine gute Beschreibung gibt Bulnheim [26].

Literatur zu Kapitel 6

1 Residential Conference on Major Developments in Liquid Fuel Firing 1948–1959, London 1960.
2 Joyce, J. R.: Atomization of liquid fuels for combustion. J. Inst. Fuel 22 (1949) 150–156.
3 Troesch, H. A.: Die Zerstäubung von Flüssigkeiten. Chem. Ing. Techn. 26 (1954) 311–320.
4 Klein, E.: Messung und Darstellung der Tropfengrößenverteilung in einem Zerstäuberstrahl. BWK 10 (1958) 263–269.
5 Niepenberg, H. P.: Industrie-Ölfeuerungen. Deutsche Babcock AG., Oberhausen 1968.
6 Ullrich, J.: Erzeugung kleinster Tropfen mit pneumatischen Ölzerstäubern. Glastechn. Ber. 32 (1959) 121–125.
7 Fraser, R. P.; Dombrowski, N.; Routley, J. H.: Performance characteristics of rotary cup blast atomizers. J. Inst. Fuel 36 (1963) 316–329.
8 Ochmann, I.: Ein Beitrag zur Auslegung von Rotationszerstäubern. Energietechn. 16 (1966) 209–213.
9 Söhngen, E.; Grigull, U.: Der Strahlwinkel von Brennstoff-Dralldüsen. Forsch. Ing.-Wes. 17 (1951) 77–82.
10 Weber, G.: Öldruck-Zerstäuber-Brenner für Dampfkesselfeuerungen. Mitt. Verein. Großkesselbes. Jg. 1967, S. 1–11.
11 Rinkes, H.; Fakoni, F.: Tropfengrößenverteilungen beim Zerstäuben. Verfahrenstechn. 1 (1967) 346–356.
12 Michel, B.: Einfluß der Zerstäubung auf die Form und die Wärmestrahlung von Heizölflammen. Diss. Stuttgart 1970.
13 Schiller, L.; Neumann, A.: Grundlegende Berechnungen bei der Schwerkraft-Aufbereitung. Z. VDI 77 (1933) 318–320.
14 Arrowsmith, A.; Hedley, A. B.: Fundamentals of momentum transfer in spray systems. Fuel Soc. J. 20 (1969) 58–77; 109 Lit.
15 Rajani, J. B.; Langer, G.: Turbulent mixing in an air jet with solid particles. Diss. Queen Mary College, London 1972.
16 Masdin, E. G.; Thring, M. W.: Combustion of single droplets of liquid fuel. J. Inst. Fuel 35 (1962) 251–260.
17 Godsave, S. A. E.: Studies of the combustion of drops in a fuel spray. 4. Symp. Combustion 1953, S. 818–830.
18 Spalding, D. B.: The combustion of liquid fuels. 4. Symp. Combustion 1953, S. 847–864.
19 Pawlowski, J.: Verbrennung eines flüchtigen Brennstofftröpfchens. Internat. J. Heat Mass Transfer 2 (1961) 33–55.
20 Hedley, A. B.; Nuruzzaman, A. S. M.; Martin, G. F.: Progress review: Combustion of single droplets and simplified spray systems. J. Inst. Fuel 44 (1971) 38–54 (225 Lit.).

21 Monaghan, M. T.; Sidall, R. S.; Thring, M. W.: The influence of initial diameter on the combustion of single droplets of liquid fuel. Combustion and Flame 12 (1968) 45–53.

22 Vogel, M.: Mischung, Ausbrand und Wärmeabgabe von Heizöl-Strahlflammen. Diss. Karlsruhe 1967.

23 Flame Radiation Research Committee, Report on the trials at Ijmuiden. J. Inst. Fuel 26 (1953) 189–225.

24 Beér, J. M.: On the stability and combustion intensity of pressure jet oil flames. Amer. Petr. Inst. CF 64-9, 1964.

25 Hansen, W.: Ölfeuerungen. 2. Aufl. Berlin 1970.

26 Bulnheim, H. U.: Betriebsbedingungen und Anwendungsmöglichkeiten für Gebläse – Verdampfungsbrenner. In: Jahresrundschau Ölwärmetechnik 1960, S. 157–204.

7. Verbrennung fester Brennstoffe

7.1 Besonderheiten gegenüber der Gas- und Ölverbrennung

Bei der Verbrennung fester Brennstoffe tritt eine Reihe von Teilvorgängen auf, die bei der Verbrennung von Gasen und Ölen nicht vorkommen. Diese ergeben sich einmal daraus, daß ein Teil der Reaktionen heterogen zwischen einem porösen Körper und einem Gas abläuft, außerdem ändert sich während der Verbrennung der Aufbau der Kohle. Sie wird zunächst getrocknet, dann teilweise in Gasform, zum anderen Teil in einen porigen teilkristallinen Festkörper, den Koks, umgewandelt. Diese Vorgänge werden zunächst behandelt.

7.1.1 Umwandlung der Kohle bei der Erwärmung, Entgasung

Da der molekulare Aufbau der Kohle sehr uneinheitlich und weitgehend unbekannt ist, lassen sich die bei der Erwärmung auftretenden Veränderungen nur technologisch beschreiben. Man beobachtet bei steigender Temperatur im Bereich zwischen 400 und 500 °C ein allmähliches Erweichen bei gleichzeitiger Abgabe gasförmiger Substanz, dann oft ein Aufblähen und anschließend ein Wiedererstarren. Bei weiterer Erwärmung bis etwa 900 °C wird weiterhin Gas freigesetzt. Gleichzeitig entsteht aus dem Feststoffanteil der sehr feste, poröse Koks.

Für die Verbrennung interessieren Menge, Entstehungstemperatur und Zusammensetzung des entstehenden Gases, da dieses leichter zu verbrennen ist als der Feststoff. Die Gesamtmenge des Gases geht aus der Immediatanalyse hervor (vgl. 2.1.1), es trägt dort den Namen „Flüchtige Bestandteile". Nur ein kleiner Teil davon ist in den Poren der Kohle eingeschlossen („okkludiert") oder an der Oberfläche adsorbiert, der Hauptteil wird bei der Erhitzung des Feststoffs durch chemische Spaltvorgänge freigesetzt. Beim Erhitzen von Ruhrkohle verläuft die Gasabgabe etwa nach Tabelle 7.1.

Die chemische Zusammensetzung des austretenden Gases ändert sich mit der Temperatur und mit dem Gesamtgehalt an flüchtigen Bestand-

Tabelle 7.1. Gasabgabe aus Ruhrkohle beim Erhitzen

Temperatur bis °C	Freigesetzter Anteil der flüchtigen Bestandteile [%]
bis 350	8 bis 10
350 bis 500	45 bis 52
500 bis 900	40 bis 45

teilen. Die bis etwa 550 °C austretenden „Schwelgase" bestehen aus 40 bis 50% CH_4 und bis 15% C_2 neben CO, H_2, CO_2 und N_2, so daß sich Heizwerte des trockenen Gases um 35000 kJ/m_n^3 ergeben. Mit weiter steigender Temperatur wird hauptsächlich H_2 gebildet. Der Mittelwert der Zusammensetzung ist unter dem Stichwort Koksofengas in 2.1.3 zu finden.

Unter den Eigenschaften des Kokses interessiert für den Verbrennungsablauf außer der hohen mechanischen Festigkeit besonders die Porosität. Diese beträgt 40 bis 55%, die feinen Poren < 6 μm bewirken eine Porosität von 4 bis 23%, die gröberen > 6 μm von 27 bis 51%.

7.1.2 Trocknung, Rolle des Wasserdampfes

Feuchtigkeit kann der Kohle sowohl oberflächlich wie in den Poren anhaften. Bei der Trocknung treten Vorgänge auf, wie sie für poröse Körper bekannt sind. Folgende nichtstationäre Vorgänge wirken zusammen:

Wärmeübertragung an das Korn,
Wärmeleitung ins Korninnere,
Verdampfung und evtl. Desorption des Wassers,
Porendiffusion von Wasser und Wasserdampf,
Diffusion des Wasserdampfes in die Umgebung.

Das Zusammenwirken dieser Vorgänge wird von Krischer [1] beschrieben.

Der Vorgang der Korntrocknung beginnt bereits in der Mühle und setzt sich in der heißen Primärluft fort, so daß das Korn vorgetrocknet in den Feuerraum gelangt.

Zusätzlich entsteht Wasserdampf auf chemischem Weg aus den H- und O-Anteilen der festen Kohle bei Temperaturen bis etwa 200 °C. Der Wasserdampf, der aus der Kohle durch Trocknung und Reaktion austritt, ist in gewissem Umfang erwünscht, da er über OH-Radikale die CO-Verbrennung erleichtert. Daneben ist er über die beiden Wassergasreaktionen an der Verbrennung beteiligt. Die meisten Steinkohlen und vollends die Braunkohlen enthalten mehr Wasser, als für diese Reaktionen benötigt wird. Der Überschuß wirkt als Ballaststoff, im Fall der Braunkohle ist er dafür verantwortlich, daß die Flammentemperaturen nur etwa 1200 °C erreichen.

7.1.3 Homogene und heterogene Verbrennung

Während sich bei Heizölen die heterogene Verbrennung auf den kleinen Anteil beschränkt, der die Zwischenform von Ruß oder Kohlenstoffskeletten annimmt, überwiegt bei festem Brennstoff die heterogene Reaktion. Auch bei ihnen spielen homogene Vorgänge eine wichtige Rolle, und zwar auf zwei Wegen.

Die flüchtigen Bestandteile treten gasförmig aus dem Kohlekorn oder -stück aus und verbrennen hier ähnlich wie der aus dem Öltropfen entstehende Dampf entweder in einer Hüllflamme, die das Korn umgibt oder in dessen weiterer Umgebung. Da ihre Zündtemperatur bei etwa 500 °C liegt, leiten sie den Vorgang der Kohleverbrennung ein, der Gehalt an flüchtigen Bestandteilen bestimmt die Zündeigenschaften eines festen Brennstoffs: Koks und Anthrazit mit ihrem geringen Anteil an Flüchtigen sind schwerer zu zünden als Fett- oder Gaskohle oder gar als Braunkohle und Holz.

Eine zweite Stufe der homogenen Reaktion ergibt sich daraus, daß am Kohlekorn durch heterogene Reaktion meist nur CO entsteht, sei es, daß C nur bis zu dieser Stufe oxidiert wird, oder daß über die Bou-

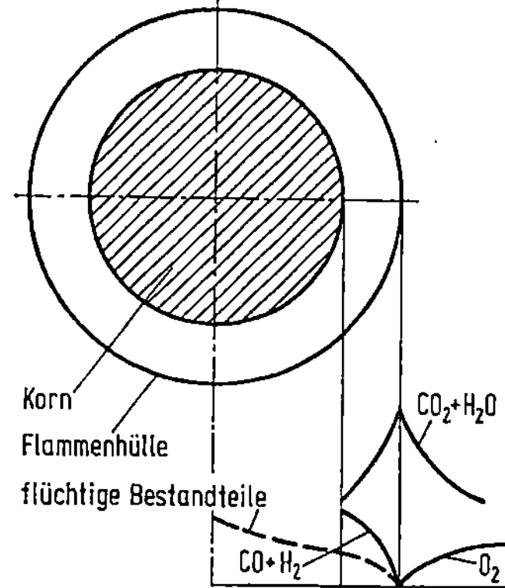

Bild 7.1. Schematisches Kugelmodell der Feststoffverbindung (Gültigkeitsbereich vgl. 7.5)

douard-Reaktion CO gebildet wird. Zusätzlich kann mit dem immer gegenwärtigen Wasserdampf über die heterogene Wassergasreaktion auch H_2 auftreten. CO und H_2 verbrennen wieder homogen.

Beide Vorgänge können sich überdecken, wenn Entgasung und Oxidation gleichzeitig stattfinden. In Analogie zur Verbrennung der Öltropfen ergibt sich ein Kugelmodell nach Bild 7.1. Eingehendere Untersuchungen (vgl. 7.25) zeigen, daß dieses Modell nur bei größeren Körnern verwirklicht ist. Sinngemäß gelten die bei der Ölverbrennung angestellten Überlegungen über die Wirkung von Auftriebskräften und die Konzentrationsverhältnisse in der weiteren Umgebung des Korns.

7.1.4 Bedeutung der Asche

Die in allen festen Brennstoffen enthaltenen mineralischen Begleitstoffe beeinflussen den Verbrennungsablauf nur wenig. Die Wärmemengen, die sie als Ballaststoffe aufnehmen, fallen meist nicht sehr ins Gewicht; zudem kann oft ein Teil dieser Wärme nutzbar gemacht werden. Eine Beeinträchtigung der Reaktion kann eintreten, wenn die Asche bei hoher Temperatur erweicht und fließt und dabei den Luftzutritt zu Teilmengen des Brennstoffs ganz oder teilweise verhindert.

Schwerwiegender sind die Konsequenzen für den Anlagenbau. Einmal ist man genötigt, das Anhaften von heißer Asche an Bauteilen und das Ausfallen von Teilchen aus dem Abgasstrom durch konstruktive Maßnahmen nach Möglichkeit zu verhindern, zum anderen geht es mit Rücksicht auf die Umwelt nicht an, größere Aschemengen durch den Schornstein abzuführen, man benötigt besonders bei Kohlenstaubfeuerung umfangreiche Entstaubungsanlagen.

Um das Anhaften der Asche zu vermeiden, verzichtet man auf Einbauten (insbesondere Rohrbündel) in Abgasströmen, in denen sich hafthähige Ascheteilchen befinden. Je nach Alkaligehalt der Asche handelt es sich dabei um Temperaturen von 1000 bis 1200 °C. Auch bei niedrigeren Temperaturen sind Ablagerungen unvermeidlich, so daß umfangreiche mechanische Reinigungseinrichtungen nötig sind. Umgekehrt können Aschen, die nicht zum Haften neigen, z.B. weil sie überwiegend aus hochschmelzender Substanz wie SiO_2 bestehen, zu Erosionen führen, die wiederum aufwendige Gegenmaßnahmen verlangen, z.B. niedrige Strömungsgeschwindigkeiten.

Da das Ausfallen kleiner Schwebeteilchen aus waagerecht geführten Strömen unvermeidbar ist, entsteht zusätzlicher Aufwand sowohl für den Bau von Sammeltrichtern und Reinigungsanlagen wie für deren laufende Wartung. Die Elektrofilter schließlich, die man zum Abscheiden der Hauptmasse der Asche aus den Abgasströmen benutzt, sind bei Großanlagen umfangreiche Bauelemente.

Um all diese Mißhelligkeiten zu vermeiden, versucht man vielfach, die Asche schmelzflüssig abzuscheiden. Solche Schmelzfeuerungen werden in Kraftwerkskesseln vielfach angewendet, eignen sich aber wenig für

Braunkohle, da man mit diesem Brennstoff die zum Schmelzen der Asche nötigen Temperaturen kaum erreicht.

Ein zusätzlicher Antrieb zur Benutzung der Schmelzfeuerung ergibt sich daraus, daß das Granulat, das man aus der geschmolzenen Asche herstellt, gut transportiert und z.B. als Füllmaterial im Erdbau benutzt werden kann, was für die sehr feine Asche der „trockenen" Staubfeuerung nicht gilt. Die Braunkohlenasche verursacht weniger Probleme, da die mit diesem Brennstoff arbeitenden Kraftwerke im Grubengelände stehen, in dem immer Gelegenheiten zum Ablagern von Asche zu finden sind.

7.2 Kohlenstaubverbrennung

Kohlenstaubfeuerung wird vorwiegend für große Dampfkessel, daneben auch für Zementdrehöfen benutzt. Die nachstehenden Überlegungen beziehen sich vorwiegend auf die Verhältnisse der Kessel [B 15, 2].

7.2.1 Mahlung der Kohle

Während sich die Zerstäuber für flüssige Brennstoffe ohne größere Schwierigkeiten mit dem Brenner zu einer Einheit verbinden lassen, gelingt eine analoge Anordnung für Kohlenstaub nicht. Die hierfür nötigen Mühlen lassen sich allein wegen ihrer Größe schlecht mit Brennern vereinigen, vor allem aber wegen der bei ihrem Betrieb auftretenden Erschütterungen und der Notwendigkeit guter Zugänglichkeit bei dem häufig notwendigen Ersatz der Verschleißteile.

Trotz dieser räumlichen Trennung wird aber eine Mühle jeweils einem Brenner oder einer Gruppe von Brennern zugeordnet. Zur Förderung der Kohle von der Mühle zum Brenner wird ein Teilstrom der vorgewärmten Verbrennungsluft oder auch heißes Abgas benutzt, so daß die Kohle schon während des Transports zur Feuerung vorgetrocknet wird. Die feste Zuordnung von Mühle und Brenner hat den Nachteil, daß bei dem regelmäßigen Austausch der Verschleißteile und bei sonstigen Reparaturen der zugehörige Brenner für einige Zeit ausfällt. Man nimmt die damit verbundenen Nachteile wie Asymmetrie der Flamme in Kauf, da die andere Alternative, zentrale Mahlanlage mit Zwischenbunker und Verteilungsnetz, sehr aufwendig ist. Die Arbeitsweisen und Bauarten der Mühlen werden hier nicht behandelt, vgl. hierzu [3].

Für die Beschreibung der Kornverteilungen benutzt man ebenso wie für die Tropfenverteilung im Heizöl Verteilungsfunktionen nach Art der von Rosin-Rammler gegebenen (vgl. 6.2.2). Die Durchmesserbereiche sind bei den einzelnen Feuerungssystemen verschieden.

Die Mahlfeinheit charakterisiert Gumz [B 15] durch den Siebrückstand mit Körnern $> 0,09$ mm.

Kohlenart	Siebrückstand $> 0,09$ mm
Magerkohle	8 bis 12%
Fettkohle	15 bis 20%
Gas- und Gasflammkohle	15 bis 25%
Schmelzfeuerungen	30%
Braunkohle	45 bis 50%

Der Anteil über 0,2 mm soll 2 bis 5% betragen, Feinkorn ist wegen seiner schnellen Entzündbarkeit erwünscht.

7.2.2 Einzelvorgänge der Kornverbrennung

Die Einzelvorgänge, die bei der Verbrennung eines Kohlenstaubkorns zusammenwirken, unterscheiden sich aus den in 7.1 genannten Gründen wesentlich von den Vorgängen der Ölverbrennung. Die Art und Folge der Vorgänge hängt z.T. von dem benutzten Feuerungssystem ab. Für Flammen von Steinkohlenstaub, die ohne Wandberührung in einem großen Feuerraum brennen, gilt die nachstehende Folge:

1. Pneumatischer Transport des Staubes in den Feuerraum. Fördermittel ist meist ein Teilstrom der vorgewärmten Verbrennungsluft (Primärluft).

2. Erwärmung des Korns über die Primärlufttemperatur hinaus durch Einstrahlung aus der Flamme, von heißen Feuerraumwänden oder durch Einmischen von heißem Rückströmgas in den Primärstrom. Dadurch:

3. Trocknung und Entgasung des Korns, Mischung des Entgasungsgases mit der Primärluft.

4. Zündung des Gemisches aus flüchtigen Bestandteilen und Primärluft, sobald und wo Zusammensetzung und Temperatur dies ermöglichen.

5. Verbrennung der flüchtigen Bestandteile, bevorzugt mit der Primärluft.

6. Mischung der Sekundärluft mit der Primärflamme und deren Abgas.

7. Heterogene Verbrennung der Koksteilchen.

8. Abtransport der Asche aus dem Feuerraum im Abgasstrom.

Die Aufzählung folgt mit ihrer Ziffer 5 der einleuchtenden Vorstellung von Essenhigh in [B 19], wonach die flüchtigen Bestandteile im wesentlichen mit der Primärluft verbrennen.

7.2.3 Bewegung der Teilchen im Luftstrom

Die auftretenden Kräfte und Vorgänge entsprechen zwar weitgehend den von der Öltropfenverbrennung her bekannten, ein grundlegender Unterschied zum Injektionszerstäuber besteht aber darin, daß bei jenem die Öltropfen vom Luftstrom beschleunigt werden müssen, während die Kohlenstaubkörner mit der Geschwindigkeit des Primärstromes ankommen. Wenn sich dieser als Freistrahl ausbreitet, eilen ihm die Körner wegen ihrer größeren Impulsstromdichte voraus, sie gelangen also schnell in Zonen höherer Temperatur.

Ein weiterer Unterschied ergibt sich daraus, daß bei dem verdampfenden Öltropfen die Dichte der Flüssigkeit konstant bleibt, während der Durchmesser abnimmt. Bei Kohlenstaub trifft dies wegen des Ascheanteils nicht zu, die Dichte nimmt bei der Verbrennung ab, der Durchmesser ändert sich aber nur wenig, solange die Asche nicht erweicht. Umgekehrt kann bei blähender Kohle der Durchmesser sogar zunehmen oder mindestens lange Zeit konstant bleiben.

Bei Kohlenstaubströmen wird wegen des Verschleißes nur mit Geschwindigkeiten von 20 bis 30 m/s gearbeitet. Deshalb ist die Gefahr des Ausfallens von Teilchen aus waagerechten Strömen größer als bei Öl. In senkrecht nach unten gerichteten Strömen fallen die langsam brennenden großen Teilchen zuerst aus, abwärts brennende Flammen erfordern entsprechende Vorsicht.

7.2.4 Zündung und Primärverbrennung

Die zur Zündung eines Korns nötige Energie wird teils aus der Primärluft entnommen, teils durch Einstrahlung und durch heiße Rückströmgase bereitgestellt. Da für den Weg von der Mühle bis zum Brenner meist etwa 1 s benötigt wird, kann das Korn nahezu die Lufttemperatur erreichen. Um Rückschlag der Flamme in den Brenner zu vermeiden, wärmt man bei Feuerungen für Steinkohlenstaub die Primärluft nur auf etwa 200 °C vor, höhere Werte bis 400 °C sind bei gasarmen Brennstoffen möglich. Auf keinen Fall dürfen so viele flüchtige Bestandteile austreten, daß man sich der unteren Zündgrenze nähert.

Die Einstrahlung aus der Flamme oder von heißen Wänden kann, im Gegensatz zu früheren Vermutungen, nur einen kleinen Beitrag zur Erwärmung des Korns liefern [4]. Wenn man die Entfernung zwischen Flammenbeginn (Zündfront) und Brenner zu 0,5 m annimmt, so entspricht das bei 20 m/s einer Flugzeit von 25 ms. In dieser Zeit kann ein 0,1-mm-Korn durch allseitige schwarze Einstrahlung aus Quellen von 1500 °C nur um im Mittel 3 K erwärmt werden, ein 0,05-mm-Korn um 60 K. Zwar steigt die Oberflächentemperatur stärker, aber allseitige schwarze Einstrahlung findet kaum jemals statt, so daß die vorstehende

Abschätzung berechtigt ist. Man ist also auf die Beimischung heißer Rückströmgase angewiesen.

Dies gilt besonders bei den Kraftwerkskesseln, für welche Kohlenstaub-feuerung vorwiegend benutzt wird, denn bei ihnen bestehen alle Wände aus Kesselrohren, die mit Temperaturen um 350 °C nur wenig Energie abstrahlen. Strahlungswärme kann dabei nur von der Flamme herrühren.

Bei sehr ballastreicher Kohle verbessert man das Energiegleich-gewicht in der Zündzone durch sogenannte Zündgürtel oder -schirme, d.h. Wandflächen aus feuerfestem Material. Der Effekt dieser Flächen besteht weniger in der direkten Wärmestrahlung auf die ankommenden Teilchen (s. oben), als in der Erwärmung vorbeifließender Luft und Vermeidung des Verlöschens reagierender Teilchen. Auf diese Weise wird die Flammenstabilität bei Teillast verbessert.

Essenhigh, in [B 19, S. 192 ff.], stellt sich vor, daß die bei der Erwär-mung austretenden flüchtigen Bestandteile mit der Primärluft ein Ge-misch bilden, für dessen Verbrennungsverlauf die Flammengeschwindig-keit maßgebend ist. Da Messungen über die Flammengeschwindigkeit in Kohlenstaub-Luft-Gemischen anscheinend nur einmal versucht worden sind [5], stützt er sich – mit Vorsicht – auf diese Werte und stellt fest, daß sie nicht allzuweit unter 20 m/s liegen und also eine Stabilisierung zulassen. Diese hohen Flammengeschwindigkeiten von bis zu 13 m/s sind aber sicher nicht richtig.

Außerdem ist es nach heutiger Auffassung notwendig, zur Erklärung des Stabilisierungsvorganges die Vorstellungen heranzuziehen, die unter 3.4 für Vormischflammen von Gas-Luft-Gemischen und unter 4.3.6 für Diffusionsflammen entwickelt wurden. Man wird erwarten dürfen, daß am Strahlrand im Bereich niedriger Strömungsgeschwindigkeiten durch das Eindringen von Rückströmgasen am frühesten die Zündbedin-gungen erfüllt werden, und daß sich dann ungeachtet der sicher erheb-lichen Inhomogenitäten des Gemisches, eine Art von turbulenter Vor-mischflamme ausbildet.

Je höher der Anteil an flüchtiger Substanz ist, um so größer ist auf die Kohlenmasse bezogen deren Luftbedarf. Der stöchiometrische Bruch des Gemisches höherer Flammengeschwindigkeit muß also mit wachsen-dem Gehalt an Flüchtigen abnehmen. Dies bleibt auch richtig, wenn mit der Primärsubstanz nur ein Teil der Flüchtigen, vielleicht das Schwelgas, verbrennt.

Ein exaktes Maß für die Bemessung des Primärstroms gewinnt man aus diesen Überlegungen nicht, man kann nur folgern, daß der Primär-anteil der Verbrennungsluft mindestens gleich dem Luftbedarf der flüchtigen Bestandteile sein sollte. Für sehr gasarme Brennstoffe ergeben sich andere Verhältnisse durch die Möglichkeit hoher Primärluftvor-wärmung. Gumz [B 15] empfiehlt für diesen Fall Primärluftanteile über

50 %, während für die pneumatische Förderung bereits 15 % ausreichen. Neuere Messungen [6, 7] lassen es jedoch zweifelhaft erscheinen, ob so hohe Primäranteile zweckmäßig sind.

7.2.5 Ablauf der Kornverbrennung

Als empirische Formel für die Brennzeit z des Einzelkorns vom Anfangs-durchmesser d_0 wird ebenso wie bei Öltropfen benutzt:

$$d_0^n = k \cdot z.$$

Der Faktor k wird mit 0,2 bis 0,5 10^{-3} cm²/s angegeben, n mit 1,85 bis 2. Man findet also für das 0,1-mm-Korn Zeiten von 0,2 bis 0,5 s, für 0,2 mm 0,8 bis 2 s.

Diese Daten stimmen etwa mit den Werten überein, die Gumz [B 15] nach einer empirischen Formel berechnet, in welche er außer der Gas-diffusion auch den Gehalt an flüchtigen Bestandteilen, die Reaktions-temperatur, den Luftüberschuß und sogar den Blähgrad einführt. Mit dem Luftüberschuß wird der wichtigste Einfluß berücksichtigt, durch den sich die Verbrennung in der Flamme von dem des Einzelkorns unterscheidet, nämlich O_2-Gehalt in der Umgebung der Körner. Die wichtigsten Ergebnisse dieser Berechnung zeigt Bild 7.2. Die Brennzeit

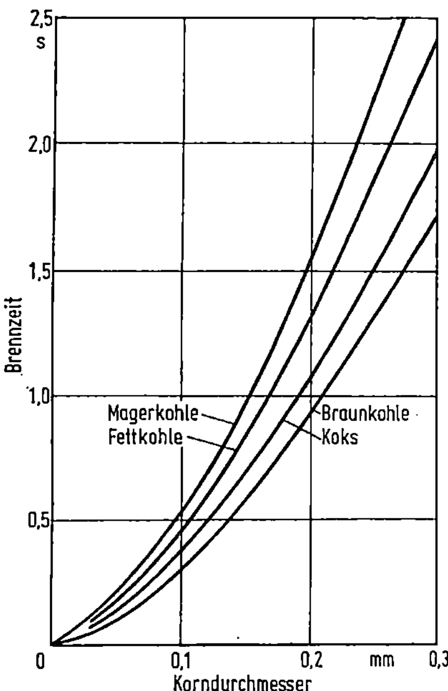

Bild 7.2. Brennzeit von Kohlenstaub bei $\lambda = 1{,}25$, $t = 1300$ °C. Nach Gumz [B 15]

nimmt mit wachsendem Luftüberschuß dem zunehmenden mittleren O_2-Partialdruck entsprechend ab, nach den Angaben von Gumz etwa proportional $1/\lambda^2$.

An der Gesamtbrennzeit nimmt die Verbrennung der Flüchtigen nur etwa 10 bis 20 % ein, vgl. Bild 7.3. Die hierbei freigesetzte Energie erwärmt das Korn soweit, daß die Voraussetzungen für die heterogene Reaktion gegeben sind. Die Temperatur des Korns steigt steil an und fällt langsam ab. Ein Zwischenminimum nach Verbrennung der Flüchtigen wird gelegentlich beobachtet, muß aber nicht typisch sein. Die für den Entgasungsvorgang maßgebende Aufheizgeschwindigkeit liegt

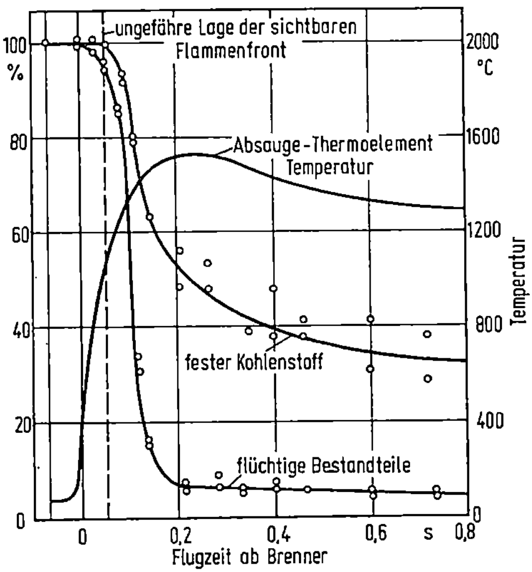

Bild 7.3. Verbrennung der flüchtigen und festen Anteile aus einem Kohlekorn, Korndurchmesser: 50 % 0 bis 30 µm, 75 % 0 bis 60 µm [10]

in Feuerungen zwischen 10^5 und 10^6 K/min. Körner von 0,1 mm Durchmesser entgasen nach einer Abschätzung in 50 ms völlig [8], bei $2 \cdot 10^5$ K/min erst in 500 ms. Die Zündung setzt schon vor der völligen Entgasung ein, sobald ein zündfähiges Gas-Luft-Gemisch die Zündtemperatur erreicht.

Um den Verbrennungsablauf unabhängig von Mischungs- und Rückströmvorgängen zu studieren, hat Beér die Brennkammer nach Bild 7.4 entwickelt [9], in welcher der Zeitablauf der Verbrennung viel leichter zu beobachten ist als in den verwickelten mehrdimensionalen Strömungsfeldern technischer Anlagen. Howard und Essenhigh [10] studierten hieran das Zusammenwirken der Verbrennung flüchtiger und fester Anteile sowie die Lage der Flammenfront relativ zum Korn. Der Gesamtablauf ist sehr gut aus den Meßwerten dieser Autoren zu erkennen, Bild 7.3.

Die Zündung setzt ein, nachdem eine kleine Menge Flüchtiger freigesetzt ist. Die Zündfront liegt um so weiter vom Korn entfernt, je größer dessen Durchmesser ist. Mit 33,5 % Flüchtigen wurde erst oberhalb 65 μm eine deutlich vom Korn getrennte Flammenfront im Sinn von Bild 7.1 beobachtet. Bei Körnern zwischen 15 und 65 μm lag die

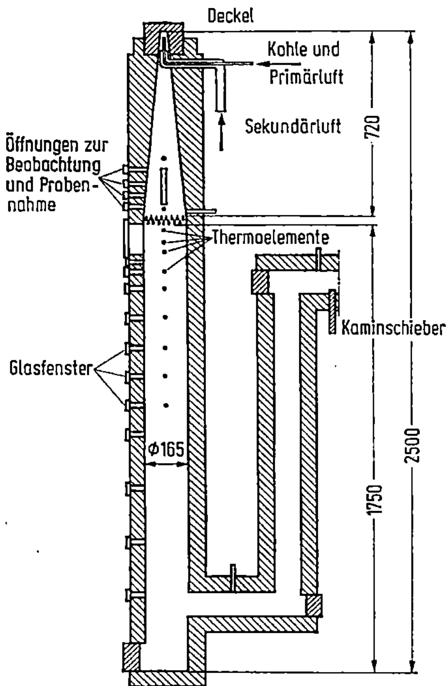

Bild 7.4. Versuchsbrennkammer zum Studium der Kohlenstaubverbrennung [9]

Reaktionszone in unmittelbarer Nähe des Korns, der Vorgang blieb aber diffusionsbestimmt und wurde erst bei Durchmessern unter 15 μm reaktionsbestimmt.

Diese Verhältnisse sind bei der Verbrennung mit Anthrazit noch deutlicher ausgeprägt, wie Leesley und Hedley [11] zeigten. Sie benutzten ebenfalls die Beérsche Anlage [9] und fanden, daß der Verbrennungsverlauf mit einer Reaktionsgleichung am besten zu beschreiben war. Allerdings führte auch der Diffusionsansatz zu brauchbaren Ergebnissen, woraus geschlossen wird, daß im Kornbereich um 20 μm beide Vorgänge zusammenwirken.

Ihre Arbeit ist besonders dadurch bedeutungsvoll, daß sie unter Benutzung von Berechnungen, die Leesley und Siddall [12] anstellten, den Einfluß der Korngrößenverteilung d_1 berücksichtigten. Als bestgeeignete Reaktionsgleichung fanden sie:

$$\frac{\pi \varrho\, d_1}{2\,K_1}\left(\frac{\dot{M}}{\dot{M}_0}\right)^{-K_2}\frac{\mathrm{d}}{\mathrm{d}t}\left(\frac{\dot{M}}{\dot{M}_0}\right) = -\,9{,}55\cdot 10^5\cdot T^{-\frac{1}{2}}\,p_{O_2}{}^{0{,}868}\exp\left(-\frac{83\,500}{R\cdot T}\right).$$

$\dot{M}$ und $\dot{M}_0$ sind der örtliche und der anfängliche Massenstrom des Brennstoffs, d_1 ein Teilchendurchmesser, p_{O_2} der O_2-Partialdruck. K_1 und K_2 betrugen im ersten Teil der Flammen etwa 8 und 2, im weiteren Verlauf etwa 4 und 1,2.

Die mittlere Aktivierungsenergie wurde auch von anderen Autoren in ähnlicher Höhe gefunden. Für die Gasflammkohle fanden Howard und Essenhigh allerdings am Flammenanfang 30000 bis 50000 und am Flammenende 150000 bis 250000 kJ/mol. Sie schlossen daraus, daß der Reaktionsvorgang zunächst durch Adsorption, später aber durch Desorption bestimmt sei.

7.2.6 Kohlenstaubbrenner

Zur Verbrennung des festen Kohlenstoffs muß zunächst der Primär- mit dem Sekundärstrom vermischt werden. Die dabei benutzten geometrischen Anordnungen der Strahlen sind aus dem Gas- und Ölbrennerbau bekannt. Lange Flammen, wie sie in Zementdrehöfen und z.T. in Dampferzeugern benötigt werden, erzeugt man mit Parallelstrombrennern, kürzere Flammen entweder durch Verdrallen des Sekundärstroms oder durch gegenseitige Neigung der Strahlen. In beiden Fällen gelten ähnliche Überlegungen wie bei den anderen Brennstoffarten. Noch ausgeprägter als bei Öl verzögern sich die Reaktionsvorgänge durch den Kornaufschluß.

Parallelstrombrenner werden meist in Form von „Registern" gebaut, d.h. die Ströme werden aufgeteilt, und mehrere Teilbrenner bilden eine Baueinheit. Die Teilbrenner werden z.B. in einer senkrechten Reihe aneinandergefügt, die sich als „Eckenbrenner" an einer senkrechten Kante des Feuerraums anordnen läßt. Zur Beschleunigung der Mischung werden die Strahlen nicht genau parallel angeordnet, sondern durch Einbauten gegeneinander geneigt. Außerdem wird der verfügbare Impuls dadurch erhöht, daß man dem Sekundärstrom höhere Geschwindigkeit, bis etwa 60 m/s zubilligt, als sie der Primärstrom (um 20 m/s) aus Verschleißgründen bekommen kann. Systematische Untersuchungen über den Zusammenhang von Brennerkonstruktion und Flammenlänge liegen für Registerbrenner und Eckenbrenner nicht vor.

Sehr viel Sorgfalt erfordert die Verteilung des Kohlenstaubes auf die einzelnen Teilströme und auch über die Querschnitte einzelner Rohre. Umfangreiches Versuchsmaterial zu diesem Thema hat Jung [13] bereitgestellt. Ein von ihm untersuchtes Beispiel für einen Drallbrenner zeigt Bild 7.5. Durch Einbauten in den waagerechten und senkrechten Teil des Strömungsweges wurde die im Bild gezeigte Gleichmäßigkeit der Verteilung erzielt.

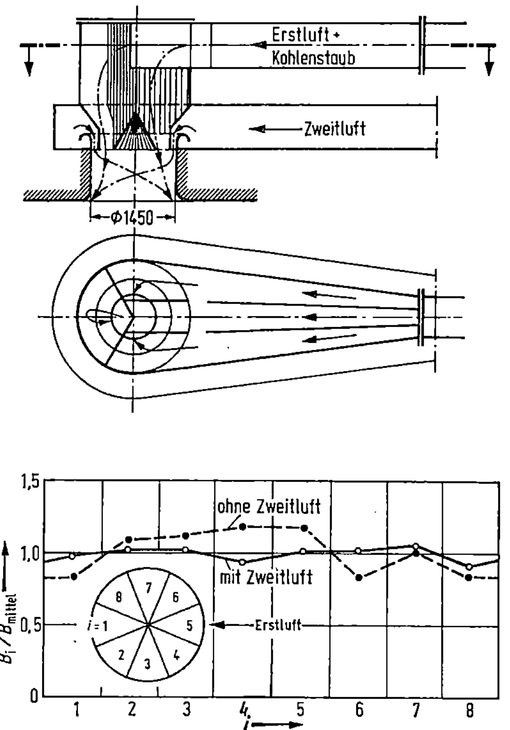

Bild 7.5. Deckenbrenner für Kohlenstaub. Tangentiale Brennstoffverteilung [13]

In der Ijmuidener Versuchsanlage [6, 7, 14] hat man sich vorwiegend mit Kohlenstaubdrallflammen befaßt, wobei der Drallparameter der Sekundärluft variiert werden konnte. Es zeigte sich, daß der Zündvorgang selbst bei Anthrazit ähnlich abläuft, wie dies von Öldrallflammen her bekannt ist. Im Kern des verdrallten Sekundärstroms bildet sich eine heiße Rückströmzone, welcher der Primärstrahl geometrisch so zugeordnet werden muß, daß ein Optimum der Vorwärmung und Mischung erzielt wird. Es gibt deshalb einen günstigsten Drallgrad des Sekundärstroms.

Auch der Erstluftanteil spielt hierbei eine Rolle, und es zeigt sich, daß es nicht zweckmäßig ist, zu große Primäranteile zu benutzen, weil sonst die Vorwärmung zu schlecht wird. Bei der Ijmuidener Anordnung waren 12% Primärluft günstiger als 24%. Wie notwendig eine sorgfältige Abstimmung der Strömungsfelder ist, geht aus dem umfangreichen Material hervor, das diese Arbeiten lieferten.

Eine Vorstellung über den Einfluß von Drall und Gehalt an Flüchtigen auf den Temperaturverlauf und den Ausbrand gibt Bild 7.6, das aus diesen Meßreihen stammt [7].

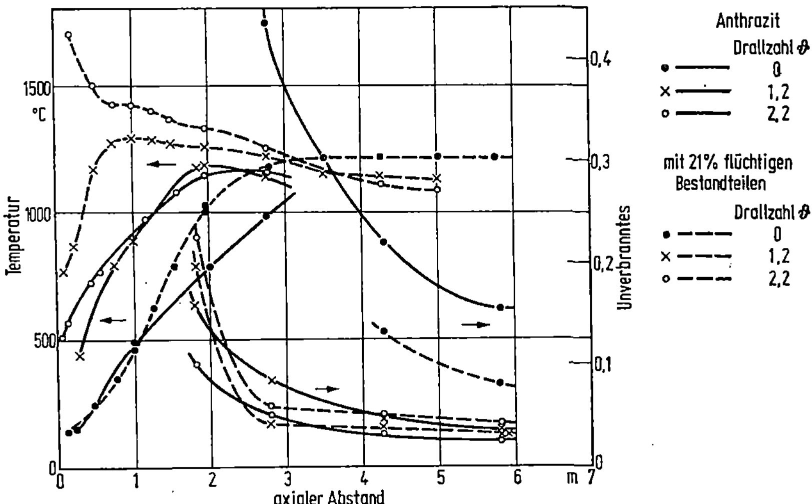

Bild 7.6. Temperaturverlauf und Unverbranntes in Kohlenstaubflammen mit verschiedenem Drall bei zwei Kohlensorten

7.2.7 Schmelzfeuerungen

Bei der Entwicklung der Schmelzfeuerungen spielte die Überlegung eine Rolle, daß man die mittlere Feuerraumtemperatur erhöhen darf, wenn man weitgehendes Erweichen der Asche zuläßt. Man baute deshalb Feuerungen, bei denen die brennenden Kohlenstaubkörner durch ihre Trägheitskräfte aus dem rotierenden oder gekrümmten Gasstrom ausgeschleudert werden und die Feuerraumwände erreichen, wo sie an einer langsam abfließenden Schicht zähflüssiger Schlacke haften und dabei mit schnell vorbeiströmender Luft zu Ende brennen.

Dieses System wurde in vielen Varianten gebaut und hat sich schließlich als waagerechte und senkrechte Zyklonbrennkammer bewährt. Die Erhöhung der Gastemperatur im Reaktionsraum brachte aber nicht die erwartete Verbilligung der Gesamtanlage. Einerseits verzichtete man wegen des frühzeitigen Abscheidens der Kohle und der Konzentration der Verbrennung auf einen kleinen Raum weitgehend auf die Vorteile der leuchtenden Flamme, andererseits kann man bestenfalls 90 % der Asche abscheiden und muß das Anhaften der restlichen Asche an Rohrschlangen durch Abkühlung der Feuergase in einem großen Strahlungsraum verhindern. Schließlich ist der eigentliche Zyklonraum infolge der hohen Verbrennungsdichte klein, so daß im Bereich höchster Temperaturen nur wenig Wärmeaustauschflächen unterzubringen sind. Im anschließenden Strahlungsraum sinkt aber die Temperatur durch Beimischung von Rückstromgasen schnell ab.

Als zusätzliche Schwierigkeit tritt Verschmutzung der Nachschaltheizfläche durch Aschenanteile auf, die infolge der hohen Temperaturen in Gasform oder als Aerosole (1 bis 2 μm Durchmesser) ausgetragen werden und später ausfallen oder kondensieren. Zum Beispiel kommt die Reduktion von SiO_2, Fe_2O_3 und Al_2O_3 zu den Monoxiden und Aerosolbildung bei der Kondensation vor, auch flüchtige Sulfide treten auf. Umfangreiche Untersuchungen waren nötig, um diese Vorgänge zu klären [15]. Ein Vorteil ist die Anlagerung von Schwefel an die Aerosole, man findet bei derartigen Anlagen keine Taupunktserhöhung durch Schwefelgase. Das Ergebnis der Entwicklung ist schematisch in Bild 7.7 dargestellt.

Dem Waagerechtzyklon wird die Primärluft mit dem Brennstoff sowie die Sekundärluft etwa tangential zugeführt. Der Brenner ist so

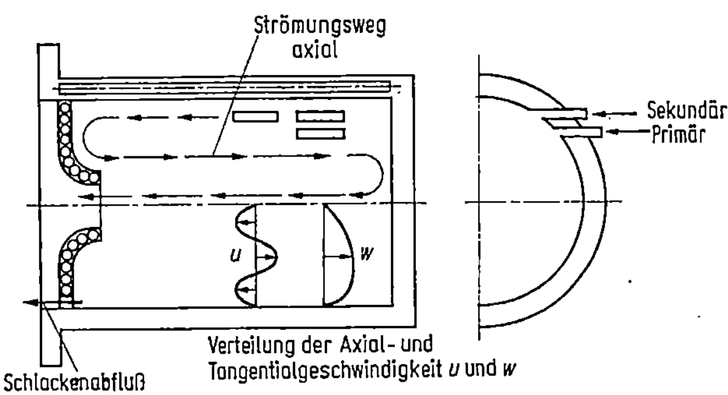

Bild 7.7. Waagerechtzyklon

gebaut, daß die Sekundärluft außen fließt, während der Brennstoffstrom auf einer Kreissehne eintritt und dadurch zunächst auf eine etwas engere Umlaufbahn gerät. Da der Drehbewegung der Ströme eine Längsbewegung überlagert ist, verteilt sich der Brennstoff um so gleichmäßiger über die Kammerlänge, je länger sein Flugweg ist.

Andererseits ist es nicht zweckmäßig, den Brennstoff axial einzuführen, da sonst die feinen Anteile nicht mehr ausgeschleudert werden.

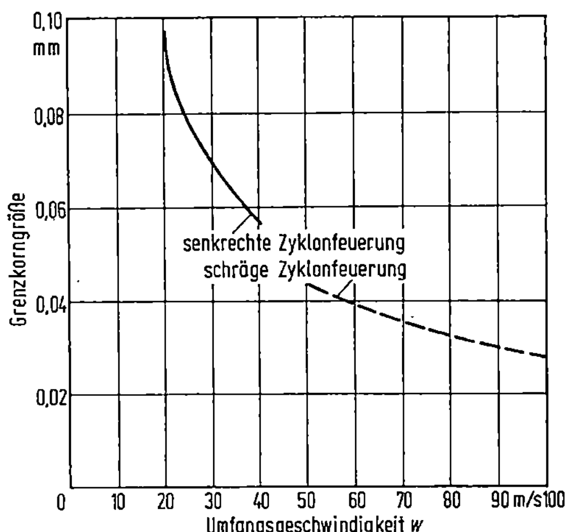

Bild 7.8. Grenzkorngröße in Abhängigkeit von der äußeren Umfangsgeschwindigkeit

Den Vorgang des Ausschleuderns hat Ledinegg [16] beschrieben und die Grenzwerte der abscheidbaren Teilchen berechnet.

Er geht von dem Gleichgewicht zwischen der Radialkomponente der Massenkraft, der Fliehkraft und der Reibungskraft aus und setzt

$$\frac{\pi\,d^3}{6}\cdot\varrho_f\cdot\frac{d\,v}{d\,z}=\frac{\pi\,d^3}{6}\cdot\varrho_f\cdot\frac{w^2}{r}-3d\cdot\varrho_g\cdot v\cdot\frac{d\,r}{d\,z}$$

mit dem Korndurchmesser d, dem Bahnradius r, der Radial- und Tangentialgeschwindigkeit v und w, der Zeit z und der Feststoff- und Gasdichte ϱ_f und ϱ_g.

Zur Lösung wird für den in Betracht kommenden Bereich ein Potentialwirbel und eine lineare Durchmesserabnahme des Korns angenommen. Auf diesem Wege wird die Grenzkorngröße gefunden, die von einem gegebenen Radius aus noch ausgeschleudert werden kann. Bei Umfangsgeschwindigkeiten von 60 bis 100 m/s beträgt dieser Wert für einen großen Waagerechtzyklon etwa 0,03 mm (Bild 7.8).

Die Tendenz geht dahin, nicht feiner zu mahlen, als für einen vollen Ausbrand erforderlich ist, was zu Korngrößen über 0,1 mm führt.

Bei der hohen Verbrennungsdichte von 3500 kJ/m³ s sind die Aufenthaltszeiten der Gase in den Zyklonen kurz, im Fall des homogenen Reaktors würde viel Unverbranntes in Gasform austreten. Um dies zu vermeiden, lenkt der Waagerechtzyklon (Bild 7.7) die Längskomponente der Strömung mehrfach um: Der am Austrittsende angebrachte Kragen führt die Strömung zum Kammeranfang zurück, wo sie von der Stirnwand erneut in die Gegenrichtung umgelenkt wird.

Diesen Längsbewegungen ist die vom tangentialen Eintritt bewirkte Drehung überlagert. Sowohl durch die Drehung wie durch die Scherkräfte an der Grenze der Längsschichten wird ein starker Stoffaustausch bewirkt, der für schnellen Ablauf der homogenen Reaktionen sorgt. Für die heterogenen Reaktionen steht genügend Zeit zur Verfügung, da die Körner an der Wand haften.

Auf diese Weise bewirkt man einen Ausbrand des festen Brennstoffs von 99,5 % bei einer Aschen„einbindung" bis 90 % und Gastemperaturen bis 1800 °C. Die austretenden Gase sind zu über 90 % ausgebrannt, sie reagieren in dem anschließenden Strahlungsraum weiter. Das Teillastverhalten hängt vom Schmelzverlauf der Asche ab. Durch Benutzung mehrerer Horizontalzyklone und die Stillsetzung einzelner Zyklone ergibt sich ein weiter Variationsbereich.

Senkrechtzyklone sind dagegen nur in der Einzahl üblich, sie bilden eine enge konstruktive Einheit mit dem anschließenden Strahlungsraum. Sie arbeiten nur mit etwa 1/3 der im Waagerechtzyklon üblichen Verbrennungsdichte, haben dadurch allerdings den Vorteil, daß der Druckverlust um eine Größenordnung niedriger liegt.

Als Fangrost bezeichnet man eine versetzte Doppelreihe bestampfter Rohre, durch deren Zwischenräume der Abgasstrom geführt wird. Durch Auftreffen und Umlenkung der Ströme wird eine Abscheidung geschmolzener Schlacke an der Rohroberfläche bewirkt. Fangroste bildeten früher eines der Hauptelemente der Schmelzfeuerung, sie werden z. T. heute noch mit Zyklonen kombiniert. Zahlreiche geometrische Anordnungen wurden seit etwa 1940 gebaut.

7.3 Rostfeuerung

Rostfeuerungen eignen sich nur für Dampfkessel, Heizungskessel und Heizöfen. Da die größten ausgeführten Einheiten höchstens 15 t/h Steinkohle entsprechend 130 MJ/s durchsetzen können, kommen sie für die Kraftwerke der Industrieländer nicht mehr in Betracht. Für Kohlenfeuerung von kleinen oder mittelgroßen Heiz- und Kesselanlagen werden sie benutzt, wenn fester Brennstoff billig zur Verfügung steht. Daneben werden sie zur Verbrennung von Holz oder von Abfällen der verschiedensten Art verwendet (vgl. Kap. 11).

Ihrer geringen Bedeutung wegen werden sie nur kurz behandelt und für Einzelheiten auf die noch voll gültige Darstellung von Gumz [B 15] verwiesen.

In der Rostfeuerung verbrennt eine ruhende oder langsam durch den Feuerraum hindurchbewegte Brennstoffschicht mit Luft, welche diese Schicht von unten nach oben durchströmt.

Die Teilvorgänge der Verbrennung – Trocknung, Entgasung, Zündung, Verbrennung der Flüchtigen, Koksverbrennung – müssen entweder innerhalb der Schicht stattfinden, oder sie können sich, soweit sie in der Gasphase ablaufen, bis in den Raum oberhalb der Schicht erstrecken.

Da die Flüchtigen und meist auch ein Teil des bei der Koksverbrennung als Zwischenprodukt entstehenden CO oberhalb der Kohlenschicht brennen, kann die Wärme, die der frisch zugegebene Brennstoff für die ersten Teilvorgänge braucht, der Schicht von oben her durch Strahlung oder Rückströmung zugeführt werden, die Verbrennung schreitet also von oben nach unten fort.

Die flüchtigen Bestandteile, die aus den größten Einzelstücken in kräftigem Strom austreten, verbrennen in dem Maß, in dem sie sich mit Luft vermischen, die entstehenden Flammen können etwa 1 m lang werden. Da man sich im Grenzgebiet laminar–turbulent befindet, besteht die Gefahr der Strähnenbildung.

Der Koks reagiert mit O_2 oder CO_2 zunächst zu CO, dann zu CO_2. Bei örtlichem Luftmangel tritt CO-haltiges Abgas-Luft-Gemisch aus dem Brennstoffbett aus und verbrennt erst über diesem.

Die Hauptschwierigkeit besteht darin, die Luft örtlich und zeitlich so zu verteilen, wie es der jeweilige Zustand der Schicht erfordert. Da sich die Strömungswiderstände und ihre räumliche Verteilung durch Abbrand, Blähvorgänge, Fließen der Schlacke u.ä. laufend verändern, gelingt eine völlig genaue Dosierung nie, man muß deshalb mit Luftüberschüssen arbeiten, die je nach Rostbauart von 1,4 bis 2 reichen.

Eine Verbesserung erreicht man einmal durch Schüren, früher von Hand, heute mechanisch, und bei bewegter Brennstoffschicht durch zonenweises Dosieren der Luftzugabe entsprechend dem Verbrennungsfortschritt. Bei gasreichen Brennstoffen wird Zweitluft oberhalb des Rostes von der Seite her eingeblasen. Diese Strahlen vermischen sich mit den heißen Feuergasen und werden mit abnehmender Dichte und Impulsstromdichte in die Aufwärtsströmung der Feuergase einbezogen. Verbrennung im abwärtsgerichteten Luftstrom hat man versuchsweise verwendet, um eine hohe Verbrennungsdichte unter sicher zu beherrschenden Bedingungen zu bekommen [17].

Die Asche fällt teilweise durch den Rost, teilweise wird sie durch die zur Fortbewegung der Kohlenschicht dienende Apparatur ausgetragen. Brennstoffverluste durch unverbrannten Rostdurchfall und Schlackeneinschlüsse betragen etwa 0,5 % des zugeführten Brennstoffs, in der Asche findet man deshalb 5 bis 10 % Brennbares.

Die Merkmale der wichtigsten Rostbauarten sind in Tabelle 7.2 zusammengefaßt.

Tabelle 7.2. Eigenschaften von Rosten

Bezeichnung	Schema B = Brennstoff L = Luft	Brennstoff- zufuhr	Brennstoff- bewegung	Brennstoffart	Rostbelastung kg/m² h	Luftzahl
Planrost (Festrost)		von Hand oder	keine	alle	bis 150	1,8 bis 2
		mit Wurfgerät	keine	alle	bis 200	1,4 bis 1,7
Treppenrost		Fülltrichter	treppab durch Schwerkraft	Brennstoffe mit größerem Fein- anteil, z. B. Rohbraunkohle	bis 150	1,5 bis 1,8
Wanderrost		Fülltrichter	Rost mit Förderkette	alle nicht backenden, bis 50 mm	100 bis 200	1,3 bis 1,5
Schürrost		Fülltrichter	Hin- und Her- bewegung der Roststäbe + Schwerkraft	alle	bis 150	1,3 bis 1,5
Unterschub- feuerung		Schnecke von unten	durch Schnecke und Schwerkraft	bevorzugt gasreiche Steinkohle	150 bis 200	1,3 bis 1,5

314

Literatur zu Kapitel 7

1 Krischer, O.: Die wissenschaftlichen Grundlagen der Trocknungstechnik. Berlin 1956.
2 Rosin, P. O.: Geschichte der Kohlenstaubfeuerung. BWK 2 (1950) 34–36, 68–71, 104–105, 128, 129.
3 Schröder, K.: Große Dampfkraftwerke, 3 Bde. Berlin 1959, 1962, 1966.
4 Loison, R.: Etude de la combustion du charbon pulverisée sur le four d'Ijmuiden. 5ème Journée d'etudes sur les flammes. Paris 1963 mit Forts. in den 6ème Journees, Paris 1965.
5 de Grey, A.: Rev. de Metallurgie 19 (1922) 645.
6 Leuckel, W.; Fricker, N.; Hein, K.: Der Einfluß von Drall auf Zündverhalten und Verbrennungsdichte von Kohlenstaub- und Erdgasflammen. VDI-Ber. 146 (1970) 69–80.
7 van Heyden, A.; Heap, M. P.; Fricker, N.: Darstellung einiger Ergebnisse von Kohlenstaub-Drallflammen. VDI-Ber. 179 (1972) 46–52.
8 Stalherm, D.; van Heck, K. H.; Jüntgen, J.: Zum Verbrennungsablauf am Einzelkorn. VGB Kraftwerkstechn. 53 (1973) 35–40.
9 Beér, J. M.; Thring, M. W.: Experimental study of the combustion of pulverized anthracite. Min. Ind. Exp. Stat. Bull. 75, Penn. State Univ. 1961.
10 Howard, J. B.; Essenhigh, R. H.: Mechanism of solid-partical combustion with simultaneous gas-phase volatiles combustion. 11. Symp. Combustion 1967, S. 399–408.
11 Leesley, M. E.; Hedley, A. B.: The effect of particle size distribution on the combustion rate of a pulverized anthracite dust cloud. J. Inst. Fuel 45 (1972) 224–230.
12 Leesley, M. E.; Siddall, R. G. I.: The combustion rate of a pulverized anthracite dust cloud of known initial particle size distribution. J. Inst. Fuel 42 (1972) 169–173.
13 Jung, R.: Staub- und Luftverteilung in Kohlenstaubbrennern. Mitt. Verein. Großkesselbes. 1959 I, S. 371–382.
14 Hemsath, K. H.; Chédaille, I.: Strömungseinflüsse bei der Verbrennung von Kohlenstaub. VDI-Ber. 95 (1966) 43–53.
15 Gumz, W.; Kirsch, H.; Mackowsky, M. Th.: Schlackenkunde. Berlin 1958.
16 Ledinegg, M.: Theorie der Zyklonfeuerung. Z. VDI 94 (1952) 921–927.
17 Palmer, E. R.: The downjet combustion of coal. J. Inst. Fuel 44 (1972) 653–661.

Bücher: Dolezal, R.: Großkessel-Feuerungen. Berlin 1961,
Dolezal, R.: Schmelzfeuerungen. Berlin 1954.
[B 15, B 19]

8. Sonderformen von Feuerungen

Bei Feuerungen üblicher Art wird Brennstoff mit kalter oder vorgewärmter Luft in Strahlflammen der verschiedensten Art verbrannt. Sonderformen entstanden aus dem Wunsch, besonders hohe Temperaturen oder Verbrennungsdichten zu erzielen und den Wärmeaustausch über das mit Flammen üblicher Art erreichbare Maß hinaus zu steigern, vor allem für Hochtemperaturprozesse oder für das Erwärmen von Schüttgütern und Flüssigkeiten, die sich wegen ihrer niedrigen Wärmeleitzahlen auf dem gewöhnlichen Weg schlecht erwärmen lassen.

8.1 Verbrennung mit reinem Sauerstoff

Bei Verbrennung üblicher Brennstoffe mit reinem O_2 werden theoretische Verbrennungstemperaturen um 3500 °C erreicht, dabei liegt etwa 1/3 des Brennstoffs infolge Dissoziation in Form von Zwischenprodukten der Reaktion vor (vgl. 2.2.3 und 2.2.6).

Die technische Anwendung war lange Zeit auf Prozesse wie das Autogenschweißen oder das Sintern reiner keramischer Oxide beschränkt, die mit Luftverbrennung undurchführbar sind. Mit der Entwicklung der Sauerstoffblasverfahren für die Stahlerzeugung sank der Preis des in Großanlagen hergestellten Sauerstoffs, so daß andere Anwendungsgebiete hinzutraten. Sauerstoffbrenner und kombinierter Sauerstoff-Heißluft-Betrieb werden u. a. in Siemens-Martin-Öfen angewendet und für Glasschmelzöfen in Betracht gezogen.

Bei der kombinierten O_2-Luft-Feuerung arbeitet man mit unsymmetrischen Flammen. Der Sauerstoff wird gemäß Bild 8.1 in den Teil der Flammen eingeführt, welcher dem Wärmgut am nächsten liegt, so daß dort die höchsten Temperaturen entstehen. Der übrige Teil der Flamme hat besonders bei Ölbetrieb ein hohes Absorptionsvermögen (leuchtende Flamme) und vermindert dadurch z. B. den Energietransport zur Ofendecke, worauf wegen der Haltbarkeit des Baumaterials Wert gelegt wird. Etwa 40% des insgesamt zugeführten Sauerstoffs wird in reiner Form zugegeben, was einem mittleren O_2-Gehalt der Oxidationsmittel von reichlich 30% entspricht.

Für Verbrennung von Erdgas oder Heizöl mit reinem O_2 hat sich der sogenannte Toroidalbrenner eingeführt. Dieser benutzt einen konisch erweiterten Ringstrahl von Sauerstoff, dem der Brennstoff radial beigemischt wird. Da mit sehr hohen Geschwindigkeiten gearbeitet wird, entsteht eine kurze Flamme. Hinter der zentralen Flammenhalterscheibe entsteht die bekannte Rückströmzone, welche wie üblich die Form eines Ringwirbels (Torus) hat. Daher rührt der Name des Brenners.

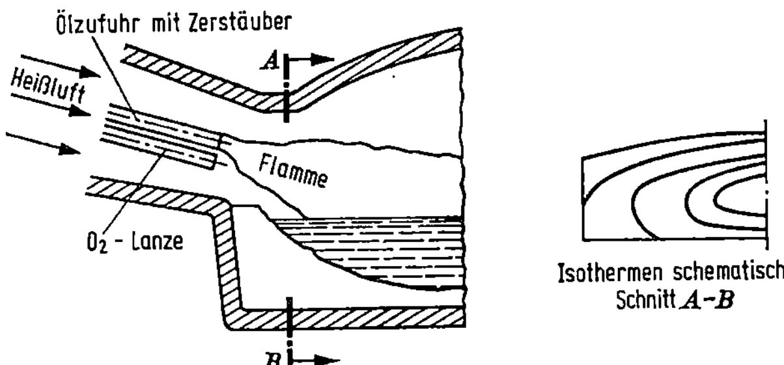

Bild 8.1. Unsymmetrische Flamme in einem Siemens-Martin-Ofen

Dieser Brenner wird hauptsächlich als Deckenbrenner von Stahlschmelzöfen benutzt. Wegen des Fehlens der sonst üblichen großen N_2-Anteile haben die O_2-Flammen einen geringen Strahlimpuls. Wenn mit großem Kegelwinkel gearbeitet wird, nimmt die Impulsstromdichte längs des Weges sehr schnell ab. Der Brenner muß deshalb bis auf weniger als 0,5 m an das Schmelzgut herangeführt werden, zumal seine Flamme im Siemens-Martin-Ofen in den Strom der gleichzeitig brennenden Hauptflamme eindringen muß. Die O_2-Brenner werden an Kühlrohren durch die Decke in den Ofen gesenkt, Bild 8.2.

Vormischflammen mit Sauerstoffzusatz zur Verbrennungsluft werden benutzt, um die Verbrennungstemperatur über das mit Luft erreichbare Maß zu steigern. Ein Beispiel ist die Glasverarbeitung (Glasbläserlampe), insbesondere bei Erdgasbetrieb, bei welchem wegen der langsamen Verbrennung niedrigere Reaktionsdichten vorliegen als z.B. bei Stadtgas.

Literatur zu Abschnitt 8.1

1 Grimm, W.: Anwendung von Sauerstoffbrennern für flüssige und gasförmige Kohlenwasserstoffe. Gas Wärme Internat. 15 (1966) 325–333.

2 Bultzmann, H. D.; Redenz, B.: Erfahrungen bei der Anwendung von Erdgas-Sauerstoff-Brennern. Gas Wärme Internat. 18 (1969) 241–246.

3 Meister, R.: Einsatz von Sauerstoff bei der Beheizung von Glasschmelzwannen. Glastechn. Ber. 45 (1972) 251–260.

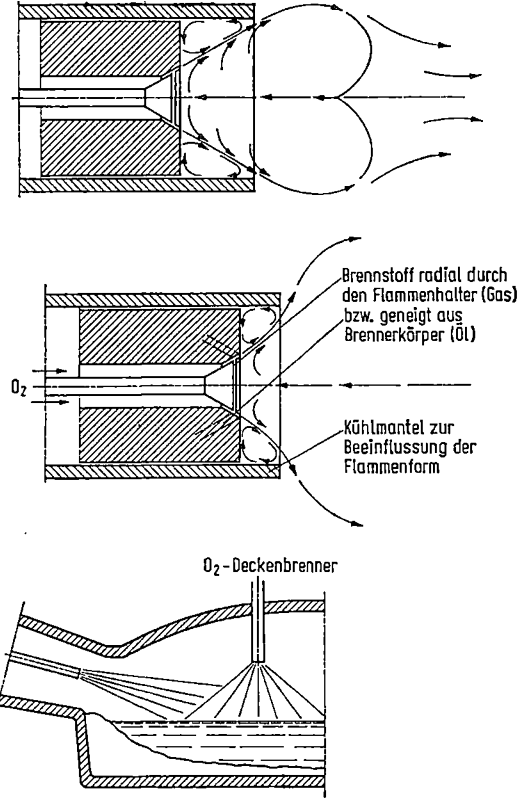

Bild 8.2. Sauerstoffbrenner (Toroidalbrenner) Beeinflussung der Flammenform und Einbau in einen Siemens-Martin-Ofen

8.2 Verbrennung unter erhöhtem Druck

Verbrennung bei Überdruck ist bisher fast ausschließlich auf Kolbenmotoren und Gasturbinen beschränkt. Für Feuerungen ist nur die Druckverbrennung bei etwa 3 bar in Schiffskesseln (Velox) bekanntgeworden. Die Wärme der Feuergase wird dabei zur Dampferzeugung, der Druck zum Antrieb einer Gasturbine benutzt.

Teilverbrennung von Brennstoffen unter Druck zur Gaserzeugung oder für verwandte chemische Zwecke ist seit langer Zeit bekannt und gewinnt an Interesse durch die Möglichkeit der Schwefelabtrennung (Kap. 11). Auch die Kombinationen zwischen Dampf- und Gasturbinenprozessen bilden neue Anreize zur Druckverbrennung.

Die wichtigsten Grundlagen der Druckverbrennung ergeben sich aus folgenden Überlegungen: Die Eigenschaften von Vormischflammen sind mit den Flammengeschwindigkeiten zu erklären. In Kap. 3 ist gezeigt, daß der Druckeinfluß auf diese Größe gering ist. Für die Druckverbrennung wird man zwar selten Vormischflammen benutzen, aber der Mechanismus der Stabilisierung hängt von der Flammengeschwindigkeit ab, man muß also mit ähnlichen Stabilisierungsbedingungen rechnen wie bei Atmosphärendruck.

Für den Verlauf von Diffusionsflammen von Gas und Öl sind die Austauschgrößen des Stoffs entscheidend. Für die laminare Diffusionskonstante D gilt

$$D = D_0 \left(\frac{P_0}{P} \right)$$

mit dem Index 0 für den Zustand bei Atmosphärendruck. Da andererseits die Diffusionswege mit dem Druck abnehmen, gelten für laminare Diffusionsflammen die gleichen Bedingungen wie bei Atmosphärendruck.

Die turbulenten Austauschgrößen sind von der Reynolds-Zahl weitgehend unabhängig, man kann also die gleichen Verhältnisse erwarten wie bei Atmosphärendruck, d.h. die dort (s. Kap. 4) gegebenen Beziehungen für Flammenlänge, Verbrennungsverlauf usw. gelten auch bei Überdruck, wobei das formale Kriterium der Düsendurchmesser ist. Da dieser mit wachsendem Druck abnimmt, werden die Flammen entsprechend kürzer. Bei Ölflammen setzt dies eine entsprechend feine Zerstäubung voraus. Diese darf erwartet werden, da der Tropfendurchmesser unter sonst gleichen Bedingungen umgekehrt proportional der Luftdichte abnimmt [B 15]. Die Verbrennungsdichte wächst also proportional mit dem Überdruck.

Für Kohlenstaubflammen fanden Hedley und Guldenpfennig [1] einen entscheidenden Einfluß der Reaktionskinetik. Die Ergebnisse ihrer Überlegungen und Rechnungen sind in Bild 8.3 gezeigt.

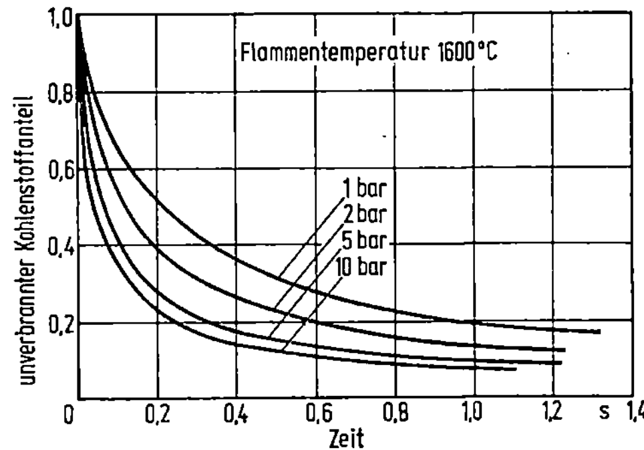

Bild 8.3. Abbrandverlauf von festem Kohlenstoff in Abhängigkeit vom Druck (nach [1])

Die Rußbildung nimmt mit wachsendem Druck zu, wie von Düsentriebwerken empirisch bekannt und durch systematische Experimente bestätigt worden ist [2].

Literatur zu Abschnitt 8.2

1 Hedley, A. B.; Guldenpfennig, F.W.: Effect of pressure on the combustion rate of cloud of spherical particles. Fuel Soc. J. 20 (1969) 18–20.
2 Macfarlane, J. J.: Carbon formation in premixed methane-oxygen-flames under constant volume conditions. Combustion and Flame 44 (1970) 57–72.

8.3 Verbrennung im Überschall

Prof. Dr.-Ing. H. Wilhelmi

8.3.1 Einleitung

Verbrennungsvorgänge können unter normalen Bedingungen mit Staukörpern bis zu Anströmgeschwindigkeiten von etwa 100 m/s stabilisiert werden. Um die Flamme auch bei Überschallgeschwindigkeit stabil zu halten, wird durch Vorwärmen der Gase die chemische Reaktionsgeschwindigkeit vergrößert.

Auf die Möglichkeit der stationären Überschallverbrennung ist zuerst im Zusammenhang mit Flugtriebwerken hingewiesen worden [1, 2]. Im Bereich von Flug-Mach-Zahlen $M_0 \gg 1$ erreicht die vorn im Diffusor des Triebwerkes aufgenommene Verbrennungsluft hohe Drücke und Temperaturen, wenn sie wie in Bild 8.4a zur Vermeidung des Ausblasens der Flamme in der Brennkammer auf Unterschallgeschwindigkeit ($M < 1$) verzögert wird. Anhand des Anwendungsbeispiels im Staustrahltriebwerk sind in Bild 8.4b bis d die verschiedenen Arten von Überschallflammen erklärt. Dabei ist nur der Teil des Triebwerkes oberhalb der Symmetrieachse gezeichnet.

In Bild 8.4b werden Brennstoff und Luft bei Überschallgeschwindigkeit und bei statischen Temperaturen gemischt, die unter der Entzündungstemperatur liegen. Das vorgemischte Gas wird durch einen Verdichtungsstoß gezündet („stoßinduzierte Überschallverbrennung"). In Bild 8.4c ist die statische Temperatur im Vermischungsgebiet von Brennstoff und Luft, die parallel zueinander strömen, größer als die Entzündungstemperatur. Deshalb laufen Verbrennung und Vermischung gleichzeitig ab („Überschalldiffusionsflamme"). Bei Zuführen des Brennstoffs quer zur Strömungsrichtung der Überschallströmung („Transversalinjektion") entsteht vor der Injektionsstelle (Bild 8.4d) ein abgelöster Verdichtungsstoß (Kopfwelle), der die Zündbedingungen im Vermischungsgebiet verbessert („stoßstabilisierte Überschalldiffusionsflamme"). Der Einfluß der Wärmezufuhr auf die Eigenschaften der Strömung wurde mehrfach untersucht [3 bis 6]; ebenso der Einfluß von Brennkammergeometrie [7] und Injektoranordnung [8, 9].

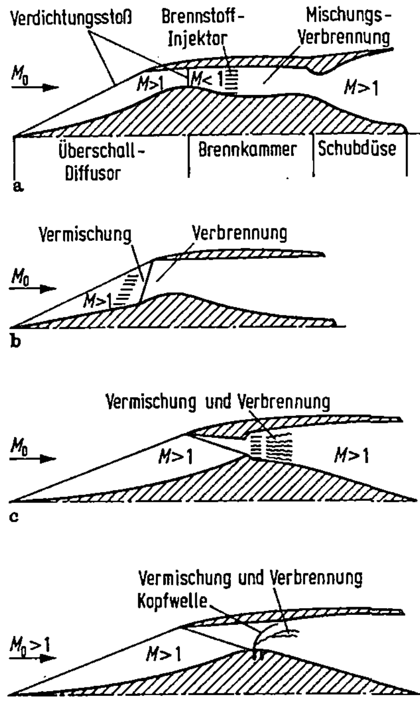

Bild 8.4. a–d. Triebwerk für den Überschallbetrieb. a) Verbrennung bei Unterschall; b) Zündung nach Vormischung; c) Überschall-Diffusions-Verbrennung; d) Querstrahl im Überschallstrom

8.3.2 Stoßinduzierte Überschallverbrennung vorgemischter Gase

Bei Detonationen wird im vorgemischten Gas die chemische Reaktion durch einen Verdichtungsstoß eingeleitet. Die Ausbreitungsgeschwindigkeit der detonativen Verbrennung folgt aus den Erhaltungssätzen von Masse, Impuls und Energie in Verbindung mit der Chapman-Jouquet-Bedingung [3]. Man erhält das Ergebnis, daß die Detonationsfront sich mit Überschallgeschwindigkeit ins unverbrannte Gas ausbreitet und daß das verbrannte Gas mit Schallgeschwindigkeit aus der Reaktionszone abströmt.

Um die detonative Verbrennung stationär zu machen, wird Luft auf hohe Ruhetemperaturen aufgeheizt und auf Überschallgeschwindigkeit beschleunigt. Dabei nimmt die statische Temperatur ab, und wenn sie kleiner ist als die Zündtemperatur, wird der Luftströmung Brenngas zugemischt. Die Verbrennung wird entweder durch schiefe Verdichtungsstöße eingeleitet, die von keilförmigen Hindernissen in der Strömung ausgehen [10], oder durch das Verdichtungsstoßsystem, das sich im Brenngas-Luft-Freistrahl bei nicht angepaßtem Expansionsverhältnis hinter einer Düse ausbildet [11]. Diese Form der stoßinduzierten Überschallverbrennung wird auch als stationäre überkomprimierte Detonation bezeichnet. Wenn im Grenzfall die Anströmgeschwindigkeit des Brenngas-Luft-Gemisches gleich der Detonationsgeschwindigkeit ist, geht sie in die stationäre Chapman-Jouquet-Detonation über. Die durch schiefe Verdichtungsstöße eingeleitete Überschallverbrennung ist stationär, wenn die Neigung der Stoßfront zur Richtung der Überschallströmung in einem Winkelbereich liegt, der von der Anström-Mach-Zahl und von der zugeführten Wärmemenge abhängt [12]. Da bei Wärmezufuhr zu Überschallströmungen die Mach-Zahl abnimmt, muß die Wärmemenge so dosiert werden, daß die Überschalleigenschaften erhalten bleiben bzw. daß das thermische Verstopfen vermieden wird.

Die Geometrie und insbesondere die Länge der Brennkammer für stoßinduzierte Überschallverbrennung in Bild 8.4b hängt wesentlich vom Zeitbedarf für die Vermischung des Brenngases mit der Luft sowie für die nachfolgende Verbrennung ab. Da auf den Vermischungsverlauf weiter unten eingegangen wird, interessiert zunächst die Zeit für die chemische Reaktion; sie setzt sich aus der Zündverzugsphase und der anschließenden Hauptphase der Verbrennung zusammen. Bei den hohen Gasgeschwindigkeiten von einigen 10^3 m/s sollte die chemische Reaktion etwa nach einigen 10^{-4} s beendet sein, damit brauchbare Brennkammerlängen erreicht werden. Stoßwellenexperimente [13] zeigen, daß Reaktionszeiten von dieser Dauer bei den Druck- und Temperaturbedingungen in der Brennkammer möglich sind.

Zur Berechnung der Zeiten für Zündverzug und Ausbrand in Abhängigkeit von Druck, Temperatur und Mischungsverhältnis müssen der Mechanismus der Brenngasoxidation und die Reaktionsgeschwindigkeiten bekannt sein, mit denen die Zwischen- und Endprodukte der Verbrennung gebildet werden. Für Kohlenwasserstoffe [14] sind diese Kenntnisse noch unvollständig. Für Wasserstoff, der für Triebwerke vor allem in Frage kommen dürfte, sind die wesentlichen Werte so gut bekannt, daß sich damit Abschätzungen über den Verlauf der Wärmezufuhr zur Strömung vornehmen lassen [15, 16]. Die Rechnungen, in denen bis zu 30 Einzelreaktionen berücksichtigt wurden, ergeben, daß die Dauer von Zündverzug und Ausbrand wesentlich durch Temperatur und Druck beeinflußt werden, jedoch weniger empfindlich gegen eine Änderung des Mischungsverhältnisses sind. Es wurden empirische Interpolationsformeln angegeben, mit denen in beschränkten Wertebereichen von Temperatur, Druck und Mischungsverhältnis, Induktions- und Ausbrandzeiten einfach ermittelt werden können [20].

8.3.3 Überschallverbrennung nicht vorgemischter Gase

Die Flamme zündet bereits im Vermischungsgebiet von Brenngas und
Luft, wenn dort die statische Temperatur einen Mindestwert (Zünd-
temperatur) überschreitet. Bei hohen Werten der Temperatur ist die
Geschwindigkeit der chemischen Reaktionen so groß, daß lokal che-
misches Gleichgewicht vorliegt. Die Ausbreitung der Flamme wird dann
wesentlich durch den Ablauf der Vermischung in der turbulenten freien
Grenzschicht zwischen der mit Überschallgeschwindigkeit strömenden
Luft und dem Brenngas bestimmt. In Bild 8.5 sind für je drei Geschwin-

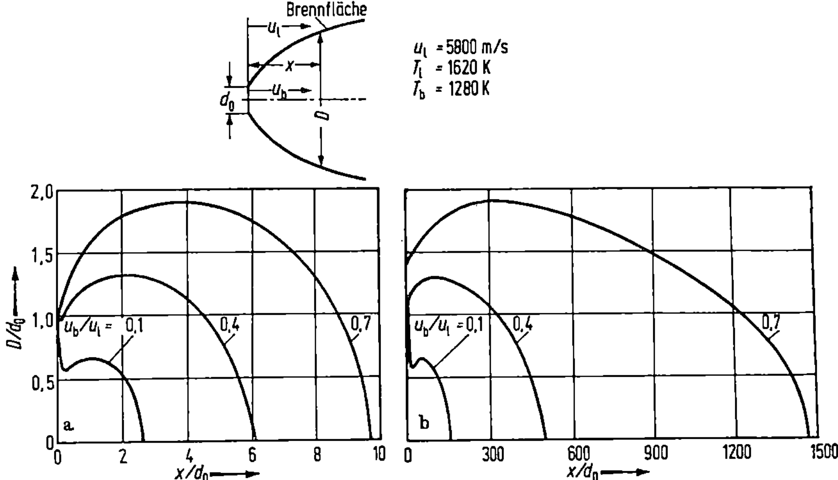

Bild 8.5. Paralleleinblasen von Wasserstoff in einen konzentrischen Überschallluftstrahl. Lage der
Flammenfront: a) experimentell; b) rechnerisch mit Austauschgrößen für $M < 1$

digkeitsverhältnisse in konzentrischen, isobaren Freistrahlen aus Wasserstoff und Luft die Orte stöchiometrischer Mischung durch Kurven
verbunden [17]. Mit den Ansätzen für die turbulente Diffusion und
Scheinreibung bei Unterschall erhält man die Konturen in Bild 8.5 b.
Experimentelle Untersuchungen zeigen jedoch, daß die Vermischung
wesentlich schneller erfolgt. Man setzt deshalb die turbulente Scheinreibung proportional zum spezifischen Impulsstromverhältnis der beiden
Strömungen [18] und erhält für die stöchiometrische Fläche die Konturen
des Bildes 8.5a. Dabei sind die Axialabstände etwa um den Faktor 100
kleiner als in Bild 8.5 b. Ein Einfluß der chemischen Reaktion auf die
Geschwindigkeit der Vermischung wurde nicht beobachtet.

Bei der Verbrennung in der freien Grenzschicht werden in Gebieten
mit hoher Wärmefreisetzung die Stromlinien umgelenkt, und es ent-

stehen senkrecht zur Strömungsrichtung Druckgradienten, die die chemische Zusammensetzung und die Transportvorgänge beeinflussen. Der lokale Gaszustand muß dann schrittweise mit einem erweiterten Charakteristikenverfahren berechnet werden [19].

Für kleine Werte von Dichte und statischer Temperatur setzt die chemische Reaktion nach der Vermischung von Brenngas und Luft erst nach einer merklichen Verzögerung ein und läuft langsam ab. Deshalb ist das lokale chemische Gleichgewicht nicht eingestellt. Zur Berechnung z.B. von Gaszusammensetzung und Temperatur muß deshalb der chemische Reaktionsablauf in gleicher Weise berücksichtigt werden, wie das oben bei der Ermittlung der Induktions- und Ausbrandzone in vorgemischten Gasen bereits erläutert wurde [20].

Wird die Mindesttemperatur, bei der stabile Selbstzündung einsetzt, unterschritten, so kann die Verbrennung durch Verdichtungsstöße, Vorverbrennung, Halteflammen oder Totwassergebiete stationär gemacht werden [21, 22].

Eine Verbesserung der Vermischung durch Verdrallen der Brenngasströmung, die aufgrund der Ergebnisse bei Unterschallströmung erwartet wurde [23], konnte bisher durch Messungen nicht bestätigt werden [24].

Beim transversalen Einblasen (vgl. Bild 8.4d) dringt der Brennstoff tiefer in die Überschallströmung ein als bei paralleler Brenngaszuführung, und die Vermischung sollte schneller ablaufen. Da sich vor dem quer eingeblasenen Brennstoffstrahl ein Verdichtungsstoß ausbildet, ergibt sich außerdem der Vorteil, daß die Verbrennung in einem Gebiet höherer statischer Temperatur und höherer Dichte abläuft. Dadurch werden Zündbedingungen und Ausbrand verbessert.

Das Strömungsfeld und der Vermischungsablauf sind mehrfach in nicht reagierenden Gasströmungen experimentell untersucht worden [9, 25]: In chemisch reagierenden Gasen ergaben die Beobachtung des Eigenleuchtens und die gleichzeitige Untersuchung des Strömungsfeldes mit dem Schlierenverfahren [26] sowie mit Absaugesonden [27] Aufschluß über den Ablauf der Verbrennung. Bild 8.6 zeigt, daß sich eine durchgehende Flamme aus isolierten Reaktionszonen entwickelt, die hinter den im Schlierenbild (Bild 8.6a) sichtbaren Kompressionszonen bzw. den Verdichtungsstößen des Strömungsfeldes liegen. Die Experimente zeigen, daß das Strömungsfeld und insbesondere die Lage der Verdichtungsstöße in der Nähe der Einblasstelle durch die Reaktionswärme nicht merklich verändert wird. An kalten Überschallstrahlen gewonnene Ergebnisse über den Strömungsverlauf sollten sich auf den Zündbereich der Flamme in heißen Luftstrahlen übertragen lassen.

Die Bedingungen für die Verbrennung und insbesondere für die stabile Selbstzündung werden verbessert, wenn statische Temperatur und Mach-Zahl des Luftstrahls vergrößert werden und wenn das Expansionsverhältnis des transversal eingeblasenen Brenngases erhöht wird. Eine Verbesserung der Zündbedingungen wird auch durch Einblasen des Brenngases entgegen der Strömungsrichtung der Überschall-Luftströmung sowie durch Zuführen von Sekundärluft ins Rezirkulationsgebiet hinter der Einblasstelle erreicht [28].

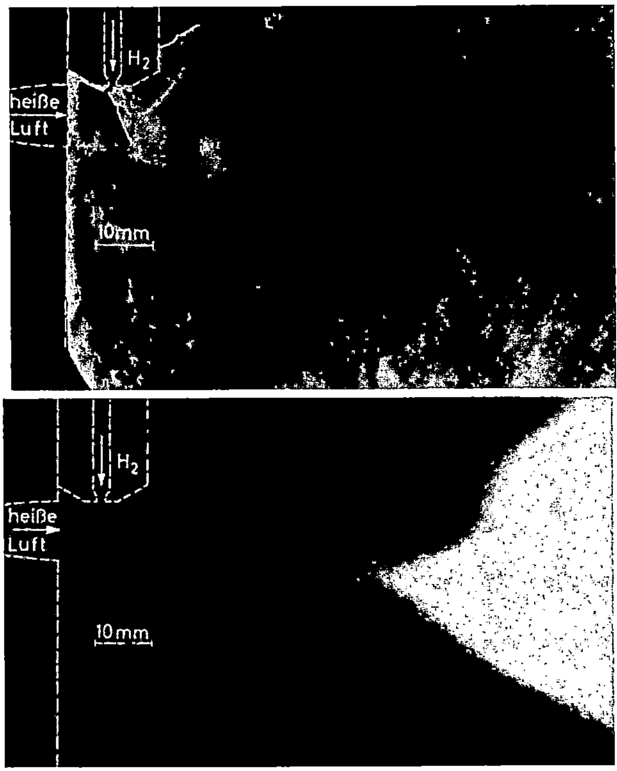

Bild 8.6.a u. b. Quereinblasen von Wasserstoff in einen Überschall-Luftstrahl (Ruhedruck des Wasserstoffs 21 bar, statische Temperatur des Luftstrahls 1220 K, Mach-Zahl 1,97). a) Schlierenbild des Strömungsverlaufs (Schlierenkante von rechts); b) Eigenlichtaufnahme der Verbrennung

Die Versuche ergeben andere Absolutwerte für die Tiefe des Eindringens von Brenngas in die Überschallströmung als in der Literatur angegebene Rechenmodelle. Die Unterschiede entstehen durch Vereinfachungen und insbesondere durch die Annahme einer Trennfläche zwischen Luftströmung und Brenngas im Umlenkbereich. Die Versuche zeigen, daß Vermischung und Verbrennung bereits im Gebiet der Brenngasumlenkung einsetzen, doch fehlen Kenntnisse über die turbulenten

Austauschgrößen. Die Ergebnisse der Untersuchungen über die Überschallverbrennung beim transversalen Einblasen von Brenngas sind in [28] zusammengefaßt dargestellt.

8.3.4 Überschallverbrennung flüssiger Brennstoffe

Da Wände mit Brennstoff-Filmen gekühlt werden, untersucht man das Verhalten solcher Filme [25]. Demnach verdampft zunächst der Brennstoff in die Grenzschicht hinein, die sich luftseitig über dem Flüssigkeitsfilm entwickelt. Stromab werden auf der Flüssigkeitsoberfläche Wellen angefacht, deren Amplitude bis zu einem Höchstwert zunimmt. Von den Wellenbergen lösen sich Tropfen ab, die aufgrund der turbulenten Querbewegung in die Luftströmung hineingetragen werden.

Beim transversalen Einspritzen liegt vor dem Flüssigkeitsstrahl eine Kopfwelle in der Überschallströmung. Während der Umlenkung des Strahls zerfällt die Flüssigkeitssäule in große Flüssigkeitsabschnitte, die stromab in Tropfen aufbrechen. Der mittlere Tropfendurchmesser hängt von Oberflächenspannung und Viskosität der Flüssigkeit sowie von der Dichte der Luft und insbesondere von deren Geschwindigkeit ab. Unter Bedingungen, die für die Überschallverbrennung in Frage kommen, erreicht man Tropfendurchmesser von $5\,\mu$m und weniger [29]. Die Tropfenbahnen werden aus dem Kräftegleichgewicht am Tropfen ermittelt, wobei die Abnahme der Tropfenmasse durch Diffusion und Verbrennung berücksichtigt wird [30]. Versuche zeigen, daß die Tiefe des Eindringens der Flüssigkeit in die Luftströmung direkt proportional zur Quadratwurzel aus dem Druckverhältnis und umgekehrt proportional zur Mach-Zahl ist. Dies ist das gleiche Ergebnis, wie es für das transversale Einblasen von Gasen bekannt ist [25, 26]. Stabile Selbstzündung des Brennstoffs setzt ein, wenn die mittlere Aufenthaltszeit der Tropfen in Gebieten mit Temperaturen über der Entzündungstemperatur größer ist als die Zeit des Zündverzugs.

Literatur zu Abschnitt 8.3

1 Pinkel, I. I.; Serafini, J. S.: Graphical method for obtaining flow field in two dimensional supersonic stream to which heat is added. NACA TN 2206 (1950).

2 Oswatitsch, K.: Antriebe mit Heizung bei Überschallgeschwindigkeit. DVL-Ber. 90 (1959).

3 Shapiro, A. H.: The dynamics and thermodynamics of compressible fluid flow. New York 1958.

4 Bartlmä, F.: Instationäre Strömungsvorgänge bei Überschreiten der kritischen Wärmezufuhr. Z. Flugwiss. 11 (1963) 160.

5 Zierep, J.: Schallnahe Strömungen mit Wärmezufuhr. Acta Mech. 8 (1969) 126.

6 Broadbent, E. G.: Some shockless axisymmetric flows with heat addition. Royal Aircraft Establishment, Techn. Rep. 70080 (1970).

7 Billig, F. S.; Dugger, G. L.: Heat addition in the design of supersonic combustors. 12. Symp. Combustion 1969, S. 1125.

8 Ferri, A.; Fox, H.: Analysis of fluid dynamics of supersonic combustion processes controlled by mixing. 12. Symp. Combustion 1969, S. 1105.

9 Henry, J. H.: Recent research on fuel injection and mixing and piloted ignition for scramjet combustors. 12. Symp. Combustion, 1969, S. 1175.

10 Gross, R. A.; Chinitz, W.: A study of supersonic combustion. J. Aerosp. Sci. 27 (1960) 517.

11 Nicholls, J. A.; Dabora, E. K.: Recent results on standing detonation waves. 8. Symp. Combustion, 1961, S. 644.

12 Bartlmä, F.: Randbedingungen bei schiefen Reaktionsfronten in Überschallströmung. Z. Flugwiss. 16 (1968) 438, oder: DLR FB 67–73 (1967).

13 Schmalz, F.: Messung und theoretische Berechnung von Zündverzugszeiten in Wasserstoff-Luft-Gemischen bei Temperaturen um 1000 K und Drücken unter 1 at. Diss. TH Aachen, 1970.

14 Cremer, H.: Zur Reaktionskinetik der Methan-Oxidation. Chemie-Ing.-Techn. 44 (1972) 8.

15 Pergament, H. S.: A theoretical analysis of nonequilibrium hydrogen-air reactions in flow systems. AIAA-ASME Hypersonic Ramjet Conf. 63–113 (1963).

16 Algermissen, J.: Der zeitliche Ablauf der Verbrennung von Wasserstoff im Überschall-Luftstrom. Forsch. Ing.-Wes. 36 (1970) 169.

17 Libby, P. A.: Theoretical analysis of turbulent mixing of reaction gases with application to supersonic combustion of hydrogen. ARS-J. 32 (1962) 388.

18 Alpinieri, L. J.: Turbulent mixing of coaxial jets. AIAA-J. 2 (1964) 1560.

19 Moretti, G.: Analysis of two-dimensional problems of supersonic combustion controlled by mixing. AIAA-Aerospace Science Meeting, 1964.

20 Zakkay, V.; Krause, E.: Mixing problems with chemical reactions. PIBAL-Rep. 776 (1963).

21 Suttrop, F.: Untersuchungen über Zündhilfen für Überschall-Diffusionsflammen am Rande des Selbstzündungsbereichs. Z. Flugwiss. 19 (1971) 163.

22 Winterfeld, G.: On the stabilization of hydrogen-diffusion-flames by flame holders at low stagnation temperatures. Proc. of Cranfield Internat. Symp. on Advanced Gas Turbine Combustion 1968, S. 95.

23 Swithenbank, J.; Chigier, N. A.: Vortex mixing for supersonic combustion. 12. Symp. Combustion 1969, S. 1153.

24 Swanson, R. C.; Schetz, J. A.: Turbulent jet mixing in a supersonic stream. NASA CR 111981 (1971).

25 Schetz, J. A.; Gilreath, H. E.; Lubard, S. C.: Fuel injection and mixing in a supersonic stream. 12. Symp. Combustion 1969, S. 1141.

26 Bier, K.; Kappler, G.; Wilhelmi, H.: Experiments on the combustion of hydrogen and methane injected transversely into a supersonic air stream. 13. Symp. Combustion 1971, S. 675.

27 Wilhelmi, H.; Baselt, J. P.; Bier, K.: Experiments on the propagation of mixing and combustion injecting hydrogen transversely into hot supersonic air streams. 14. Symp. Combustion 1973.

28 Wilhelmi, H.: Zündung und Verbrennung beim Einblasen von Brenngas in heiße Überschallströmungen. Habilitationsschrift, Universität Karlsruhe, 1972, oder Forsch. Ing.-Wes. (1973).

29 Adelberg, M.: Mean drop size resulting from the injection of a liquid jet into a high-speed gas stream. AIA-J. 6 (1968) 1143.

30 Billig, F. S.: Supersonic combustion of storable liqued fuels in Mach 3 to 5 air streams. 10. Symp. Combustion 1965, S. 1167.

8.4 Auftreffende Flammen und Abgasstrahlen

8.4.1 Vorgänge, technische Bedeutung

Die Abmessungen von Feuerungsanlagen werden häufig nicht durch den Raumbedarf der Flammen, sondern durch die Möglichkeiten der Wärmeübertragung bestimmt. Wenn die Flammen und Feuerräume so bemessen werden, daß alle Reaktionen im freien Gasraum ablaufen, so wird der Wärmeaustausch durch das Zusammenwirken von Strahlung und Berührung (Konvektion) bewirkt. Da im Flammenbereich meist Temperaturen über 1000 °C herrschen, ist der konvektive Anteil gering (Kap. 9). Er kann wesentlich erhöht werden, wenn man die Flammen auf das Wärmgut oder die Ofenwände auftreffen läßt.

Diese Steigerung des Wärmeaustauschs ist durch das Zusammenwirken mehrerer Teilvorgänge zu erklären:

1. Bei auftreffendem Strahl herrscht in der Nähe der Wärmgutoberfläche eine höhere Gasgeschwindigkeit als bei frei brennender Flamme, bei welcher das Wärmgut häufig im Bereich der langsamen – zudem vergleichsweise kalten – Rückströmung liegt.

2. Beim Auftreffen eines Strahls auf eine Wand wird der Turbulenzgrad und damit der turbulente Wärmeaustausch gesteigert. Der Wärmetransport zur zu beheizenden Oberfläche oder zur laminaren Unterschicht der am Festkörper anliegenden Strömung wird dadurch verbessert.

3. Durch die erhöhte Turbulenz wird der Stoffaustausch gesteigert. Damit wird die Mischung von Gas und Luft und deren Reaktion beschleunigt. Es entstehen örtlich höhere Flammentemperaturen als im nicht auftreffenden Strahl.

4. Die in den kälteren Teil der Strömung gelangenden aktiven Teilchen geben dort ihre Energie durch Rekombination ab.

Die Teilvorgänge 1 und 2 treten bei jeder auftreffenden Strömung auf, die Teilvorgänge 3 und 4 nur in reagierenden Strömen.

Trotz der erheblichen Vorteile werden auftreffende Flammen selten benutzt. Man befürchtet insbesondere zwei Nachteile:

1. Der günstige Wärmeaustausch herrscht bevorzugt in der Umgebung des Staupunktes, so daß nur kleine Flächen schnell erhitzt werden können, bei größeren Gegenständen ist örtliche Überhitzung zu befürchten.

2. Feste Zwischenprodukte der Verbrennung, insbesondere Ruß und Koks, können sich an den Flächen ablagern, auf welche die Flamme auftrifft.

Die Gefahr der Ablagerung ist auf heißen Flächen nicht sehr groß, örtliche Überhitzung kann hauptsächlich dann in Kauf genommen werden, wenn das Schmelzen der betreffenden Stoffe zugelassen wird. Typische Beispiele auftreffender Flammen findet man deshalb bei

Schmelzöfen oder beim Gasschmelzschweißen. Läßt man weitgehend oder ganz ausgebrannte Abgasströme auf ein Gut auftreffen, so kann man die Vorteile der auftreffenden Strahlen auch für kalte Werkstücke nutzbar machen. Dies geschieht bei der sogenannten konvektiven Schnellerwärmung.

8.4.2 Größe des Wärmeaustauschs

Der Verlauf der Stauströmung ist recht gut bekannt, auch über den Wärmeaustausch aus auftreffenden Strahlen liegen Unterlagen vor. Gordon und Akfirat [1] zeigen, wie sich die Turbulenzeigenschaften von Freistrahlen auf die Wärmeabgabe eines in verschiedenem Abstand von der Düse auf eine Platte senkrecht auftreffenden heißen Strahls auswirken. Zahlenwerte zum Wärmeaustausch solcher Strahlen enthält Bild 8.7, das die radiale Verteilung der Wärmeübergangszahl für verschiedene Abstände x/d_0 zwischen Düse und Staufläche zeigt.

Die Wärmeabgabe auftreffender Flammen ist sowohl für senkrechtes wie für geneigtes Auftreffen gemessen worden, jedoch sind die Meßergebnisse nicht so zahlreich, daß man daraus allgemeine Gesetzmäßigkeiten herleiten könnte.

Beér und Chigier [2] untersuchten im Ijmuidener Versuchsofen eine drallfreie Koksofengasflamme, die unter einem Winkel von 20° auf eine

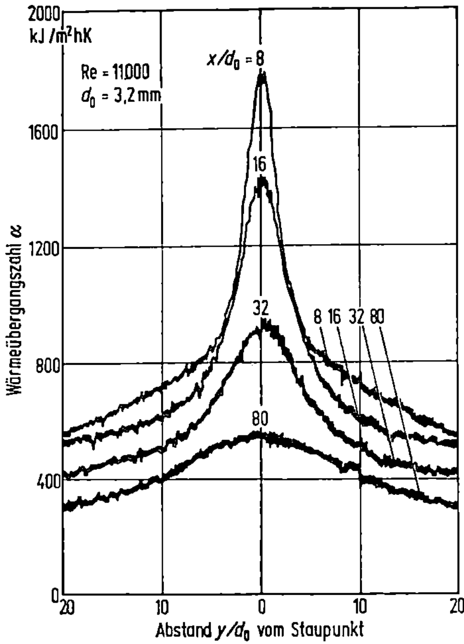

Bild 8.7. Wärmeübergangszahlen zwischen Platte und auftreffendem Strahl ohne Reaktion nach [1]

heiße Herdfläche von etwa 1000 °C auftraf. Sie konnten das Strömungsfeld an Untersuchungen anschließen, die Mathieu [3] mit einem nicht reagierenden Strahl ähnlicher Art unternommen hatte. Ihre Messungen zum Wärmeaustausch waren darstellbar durch:

$$Nu = 0{,}13\,Re^{0,8},$$

wobei beide Kennzahlen mit dem Abstand vom Staupunkt als Längenmaß gebildet wurden. Der konvektive Wärmeaustausch betrug im Staupunkt 70 % des Gesamtaustausches, während er ohne Auftreffen bei etwa 10 % lag. Der konvektive Wärmestrom erreichte maximal etwa 40 kJ/m² s.

In der gleichen Versuchsanlage untersuchte Vizioz [4] eine Reihe von Erdgasflammen, die meist leichten Drall aufwiesen, und die entweder auf eine kalte oder eine heiße Platte senkrecht auftrafen. Infolge des Dralls ergab sich eine kreisförmige Staulinie und innere Rückströmung. Durch diese Variante war das Maximum der Wärmestromdichte geringer, als es bei einer drallfreien Flamme gewesen wäre. Die höchsten erzielten Wärmeströme betrugen an einer heißen Staufläche etwa 25, an einer kalten 130 kJ/m² s. Eine Sammlung der wichtigsten Ergebnisse enthält Bild 8.8.

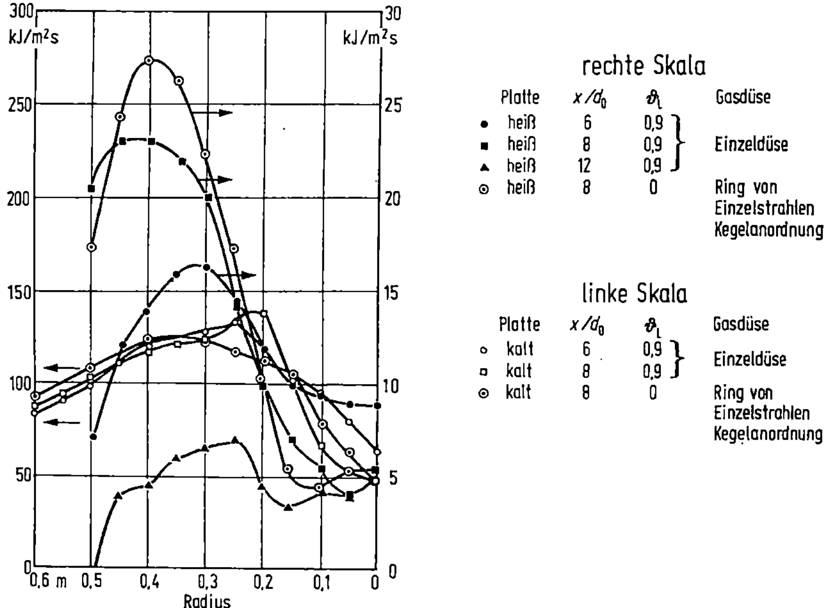

Bild 8.8. Konvektive Wärmestromdichte bei Drall- und Kegelflammen nach [4] $\dot{q}_{max}$ = 25 bzw. 130 kJ/m² s

Drallfreie Flammen, die senkrecht auf eine gekühlte Fläche auftreffen, hat Buhr [5] untersucht. Er fand bei seinen teilvorgemischten Flammen ähnlich wie [4] eine starke Abhängigkeit des Wärmestroms vom Düsenabstand x mit einem Maximum bei $x = 35 d_0$. Wenn bei [4] das entsprechende Maximum schon bei $x = 10 d_0$ lag, so ist das auf den Drall zurückzuführen. Buhr findet mit dem drallfreien Brenner und der Vormischung auf $\lambda_1 = 0{,}3$ bis $0{,}4$ einen höheren Wärmestrom im Staupunkt bis maximal $400\ \mathrm{kJ/m^2\,s}$. Die Anfangsgeschwindigkeiten des Brennstoffstrahls lagen sowohl bei Buhr [5] wie bei Vizioz [4] in der Größenordnung von 50 m/s.

Buhr [5] konnte seine mit verschiedenen Düsenabständen gewonnenen Ergebnisse zusammenfassen zu

$$\dot{q} = 0{,}037\,(P_\mathrm{r})^{-0{,}6}\cdot\varrho_\mathrm{st}\cdot u_\mathrm{st}\cdot\Delta h\,.$$

Darin ist ϱ_st die Dichte am Rand der Staupunktgrenzschicht, u_st die Strömungsgeschwindigkeit an dieser Stelle und Δh die Enthalpiedifferenz zwischen Ausgangsbrennstoff und abströmendem Abgas. Bild 8.9 zeigt dieses Ergebnis.

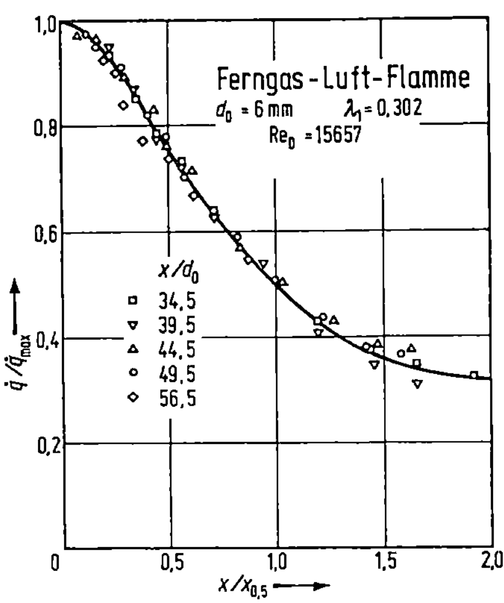

Bild 8.9. Radiale Wärmeflußverteilung auftreffender Strahlen (nach [5]) $\dot{q}_{max} = 400\ \mathrm{kJ/m^2\,s}$

Unter den Autoren, die auftreffende Flammen beobachteten [2, 4, 5], hat lediglich Buhr [5] den Einfluß der Rekombination auf den Wärmeaustausch untersucht, den man nach einem Vorschlag von Véron [6] als „lebendige Konvektion" bezeichnet. Er fand, daß dieser Teilvorgang bei seinen Flammen keine ernstliche Rolle spielte, vermutlich wegen der niedrigen Temperaturen der Anordnung. Mit starken Rekombinationen ist bei auftreffenden Sauerstoffflammen zu rechnen. Hinweise zur Berechnung der Vorgänge findet man in [7].

Bemerkenswert hohe Wärmestromdichten kann man mit nicht reagierenden Strahlen erzielen, wenn man genügend hohe Strömungsgeschwindigkeiten anwendet. Schmidt [8] hat in der Anlage nach Bild 8.10 mit Werten bis zu 200 m/s gearbeitet und erzielte während des Aufheizens kalter Blöcke auf etwa 1200 °C mittlere Wärmestromdichten von 250 kJ/m² s. Dabei handelte es sich um ein zeitliches und örtliches Mittel, der Wert wird also nicht nur bei kaltem Block und nicht nur im Staupunkt erreicht, sondern gilt für den Gesamtvorgang. Dieser Betrag liegt merklich höher, als die bei den zitierten Untersuchungen mit auftreffenden Flammen erzielbaren Mittelwerte, allerdings waren die Strömungsgeschwindigkeiten wesentlich höher.

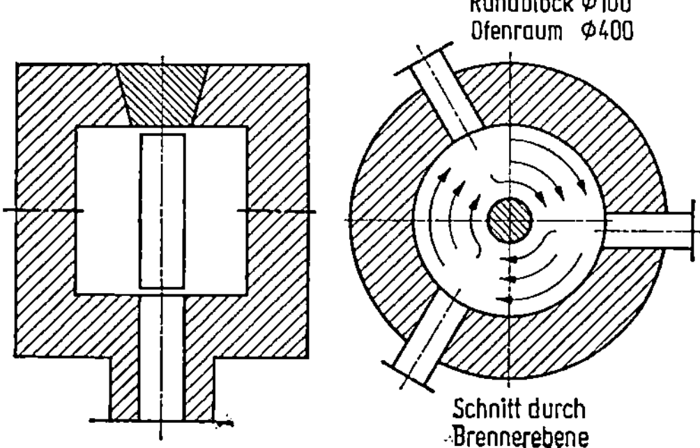

Bild 8.10. Anlage zur Schnellerwärmung mit heißen Abgasströmen (nach [8]) $\dot{q}_{\text{mittel}} = 250$ kJ/m² s

Literatur zu Abschnitt 8.4

1 Gordon, R.; Akfirat, J. C.: The role of turbulence in determining the heat transfer characteristics of impinging jets. Int. J. Heat Mass Transfer 8 (1955) 1261–1271.
2 Beér, J. M.; Chigier, N. A.: Impinging jet flames. Combustion and Flame 12 (1968) 575–586.
3 Mathieu, J.: Contribution à l'étude aerodynamique d'un jet plan évoluant en présence d'une parois. Publ. Sci. et Techn. du Min. de l'Air, Paris, 1961.
4 Vizioz, J. P.: Convection heat transfer from impinging flames. Internat. Flame Res. Found. Doc. F 35/a/6, 1971.
5 Buhr, E.: Über den Wärmefluß in Staupunkten von turbulenten Freistrahlflammen an gekühlten Platten. Diss. Aachen, 1969 und: Techn. Mitt. 65 (1972) 281–287.
6 Véron, M.: La convection vive. Bull. Techn. Soc. France de Babcock et Wilcox Nr. 21 (1948).
7 Lees, L.: Convective heat transfer with mass addition and chemical reactions. In: Combustion and Propulsion, 3. Agard Coll. London 1958, S. 451–498.
8 Schmidt, Th.: Neuere Entwicklungen auf dem Gebiet der konvektiven Schnellerwärmung. Gaswärme 14 (1965) 294–299.

8.5 Verbrennung in der Wirbelschicht

Wirbelschichten werden mit gasförmigen oder flüssigen Brennstoffen
beheizt, um Schüttgüter entweder zu erwärmen oder um darin Hoch-
temperaturreaktionen durchzuführen. Der Energieaufwand für das
Wirbeln der Schicht ist dadurch gerechtfertigt, daß Schüttgüter in
ruhender Schicht Wärme sehr schlecht leiten, während der Energieaustausch Gas–Wirbelgut hoch ist. Außerdem stellt sich im gesamten
Feststoff der Wirbelschicht eine einheitliche Temperatur ein. Durch
Wahl der Stoffströme kann man die Guttemperatur in weiten Grenzen
verändern, ohne zu unwirtschaftlichen Luftzahlen übergehen zu müssen.

Werden Gas und Luft durch getrennte Düsen vom Boden her zugeführt, so liegen etwa die Verhältnisse von Diffusionsflammen vor. Der
Ausbrand bleibt jedoch, wie Böhm [1] gezeigt hat, weit hinter der Mischung zurück, was mit der vom Wirbelgut bewirkten Grobballigkeit
der Turbulenz zu erklären ist. Bild 8.11 zeigt ein typisches Beispiel.

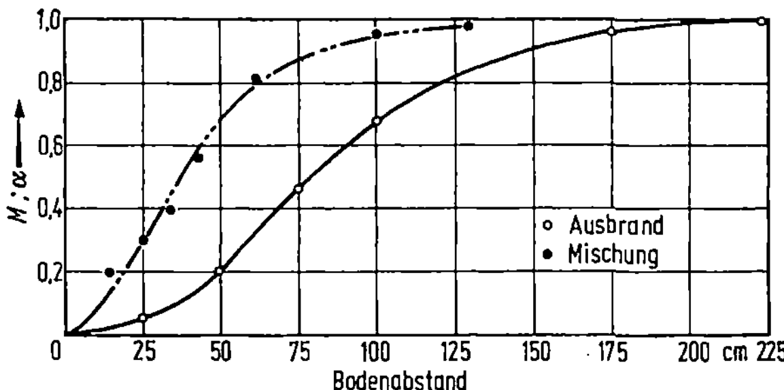

Bild 8.11. Verlauf von Mischung und Ausbrand in einer technischen Wirbelschicht nach Böhm [1]

Bei seitlicher Brennstoffzufuhr entsteht eine Querstromflamme. Die
Unsymmetrie der Brennstoffzufuhr führt zu Temperaturunterschieden
im Gut, die sich trotz des schnellen Wärmeaustauschs nicht völlig aus-
gleichen können [2]. Bei Ölfeuerung muß in Kauf genommen werden,
daß ein Teil des Öls am Gut anhaftet und dort über verschiedene z. T.
feste Zwischenprodukte verbrennt.

Seitliche Zufuhr von Sekundärluft ist geeignet, den Ausbrand zu
beschleunigen. Somit ergibt sich eine Reihe verschiedener Kombinationen, deren wichtigste Bild 8.12 zeigt.

Die Reaktionsdichten sind nicht beliebig wählbar, da der Strom der
Feuergase als Wirbelmedium dient, die Strömungsgeschwindigkeit muß
sich also nach den gewünschten Fließeigenschaften des Bettes richten,
wobei ein gewisser Spielraum besteht [3]. Die Schicht darf nicht zu
niedrig sein, wenn man mit einfachen Brenneranordnungen einen voll-

ständigen Ausbrand erreichen will. Böhm [1] benötigte z.B. mit einem
für Großanlagen geeigneten Düsenboden zum vollständigen Ausbrand
eine Betthöhe von 2 m. Zur Regelung der Guttemperatur muß entweder
der Feststoffdurchsatz oder der Brennstoffstrom verändert werden.

Feststoffverbrennung in der Wirbelschicht wird für Dampferzeuger
versucht, Betriebsanlagen existieren jedoch noch nicht.

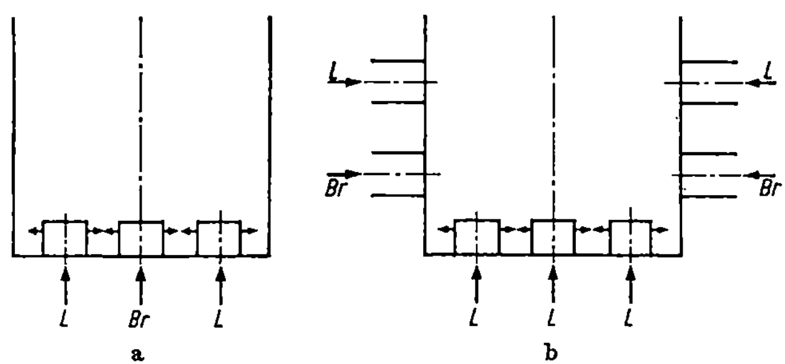

Bild 8.12.a u. b. Gas- und Ölverbrennung in der Wirbelschicht. Zufuhr von Brennstoff und Luft.
a) Nur axial; b) axial und radial

Aus Versuchen kennt man folgende Daten [4]:

Leerrohrgeschwindigkeiten, bezogen auf wahre Temperatur	1 bis 2 m/s
Körnungen (Mittelwert)	0,1 bis 0,5, z.T. über 1 mm
Wärmeübertragung an die Rohre	0,2 bis 0,5 kJ/m² s K
Brennstoffverlust	< 1 %
CO im Abgas	< 0,2 Vol. %
Temperatur der Wirbelschicht	800 °C

Der Umsatz richtet sich nach der zum Fluidisieren nötigen Geschwindigkeit, die ihrerseits in mäßigen Grenzen durch die Schichthöhe beeinflußt werden kann. Die mit fortschreitender Verbrennung leichter wer-
denden Körner werden schließlich ausgetragen. Da sie z.T. noch Brennbares enthalten, kommt man zu einem befriedigenden Ausbrand nur,
wenn man mit möglichst niedriger Wirbelgeschwindigkeit arbeitet und
eine Rückführung vorsieht.

Die Verbrennungswärme muß des guten Wärmeübergangs und der
mäßigen Abgastemperatur wegen weitgehend in der Wirbelschicht selbst
ausgenutzt werden, das erfordert eng stehende Einbauten, was wiederum
die Zufuhr der Kohle erschwert. Auch die Gefahr des Anbackens spielt
eine Rolle.

In zahlreichen Versuchen ist eine Reihe von Erfahrungswerten gewonnen worden, Konstruktionsvorschläge liegen vor, jedoch machen die
hohen Betriebskosten der Wirbelschicht bisher die Anwendung unwirt-

schaftlich. Am ehesten wird mit einem Erfolg des Verfahrens bei sehr aschereichen Brennstoffen gerechnet. Die Aspekte können sich ändern, wenn schwefelarme Abgase zwingender als bisher gefordert werden. In der Wirbelschicht läßt sich durch Zugabe von Kalkstein oder Dolomit der Brennstoffschwefel fast restlos zu Sulfat umwandeln (s. Kap. 11).

Literatur zu Abschnitt 8.5

1 Böhm, E.: Über den Mischungs- und Verbrennungsverlauf in Gas-Feststoff-Fließbetten. Diss. Karlsruhe 1970.
2 Schmidt, H. W.: Verbrennungsverlauf in zirkulierender Wirbelschicht. Diss. Karlsruhe 1971.
3 Reh, L.: Verbrennung in der Wirbelschicht. Chem. Ing. Techn. 40 (1968) 509–515.
4 McLaren, J.; Williams, D. F.: Combustion efficiency, sulphur retention and heat transfer in pilot plant fluidized bed combustors. J. Inst. Fuel (1969) 303–308.
5 Skinner, D. G.: The fluidized combustion of coal. London 1970.

8.6 Verbrennung in Füllkörpersäulen

Füllkörpersäulen kommen in der Verbrennungstechnik vorwiegend in Form des Schachtofens vor. Daneben wurden auch Katalysatoren in dieser Form angeordnet. Katalytische Verbrennung beschränkt sich vorwiegend auf arme Abfallgase (Kap. 11). In den meisten Kontaktöfen dient der Kontakt nicht zur Einleitung der Verbrennung und Wärmefreisetzung, sondern zur Einleitung von Umwandlungsreaktionen im Wärmgut, z. B. zur Herstellung von Spaltgasen.

In Schachtöfen tritt das Wärmgut als Füllkörper auf, beim Hoch- und Kupolofen ist der Brennstoff Koks den Füllkörpern beigegeben. Die Durchmesser oder Durchmesserbereiche der Füllkörper sind hierbei nicht beliebig wählbar, sie ändern sich vielmehr mit dem Abschmelzen des Eisens und dem Abbrennen des Kokses und bleiben nur in den gas- oder ölgefeuerten Kalkschachtöfen etwa konstant.

Die bei Haufwerken üblichen geometrisch-mechanischen Begriffe wie Schüttgewicht, Teilchendurchmesser, Sphärizität und spezifische Oberfläche gelten auch hier [B 2, 1], desgleichen die für Füllkörpersäulen angestellten Überlegungen zum Strömungswiderstand, der Randgängigkeit, dem Wärmeleitvermögen [3] und dem Wärmeübergang innerhalb der Schicht [4] und an deren Rand [5].

Der wichtigste Zusammenhang ist

$$\varepsilon = \frac{V_s - V_k}{V_s}$$

mit dem Index s für die Säule und k für die Summe aller Teilchen.

Das Zwischenkornvolumen ε ist über den Querschnitt einer Füllkörpersäule nicht konstant, sondern im Randbereich immer größer, da die Behälterwand die Anordnung der Füllkörper stört. Alle Füllkörpersäulen neigen deshalb zur Randgängigkeit, diese nimmt mit wachsendem Verhältnis $d_\mathrm{k}/d_\mathrm{s}$ zu. Bild 8.13 zeigt, wie für eine Kugelschüttung das über die ganze Säule gemittelte Zwischenkornvolumen ε_m wächst, wenn $d_\mathrm{k}/d_\mathrm{s}$ zunimmt.

Der Strömungswiderstand entspricht

$$\frac{\Delta p}{h} = K \cdot u^\mathrm{n}$$

mit einer dimensionsbehafteten Konstanten K und $n = 1{,}8$ bis 2. Für K

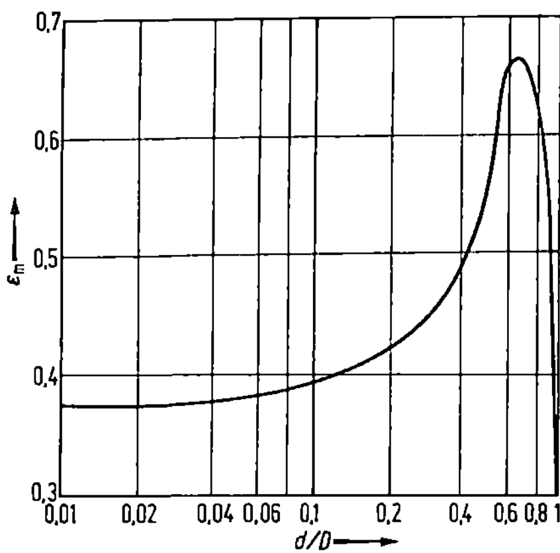

Bild 8.13. Mittleres Zwischenkornvolumen und Durchmesserverhältnis $d_\mathrm{K}/d_\mathrm{s}$

gibt es zahlreiche halbempirische Näherungsgleichungen. Als Beispiel zeigt Bild 8.14 nach Versuchswerten die Reynolds-Abhängigkeit der Größe

$$\frac{\Delta p}{h} = K' \cdot \frac{1-\varepsilon}{d_\mathrm{K} \cdot \varepsilon} \cdot \varrho u^2.$$

Im einzelnen wird der Strömungswiderstand durch die Turbulenzverhältnisse im durchströmenden Gas bestimmt [2].

Der Wärmetransport in der Schüttung und der Austausch zwischen Schüttung, Gasstrom und Wand wird durch eine große Zahl von Teilvorgängen bewirkt. Die dafür benutzten empirischen Funktionen müssen dieser Tatsache durch Anwendung einer entsprechenden Zahl von Ähnlichkeitsparametern Rechnung tragen.

Für den Reaktionsverlauf des Kokses ist bei hohen Temperaturen die Grenzschichtdiffusion maßgebend. Außerdem spielt die Verteilung

der von den Seiten her eingeführten Luft eine Rolle. Bei den schlanken
Kupolöfen erreicht man mit einfachen Annahmen über den Verteilungs-
vorgang gute Näherungen, wie Rühenbeck an einem sorgfältig aus-
gearbeiteten Modell gezeigt hat [6]. Für größere Öfen läßt sich das
Strömungsfeld als Potentialströmung oder auch nach den Gesetzen des
Freistrahls bzw. bei entsprechender Konstruktion nach denen des
Querstrahls darstellen. Entsprechendes gilt für Anlagen, denen Brenn-
stoff und Luft von der Seite her zugeführt wird.

Die Berechnung der Potentialströmung geht von den Widerstands-
gesetzen der Schüttung aus. Strömungsfelder haben Lützke [7] und

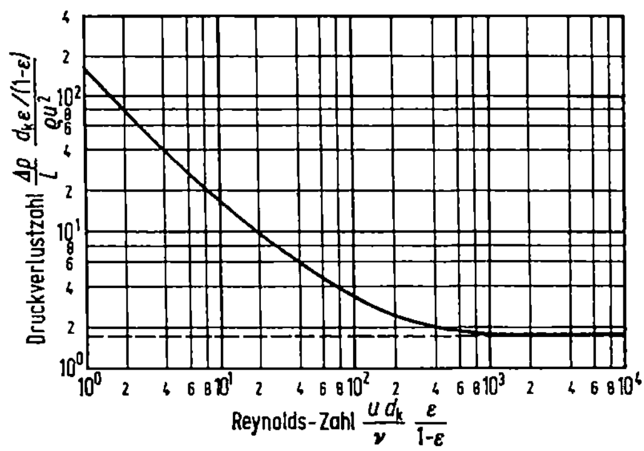

Bild 8.14. Druckverlust von Füllkörpersäulen als Funktion der Reynolds-Zahl

Radestock [8] ermittelt, ein Beispiel zeigt Bild 8.15. Für die Verbrennung
von Gas und Öl muß außerdem die Abhängigkeit des Austauschmechanismus von den Eigenschaften des Bettes bekannt sein. Fahien und
Smith [9] definieren für diesen Zweck eine Peclet-Zahl des Stoffaus-
tauschs für den turbulenten Fall:

$$Pe' = \frac{u \cdot d_k}{\varepsilon_0}$$

und finden dafür den Wert $Pe' = 8$.

Hiby [10] bestätigt diesen Wert für den radialen Austausch, der
axiale Austausch liegt nach seinen Feststellungen etwa bei $Pe' = 1$.

Der Wärmeaustausch wird ebenso wie der Stoffaustausch durch die
fortgesetzte Strömungsumlenkung an den Füllkörpern beschleunigt. Bei
dem Austausch zwischen Gas und Feststoffen übertrifft deshalb der
konvektive Anteil bei weitem den Strahlungsanteil, der wegen der
geringen Schichtdicken niedrig ist. Nicht zu vernachlässigen ist dagegen
der Strahlungsaustausch zwischen den Festkörpern [11].

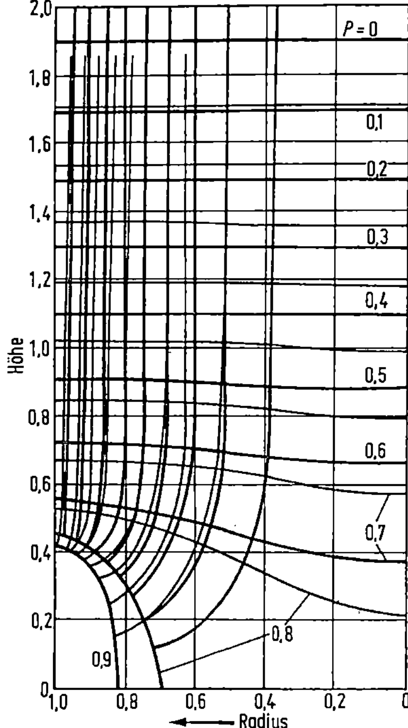

Bild 8.15. Stromlinien und Isobaren einer randgängigen Schüttung nach [8]

Literatur zu Abschnitt 8.6

1 Brauer, H.; Mewes, D.: Strömungswiderstand sowie Stoff- und Wärmeübergang in ruhenden Füllkörperschichten. Chem. Ing. Techn. 44 (1972) 93–96.

2 van der Merwe, D. F.; Gauvin, W. H.: Velocity and turbulence measurements of air flow through a packed bed. J. Amer. Inst. Chem. Eng. 17 (1971) 519–528.

3 Schlünder, E. K.; Zehner, P.: Wärmeleitfähigkeit von Schüttungen bei mäßigen Temperaturen. Chem. Ing. Techn. 42 (1970) 933–941.

4 Schlünder, E. K.: Heat transfer in packed beds. Wärme- und Stoffübertr. 1 (1968) 153–158.

5 Hennecke, F. W.: Über den Wandwiderstand beim Wärmetransport in Schüttungsrohren. Diss. Karlsruhe 1972.

6 Rühenbeck, W.: Mathematisches Modell zur Simulierung des Kupolofen-Prozesses. Diss. Karlsruhe 1971 und: Chem. Ing. Techn. 44 (1972) 40–45.

7 Lützke, K.: Über die laminare und turbulente Strömungsausbreitung in homogenen Schüttungen. Diss. Aachen 1969.

8 Radestock, J.; Jeschar, R.: Theoretische Untersuchung der Strömung durch Reaktor-Schüttungen. Diss. Clausthal 1969 und Chem. Ing. Techn. 43 (1971) 355–360.

9 Fahien, R. W.; Smitz, J. M.: Mass transfer in packed beds. Amer. Inst. Chem. Eng. J. 1 (1955) 28–37.

10 Hiby, J. W.: Stoffausbreitung in Schüttungen. VDI-Kurs Wärme- und Stoffaustausch 1972.

11 Vortmeyer, D.: Wärmestrahlung in Schüttungen. Fortschr.-Ber. VDI-Reihe 3-9 (1966).

8.7 Tauchbrenner

Aufgabe der Tauchbrenner ist es, einen heißen Abgasstrom zu erzeugen, der in Form eines Blasenschwarms in einer Flüssigkeit aufsteigt, wobei die große Berührungsfläche zwischen den beiden Stoffen zu einem lebhaften Wärmeaustausch führt. Die Auftriebskraft der Blasen kann zum Rühren oder Fördern der Badflüssigkeit ausgenutzt werden. Die Abgastemperatur liegt meist nur wenige K über der Badtemperatur, welche ihrerseits sehr einheitlich sein kann.

Die Brenner wurden ursprünglich, wie der Name sagt, unterhalb des Flüssigkeitsspiegels angeordnet. Solche Brenner arbeiten mit Gas-Luft-Gemischen, die in einer Brennkammer verbrennen und diese über zahlreiche kleine Austrittsöffnungen verlassen. Die Brenner werden meist in freier Umgebung gezündet und dann von oben in das Bad eingetaucht, auch Funkenzündung in getauchtem Zustand ist möglich.

Heute ordnet man die Brenner meist oberhalb des Bades an und führt die heißen Gase durch ein Tauchrohr in die Tiefe. Dadurch lassen sich Diffusionsbrenner für Gas und Öl benutzen. Das Tauchrohr wird entweder durch die Badflüssigkeit oder durch Verbrennungsluft gekühlt,

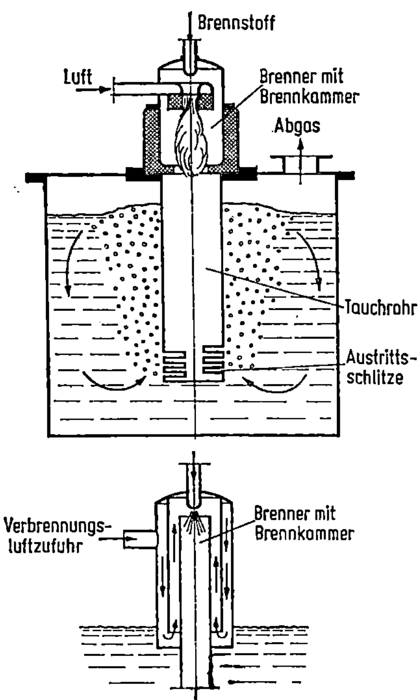

Bild 8.16. Schema eines Tauchbrenners. Unteres Teilbild: Luftgekühlte Brennkammer

Bild 8.16. Durch Anordnung eines Pumprohres, welches das Tauchrohr umschließt, läßt sich die Badbewegung und -mischung steuern, Bild 8.17.

Hauptanwendungsgebiet ist das Konzentrieren von Säuren, insbesondere Schwefel- und Phosphorsäure. Das Tauchrohr besteht hierbei aus Gußeisen und wird im heißen Teil innen durch Stampfmasse geschützt. Auch Beizbäder u. ä. werden mit Tauchbrennern erhitzt.

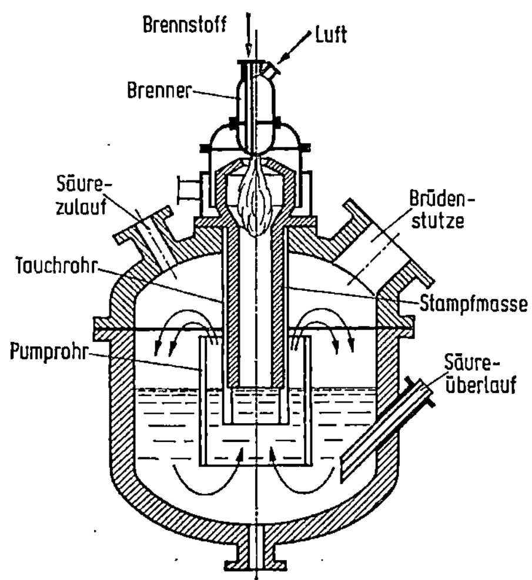

Bild 8.17. Säurekonzentrator mit Tauchbrenner und Pumprohr [2]

Die Wahl zwischen Tauchbrennern und zum Bad hin geschlossenen brennstoffbeheizten Tauchrohren wird durch folgende Kriterien bestimmt:

Aggressivität der Flüssigkeit gegen Rohrmaterialien,
Empfindlichkeit des Bades gegen Abgasbestandteile,
Übergang von Badsubstanz in das Abgas als Dampf oder Aerosol,
Geräusche des Tauchbrenners, Bewegung des Bades und seiner Oberfläche (Spritzer).

Neben Anlagen für Badtemperaturen von wenigen 100 K wurden auch Brenner für Glasschmelzen von 1800 K gebaut.

Literatur zu Abschnitt 8.7

1 Kurz, G.: Tauchbrenner. Verfahrenstechnik 2 (1968) 374–378.
2 Gerlach, G.: Eindampfen von Schwefelsäure mit Tauchbrennern. Chem. Ing. Techn. 42 (1970) 432–456.
3 Habernickel, K. V.: Tauchbrenner-Systeme in Phosphorsäure-Konzentrationsanlagen. Gas Wärme Internat. 19 (1970) 228–295.

8.8 Elektrische Verstärkung von Flammen

Bringt man eine Flamme in ein elektrisches Feld, so fließt infolge des
Leitvermögens der heißen Flammengase ein elektrischer Strom, der
sowohl die aerodynamischen wie die chemischen Vorgänge in der Flamme
beeinflußt. Die Temperatur und damit die Wärmeabgabe der Flamme
nehmen zu.

Man hat versucht, diese vom MHD-Verfahren her bekannten Erscheinungen für Beheizungszwecke auszunutzen, u.a. versuchte man,

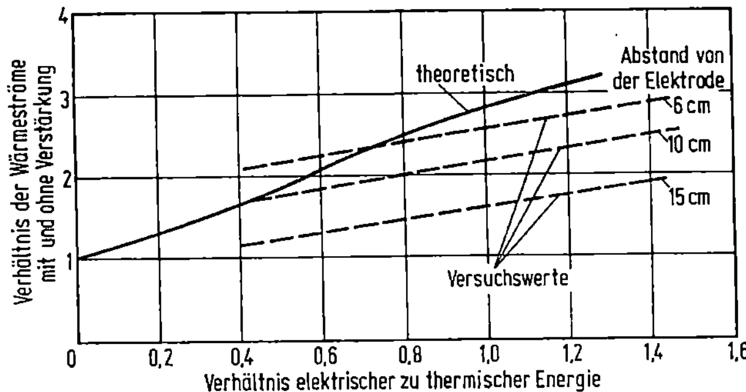

Bild 8.18. Steigerung der Wärmeabgabe von Diffusionsflammen durch elektrische Verstärkung

in der verstärkten Flamme Azetylen aus Propan zu erzeugen [1]. Die
Aussichten für eine Anwendung des Verfahrens sind jedoch gering, da
man eine Temperatursteigerung um 600 K erst erreicht, wenn die Hälfte
der Energie auf elektrischem Weg zugeführt wird. Der gleiche Effekt
läßt sich mit wärmetechnischen Maßnahmen meist billiger erzielen.

Eine Vorstellung über die Leistungen des Verfahrens gibt Bild 8.18,
das die Steigerung des Wärmeflusses gegen eine kalte Platte für verschiedene Anteile der elektrischen Energie zeigt. Parameter ist die
örtliche Verteilung der Wärmeströme in einem Versuchsbrenner [2, 3].

Die Vorgänge der Verstärkung sind vielfach untersucht worden
[4, 5, 6, 7]. Sie bilden eine Zwischenstufe zwischen Flamme und Licht-
bogen. Gegenüber der örtlich sehr begrenzten hohen Temperatur des
Lichtbogens gewinnt man den Vorteil, daß sich die Temperaturerhöhung
über einen größeren Raum verteilt. Voraussetzung dafür sind weitgehend einheitliche elektrische Eigenschaften. In Diffusionsflammen
sind diese durch deren Turbulenzverhalten im allgemeinen gegeben. Eine
Vergleichmäßigung durch Zugabe des bei MHD üblichen Saatmaterials,
z.B. KCl oder K_2CO_3 war bei den in der Literatur beschriebenen Labor-
anlagen allenfalls zum Anfahren notwendig.

Den elektrischen Eigenschaften der Flamme entsprechend wird mit Spannungen von 5 bis 15 kV gearbeitet, die Ströme sind niedrig. Die Länge der Erdgasflammen kann durch Verstärkung von 200 auf 150d_0 vermindert werden. Die Stabilität wird verbessert, wenn man ein Feld in Längsrichtung der Flammen wirken läßt, sie wird verschlechtert durch ein radial angeordnetes Feld, während ein transversales Feld die Flammen durch elektrischen Wind ablenkt. Das elektrische Feld greift in den Mechanismus der Rußbildung ein, die Leuchtkraft einer Erdgasflamme wird durch elektrische Verstärkung um 30 % geringer.

Die bisherigen Untersuchungen lieferten nur wenige Hinweise auf technische Anwendungen, geben aber zusätzliche Aufschlüsse über Teilvorgänge der Reaktion.

Literatur zu Abschnitt 8.8

1 Kilhan, J. E.; Turner, S. J.: Chemical synthesizing using electrically augmented flames. Combustion and Flame 14 (1970) 249–260.
2 Fells, I.; Gawen, J. G.; Harker, J. H.: An investigation into the electric conductivity of propane-air-flames augmented with DC electric power. Combustion and Flame 11 (1967) 309–319.
3 Fells, I.; Harker, J. H.: An investigation into heat transfer from unseeded propan-air-flames augmented with DC electric power. Combustion and Flame 12 (1968) 587–596.
4 Marjnowski, C. W.; Karlovitz, B.; Hirt, T. J.: Electric augmentation of natural gas flames. Ind. Eng. Chem. 6 (1967) 375–379.
5 Mitchell, J. F.; Wright, F. J.: Effects in diffusion flames by radial electric fields. Combustion and Flame 13 (1969) 413–418.
6 Mitchell, J. E.: Potential distributions and currents present when hydrocarbon flames are subjected to radial electric fields. Combustion and Flame 13 (1969) 605–612.
7 Griffiths, J. C.; Thompson, C. W.; Weber, E. J.: New or unusual burners and combustion processes. Amer. Gas Assoc. Res. Bull. Nr. 96, 1963.

8.9 Pulsierende Verbrennung

Brennkammern für pulsierende Verbrennung benutzen einen Teil der mechanischen Energie, die bei der Volumenexpansion einer reagierenden Brennstoffmasse frei wird, um Brennstoff und Luft anzusaugen und den Abgasstrom auszustoßen [1].

Die Hauptvorteile sind:

1. Unabhängigkeit von Fremdenergie (außer für das Anfahren),
2. Hohe Reaktionsdichte,
3. Gute konvektive Wärmeabgabe des pulsierenden Abgasstroms.

Nachteilig ist die Geräuschentwicklung, die sich durch Schalldämpfer in Ansaug- und Ausblasleitung und durch Verkleidung zwar mindern, aber nicht ausreichend beherrschen läßt. Die Anwendungsmöglichkeiten sind damit eingeschränkt.

Man unterscheidet drei Varianten:

1. Der Eintritt von Luft und evtl. Brennstoff wird durch selbststeuernde (Flatter-)Ventile beherrscht, die bei der Verbrennung schließen und beim Abströmen der Abgase öffnen. Dieses System entspricht dem Schmidt-Rohr [2].

2. Zu- und Abstrom wird durch den Verbrennungsvorgang ohne Ventile gesteuert, jedoch stehen für Zu- und Abstrom getrennte Öffnungen zur Verfügung. Die Strömungsrichtung wird durch Wahl der Querschnitte und Rohrlängen beherrscht.

3. Der Brennraum hat nur eine Öffnung ohne Ventile, die abwechselnd als Ein- und Austritt dient. Dieses System entspricht dem Reynst-Topf [3].

Die Zusammenhänge zwischen Verbrennung, Druckverteilung, Zu- und Abströmung sind nicht in allen Einzelheiten bekannt, jedoch steht fest, daß Verdichtungsvorgänge zur Zündung maßgebend beitragen.

Zwar bleibt nach jeder Verbrennung ein Teil der Abgase im Brennraum zurück, deren Energie reicht aber zur Zündung der folgenden Ladung nicht aus.

Die interessanten Eigenschaften der Systeme gaben mehrfach Anlaß zu eingehenden Untersuchungen. Griffiths und Mitarbeiter [1] konnten z.B. mit Erdgas bis zu $360 \cdot 10^6 \, \mathrm{kJ/m^3}$ s umsetzen und erhielten dabei in einer Brennkammer von 76 mm Durchmesser je nach Durchsatz und Länge des Ausblasrohres Frequenzen von 40 bis 100 Hz. Mit etwas behelfsmäßigen Schallschutzmaßnahmen ließ sich das Geräusch von 100 bis 110 dB auf etwa 80 dB senken.

Die Autoren nach [1] arbeiteten vorwiegend mit der Variante 1 und fanden auch bei der schwierigen Wahl des Ventilwerkstoffs brauchbare Lösungen. Eine typische Form ihrer Apparatur zeigt Bild 8.19.

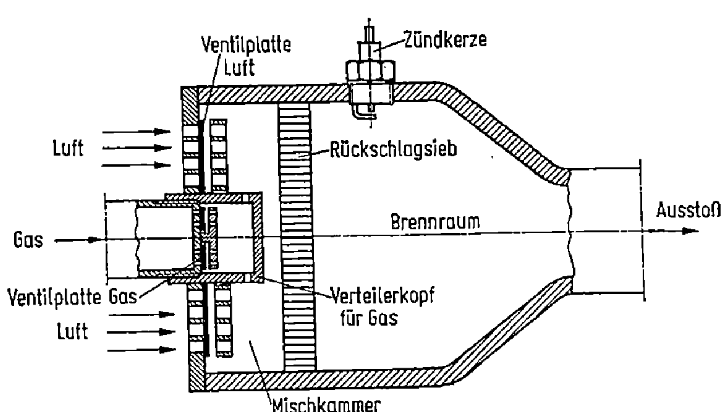

Bild 8.19. Brennkammer für schwingende Verbrennung nach Griffiths u. Mitarbeiter [1]

Literatur zu Abschnitt 8.9

1 Griffiths, J. C.; Thompson, C. W.; Weber, E. J.: New or unusual burners and combustion processes. Amer. Gas Assoc. Res. Bull. 96, Cleveland 1963.
2 Schmidt, P.: Periodisch wiederholte Zündung durch Stoßwellen. Arbeitsgem. Forsch. NRW Nr. 82, 1959.
3 Thring, M. W. (Herausgeber): Pulsating combustion: The collected works of F. H. Reynst, New York 1961.

9. Wärmeübertragung in Feuerungen[1]

In Feuerungen fließt Wärme von reagierender und nichtreagierender Substanz – Flamme und Abgas – an das Wärmgut und an die Wände des Feuerraums. Mechanismen dieses Wärmetransports sind die infrarote Bandenstrahlung von CO_2 und H_2O, die kontinuierliche Strahlung von Festkörpern, insbesondere Ruß, und die Übertragung durch Berührung. In manchen Fällen werden Wandelemente als Strahler benutzt (vgl. 3.5.5). Die Sonderform der indirekten Heizung, d.h. der Trennung von Feuerraum und Wärmgut durch eine Wand wird nicht behandelt. Die Fragen, welche in diesem Fall zusätzlich auftreten, gehören in das Gebiet der Wärmeübertragung [B 1, B 3] oder des Industrieofenbaus [B 16]. Als wenig bekannter Sonderfall aus diesem Bereich wird das Wärmrohr unter 9.5 kurz beschrieben.

9.1 Gasstrahlung

Die Gasstrahlung beruht auf Kernschwingungen mehratomiger Moleküle. Technisch wichtige Strahler sind CO_2 und H_2O. Diese Gase emittieren nicht kontinuierlich über alle Wellenlängen, sondern selektiv in eng begrenzten Wellenlängenbereichen, sogenannten Banden. Die spektrale Intensität hängt von Schichtdicke, Partialdruck sowie Temperatur ab. Die Strahlung hat folgende Eigenschaften:

1. Emission und Absorption nehmen mit steigender Molekülzahl je Volumenelement zu, und zwar bei geringen Konzentrationen proportional der Molekülzahl, bei größerer Konzentration langsamer. Bei unendlich großer Molekülzahl bzw. unendlicher Schichtdicke strahlt das Gas in der betreffenden Bande wie ein schwarzer Körper.

Das über den gesamten Wellenlängenbereich gemittelte Emissionsvermögen von CO_2 bzw. H_2O nimmt für unendliche Schichtdicken –

---

[1] Unter Mitarbeit von Dipl.-Ing. H. Tietze.

abhängig von der Temperatur – einen jeweils maximalen Wert an. Im Bereich um 800 bis 1200 °C hat die Emissionszahl von CO_2 ihr absolutes Maximum bei $\varepsilon_{\infty\,CO_2(max)} \approx 0{,}26$. Für Wasserdampf ergibt sich dieser Höchstwert bei 400 °C zu $\varepsilon_{\infty\,H_2O(max)} \approx 0{,}63$. Mit zunehmender Temperatur sinkt der Maximalwert für H_2O linear ab.

2. Die Bandenstrahlung eines Moleküls nimmt mit der Temperatur zu. Der Anstieg ist bei großen Molekülzahlen verhältnismäßig größer als bei kleinen. Die Gesamtstrahlung einer Gasschicht nimmt aber mit steigender Temperatur ab, weil die Zahl der Moleküle je Volumenelement abnimmt.

Die wichtigsten Absorptionsbanden von CO_2 und H_2O bei Umgebungsbedingungen liegen bei den in Tabelle 9.1 genannten Wellenlängen.

Tabelle 9.1. Strahlungsbanden von CO_2 und H_2O

CO_2	H_2O
2,4 bis 3,0 μm	1,7 bis 2,0 μm
4,0 bis 4,8 μm	2,2 bis 3,0 μm
12,5 bis 16,4 μm	12,0 bis 30 μm

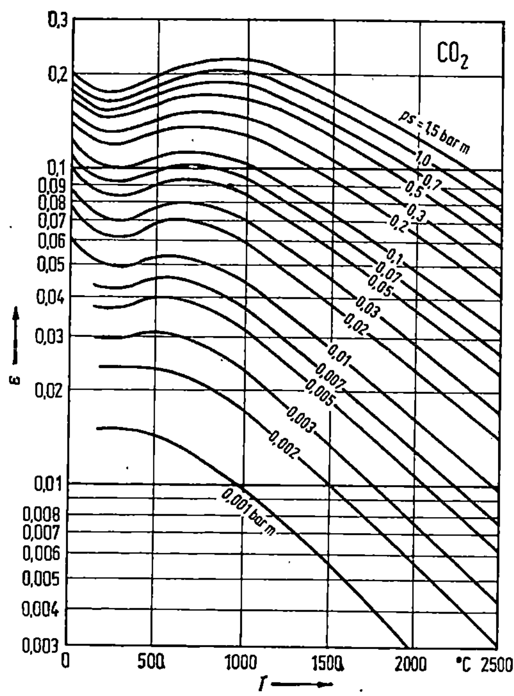

Bild 9.1. Emissionsgrad von CO_2

Bei Gasgemischen nimmt man an, daß – entsprechend dem Beerschen Gesetz – für konstante Temperatur und konstanten Gesamtdruck die Strahlung vom Produkt aus Schichtdicke und Partialdruck abhängt. Messungen haben gezeigt, daß dies für CO_2 weitgehend zutrifft, nicht aber für H_2O.

Nachdem A. Schack die Bedeutung der Gasstrahlung erkannt hatte, wurde das Emissionsvermögen von CO_2 und H_2O mehrfach gemessen.

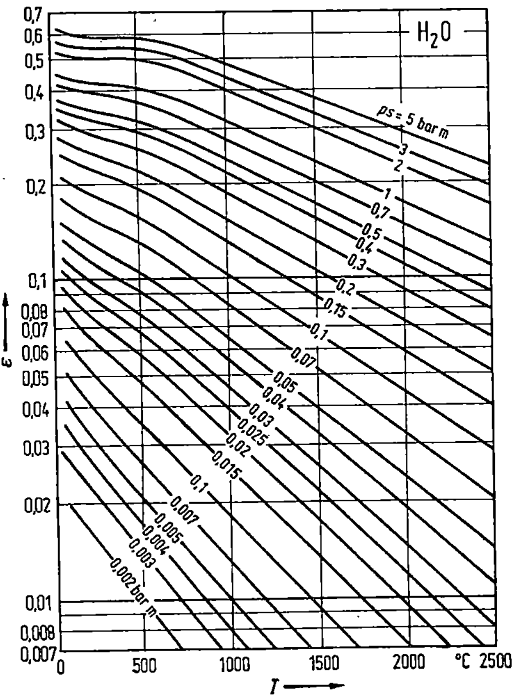

Bild 9.2. Emissionsgrad von H_2O

Die in Bild 9.1 und 9.2 wiedergegebenen Kurven nach Hottel und Egbert [2] beruhen auf dem kritischen Vergleich aller bis dahin bekannten Versuchsergebnisse. Daraus ist der Strahlungswärmestrom für Graustrahlung herzuleiten gemäß

$$\dot{q} = \varepsilon \cdot C_S \cdot (T/100)^4;$$

ε Emissionsvermögen, C_S Strahlungsvermögen des schwarzen Körpers. Das in komplizierter Weise von der Temperatur abhängige Emissionsvermögen ist in dieser vereinfachten Weise mit dem Parameter $p \cdot s$ über der Temperatur aufgetragen. p ist der Partialdruck der strahlenden

Gasart, s die Schichtdicke. Die Kurven wurden für einen Gesamtdruck von 1 bar entwickelt.

Um das in Diagrammform vorliegende Zahlenmaterial numerisch auswerten zu können, wurden verschiedene Näherungsformeln entwickelt.

Unter Berücksichtigung der Tatsache, daß der Temperaturexponent der nichtgrauen Strahlung < 4 ist, schlug A. Schack [B 18, 3] mehrere empirische Formeln zur Berechnung des Wärmestroms vor. Ihre einfachste Fassung lautet (p Partialdruck des strahlenden Gases, s Schichtdicke):

$$\dot{q}_{CO_2} = 10{,}35\,(p \cdot s)^{0,4} \cdot \left(\frac{T}{100}\right)^{3,2} \quad [\text{kJ/m}^2\,\text{s}], \tag{1}$$

$$\dot{q}_{H_2O} = (46{,}4 - 84{,}7 \cdot p \cdot s)\,(p \cdot s)^{0,6}\left(\frac{T}{100}\right)^{2,32 - 1,37 \cdot \sqrt[3]{ps}} \quad [\text{kJ/m}^2\,\text{s}]. \tag{2}$$

Die Formel für CO_2 gilt mit Abweichungen, die meist kleiner als $\pm 15\%$ sind, zwischen den Grenzen $ps = (0{,}005$ bis $0{,}5)$ bar $\cdot$ m und $t = (700$ bis $1800)$ °C.

Für die zweite Formel lassen sich die Grenzen nicht einheitlich angeben, da der Partialdruck p_{H_2O} als dritte Einflußgröße mitwirkt. Die Abweichungen betragen -30%, $+40\%$ bei Partialdrücken von $0{,}05$ bis $0{,}2$ bar zwischen den Grenzen $p \cdot s = (0{,}003$ bis $0{,}2)$ bar $\cdot$ m und $t = 400$ bis 1400 °C.

Etwas genauere und für Rechenautomaten brauchbare Funktionen schlug God [1] vor:

$$\dot{q}_{CO_2} = \left[\left(0{,}4 - 1{,}24 \cdot \frac{T}{10^4}\right)(p \cdot s)^{1,06\frac{T}{10^4} + 0,1} + 0{,}33\,\frac{T}{10^4} - 0{,}08\right] \cdot C_s \cdot T^4$$
$$[\text{kJ/m}^2\,\text{s}] \tag{3}$$

$$\dot{q}_{H_2O} = \left[\frac{0{,}47\,(p \cdot s) - \dfrac{T}{10^4} \cdot (p \cdot s)}{0{,}22\,\dfrac{T}{10^3} - 0{,}09 + (p \cdot s)}\right] \cdot C_s \cdot T^4 \quad [\text{kJ/m}^2\,\text{s}]. \tag{4}$$

Die Ausdrücke in den eckigen Klammern entsprechen dem Emissionsvermögen ε_{CO_2}, ε_{H_2O}. Die Abweichungen gegenüber den Diagrammwerten sind im Gültigkeitsbereich von $p \cdot s = (0{,}005$ bis $1)$ bar $\cdot$ m und $t = (800$ bis $1800)$ °C kleiner als $\pm 10\%$, für Wasserdampf unterhalb 1100 °C allerdings etwas größer.

K. Schack [4] gab Funktionen an, die Extrapolationen für $p \cdot s \to 0$ und $p \cdot s \to \infty$ ermöglichen. Die Abweichungen betragen zwischen 250 und 2000 °C sowie zwischen $0{,}004$ und $0{,}9$ bar $\cdot$ m, fast durchweg weniger als 6%. Die Formeln sind nur für die Anwendung in Rechenautomaten geeignet.

Bei höheren Genauigkeitsansprüchen wird man auf die Diagramme von Hottel und Egbert zurückgreifen. Die Werte von Bild 9.1 und 9.2 und die daraus hergeleiteten Gleichungen gelten für den Fall des reinen CO_2 oder H_2O, bzw. für das Gemisch eines der beiden Gase mit einem strahlungsdurchlässigen Gas. In Feuerungen liegen dagegen fast immer Gemische vor, in welchen CO_2 und H_2O nebeneinander enthalten sind.

Das sich die Banden teilweise überdecken, führt die Addition beider Anteile auf zu große Absorptionswerte. Für die Emission einer Schicht aus CO_2 und H_2O kann man in erster Näherung im Überlappungsbereich ansetzen

$$\varepsilon_\lambda = \varepsilon_{CO_2\lambda} + \varepsilon_{H_2O\lambda} - \varepsilon_{CO_2\lambda} \cdot \varepsilon_{H_2O\lambda} \,. \tag{5}$$

Über das ganze Spektrum gemittelt, folgt

$$\varepsilon_{ges} = \varepsilon_{CO_2} + \varepsilon_{H_2O} - \Delta\varepsilon \,. \tag{6}$$

Der Wert des Korrekturfaktors $\Delta\varepsilon$ ist in vereinfachter Form in Bild 9.3 dargestellt. Der Einfluß der Temperatur auf den an sich schon kleinen Wert ist nicht berücksichtigt, er wird von McAdams [B 1] angegeben. ps wird in Bild 9.3 mit der Summe aus CO_2 und H_2O gebildet.

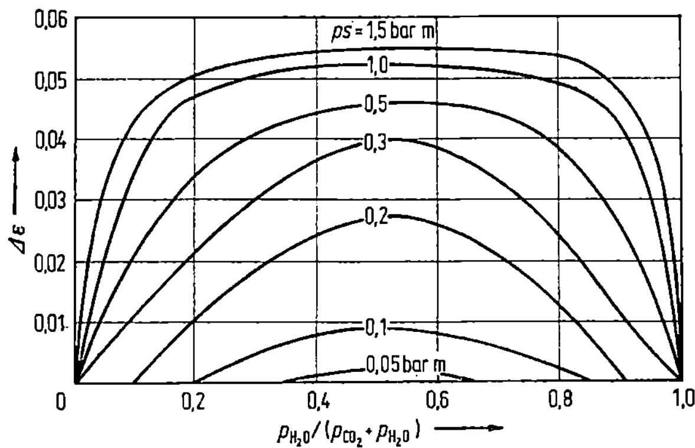

Bild 9.3. Korrekturfaktor für Gemische aus CO_2 und H_2O

Bild 9.1 und 9.2 gilt für Atmosphärendruck und für die Strahlung einer Gasschicht, die vom bestrahlten Körper aus gesehen einheitliche Schichtdicke hat. Diese Bedingung ist nur für eine Halbkugel erfüllt, in deren Mitte der Empfänger liegt.

Den Einfluß des Druckes zeigt in Form von Korrekturfaktoren Bild 9.4. Das für H_2O gültige Teilbild berücksichtigt die Abweichung der H_2O-Strahlung vom Beerschen Gesetz.

Bei den üblicherweise vorkommenden geometrischen Formen ist die Dicke der Gasschicht bezüglich des Empfängers uneinheitlich. Die auf-

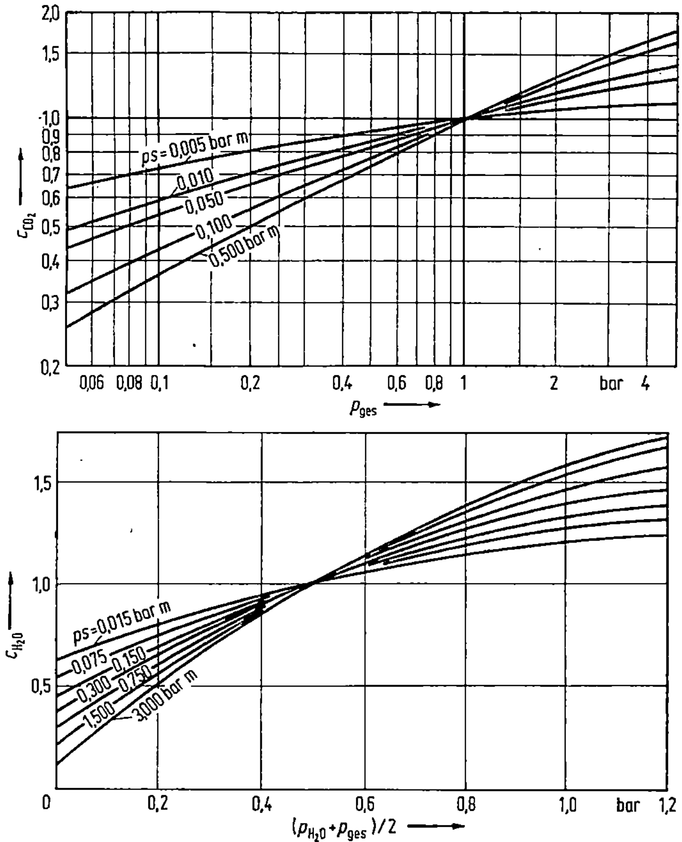

Bild 9.4. Korrekturfaktor zur Berücksichtigung des Druckes

wendige Berechnung der effektiven Schichtdicke vermeidet man durch Anwendung eines Näherungswertes, der äquivalenten Schichtdicke

$$s_{ae} = 4 \cdot \frac{V}{F} \qquad \text{für} \quad (p \cdot s) < 0,01 , \qquad (7)$$

$$s_{ae} = 3,4 \cdot \frac{V}{F} \qquad \text{für} \quad (p \cdot s) > 0,01 , \qquad (8)$$

V Volumen, F Oberfläche der Gasschicht.

Tabelle 9.2 enthält die für einige Körper berechneten Formfaktoren; es gilt s_{ae} = Faktor der Tabelle × charakteristische Abmessung D.

Die Diagramme Bild 9.1 und 9.2 sind nur anwendbar, wenn Temperatur und Partialdruck in der betrachteten Schicht konstant sind. In der Praxis hat man aber meist mit nicht ebenen Temperatur- und Konzentrationsprofilen zu tun. Die korrekte Berücksichtigung dieser

Tabelle 9.2. Gleichwertige Schichtdicken s_{ae} für verschiedene Gaskörper [B 18]

Gaskörper	D	Faktor von D	
		$(ps) \rightarrow 0$	$(ps) =$ üblicher Bereich
Kugel	Durchmesser	2/3	0,60
Zylinder, unendlich lang. Strahlung auf Mantel	Durchmesser	1	0,90
Desgl., Strahlung auf Mittelpunkt der Grundfläche	Durchmesser	–	0,90
Zylinder, $h = D$, Strahlung auf Mittelpunkt der Grundfläche	Durchmesser	–	0,77
Dgl., Strahlung auf Gesamtoberfläche	Durchmesser	2/3	0,60
Halbzylinder, unendlich lang. Strahlung auf Mittellinie der flachen Seite	Radius	–	1,26
Ebene Schicht zwischen parallelen Wänden, unendlich ausgedehnt	Wandabstand	2	1,8
Würfel	Kantenlänge	2/3	0,60
Rechtkant, Kantenlänge $1 \times 2 \times 6$ Strahlung auf:	kürzeste Kante		
Fläche 2×6		1,18	1,06
Fläche 1×6		1,24	1,06
Fläche 1×2		1,18	1,06
Gesamtfläche		1,20	1,06
Außenraum von Rohrbündeln, unendlich ausgedehnt. Rohrmittelpunkte auf gleichseitigen Dreiecken. Äußerer Rohrdurchmesser = lichter Abstand	lichter Abstand	3,4	2,8
Dgl., äußerer Rohrdurchmesser = 1/2 lichter Abstand	lichter Abstand	4,45	3,8
Dgl., Rohrmittelpunkte auf Quadraten. Äußerer Rohrdurchmesser = lichter Abstand	lichter Abstand	4,1	3,5

Profile bedarf eines größeren Rechenaufwandes (vgl. 9.4). Sind die Gradienten nicht zu steil, kann man sich durch Einteilung in Schichten mittlerer Konzentrations- und Temperaturprofile helfen.

Die Gesamtstrahlungswärme ist dann

$$\dot{q} = \sum_{i=1}^{N} \left[\varepsilon_i \cdot C_\mathrm{s} \cdot \left(\frac{T_i}{100}\right)^4 \prod_{k=0}^{i=1} (1 - \varepsilon_k)\right]; \tag{9}$$

N Zahl der Schichten; Schicht 1 liegt beim Empfänger; Index i steht für die gerade betrachtete Schicht; Index k steht für die Schichten zwischen Schicht i und Empfänger.

Es wird vorausgesetzt, daß das Absorptionsvermögen der Schichten zwischen gerade betrachteter strahlender Schicht i und Empfänger gleich dem Emissionsvermögen dieser Schichten ist. Das ist in erster Näherung zulässig, da Absorption und Emission von gleichen Banden bewirkt werden.

Unterschiede zwischen Emission und Absorption ergeben sich aber beim Wärmeaustausch zwischen Gasen und Festkörpern, wenn Emission und Absorption in verschiedenen Wellenlängen auftreten. Die Abweichungen werden deutlich, wenn man über die spektrale Verteilung von Emission und Absorption mit den jeweils wirksamen Temperaturen integriert:

$$\varepsilon_\mathrm{G} = \frac{\int\limits_0^\infty i_\mathrm{s}(T_\mathrm{G}) \cdot [1 - e^{-a(T_G)\cdot s}] \cdot \mathrm{d}\lambda}{\int\limits_0^\infty i_\mathrm{s}(T_\mathrm{G}) \cdot \mathrm{d}\lambda} = \varepsilon(T_\mathrm{G}, p, s), \tag{10}$$

$$\alpha_\mathrm{G} = \frac{\int\limits_0^\infty i_\mathrm{s}(T_\mathrm{w}) \cdot [1 - e^{-a(T_G)\cdot s}] \cdot \mathrm{d}\lambda}{\int\limits_0^\infty i_\mathrm{s}(T_\mathrm{w}) \cdot \mathrm{d}\lambda} = \alpha(T_\mathrm{G}, T_\mathrm{w}, p, s). \tag{11}$$

T_w ist die Temperatur einer schwarz strahlenden Wand, mit der das Gas (Temperatur T_G) in Wärmeaustausch steht. Bei grauer oder schwarzer Wandstrahlung gilt näherungsweise

für CO_2:

$$\alpha_\mathrm{G}(T_\mathrm{w}, T_\mathrm{G}) = \varepsilon_\mathrm{G}^*(T_\mathrm{w}) \cdot \left(\frac{T_\mathrm{G}}{T_\mathrm{w}}\right)^{0,65}, \tag{12}$$

für H_2O:

$$\alpha_\mathrm{G}(T_\mathrm{w}, T_\mathrm{G}) = \varepsilon_\mathrm{G}^*(T_\mathrm{w}) \cdot \left(\frac{T_\mathrm{G}}{T_\mathrm{w}}\right)^{0,45}. \tag{13}$$

$\varepsilon_G^*\,(T_w)$ bezieht sich nicht auf den tatsächlichen Partialdruck des Gases, sondern auf

$$p^* = p \cdot (T_w/T_G). \tag{14}$$

Für die Absorption eines CO_2—H_2O—Gemisches wird $\Delta\varepsilon$ wie oben berücksichtigt.

9.2 Leuchtende Strahlung

Leuchtende Strahlung, d.h. Strahlung mit einem sichtbaren Anteil, kommt in Flammen vor, wenn in den Gasen kleine Festkörper schweben. Diese Teilchen, entweder Kohlenstaub, Flugasche, Ruß oder Ölkoks, besitzen ein kontinuierliches Spektrum und emittieren im infraroten bis hin zum sichtbaren Gebiet beträchtliche Energien. Kohlenstaubflammen enthalten Teilchen, deren Größe zwischen etwa 25 und 250 µm schwanken kann. Größe und Zusammensetzung verändern sich mit dem Fortschreiten der Verbrennung. In Gasflammen rührt das Leuchten von Rußteilchen mit Durchmessern um 0,01 bis 0,08 µm her. In Ölflammen befinden sich außer Rußteilchen gröbere Rückstände aus der flüssigen Phase. Die als Reste von Schweröltropfen entstehenden Gerüste von Kohlenwasserstoffen (Cenosphären) haben Durchmesser bis zu 100 µm, ihr Strahlungsanteil ist wegen der kleinen Zahl gering.

Strahlung, die auf ein Feld schwebender Teilchen fällt, wird teilweise durchgelassen, teilweise an den Teilchen adsorbiert (I_A), teilweise in alle Richtungen gestreut (I_s). Außerdem senden die Teilchen selbst Energie (I_T) aus. Somit ist

$$I - I_A - I_s + I_T = \text{const}.$$

Der Absorptionsanteil ist proportional der Schattenfläche des im Strahlengang liegenden Feststoffs, bei Kugeln also gleich der Summe der entsprechenden Kreisflächen. Rußteilchen sind in bestimmtem Maß strahlungsdurchlässig. Aus diesem Grund spricht man von wirksamen Absorptions- bzw. Streuquerschnittsflächen eines Teilchens, die so definiert sind, daß das Produkt aus wirksamer Querschnittsfläche und Bestrahlungsstärke die durch Streuung oder Absorption zurückgehaltene Strahlungsleistung ergibt. Je nach optischen Eigenschaften sind diese Flächen kleiner oder gleich der realen Querschnittsfläche des Teilchens.

Die Berechnung stützt sich auf die Theorie von G. Mie [5, 6], der die Maxwellschen Gleichungen für die Wechselwirkungen eines einzigen kugelförmigen Teilchens mit elektromagnetischen Wellen löste. Streu- und Absorptionsanteil werden in Abhängigkeit von zwei stoffabhängigen Parametern beschrieben:

$$x = \pi\,d/\lambda, \tag{15}$$

(mit d Teilchendurchmesser),

$$m = n(1 - ik).$$ (16)

m komplexer Brechungsindex, n (realer) Brechungsindex, k Absorptionskoeffizient des betreffenden Teilchens.

Da der Rechenaufwand erheblich ist, bemühte man sich um Näherungslösungen, von denen die nach Hawksley [7] am gebräuchlichsten sind. Sie gelten für Rußstrahlung. Da hierbei $d < 0{,}08$ und $\lambda > 0{,}5\,\mu$m ist, wird x immer $\ll 1$. Danach wird der extingierte Anteil (Extinktion = Absorption + Streuung) E und der gestreute Anteil S wie folgt bestimmt:

$$E = 24 \cdot x \cdot f(n, k),$$ (17)

$$S = \frac{8}{3} x \cdot f(n).$$ (18)

Für Teilchen unter $0{,}05\,\mu$m Durchmesser wird wegen $S \sim x^4$ der Streuanteil so klein, daß die Extinktion gleich der Absorption angenommen werden darf.

Wenn die Teilchen so weit voneinander entfernt sind, daß sie sich nicht gegenseitig beeinflussen (Abstand $> 1{,}5$ d), kann unter der Bedingung, daß eine Welle nur einmal gestreut wird, die Emissivität einer Rußwolke aus der Extinktion eines einzelnen Teilchens berechnet werden. Eine Wolke von N Teilchen gleichen Durchmessers extingiert N-mal so viel wie ein einzelnes Teilchen. Drückt man die Teilchenzahl als Verhältnis der Masse aller Teilchen dieses Durchmessers zur Masse eines Teilchens aus, so ist die Gesamtextinktion vom Teilchendurchmesser unabhängig (für $x \ll 1$). Die Extinktion einer Rußwolke mit Partikeln verschiedener Größen ist also proportional zur Anzahl der in ihr enthaltenen Teilchen, bzw. der Teilchenkonzentration. Für die spektrale Intensitätsänderung der Strahlung in einer Rußwolke konstanter Konzentration c folgt

$$\frac{\mathrm{d}\,i_\lambda}{i_\lambda} = -36 \cdot \pi \cdot f(n, k) \frac{1}{\lambda} \frac{c}{\varrho} \cdot \mathrm{d}s$$ (19)

und mit der Definitionsgleichung für den Absorptionskoeffizienten:

$$k(\lambda) = 36 \cdot \pi \cdot f(n, k) \cdot \frac{c}{\lambda \cdot \varrho} \quad [1/\mathrm{m}];$$ (20)

darin bedeuten:

c [kg/m$_\mathrm{n}^3$] die Rußkonzentration und

ϱ [kg/m^3] die Rußdichte.

Um eine Größe zu erhalten, die nur von den Eigenschaften des Feststoffs und der Wellenlänge abhängig ist, schreibt man

$$K(\lambda) = k(\lambda)/c = 36\pi \cdot f(n, k) \frac{1}{\varrho \cdot \lambda} \quad [\mathrm{m^2/kg}].$$ (21)

$K(\lambda)$ heißt spezifischer Absorptionskoeffizient und ist eine Funktion der Wellenlänge λ, Rußdichte ϱ und der optischen Eigenschaften $[f(n, k)]$ des Rußes.

Diese Berechnung berücksichtigt nicht den Einfluß der Teilchengestalt, da Kugelform vorausgesetzt wird. Durch Agglomeration können aber auch längliche Rußteilchen entstehen, deren Absorptionsvermögen doppelt so groß sein kann als das von sphärischen Partikeln gleicher Masse.

Die optischen Größen – Brechungs- und Absorptionsindex (n, k) – hängen von der Wellenlänge ab. Die Abhängigkeit des Absorptionskoeffizienten von λ folgt aus Gl. (20) zu $k(\lambda) \sim f(n, k)/\lambda$ und wird durch den Ansatz

$$K(\lambda) = A \cdot \lambda^{-\beta} \tag{22}$$

angenähert. Je nach den Rußeigenschaften liegt β zwischen etwa 0,9 und 1,2. Hieraus folgt, daß eine Rußwolke nicht grau strahlt.

Das spektrale Emissionsvermögen einer Rußwolke, deren Streueigenschaften vernachlässigbar sind, ergibt sich aus Vorstehendem und dem Beérschen Gesetz

$$\varepsilon(\lambda)_{\mathrm{R}} = 1 - \exp\left[\left(-36\pi \cdot f(n, k) \cdot \frac{1}{\varrho \cdot \lambda}\right) \cdot c \cdot s\right]. \tag{23}$$

Das über das Spektrum gemittelte Gesamtemissionsvermögen

$$\varepsilon_{\mathrm{R}} = \frac{\displaystyle\int_0^\infty i_\mathrm{s}(T_\mathrm{R}) \cdot \varepsilon(\lambda)_\mathrm{R} \cdot \mathrm{d}\lambda}{\displaystyle\int_0^\infty i_\mathrm{s}(T_\mathrm{R}) \cdot \mathrm{d}\lambda} \tag{24}$$

hängt ab von Temperatur, Konzentration, Schichtdicke und Rußeigenschaften.

In der Praxis ist die Integration dieser Gleichung mit erheblichen Schwierigkeiten verbunden; man führt als Näherung einen mittleren Absorptionskoeffizienten k_m ein und definiert diesen als den Absorptionskoeffizienten, der bei der Wellenlänge $\lambda_{0,5}$ herrscht, die das Plancksche Spektrum bezüglich der ausgesandten Energie halbiert:

$$\int_{\lambda_0}^{\lambda_{0,5}} i_\mathrm{s} \cdot \mathrm{d}\lambda = \int_{\lambda_{0,5}}^{\lambda_\infty} i_\mathrm{s} \cdot \mathrm{d}\lambda. \tag{25}$$

$\lambda_{0,5}$ ist entsprechend dem Wienschen Verschiebungsgesetz mit der Temperatur verknüpft durch

$$\lambda_{0,5} \cdot T_\mathrm{R} = 0,4107 \qquad [\mathrm{cm} \cdot \mathrm{K}]. \tag{26}$$

Mit der weiteren Näherung, daß $f(n, k) \neq f(\lambda)$, wird $\beta = 1$, und es ergibt sich

$$k_{\mathrm{m}} = B \cdot T_{\mathrm{R}} \qquad [\mathrm{m^2/kg}]. \tag{27}$$

Demnach folgt näherungsweise für das Gesamtemissionsvermögen der Rußwolke

$$\varepsilon_{\mathrm{R}} = 1 - \mathrm{e}^{-B \cdot T_{\mathrm{R}} \cdot c \cdot s}. \tag{28}$$

Wegen der eingeführten Näherungen ist der B-Faktor nicht konstant, sondern hängt von den Rußeigenschaften ab. Ist sein Verlauf in Flammen bekannt, so läßt sich aus Messungen der Temperatur, Konzentration und Schichtdicke die Rußemission bestimmen. Als wesentliche Einflußgröße vermutete man das C/H-Verhältnis des Rußes und fand, daß mit wachsendem C-Anteil der Absorptionskoeffizient zunimmt. Der Einfluß der Temperatur auf die optischen Eigenschaften von Flammenruß wurde als bedeutend erkannt.

In allen leuchtenden Flammen kommt gleichzeitig auch Gasstrahlung vor. Mit der (nicht zutreffenden) Annahme, daß völlige Überdeckung der Gas- und der Festkörperstrahlung herrscht, wird die Gasstrahlung durch einen Gasabsorptionskoeffizienten berücksichtigt:

$$\varepsilon_{\mathrm{ges}} = 1 - \mathrm{e}^{-(k_{\mathrm{G}} + k_{\mathrm{R}}) \cdot s} = 1 - (1 - \varepsilon_{\mathrm{G}})(1 - \varepsilon_{\mathrm{R}}) \tag{29}$$

oder

$$\varepsilon_{\mathrm{ges}} = 1 - \left(\mathrm{e}^{-k_1 \int c_{\mathrm{R}}\, \mathrm{d}s}\right) \cdot (1 - \varepsilon_{\mathrm{G}}). \tag{30}$$

Meßwerte für k_1 werden nach dieser Beziehung berechnet, indem man durch Messungen c_{R}, s und ε_{G} sowie $\varepsilon_{\mathrm{ges}}$ bestimmt und in die nach k_1 aufgelöste Gleichung einsetzt:

$$k_1 = \frac{\ln\left(\dfrac{1 - \varepsilon_{\mathrm{G}}}{1 - \varepsilon_{\mathrm{ges}}}\right)}{\displaystyle\int_0^s c \cdot \mathrm{d}s}. \tag{31}$$

Da Rußkonzentrationsmessungen sehr aufwendig sind, versucht man, die Querverteilung durch einen repräsentativen Wert zu ersetzen. Thring [8] benutzte für Diffusionsflammen den Achswert c_{m} oder eine mittlere Rußkonzentration $\bar{c}/c_{\mathrm{m}} = (0{,}45 \text{ bis } 0{,}5)$ [8], die sich aus

$$c = \frac{1}{s} \cdot \int_0^s c_{\mathrm{r}} \cdot \mathrm{d}s$$

ergibt. Somit wird

$$\varepsilon_{\mathrm{ges}} = 1 - (\mathrm{e}^{-k_1 \cdot \bar{c} \cdot s}) \cdot (1 - \varepsilon_{\mathrm{G}}) \tag{32}$$

oder

$$\varepsilon_{\mathrm{ges}} = 1 - (\mathrm{e}^{-B_1 \cdot T \cdot \bar{c} \cdot s})(1 - \varepsilon_{\mathrm{G}}). \tag{33}$$

Da $k(\lambda)$ nach der Mie-Theorie aus Gl. (21) berechnet werden kann, besteht die Möglichkeit eines Vergleichs der theoretischen $k(\lambda)$- und B-Werte mit den praktischen Zahlenwerten von k_1 bzw. B_1.

Hein und Leuckel [9] fanden in einer Propanflamme der Ijmuidener Versuchsanlage B-Werte, die längs der Strahlachse von 1,5 auf 0,5 $\mathrm{m_n^3/kg}$ m K abnahmen und zu den Strahlrändern hin ebenfalls absanken. Beér und Claus [10] mittelten B-Faktoren über die ganze Flamme und fanden für Ölflammen mit Druckzerstäubung $B = 1,79$; wurden die gleichen Flammen unmittelbar am Brenner mit einer Stauscheibe stabilisiert, so betrug der Faktor nur noch etwa $B = 0,84$. Die Verfasser

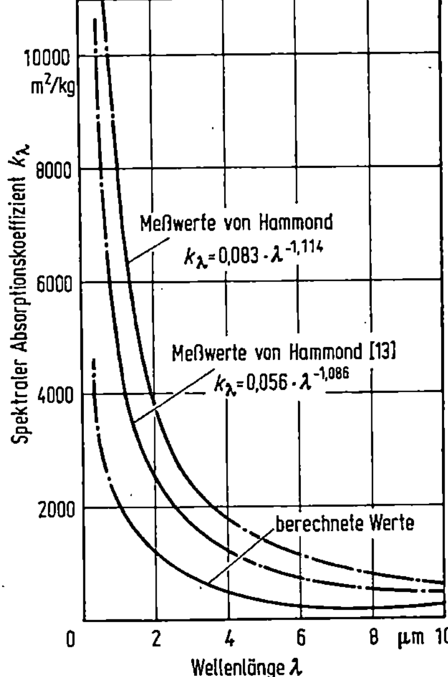

Bild 9.5. Spektraler Rußabsorptionskoeffizient über der Wellenlänge nach Johnson [34]

führen diesen Unterschied auf Veränderungen der Rußeigenschaften durch den Reaktionsverlauf zurück. Hemsath [11] ermittelt B rechnerisch aus vermuteten Rußeigenschaften zu $0,47 < B < 0,62$.

k_1-Werte der Literatur streuen zwischen 500 und 5000 $\mathrm{m^3/m}$ kg [12], es gelingt demnach nicht, Rußverteilung und Rußeigenschaften in einer Konstanten auszudrücken.

Eine Abschätzung von Hammond [13] grenzt den Bereich ein, innerhalb dessen $k(\lambda)$ liegen muß. Für einen Ruß mit einer Dichte von 2 $\mathrm{g/cm^3}$ sowie n- und k-Werten, die aus Messungen an mehreren Flammenrußsorten gemittelt wurden, ist der Verlauf von $k(\lambda)$ über der Wellenlänge in Bild 9.5, Kurve 1, dargestellt. Die Kurve 3 gibt Meßwerte wieder, die den Bereich für den spektralen Absorptionskoeffizienten nach oben abgrenzen sollen. $k(\lambda)$ liegt also zwischen den Kurven 1 und 3, deren Werte sich um den Faktor 3,6 unterscheiden. Setzt man die Werte der Gl. (26) ein, so läßt sich das Gesamtemissionsvermögen einer Rußwolke konstanter Temperatur und Rußkonzentration abhängig von T_R und dem Produkt $(c \cdot s)$ darstellen. Bild 9.6 zeigt den Verlauf von ε_R, berechnet aus den Werten der Kurve 1 des Bildes 9.5.

In Kohlenstaubflammen gelten die hergeleiteten Beziehungen nicht, weil die Teilchen wesentlich größer sind. Für $x \gg 1$ werden die Gesetze der geometrischen Optik wirksam, die auf Reflexion, Brechung und Absorption anzuwenden sind. Darüberhinaus machen sich aber auch

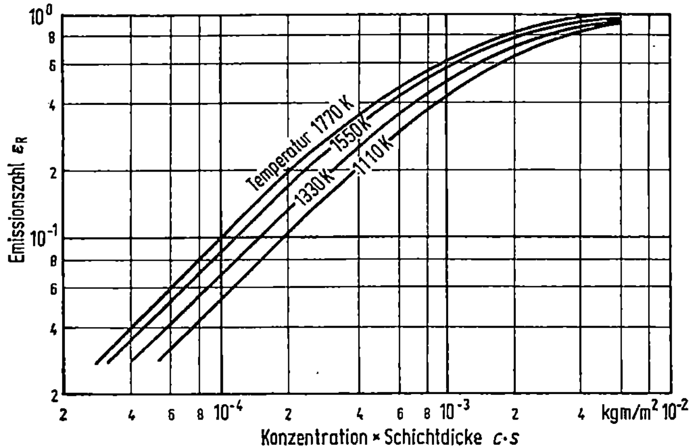

Bild 9.6. Emissionsgrade von Rußwolken nach Johnson [34]

Beugungserscheinungen bemerkbar, die den Strahl um einen bestimmten Winkel ablenken. Dieser Winkel ist aber proportional $1/x$, so daß an großen Teilchen die Strahlen nur unwesentlich abgelenkt werden, und die Extinktion somit nicht erhöht wird.

Gewöhnlich rechnet man ab $x > 5$ mit den Gesetzen der geometrischen Optik und erhält für die extingierte Strahlung $E \approx 0{,}9$ bis 1. Bei schwarzen Teilchen ist der absorbierte gleich dem extingierten Anteil. Kohlenstaubteilchen liegen bei $25 \lesssim x \lesssim 250$ und können als schwarz angesehen werden.

Der Absorptionskoeffizient von Kohlenstaubwolken läßt sich zu

$$k = \frac{3}{2} \cdot \frac{c}{\varrho} \cdot \frac{1}{d} \quad \text{oder} \quad K = \frac{1{,}5}{\varrho} \cdot \frac{1}{d}$$

bestimmen, wenn der Absorptionsanteil eines Teilchens gleich 1 angenommen wird. Er ist unabhängig von der Wellenlänge. Eine Kohlenstaubwolke strahlt deswegen grau, wenn man die Teilchen als schwarz und kugelförmig annimmt, was in erster Näherung zutrifft.

Das Emissionsvermögen leuchtender Flammen läßt sich also berechnen, wenn neben Gaskonzentration und Temperaturen die Feststoffverteilung in der Flamme, im Falle des Rußes außerdem dessen optische Eigenschaften bekannt sind.

Die Verteilung und optischen Eigenschaften des Rußes lassen sich bisher nicht vorausbestimmen. Wegen des C/H-Einflusses auf die Rußemission verändert sich $k(\lambda)$ innerhalb einer Flamme und ist von Flamme zu Flamme verschieden, je nach den Faktoren, die Entstehung, Wachstum und Abbrand des Rußes beeinflussen.

Um durch Strahlung abgegebene Wärmemengen zu berechnen, kann man den Absorptionskoeffizienten in einer Flamme als konstant annehmen. Für hohe optische Dicken bzw. Rußkonzentrationen ist der Fehler, der durch falsche Annahme des Absorptionskoeffizienten begangen wird, relativ klein. Im übrigen ist man auf die Meßwerte der über die gesamte Dicke einer Flamme gemittelten Emission angewiesen, wie sie in 9.3 wiedergegeben sind.

9.3 Strahlungswärmeabgabe von Flammen und ihre Beeinflussung

Die Strahlungswärmeabgabe von Flammen hängt von deren Emissionsvermögen und Temperatur ab. Es wurden zahlreiche Versuche unternommen, die Abhängigkeit dieser beiden Größen und der daraus resultierenden Flammenstrahlung von den Eingabeparametern, wie Brennstoffart, Brenner- und Ofengeometrie oder Brennerimpuls zu klären. Ziel solcher Untersuchungen ist nicht nur die Sammlung von Meßwerten, sondern auch die Steigerung der Flammenstrahlung durch technische Maßnahmen.

Nichtleuchtende Flammen bieten wenig Ansatzpunkte zur Erhöhung ihres Emissionsvermögens. Ihr Strahlungsvermögen steigt mit fortschreitender Verbrennung infolge der Zunahme der H_2O- und CO_2-Konzentration langsam an und erreicht Maximalwerte um 0,35. Dieser Wert unterscheidet sich nur wenig von dem der Abgase leuchtender Flammen. Unterschiede ergeben sich aus dem C/H-Verhältnis der Brennstoffe. Schack [B 18] stellte fest, daß die Strahlung des CO_2 bei geringer Schichtdicke schon erheblich ist und mit der Schichtdicke nur noch wenig ansteigt, während bei der Strahlung von Wasserdampf die Temperatur geringen, die Schichtdicke dagegen sehr großen Einfluß hat.

Durch Steigerung des Brennerimpulses wird die Flamme kürzer, die Endwerte des Partialdruckes von CO_2 und H_2O werden also schneller erreicht als bei langsamer Verbrennung, sofern nicht eine starke Rückströmung dafür sorgt, daß diese Werte im ganzen Feuerraum nahezu konstant sind. In diesen häufigen Fällen wird der Emissionsgrad kaum durch den Strahlimpuls beeinflußt. Die wichtigste Möglichkeit zur Veränderung der Flammenstrahlung besteht in der Steigerung der Temperatur durch Verkürzen der Flamme, d.h. Erhöhen des Impulses.

Viel stärker wirken sich die eingangs genannten Einflußgrößen auf die Rußstrahlung leuchtender Flammen aus. Die Rußerzeugung bei der Verbrennung hängt vom Aufbau des Brennstoffs ab und wird außerdem in weiten Grenzen durch die Geschwindigkeiten der beteiligten physikalischen und chemischen Vorgänge bestimmt.

9.3.1 Einflüsse auf die Rußstrahlung

Der Vorgang der Rußbildung in Flammen und seine Abhängigkeit von der Art des Brennstoffes wird unter 2.2.7 beschrieben. Das Emissionsverhalten hängt von Zahl und Eigenschaften der gebildeten Rußteilchen und damit sowohl vom Brennstoff wie von den Verbrennungsbedingungen ab.

Bild 9.7 zeigt, wie das Strahlungsverhalten verschiedener Brennstoffe durch die Brennstoffparameter beeinflußt wird. Der Rußgehalt verändert

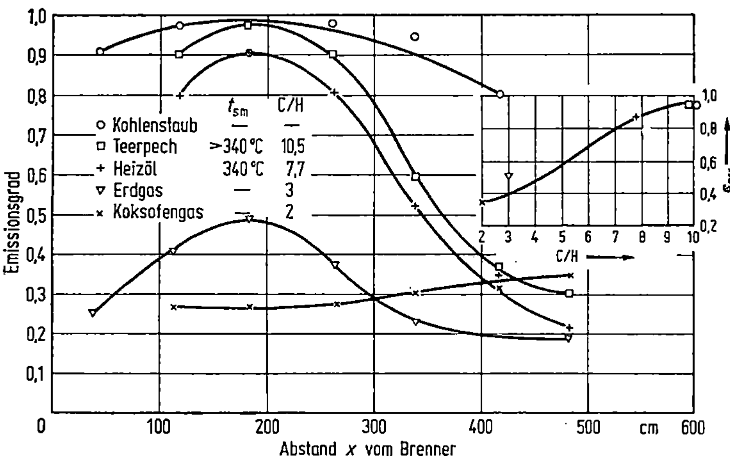

Bild 9.7. Emissionsgrade verschiedener Brennstoffe, t_{sm} = mittlere Siedetemperatur. Teilbild: Abhängigkeit vom C/H-Verhältnis

sich etwa zwischen 5 und 30 g/m_n^3. Das C/H-Verhältnis und die mittlere Siedetemperatur der Brennstoffe sind angegeben. Eine rechnerische Behandlung ist noch nicht mit befriedigendem Erfolg gelungen.

Der Einfluß der Eingangsbedingungen wird am Beispiel der Ölverbrennung gezeigt, da hierfür die meisten Meßwerte vorliegen. Die wichtigsten Einflußgrößen auf die Strahlungswärmeabgabe von Öldiffusionsflammen sind (Bild 9.8):

Brennerimpuls,
Luftzahl, Luftvorwärmung,
Art der Zerstäubung, Menge des Zerstäubungsmediums,
Drall.

Die gezeigten Ergebnisse stammen hauptsächlich von der Versuchsanlage Ijmuiden [14]. Die Absolutwerte hängen von den jeweiligen Versuchsbedingungen ab und sind mit Ergebnissen, die unter anderen Verhältnissen gewonnen wurden, nur qualitativ vergleichbar.

Bei allen leuchtenden Diffusionsflammen strebt die Flammenstrahlung längs der Flammenachse einem Maximum zu und sinkt dann ab, bis sie etwa in der Mitte des Flammenweges auf den Wert der reinen Gasstrahlung zurückfällt. Die Voraussetzungen zur Rußbildung bestehen nur am Anfang der Flamme, in dem reaktionsarmen Flammenende ist meist nur noch wenig Ruß vorhanden. Weiterhin weisen nur früh und stabil zündende Flammen starke Rußbildungsneigung auf. Für die Rußentstehung sind Zonen hoher Temperatur und Sauerstoffmangel

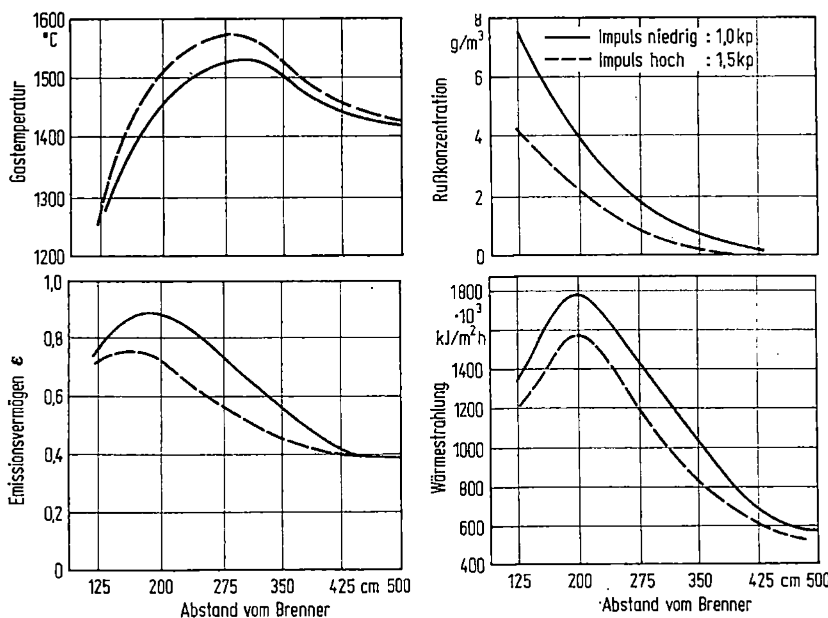

Bild 9.8. Strahlungseigenschaften und Impuls (114 kg/h Heizöl M, Dampfzerstäubung) [14]

erforderlich, die z.B. durch Rückführen heißer und sauerstoffarmer Rauchgase in Brennernähe bewirkt werden können.

Die Mischung von Brennstoff und Luft wird durch Erhöhen des Brennerimpulses beschleunigt. Die schnellere Verbrennung führt zu einer niedrigeren Rußkonzentration und einer höheren Flammentemperatur, zumal am Anfang der Flamme. Der Anstieg der Temperatur kompensiert nicht das Absinken der Emission, so daß die durch Strahlung abgegebene Wärme abnimmt (Bild 9.8). Aus diesem Grunde bleibt die Flammentemperatur bis zum Flammenende erhöht.

Die Auswirkungen des Luftüberschusses sind nicht in allen Feuerungen gleich. Wird die Luftzahl zu groß gewählt, wirkt der zur Verbrennung nicht benötigte Luftanteil als Kühlmittel und senkt das Temperaturniveau. Andererseits kann infolge des größeren Sauerstoffangebotes am Flammenanfang eine intensivere Verbrennung einsetzen und zu erhöhter Temperatur führen. Auch die Rußbildung kann zurückgehen, wodurch das Emissionsvermögen sinkt, die Flamme weniger Wärme abgibt und über längere Strecken heißer bleibt (Bild 9.9). Wird bei größerer Luftzahl nicht gleichzeitig der Querschnitt der Luftführung erhöht, überlagern sich die Auswirkungen einer Impulserhöhung.

Luftvorwärmung bewirkt in Ölflammen lediglich eine Erhöhung des gesamten Temperaturniveaus um etwa 25 K je 100 K Luftvorwärmung.

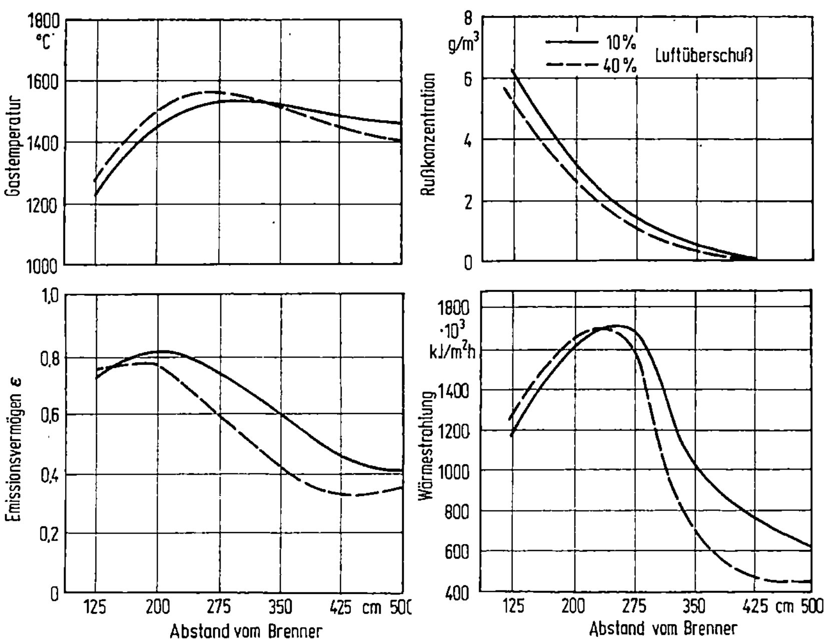

Bild 9.9. Strahlungseigenschaften und Luftüberschuß (114 kg/h Heizöl M, Dampfzerstäubung) [14]

Rußkonzentration und Emissionsgrad ändern sich fast nicht. Da die Temperatur mit der vierten Potenz in den Strahlungswärmestrom eingeht, ergibt sich trotzdem eine beachtliche Steigerung der Strahlungsleistung (Bild 9.10).

Die Wirkung der Zerstäubungsart auf die Rußbildung hängt davon ab, ob während des Zerstäubungsvorgangs schon Mischung mit Luft auftritt. Das ist der Fall bei Luft- und Rotationszerstäubern, dagegen nicht bei Dampf- und DrucköIzerstäubern. Bei der ersten Gruppe ist die Mischung schon am Flammenanfang sehr intensiv und bewirkt gute Verbrennung mit hohen Temperaturen. Die Rußbildung ist etwas geringer, die Wärmeabgabe anfänglich sehr hoch, sie fällt dann steil ab (Bild 9.11).

Obwohl bei Luftzerstäubung am Anfang der Flamme etwa doppelt soviel Wärme freigesetzt wird, war die an den gesamten Ofen abgegebene Wärme bei Luft- und Dampfzerstäubung unter entsprechenden Bedingungen nahezu gleich. Es liegt nahe, mit Dampf zu zerstäuben, wo dieser ohnehin erzeugt wird (Kraftwerke). Bei großen Industrieöfen kann man die Verdichtungskosten der Luft dadurch vermeiden, daß man mit Erdgas zerstäubt, welches bereits unter hohem Druck angeliefert wird. Bei zweistufigen Zerstäubern ändern sich Emissionsgrad und Temperatur hierbei nicht nenneswert, auch wenn bis zu 40 % der Wärme über das Zerstäubungsmittel zugeführt wird [15].

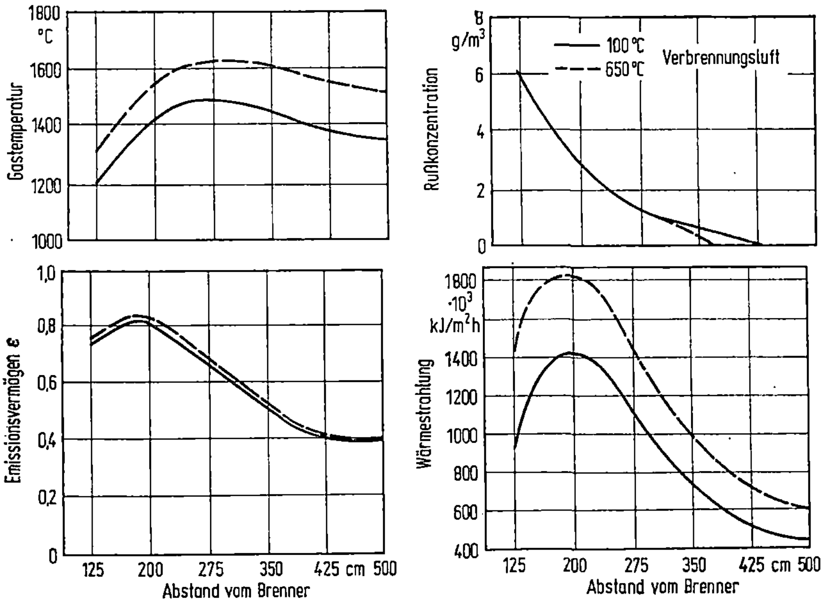

Bild 9.10. Strahlungseigenschaften und Luftvorwärmung (114 kg/h Heizöl M, Dampfzerstäubung) [14]

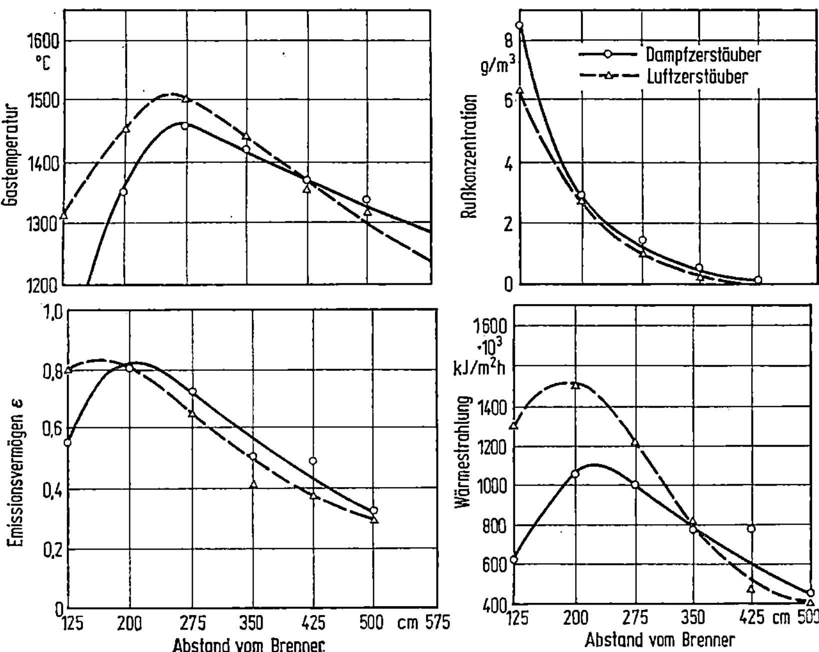

Bild 9.11. Strahlungseigenschaften und Zerstäubungsart (110 kg/h Heizöl M) [14]

Die Menge des Zerstäubungsmittels ist bei konstanten Brennerabmessungen maßgebend für den Tropfendurchmesser. Je kleiner die Tröpfchen sind, desto geringer wird die Zündverzugszeit, desto schneller die Verbrennung, um so geringer die Rußbildung. Außerdem wirken sich auch Impulsänderungen des Zerstäuberstrahls auf die Mischung im gleichen Sinne aus. Unterschiede in der Wärmeabgabe machen sich gegen Ende der Flamme stärker bemerkbar, da bei guter Zerstäubung nicht mehr so viele langlebige große Tröpfchen für die Emission am Flammenende sorgen (Bild 9.12). Der Einfluß ist bei Dampf- und Luftzerstäubung gleich.

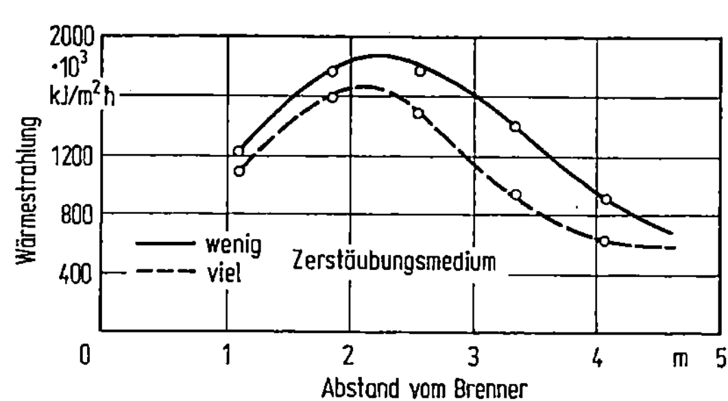

Bild 9.12. Strahlungseigenschaften und Menge des Zerstäubungsmittels [14]

Sehr starke Änderungen bezüglich Flammenform, Emissionsgrad und Strahlungswärme erzielt man durch Aufprägen von Drall auf die Verbrennungsluft.

Drall verkürzt die Flamme und erhöht so die Verbrennungsintensität; gleichzeitig sinkt die Rußkonzentration und das Strahlungsvermögen. Durch hohen Drall kann eine Flamme völlig entleuchtet werden. Wenn auch am Anfang solcher Flammen große Wärmemengen abgegeben werden, so ist doch die Gesamtwärmeabgabe der leuchtenden Flammen größer.

Mit zunehmendem Druck steigt die Neigung zur Rußbildung, da der geringere Molekülabstand die Agglomeration erleichtert. Die Tendenz des Einflusses wird durch Bild 9.13 wiedergegeben [16].

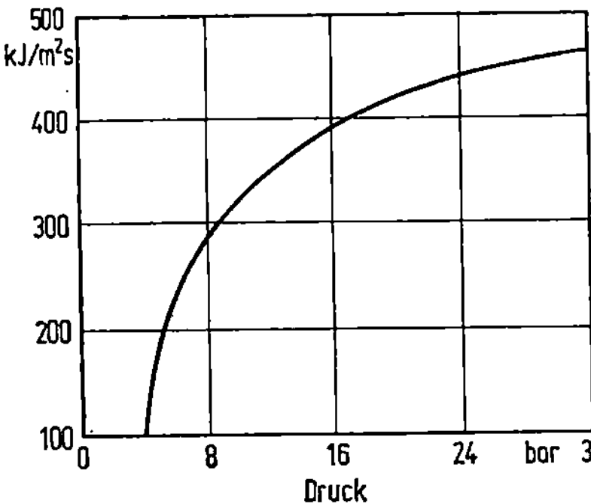

Bild 9.13. Abhängigkeit des Strahlungswärmestroms vom Druck

Ungeklärt ist noch der Einfluß der Struktur des Reaktionsfeldes auf das zeitliche Mittel der Temperatur. Die dünnen Reaktionszonen haben wesentlich andere Temperaturen und Emissionsgrade als die zwischen ihnen liegenden Gasschichten. Dieser Einfluß ist bisher weder bei der Messung noch bei der Berechnung von Temperaturen berücksichtigt worden, eine erste Abschätzung gibt Foster [17].

9.3.2 Maßnahmen zur Steigerung der Strahlung (Karburierung)

Nachdem der Einfluß des C/H-Verhältnisses auf die Strahlungseigenschaften erkannt war, wurde bald versucht, das C/H-Verhältnis nichtleuchtender Flammen (z.B. von Koksofengas) durch Beimischen von Heizöl, Teer, Asphalt oder Kohlenstaub zu erhöhen. Dieser Vorgang heißt Fremdkarburierung.

Das Arbeiten mit zwei Brennstoffen verursacht einen erheblichen Aufwand für Lagerung, Zufuhr zum Feuerraum und Überwachung. Deshalb versucht man, mit geeigneter Gasführung oder durch Gasvorwärmung in Brennstoffen, die normalerweise unter nur schwachem

Leuchten verbrennen, vor oder während der Verbrennung die Rußbildung zu steigern. Dieser Vorgang heißt Eigenkarburierung. Mit dem Aufkommen des Erdgases gewann diese Möglichkeit der Karburierung an Bedeutung.

9.3.2.1 Fremdkarburierung. In Ijmuiden [18] untersuchte man Mischungen aus Koksofengas mit Schweröl und Bitumen und fand eine überproportionale Zunahme der Emissionszahl und der Strahlungsleistung mit der Erhöhung des Ölanteils (Bild 9.14).

Fremdkarburierung mit nicht brennbaren Substanzen (Staub) lohnt im allgemeinen nicht, da die Aufheizung des Staubes der Flamme so viel Wärme entzieht, daß eine merkliche Temperaturabsenkung eintritt.

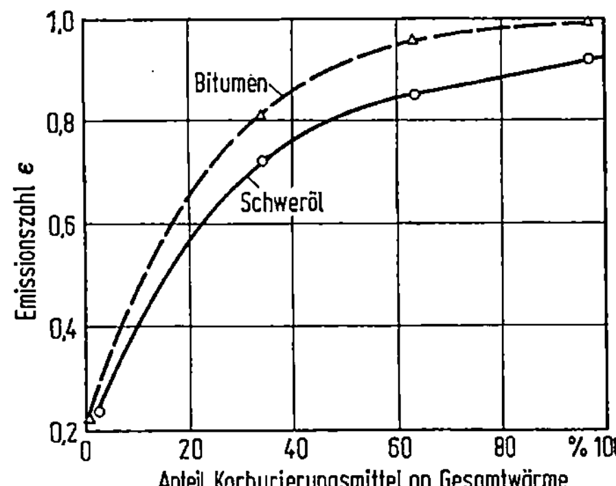

Bild 9.14. Karburierungswirkung von Bitumen und Schweröl in Koksofengas

Außerdem erfordert die Entfernung des Staubes aus den Abgasen einen zusätzlichen Aufwand.

In keinem Fall steigt die Wärmeabgabe von Flammen proportional mit dem Emissionsgrad, da mit steigendem Emissionsvermögen die Temperatur absinkt.

9.3.2.2 Eigenkarburierung. Versuche zur Eigenkarburierung betreffen hauptsächlich Erdgasflammen. In CH_4-Diffusionsflammen entsteht nur wenig Ruß, bei Propan und höheren Kohlenwasserstoffen ist die Rußbildung wesentlich stärker, selbst die $C_{2,3,4}$-Anteile mancher Erdgase verbessern die Emission merklich. Die meisten europäischen Erdgase enthalten jedoch so wenig höhere Kohlenwasserstoffe, daß die Emission von der Rußbildung aus Methan abhängt. In Diffusionsflammen von CH_4 beträgt der Maximalwert des Emissionsgrades etwa 0,4. Eine Erhöhung durch hohe Gastemperatur bei gleichzeitigem Sauerstoffmangel ist möglich. Die Mindesttemperatur für eine wirksame Spaltung von Methan beträgt etwa 1000 °C. Bild 9.15 zeigt den Grad der Spaltung von reinem Methan durch Erhitzen unter Sauerstoffabschluß [19]. Die Messungen wurden in einem Rohrofen durchgeführt, dessen Wandtemperatur auf der Abszisse aufgetragen ist. Diesem Ofen wurde das Gas kalt mit einer Geschwindigkeit von 70 mm/s zugeführt, der Ofen war 400 mm lang, so daß mit Aufenthaltszeiten von etwa 1 bis 2 s zu rechnen ist.

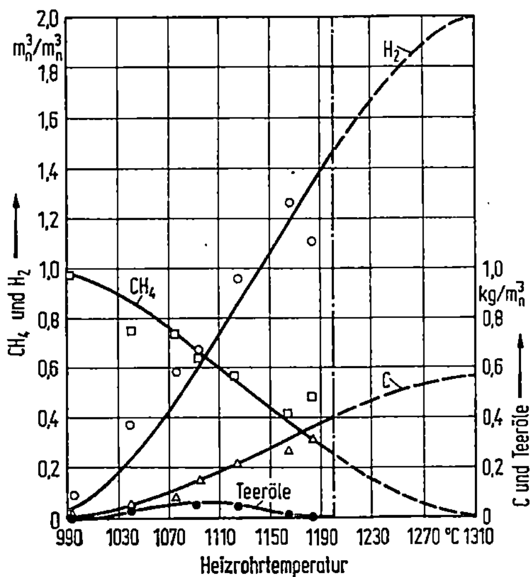

Bild 9.15. Methanspaltung unter Sauerstoffabschluß.
Kaltes Gas 70 mm/s, Ofenlänge 400 mm [19]

Umfangreiche Messungen von Delsol und Monnot führten zu den in Tabelle 9.3 wiedergegebenen Werten [20]:

Tabelle 9.3. Spaltungsgrad verschiedener Erdgase (%)
bei Temperaturen zwischen 1000 und 1200 °C.

Erster Wert: nach 0,25 s / zweiter Wert: nach 2 s

Temperatur °C	Erdgas trocken	Erdgas 2 % Wasser	Erdgas 2,5 % C_2H_6	Erdgas 5 % C_2H_6
1000	0/18	2/8	0/12	0/10
1100	6/55	10/42	6/55	10/50
1200	20/100	45/82	55/100	52/75

Erdgasleuchtflammen lassen sich durch Brenner erzeugen, die nach folgenden Prinzipien arbeiten:

Erhitzung des Gases vor der Mischung,
Vorverbrennung unter Luftmangel,
Verzögerte Gas-Luft-Mischung im Ofen,
Rückführung heißer Verbrennungsgase.

Bild 9.16 veranschaulicht einige Vorschläge zur Eigenkarburierung von Erdgas.

Um in den Feuergasen auf Rußgehalte von 10 g/m_n^3 zu kommen, wie sie für leuchtende Strahlung mit $\varepsilon \approx 0,7$ erforderlich sind, muß man etwa 20 % des im Brennstoff zugeführten C in Ruß umwandeln. Dies erreicht man nach Vorstehendem dadurch, daß man bei Luftabschluß

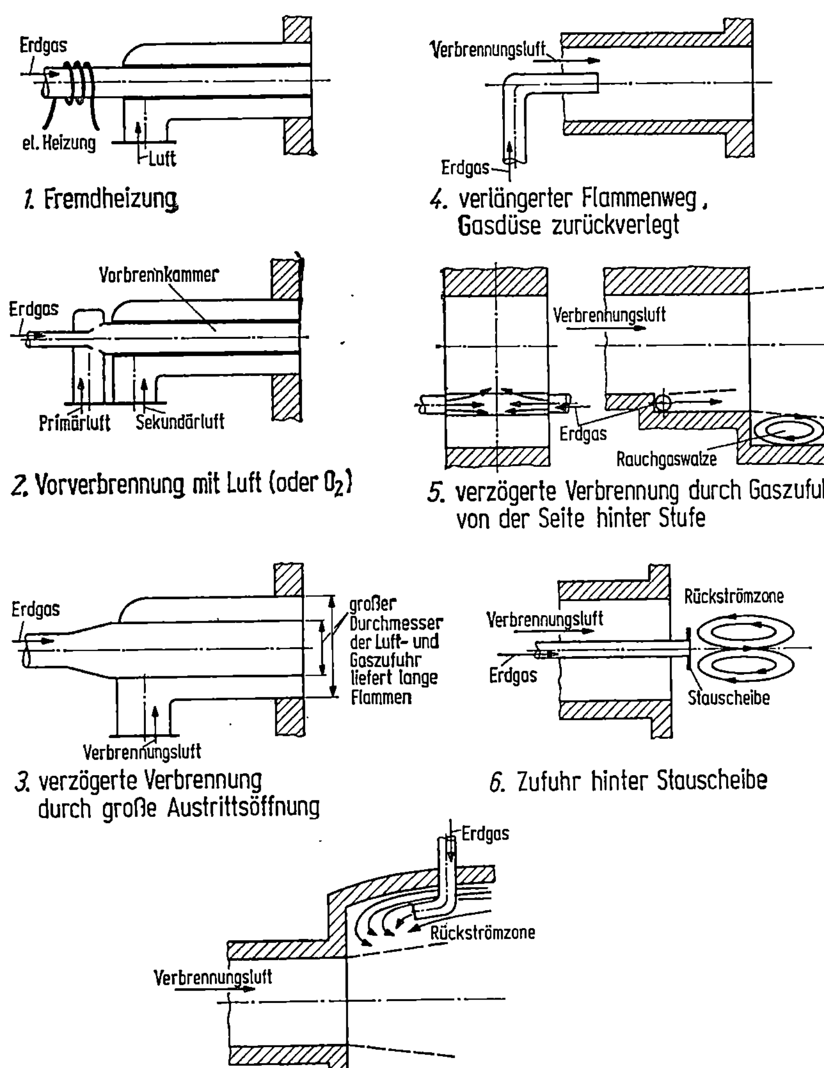

Bild 9.16. Verfahren zur Selbstkarburierung (Schemata)

etwa 1 s auf etwa 1100 °C erhitzt. Die Bedingung des Luftabschlusses läßt sich am leichtesten durch Erhitzen mit Fremdenergie oder durch Teilverbrennung in einer Vorkammer erfüllen. Derartige Anlagen sind aufwendig, auch lassen sich Rußablagerungen schwer vermeiden. Trotzdem sind umfangreiche Entwicklungsarbeiten mit Vorbrennkammern eingeleitet und zu ersten Erfolgen geführt worden [22].

Weiter fortgeschritten sind die Versuche, die darauf abzielen, den Rußbildungsvorgang in den Feuerraum zu verlegen. Eine Wärmezufuhr zum Brennstoffstrom ohne gleichzeitige Reaktion läßt sich nur durch Beimischen heißen Rauchgases erreichen. Dies gelingt besonders nachhaltig, wenn man den Brennstoffstrom in die Nachlaufzone eines Flammenhalters einführt (Teilbild 6 von Bild 9.16). Bei der in Teilbild 5 gezeigten Bauweise, die vielfach ausgeführt worden ist, werden zwei Erdgasströme im Strömungsschatten einer Schwelle von den Seiten her in einen heißen Luftstrom geführt. Die Emissionsgrade der dabei entstehenden leuchtenden Flammen sind nicht bekannt. Im übrigen geht die Arbeitsweise der einzelnen Systeme aus Bild 9.16 hervor [21].

9.4 Wärmeaustausch zwischen Flammen und Feuerraumwänden

Die vorausgehenden Überlegungen zeigen, welchen Wärmestrom eine Flamme maximal, d.h. in einer Umgebung von 0 K abzustrahlen vermag:

$$\dot{q}_{Fl} = (\varepsilon \cdot C_s \cdot T^4)_{Fl} \, .$$

Die Feuerraumwände geben ihrerseits gemäß   (34)

$$\dot{q}_w = (\varepsilon \cdot C_s \cdot T^4)_w$$

Strahlungswärme in Richtung auf die Flamme ab. Von dieser Wärmemenge absorbiert die Flamme einen Anteil der durch ihr Absorptionsvermögen festgelegt ist. Es gilt daher, die Differenz zwischen Flammenemission und -absorption, den Nettowärmestrom $\Delta \dot{q}$ zu berechnen, und dabei die Unterschiede zwischen Gas- und Festkörperstrahlung zu berücksichtigen. Dabei wird zunächst von der Annahme ausgegangen, daß Gas- und Wandtemperatur im betrachteten Abschnitt konstant sind.

9.4.1 Wärmeaustausch bei konstanten Temperaturen von Feuergasen und Wänden

Die Berechnung des Wärmeaustauschs zwischen nichtleuchtenden Flammen bzw. Abgasströmen und Ofenwänden geht nach Schwiedessen [23] von der Annahme aus, daß sowohl die Feuergase wie die Wände grau strahlen. Trotz dieser weitgehenden Vereinfachung tritt eine Komplikation dadurch auf, daß die Wände einen Teil der auftreffenden Strahlung reflektieren und die Gase einen Teil der reflektierten Strahlung absorbieren. Die Lösung führt zu einer Reihenentwicklung.

Um den Strahlungsaustausch in gleicher Form wie die Abstrahlung darstellen zu können, wird eine doppelte Indizierung des Emissionsgrades benutzt. Es bedeutet bei den ε-Werten der 1. Index den Stoff, auf den sich der Emissionsgrad bezieht, der 2. Index die Temperatur, für welche der Emissionsgrad ermittelt wird (g = Gas, w = Wand).

Bei ε_w entfällt der zweite Index, da immer auf die Wandtemperatur bezogen wird.

Bei den Gesamtaustauschzahlen $\bar{\varepsilon}$ bezeichnet der erste Index den strahlenden, der zweite den aufnehmenden Stoff:

$$\Delta\dot{q} = \bar{\varepsilon}_{gw} \cdot C_s (T_g^2 - T_w^2). \tag{35}$$

Die Reihenentwicklung für $\bar{\varepsilon}_{gw}$ führt zu

$$\bar{\varepsilon}_{gw}\, C_s\, T_g^4 = \int_0^\infty \varepsilon_w I_\lambda\, d\lambda\, [\varepsilon_{gg(\lambda)} + (1 - \varepsilon_w)\, \varepsilon_{gg(\lambda)}(1 - \varepsilon_{gg(\lambda)})$$
$$+ (1 - \varepsilon_w)^2\, \varepsilon_{gg(\lambda)}\, (1 - \varepsilon_{gg(\lambda)^2} + \cdots]. \tag{36}$$

Wird das Gas als grauer Strahler angenommen, so ist $\varepsilon_{gg(\lambda)} = $ const, dann wird

$$\bar{\varepsilon}_{gw} = \cfrac{1}{\cfrac{1}{\varepsilon_{gm}} + \cfrac{1}{\varepsilon_w} - 1}, \tag{37}$$

mit

$$\varepsilon_{gm} = \frac{\varepsilon_{gg} \cdot T_g^4 - \varepsilon_{gw} \cdot T_w^4}{T_g^4 - T_w^4}. \tag{38}$$

Hottel und Egbert [24] schlagen als Näherungslösung folgendes vor:

$$\varepsilon_{gw} = \frac{\varepsilon_{gg}(1 + \varepsilon_w)}{2}, \tag{39}$$

$$\varepsilon_{wg} = \frac{\varepsilon_{gw}(1 + \varepsilon_w)}{2}. \tag{40}$$

Damit wird

$$\Delta\dot{q} = \bar{\varepsilon}_{gw}\, C_s\, T_g^4 - \bar{\varepsilon}_{wg}\, C_s \cdot T_w^4. \tag{41}$$

Diese und die von Schwiedessen gegebene Näherung gilt mit Fehlern unter 10 % bei $\varepsilon > 0{,}75$, denn nur wenn der reflektierte Anteil klein ist, kann man ihn ohne schwerwiegenden Fehler als grau ansehen. Für kleinere ε_w steigt der Fehler bis zu sehr hohen Werten.

Eckert [25] geht von der Annahme aus, daß das Gas zwar selektiv strahlt, daß aber die Absorptionskoeffizienten für die einzelnen Strahlungsbanden konstant und untereinander gleich sind. Über die schon erwähnte Reihenentwicklung kommt er dann zu

$$\bar{\varepsilon}_{gw} = \cfrac{1}{\cfrac{1}{\varepsilon_w} - \cfrac{\varepsilon_{gg\infty}}{\varepsilon_{gw}} - 1} , \qquad (42)$$

$$\bar{\varepsilon}_{wg} = \cfrac{1}{\cfrac{1}{\varepsilon_w} + \cfrac{\varepsilon_{gw\infty}}{\varepsilon_{gw}} - 1} , \qquad (43)$$

wobei das ∞-Zeichen für unendliche Schichtdicke steht.

Auch diese Näherung führt bei $\varepsilon_w < 0{,}75$ zu großen Abweichungen. Zahlenwerte hierzu findet man bei Hering [26].

Eine weitere Näherungslösung stammt von Hottel in [B 1]. Ausgehend von der Voraussetzung, daß die Temperaturen von Gas und Wand nicht sehr verschieden sind, und daß die Wand ein schwarzer Strahler ist, werden sowohl Emissions- als auch Absorptionsstärke als Potenzfunktionen der Temperatur und des Produktes $p \cdot s$ dargestellt. Im Verlauf der Ableitung gelingt es, einen Proportionalitätsfaktor K zu finden, der gleichzeitig Emission und Absorption des Gases beschreibt.

Für den Energieaustausch zwischen Gas und Wand steht dann

$$\dot{q} = K\,\varepsilon_{gm} \cdot C(T_g^4 - T_w^4); \qquad (44)$$

ε_{gm} gibt die Emissionsstärke des Gases bei der arithmetischen Mitteltemperatur von Gas und Wand an.

Der Faktor K wird berechnet zu

$$K = \frac{4 + f_T + f_{ps} - c}{4} . \qquad (45)$$

In dieser Gleichung steht f_T für die Änderung der Emissionsstärke mit der Temperatur,

$$f_T = \frac{\partial \ln \varepsilon}{\partial \ln T_g}$$

f_{ps} für die Änderung der Emissionsstärke mit der Schichtdicke

$$f_{ps} = \frac{\partial \ln \varepsilon}{\partial \ln ps}$$

und c für den Temperaturexponenten bei der Ermittlung der Absorption aus der Emission eines Gases ($c_{CO_2} = 0{,}65$, $c_{H_2O} = 0{,}45$).

Die Werte für f_T und f_{pL} werden aus Diagrammen [B 1] für CO_2 und H_2O entnommen und bei Gasgemischen proportional zur Emissionsstärke des Einzelgases in die Gleichung (45) zur Berechnung von K eingesetzt.

Hottel stellt fest, daß selbst bei größeren Temperaturunterschieden ($T_g \approx 2T_w$) die Fehler nicht größer als 5 % werden. Der Vielzahl von

Näherungslösungen steht ein von Elgeti [27] entwickeltes exaktes Berechnungsverfahren gegenüber, das für den gesamten Bereich von ε_w anzuwenden ist.

Elgeti formte die schon von anderen Autoren verwendete Reihe (36) so um, daß in den einzelnen Gliedern statt der nur für differentielle Werte von λ geltenden $\varepsilon_{gg(\lambda)}$ die Gesamtstrahlungszahlen $\varepsilon_{gg(nL)}$ für Vielfache der Schichtdicken der gegebenen Gasschicht stehen. Dadurch ist jedes Glied der Reihe einzeln leicht über die Wellenlänge zu integrieren, da die Gesamtstrahlungszahlen als von der Wellenlänge unabhängig angesehen und aus Diagrammen als Funktion der Schichtdicke bestimmt werden können. Die Gleichungen für die Austauschzahlen lauten:

$$\bar{\varepsilon}_{gw} = \varepsilon_w^2 \left[\varepsilon_{gg(L)} + (1 - \varepsilon_w)\, \varepsilon_{gg(2L)} + (1 - \varepsilon_w)^2\, \varepsilon_{gg(3L)} + \cdots \right], \quad (46)$$

$$\bar{\varepsilon}_{wg} = \varepsilon_w^2 \left[\varepsilon_{gw(L)} + (1 - \varepsilon_w)\, \varepsilon_{gw(2L)} + (1 - \varepsilon_w)^2\, \varepsilon_{gw(3L)} + \cdots \right]; \quad (47)$$

$\Delta \dot{q}$ wird wie bisher berechnet.

Die Gln. (46) und (47) stellen zwar eine exakte Lösung dar, sind aber nur mit erheblichem Rechenaufwand zu lösen. Deshalb versuchte Elgeti eine graphische Darstellung zu finden, aus der die Werte für $\bar{\varepsilon}_{gw}$ und $\bar{\varepsilon}_{wg}$ abgelesen werden können. Er weist nach, daß in einem Diagramm, in dem der Quotient $\varepsilon_{gg}/\varepsilon_{gg\,\infty}$ über dem Schichtdickenverhältnis npL/pL aufgetragen ist, die Isothermen für den Bereich von 0 °C bis 1600 °C sowohl für CO_2 und H_2O als auch für ein Gemisch daraus bis auf relativ geringe Abweichungen zusammenfallen.

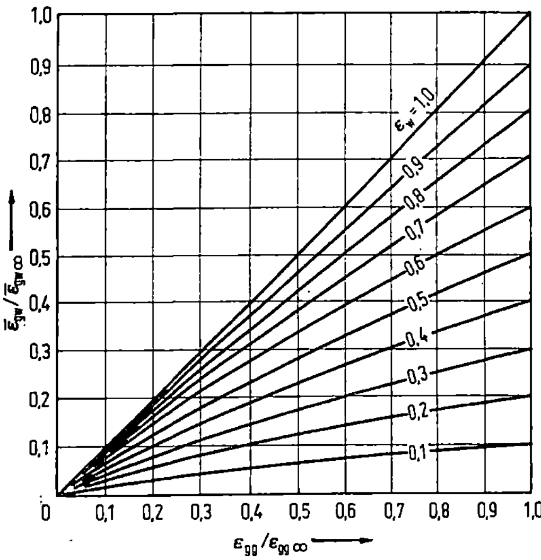

Bild 9.17. Austauschzahlen $\bar{\varepsilon}_{gw}$ und $\bar{\varepsilon}_{wg}$ für CO_2, H_2O und Gemische aus beiden nach Elgeti [27]

Auf diese Weise entstand das Diagramm des Bildes 9.17, welchem folgende Werte für $\varepsilon_{gg\infty}$ zugrunde liegen:

$$\varepsilon_{gg\infty} \text{ für } CO_2 = 0,23, \text{ für } H_2O = 0,90, \text{ für } CO_2 + H_2O = 0,98.$$

Der dabei auftretende Fehler liegt unter 5 %.

Schließlich ist noch auf ein recht genaues Näherungsverfahren von Hausen und Binder [28] hinzuweisen.

Für den technisch häufigen Fall verschiedener Temperaturen von Wand und Wärmgut gibt es eine Reihe von Näherungsverfahren, z.B. nach Heiligenstaedt [B 16]. Dieser geht von der Festkörperstrahlung zwischen parallelen Platten aus. Bei Abwesenheit eines absorbierenden Mediums (Index 0) gilt hier:

$$\bar{\varepsilon}_{0wn} = \cfrac{1}{\cfrac{1}{\varepsilon_w} + \cfrac{1}{\varepsilon_n} - 1} \tag{48}$$

mit dem Index n für das Wärmgut. Bei Anwesenheit einer absorbierenden Gasschicht vermindert er die Austauschzahl um $\varepsilon_w \cdot \varepsilon_{gw}$ bzw. $\varepsilon_n \cdot \varepsilon_{gn}$ und erhält

$$\Delta \dot{q}_{wn} = C_2[(\bar{\varepsilon}_{0wn} - \varepsilon_w \varepsilon_{gw}) T_w^4 - (\bar{\varepsilon}_{0nw} - \varepsilon_n \varepsilon_{gn}) T_n^4]. \tag{49}$$

Ähnliche Vorschläge wurden von verschiedenen Seiten gemacht.

Hering [26] schlägt vor, auch für diesen Fall die beschriebene Reihenentwicklung und dann die Methode von Elgeti [27] anzuwenden.

Die Ofenwände haben in solchen Fällen die Funktion von Hilfsheizflächen, sie nehmen einen Teil der Flammenstrahlung auf und geben diese als Festkörperstrahlung an das Wärmgut. Dieser Vorgang spielt eine wichtige Rolle, da im Gasraum meist weniger als die Hälfte dieses Strahlungswärmestromes absorbiert wird. Nichtleuchtende Flammen und Gasströme absorbieren nur in den CO_2- und H_2O-Banden, leuchtende Flammen nehmen meist nur einen kleinen Teil des Feuerraums ein und sind begrenzt durchlässig, so daß in jedem Fall eine Einstrahlung von den Wänden zum Wärmgut gesichert ist. Dieser Mechanismus vermindert die Auswirkung unterschiedlicher Emissionsgrade der Flammen.

Leuchtende Flammen werden für Wärmeaustauschrechnungen meist als strahlungsdurchlässige Festkörper angesehen, für welche die Summe aus Emission und Reflexion gleich eins ist.

Der Strahlungsaustausch zwischen festen Körpern hängt vom Flächen- bzw. Winkelverhältnis [B 21; 29] ab, welches ausdrückt, wie groß bei der jeweiligen Flächenanordnung die für den Strahlungsaustausch maßgebliche Fläche ist.

Für einfache geometrische Verhältnisse, wie sie in Industrieöfen vorliegen, rechnet man (Index 1: Wand bzw. Gut, Index 2: Flamme):

$$\Delta \dot{q} = F_2 \cdot \bar{\varepsilon} \cdot C_s (T_2^4 - T_1^4). \tag{50}$$

Für unendlich große, ebene parallele Flächen gilt

$$\bar{\varepsilon} = \frac{1}{\dfrac{1}{\varepsilon_1} + \dfrac{1}{\varepsilon_2} - 1} \; . \tag{51}$$

Für den Fall, daß die Fläche F_1 die Fläche F_2 umhüllt, wird

$$\bar{\varepsilon} = \frac{1}{\dfrac{1}{\varepsilon_2} + \dfrac{F_2}{F_1}\left(\dfrac{1}{\varepsilon_1} - 1\right)} \; . \tag{52}$$

Der meist geringfügige konvektive Wärmeaustausch läßt sich mit den Ansätzen für turbulente Rohrströmung bestimmen. Bei einfachen geometrischen Anordnungen kann mit ebener Geschwindigkeitsverteilung gerechnet werden. Dies gilt insbesondere für die Rückströmzonen in der Umgebung von Strahlen und für brennerferne Abgasströme.

Nach einem neueren Vorschlag [30] werden leuchtende Flammen nach den für Gasstrahlung üblichen Methoden berechnet, indem man die emittierte Gasschicht in einen durchlässigen und zwei verschieden stark strahlende Anteile zerlegt, welche die Gas- und die Rußstrahlung repräsentieren.

9.4.2 Wärmeaustausch bei Temperaturunterschieden der Feuergase

Das Rechnen mit ortsunabhängiger Feuergastemperatur liefert für etwa würfelförmige Feuerräume eine erste Näherung. Für langgestreckte Anlagen bietet sich die Variation der Temperatur als Funktion der Längskoordinate an. Thring [B 19] hat dieses Verfahren, das man jetzt das „System des langen Ofens" nennt, zuerst auf einen Siemens-Martin-Ofen angewendet, den er in Längsrichtung in eine Anzahl von Abschnitten einteilte. Für jedes Element berechnete er die Energieströme gemäß Bild 9.18. Für das Element $(n \dots n + 1)$ gilt:

$$\dot{M}c_{pm\,n} \cdot t_n + \Delta\alpha \cdot \dot{B}H_u = \dot{M}c_{pm\,n+1}\,t_{n+1} + \dot{W}c_{pw} \cdot \Delta t_w$$

mit $\dot{M}$ als der Summe der Massenströme von Brennstoff $\dot{B}$, Luft und Abgas und $\dot{W}$ dem Strom des Wärmgutes. Die Indizes m und w beziehen sich auf die gleichen Stoffe. Bei Kenntnis der Ausbrandfunktion α kann für jeden Querschnitt stöchiometrisch berechnet werden, wie sich $\dot{M}$ auf Brennstoff, Luft und Abgas aufteilt. Daraus findet man das c_p für den Strom $\dot{M}$.

Zur Berechnung der unbekannten Terme auf der rechten Seite der Gleichung ist außer der Bilanz der Energieaustausch im betreffenden Abschnitt zu berechnen, wofür die oben (9.4.1) beschriebenen Methoden zur Verfügung stehen. Ein Term für Wandverlustwärmen kann sinngemäß eingeführt werden.

Wegen der Temperaturabhängigkeit des Wärmeaustausches enthält der Rechengang Iteration. Weitere Iterationen werden nötig, wenn man die spezifischen Wärmen temperaturabhängig einführt.

Somit werden als Bestimmungsstücke außer den Strömen und Stoffwerten von Feuergasen und Wärmgut benötigt: die Verläufe von Ausbrand, Emissionsgrad, konvektivem Wärmeübergang und die Geometrie der Flamme.

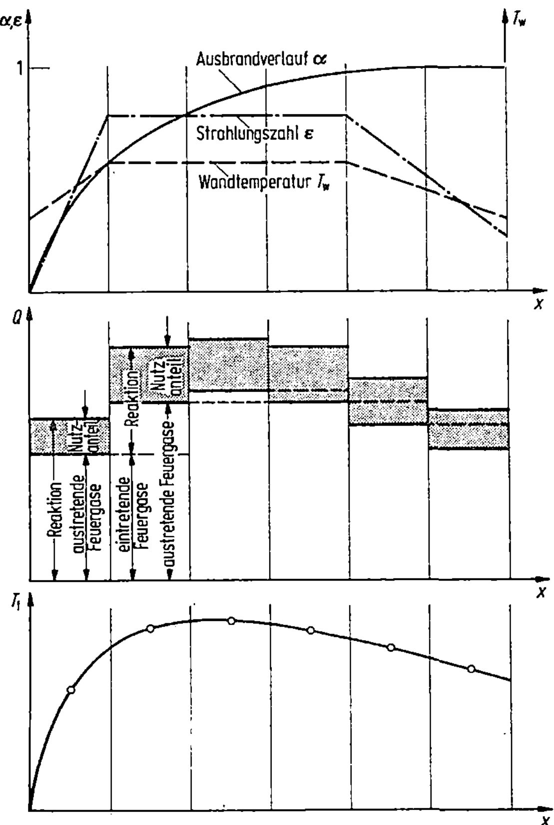

Bild 9.18. Berechnung nach dem System des langen Ofens

Der Rechengang enthält folgende Vereinfachungen:

1. Der Strahlungsaustausch zwischen benachbarten Elementen wird vernachlässigt.

2. Die Wirkung des Rückstroms auf das Temperaturfeld bleibt außer Betracht. Um diese zu berücksichtigen, sind mehrdimensionale Temperaturfelder erforderlich.

Die erstgenannte Vereinfachung läßt sich durch Berechnung der entsprechenden Strahlungsströme mit einigem Rechenaufwand vermeiden. Ein vereinfachtes Verfahren hierzu, das nur die Festkörperstrahlung von Wänden und Wärmgut berücksichtigt und die Gas- bzw. Flammenstrahlung vernachlässigt, gaben Jaeglé und Leblanc [31]. Da der Austausch von Abschnitt zu Abschnitt oft eine untergeordnete Rolle spielt, ist die von diesen Autoren benutzte Vereinfachung vertretbar.

Die Vernachlässigung der Temperaturgradienten senkrecht zur Strahlachse führt zu merklichen Fehlern, insbesondere am Flammenanfang, wo die Flamme oft in einer Umgebung niedriger Temperatur brennt, und im Wirkungsbereich der Rückströme.

Man geht deshalb zu zwei- und dreidimensionaler Berechnung des Strahlungsaustauschs über. Zu diesem Zweck werden der Feuerraum in konzentrische Ringabschnitte oder in Einzelwürfel, die Wände in Zylinderflächen bzw. Quadrate aufgeteilt. Der Strahlungsaustausch zwischen sämtlichen Einzelelementen wird berechnet. Das Ergebnis wird mit dem Erhaltungssatz der Energie überprüft. Durch Iteration werden Bilanz- und Austauschrechnung aufeinander abgestimmt, so daß man das tatsächliche Temperaturfeld findet.

Man folgt hierbei einem Vorschlag von Hottel in [B 1], welcher zeigte, daß sich für Gasstrahlung die verschiedenen räumlichen Zuordnungen der Gaswürfel und Wandzonen durch Austauschfaktoren darstellen lassen, und daß die Eigenschaften der Gasschichten durch Kombination eines transparenten und eines grauen Anteils ausdrückbar sind.

Das von Cohen [32] ausgearbeitete Verfahren geht von „direkten Austauschfaktoren" aus. Diesen liegt die Annahme zugrunde, daß die Wände des Feuerraums schwarz sind ($\varepsilon_\mathrm{w} = 1$), so daß keine Reflexion stattfindet.

Aufgrund der geometrischen Zuordnung und der Absorptionseigenschaften der Gaselemente werden Austauschfaktoren für die Kombinationen Wand/Wand, Wand/Gas, Gas/Wand, Gas/Gas gebildet. Sie ergeben sich als Vierfachintegrale aus der Summation über die Emission bzw. Absorption der beteiligten Partner. Für die wichtigsten Fälle sind die Ergebnisse in Diagrammform zugänglich [26, 32].

Der Übergang zu grauen Wänden führt zu den „Gesamtaustauschfaktoren", welche die mehrfache Reflexion der Strahlung an den Wänden berücksichtigen. Durch die hierbei auftretenden Zuordnungsmöglichkeiten kommt man für m Wandzonen und n Gaszonen zu $m + n$ Determinanten der m-ten Ordnung. Für den Austausch Wand/Wand hat die Determinante z.B. die Form

$$\begin{vmatrix} W_1 W_1 - F_{\mathrm{W}_1}/\varrho_{\mathrm{W}_1} & W_1 W_2 & W_1 W_3 \\ W_2 W_1 & W_2 W_2 - F_2/\varrho_{\mathrm{W}_2} & W_2 W_3 \\ W_3 W_1 & W_3 W_2 & W_3 W_3 - F_{\mathrm{W}_3}/\varrho_{\mathrm{W}_3} \end{vmatrix}$$

mit $W_i W_j$ als direktem Austauschfaktor zwischen den Flächen i und j, der Wandfläche F_{W_i} und dem Reflexionsvermögen ϱ_{W_i}.

Eine gute und kritische Darstellung des Verfahrens gibt Hering [26]. Es ist bisher seiner Kompliziertheit wegen selten angewendet worden, führt aber, wie mehrere Autoren zeigen, zu brauchbaren Ergebnissen, obwohl die Temperaturabhängigkeit der Absorptionszahl vernachlässigt wird [26] (Kap. 12). Um den Rechenaufwand in Grenzen zu halten, wird der Strahlungsaustausch mit entfernten Teilen des Feuerraums außer Betracht gelassen.

9.5 Wärmerohre

Eine Besonderheit unter den Einrichtungen zum Wärmeaustausch bilden die Wärmerohre [33].

Sind in Wärmetauschern die beiden gasförmigen Medien durch eine Metallwand getrennt, so liegen die größten Transportwiderstände in den Wärmeübergängen Gas–Feststoff und umgekehrt. Zur Verbesserung des Austauschs wird z. B. die Austauschfläche durch Rippen vergrößert.

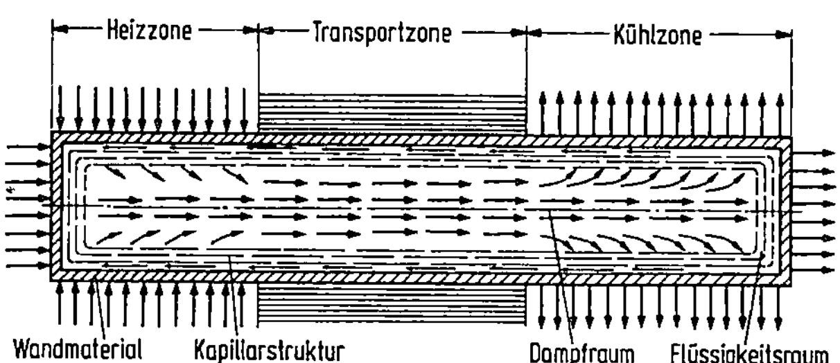

Bild 9.19. Schema des Wärmerohres

Eine besondere Variante solcher Rippen bilden die Wärmerohre, mit deren Hilfe man ungleich größere Wärmemengen leiten kann als mit Metallstäben.

Wärmerohre sind geschlossene Systeme – meist Rohre, die mit einer kapillaren Struktur ausgekleidet sind (Bild 9.19). Diese Kapillarstruktur ist mit einer Flüssigkeit getränkt. Das Wärmerohr wird an einem Ende beheizt: Die Flüssigkeit dampft aus den Poren der Kapillarstruktur aus, und der entstandene Dampf strömt zum anderen Ende. Dort wird gekühlt, der Dampf kondensiert unter Abgabe seiner latenten Verdampfungswärme. Das Kondensat wird durch die Kapillarstruktur zum beheizten Ende gefördert.

Bei einer älteren Ausführung, den Rohren der Dampfbacköfen, arbeitet man mit Rohren ohne Einbauten mit Wasser als Transportmedium und mit natürlichem Gefälle für den Rücklauf zum unteren beheizten Ende. Für den Aufbau der Kapillarstruktur gibt es eine ganze Reihe von konstruktiven Lösungen, z. B. aufgewickelte Netze, Rohrbündel, gewundene Rohrbündel u. ä. Das Kondensat wird meist in einem äußeren Ringraum oder in Wandrillen zurückgeführt.

Je nach Temperatur werden die verschiedensten Flüssigkeiten benutzt, für höhere Temperaturen besonders Natrium (600 bis 1000 °C) oder Lithium (1000 bis 1600 °C). Füllung und Dimension richten sich nach dem gewünschten Wärmetransport. Bei niedrigen Temperaturen und Wasser arbeitet man mit Drücken von mehreren 100 bar, bei hohen Temperaturen den Materialeigenschaften entsprechend wesentlich niedriger.

Mit einem Kaliumwärmerohr wurden z. B. folgende Transportleistungen erreicht:

Temperaturbereich K	Transportleistung kJ/cm² s
1000	4
1200	9
1500	15

Literatur zu Kapitel 9

1 God, Ch.: Verfahren zur Ermittlung des Strahlungswärmeaustauschs zwischen Gasen und grauen Oberflächen. Diss. Leoben 1966.
2 Hottel, H. C.; Egbert, R. B.: The radiation of furnace gases. Trans. A. S. M. E. (1941) 297–307.
3 Schack, A.: Die Strahlung der Feuergase. Arch. Eisenhüttenwes. 13 (1939) 241–248.
4 Schack, K.: Berechnung von Wärmeaustauschern. Düsseldorf 1967.
5 Mie, S.: Beiträge zur Optik trüber Medien. Ann. d. Physik 25 (1908) 377.
6 Foster, P. J.: Calculation of the optical properties of dispersed phases. Combustion and Flame 7 (1963) 277–282.
7 Hawksley, P. G.: The physics of particle size measurement, pt. 2. B. C. U. R. A. Monthly Bull. April/May 1952.
8 Thring, M. W.; Foster, P. J.; McGrath, I. A.; Ashton, J. S.: Prediction of the emissivity of hydrocarbon flows. Int. Development of Heat Transfer Conf. 1961, Boulder, S. 796–803.
9 Hein, K.; Leuckel, W.: Über Rußbildung, Rußabbrand und Rußstrahlung. VDI-Ber. 146 (1969) 48–55.
10 Beér, J. M.; Claus, J.: The traversing method of radiation measurements in luminous flames. J. Inst. Fuel 35 (1962) 437–443.
11 Hemsath, K.: Zur Berechnung der Flammenstrahlung. Diss. Stuttgart 1969.
12 Thring, M. W.: Das Entwerfen von Flammen mit vorausbestimmter sichtbarer Strahlung. VDI-Ber. 95 (1965) 5–11.

13 Hammond, E. G.: Spectral distribution of spectral radiant energy in a small pressure jet oil flame. Thesis, Sheffield 1971.

14 Daws, L. F.; Thring, M. W.: Reports of 1949 trials at Ijmuiden. Effects of the main variables on the flame emissivities. J. Inst. Fuel 25 (1952) 28–36.

15 Günther, R.; Korndörfer, U.: Zerstäubung von Heizöl mit Erdgas. Gas/Wärme Internat. 22 (1973) 305–308.

16 Lefébvre, A. H.: Radiation from flames in gas turbines and rocket engines. 12. Symp. Cumbustion, Pittsburgh 1969, S. 1247–1253.

17 Foster, P. J.: The relation of time mean transmission of turbulent flames to optical depth. J. Inst. Fuel 42 (1969) 179–182.

18 Beér, J. M.: Untersuchungen der internationalen Gemeinschaft für Flammenforschung. BWK 15 (1963) 294–299.

19 Rummel, K.; Veh, P. O.: Die Strahlung leuchtender Flammen I. Arch. Eisenhüttenwes. 14 (1940/41) 489–499, 533–542.

20 Güth, A.: Experimentelle Untersuchungen an Erdgasflammen in Frankreich. Öl + Gas 9, H. 3 (1964) S. 64–71.

21 Günther, R.: Wärmeabgabe von Erdgasflammen. Gas Wärme Internat. 16 (1967) 68–72.

22 McGrath, I. A.; Marlin, J. A.; Monagham, M. T.: Die Entwicklung von Erdgasbrennern mit leuchtender Flamme. VDI-Ber. 146 (1970) 56–62.

23 Schwiedessen, H.: Temperatur und Wärmeübergangsverhältnisse im Industrieofen. Arch. Eisenhüttenwes. 11 (1938) 432.

24 Hottel, H. C.; Egbert, R. B.: Radiant heat transmission from water vapour. Trans. Amer. Inst. Chem. Eng. 38 (1942) 531–568.

25 Eckert, R.: Messung der Gesamtstrahlung von Wasserdampf und Kohlensäure bei Temperaturen bis 1300 °C. VDI-Forschungsh. 387 (1937).

26 Hering, S.: Berechnung des Wärmeübergangs in einer mit nichtleuchtender Flamme beheizten Feuerung. Diss. Karlsruhe 1967.

27 Elgeti, K.: Ein neues Verfahren zur Berechnung des Strahlungsaustauschs zwischen einem Gas und einer grauen Wand. BWK 14 (1962) 1–12.

28 Hausen, H.; Binder, J. A.: Vereinfachte Berechnung der Wärmeübertragung von einem Gas an eine Wand. Internat. J. Heat Mass Transfer 5 (1962) 317–327.

29 Reinders, H.: Wärmeaustausch durch Strahlung, Düsseldorf 1961.

30 Johnson, T. R.; Beér, J. M.: Radiative heat transfer in furnaces: Further development of the zone method analysis. 14. Symp. Combustion, Pittsburgh 1973, S. 639–649.

31 Jaeglé, J.; Leblanc, B.: Importance relative des differents modes des transmissions de chaleur dans un four. Internat. J. Heat Mass Transfer 13 (1970) 1727–1736.

32 Hottel, J. C.; Cohen, E. S.: Radiant heat exchange in gasfilled enclosures. J. Amer. Inst. Chem. Eng. 4 (1958) 3–14.

33 Zimmermann, P.; Pruscheck, R.: Grundlagen und industrielle Anwendungen von Wärmerohren. Dechema Monogr. 1970.

34 Johnson, T. R.: Application of the Tone Method of Analysis to the calculation of Heat Transfer from luminous flames. Diss. Sheffield 1971.

10. Wärmewirtschaft der Feuerungen

10.1 Energiebilanz; Einzelposten, Definitionen

Eine Systematik der Behandlung wärmetechnischer Prozesse hat sich wegen der zahlreichen Möglichkeiten ihrer Abwandlung als zweckmäßig erwiesen.

Die Erhaltungsgleichung der Energie hat folgende Grundform:

$$\dot{Q}_{zu} = \dot{Q}_n + \dot{Q}_w + \dot{Q}_a .$$

Der zugeführte Wärmestrom ist gleich der Summe der Ströme von Nutz-, Wand- und Abgaswärme. Als Bilanzkreis wird die Gesamtanlage einschließlich der Einrichtungen zur Wärmerückgewinnung betrachtet. Teilbilanzen sind bei verwickelten Anlagen zweckdienlich.

Energiebilanzen werden meist für den Beharrungszustand aufgestellt. Bei periodisch betriebenen Anlagen wird auf eine volle Betriebsperiode bezogen. Sollen kürzere Zeiträume betrachtet werden, so tritt als zusätzliches Bilanzglied die Änderung der in der Anlage gespeicherten Wärme ΔQ_{sp} auf. Man geht aus von folgenden Definitionen:

Zugeführter Wärmestrom:

$$\dot{Q}_{zu} = \dot{B} \cdot H_u + \dot{B} \cdot h_b + \dot{L} \cdot h_l$$

mit $\dot{B}$ und $\dot{L}$ für Brennstoff- und Luftstrom und h für die Enthalpien der von außen zugeführten Ströme.

Nutzwärme:

$$\dot{Q}_n = \sum \dot{W}_i (\Delta h_{wi} + h_{ri} + h_{pi} + h_{si}) + \sum H_j \Delta h_{nj} = \dot{Q}_{n\,netto} + \dot{Q}_{n\,Hilfseinr} .$$

Außer der Änderung der fühlbaren Wärme Δh_w verschiedener Teilströme $\dot{W}_i$ des Wärmgutes sind Reaktionen (h_r), Phasenumwandlungen (h_p) und Strukturänderungen wie Umkristallisation (h_s) möglich. Um zu einer klaren Systematik zu kommen, werden alle Reaktionen, an denen das Wärmgut beteiligt ist, in die Nutzwärme einbezogen, gleichgültig ob sie exotherm sind, wie z.B. Zunderbildung an Stahl, oder endotherm. Bei der Bestimmung der Δh_{wi} ist zu berücksichtigen, daß verschiedene Komponenten des Wärmgutes, z.B. der Zementklinker und das abgespaltene CO_2 die Anlage mit unterschiedlichen Temperaturen verlassen.

$\dot{H}_j$ sind Stoffströme von Hilfseinrichtungen, wie Herdwagen oder Gefäße, die den Prozeß mit dem Wärmgut zusammen durchlaufen. Die Wasser- und Dampfrohre der Dampfkessel gehören zu den fest eingebauten Elementen, deren Enthalpie nur bei nichtstationären Vorgängen interessiert. Zahlenwerte sind in [B 16] und [B 20] zu finden.

Wandwärme: Unter Wandwärme werden alle Wärmeströme zusammengefaßt, welche aus der Anlage durch Berührung und Strahlung an die Umgebung übergehen, insbesondere gehört hierzu die Ableitung durch die i Teilflächen der Umfassungswände und die Abstrahlung j aus Öffnungen:

$$\dot{Q}_w = \sum \lambda_i (F_i/s_i) T_i + \sum C_s \cdot F_j \Delta (T_j^4).$$

Zahlreiche Einzelheiten hierzu findet man bei Heiligenstaedt [B 16].

Mehrdimensionale Wärmeströme werden mit Modellen bestimmt, die mit leitfähigem Papier oder mit Elektrolyttankts arbeiten (Beukenmodell) [1], für einfachere Fälle stehen numerische Verfahren zur Verfügung.

Für den nichtstationären Fall gilt die Fourier-Gleichung

$$\frac{\partial T}{\partial z} = a \, \nabla T \; .$$

mit ihren bekannten Lösungen [B 3].

Die einfachste numerische Lösung liefert für den eindimensionalen Fall die Schmidt-Methode, die mit Längenabschnitten Δx und Zeitabschnitten

$$\Delta z = \frac{(\Delta x)^2}{2a}$$

arbeitet. Für die Temperatur zur Zeit z am Ort x ergibt sich damit die einfache Beziehung

$$T_{x,z} = \frac{T_{x-1,z-1} + T_{x+1,z-1}}{2} \; .$$

Die Randbedingungen ergeben sich aus dem Wärmeaustausch mit den Feuergasen bzw. der Umgebung der Anlage. Die heutige Rechentechnik bietet zahlreiche weitere Lösungsmöglichkeiten [2, 3]. Einzelheiten und Daten der Berechnung sind gesammelt in [B 16].

Abgaswärme:

$$\dot{Q}_a = \sum \dot{V}_i \cdot h_i + \sum \dot{V}_i \cdot H_{ui}$$

mit H_{ui} als Restheizwert der nicht völlig ausgebrannten Ströme. Eine

Aufgliederung in Teilströme tritt bei vielen Industrieöfen durch Undichtheit der Anlage auf.

Die Massenbilanz der Feuergase muß berücksichtigen, daß ein Stoffaustausch mit dem Wärmgut in beiden Richtungen stattfinden kann. Ein Stofffluß zum Wärmgut tritt z.B. bei der Zunderbildung ein, eine Stoffabgabe des Wärmgutes liegt beim Trocknen oder bei der Karbonatspaltung vor. Außerdem sind Undichtheiten zu berücksichtigen. Da einige Teilströme schwer meßbar sind, wird häufig ein Teilstrom aus der Stoffbilanz des C oder O ermittelt, wofür bei bekannter Brennstoffzusammensetzung lediglich eine Analyse der Abgase erforderlich ist.

10.2 Wirkungsgrade

Folgende Definitionen sind gebräuchlich:

Nutzungsgrad

$$\eta_{\mathrm{Nutz}} = \frac{Q_{\mathrm{n\,netto}}}{Q_{\mathrm{n}}},$$

Ofenwirkungsgrad

$$\eta_{\mathrm{ofen}} = \frac{Q_{\mathrm{n}}}{Q_{\mathrm{n}} + Q_{\mathrm{w}}},$$

Feuerungstechnischer Wirkungsgrad

$$\eta_f = \frac{Q_{\mathrm{n}} + Q_{\mathrm{w}}}{Q_{\mathrm{zu}}} = 1 - \frac{Q_{\mathrm{a}}}{Q_{\mathrm{zu}}},$$

Gesamtwirkungsgrad netto

$$\eta_{\mathrm{ges\,n}} = \frac{Q_{\mathrm{n\,netto}}}{Q_{\mathrm{zu}}} = \eta_{\mathrm{netto}} \cdot \eta_{\mathrm{ofen}} \cdot \eta_f,$$

Gesamtwirkungsgrad brutto

$$\eta_{\mathrm{ges}} = \frac{Q_{\mathrm{n}}}{Q_{\mathrm{zu}}} = \eta_{\mathrm{ofen}} \cdot \eta_f.$$

Bei Anlagen, die ohne Hilfseinrichtungen wie Herdwagen usw. auskommen, z.B. bei Dampfkesseln, entfällt die Unterscheidung zwischen Brutto- und Nettowerten.

Der Wirkungsgrad η_{ofen} ist ein Maß für die Wärmedichtheit einer Anlage. Aus Werkstoffgründen erreicht man nur bei mäßigen Prozeßtemperaturen η_{ofen} nahe 1.

Der Wirkungsgrad η_f ist ein Maß für die Qualität des Wärmeaustausches. Im Sinn des 2. Hauptsatzes hängt η_f von der Prozeßtemperatur

ab. Meist gelingt es aber, die Abgaswärme durch Gegenstromführung
mit dem Wärmgut oder durch Vorwärmung der Verbrennungsluft weitgehend nutzbar zu machen. Oft erweist es sich als zweckmäßig, beide
Maßnahmen zu kombinieren, z.B. weil voller Gegenstrombetrieb konstruktive Schwierigkeiten verursacht oder weil dabei der Wärmeaustausch nicht in allen Temperaturbereichen befriedigt. In günstigen
Fällen, z.B. bei Dampfkesseln, wird η_f nahe 1 erreicht.

Die mit verschiedenen Brennstoffen erreichbaren feuerungstechnischen Wirkungsgrade unterscheiden sich bei ballastarmen Brennstoffen
nur um wenige Prozent, lediglich bei Generatorgas, Gichtgas, Rohbraun-
kohle usw. werden deutlich niedrigere Werte erreicht als bei den übrigen
Brennstoffen [B 20].

10.3 Wärmerückgewinnung

Die Wärmeersparnis E, die durch Vorwärmung der Verbrennungsluft
und gegebenenfalls des Brennstoffs mittels Abgaswärme erzielt werden
kann, ist

$$E = 1 - \frac{\eta_t}{\eta_t + \dfrac{h_r}{h_0}} \,.$$

Darin ist η_t der ohne Vorwärmung erzielbare feuerungstechnische
Wirkungsgrad, h_r die durch Vorwärmung zurückgewonnene Enthalpie
und $h_0 = H_u/v$ die Maximalenthalpie der Abgase (H_u Heizwert, v Abgasmenge).

Zur Wärmerückgewinnung werden folgende Anordnungen benutzt:

Rekuperatoren	Wärmetauscher
Regeneratoren	Wärmespeicher, periodisch umschaltbar oder mit bewegter Speichermasse
Rauchgasrückführung	Mehrmaliges Hindurchleiten des Abgasstromes durch den Raum, in dem sich das Wärmgut befindet. Wiederaufheizen vor jedem Eintritt durch stetige Zugabe frischer Abgase
Cowper	Sonderform des Lufterhitzers der Hochöfen. Umschaltbare Speicher mit Heizung durch Verbrennen eines Teils des brennbaren Hochofenabgases (Gichtgas)

Zugang zu der umfangreichen Literatur findet man durch [B 16]
oder [4, 5, 6].

Tabelle 10.1. Anwendungsbereiche der verschiedenen Einrichtungen
zur Wärmerückgewinnung

System	Abgas-temperatur bis °C	Luftvor-wärmung bis °C	Gasvor-wärmung bis °C	Abgastemperatur nach Wärmerück-gewinnung °C
Rekuperator				
Metall	1300	800	250 [1]	300 bis 600
keramisch	1600	1100	–	400 bis 700
Regenerator	1600	1400	1000 [2]	200 bis 600
Rauchgas-rückführung	200 bis 1000	–	–	150 bis 400
Cowper	1600 (Heizgase)	1350	–	200 bis 300

[1] Endtemperatur begrenzt durch Rußbildung. Anwendung in Sonderfällen.
[2] Nur für Armgase bis 8000 kJ/m_n^3.

10.4 Bewertung von Brennstoffen

Um die Betriebsergebnisse einer Anlage bei Betrieb mit verschiedenen
Brennstoffen zu vergleichen, sind sowohl die Anlagekosten für Feuerung
und Vorwärmer wie die Brennstoff- und Betriebskosten zu vergleichen.

Unterschiede in den Brennstoffkosten können sich außer durch verschiedene Marktpreise der Wärmeeinheit auch durch den Grad der
Wärmeausnutzung ergeben. Außer dem feuerungstechnischen Wirkungsgrad der ballastreichen Brennstoffe kann dabei die Möglichkeit der
Wärmeabgabe durch verschieden starke Flammenstrahlung eine Rolle
spielen.

Betriebskosten, die für den Vergleich der Wertigkeit von Brenn-
stoffen eine Rolle spielen, entstehen durch den Stromverbrauch von
Gebläsen, Pumpen oder Verdichtern, Mühlen oder Rostantrieben, durch
Heizmittel für Schweröl sowie durch Wartung und Instandhaltung.

Literatur zu Kapitel 10

1 Hackeschmidt, M.: Über neueste Entwicklungen des Beuken-Modells. Elektro-
Technik 6. In: De Ingenieur, Jahrg. 80, Nr. 26, (Niederlande).
2 Woelk, G.: Über die numerische Behandlung der Wärmeleitungs-Gleichung.
Techn. Mitt. 57 (1964) 129–134, 166–171.

3 Köhne, H.: Ein zweidimensionales Verfahren zur Berechnung von Ausgleichsvorgängen bei nicht konstanten Stoffwerten. Arch. Eisenhüttenwes. 42 (1971)
885–861.
4 Hausen, H.: Berechnung des Wärmeübergangs in Regeneratoren bei temperatur-
abhängigen Stoffwerten und Wärmeübergangszahlen. Internat. J. Heat Mass
Transfer 7 (1964) 112–123.
5 Ders.: Berechnung des Wärmeübergangs in Regeneratoren bei zeitlich veränder-
lichem Mengenstrom. Internat. J. Heat Mass Transfer 13 (1970) 1753–1766.
6 Schack, A.: Berechnung von Wärmetauschern. Düsseldorf 1967.

11. Schäden an Umwelt und Anlagen Abfallverbrennung

11.1 Vom Verbrennungsvorgang ausgehende Wirkungen

11.1.1 Schädliche und lästige Bestandteile von Abgasen

11.1.1.1 Gasförmige Produkte der vollständigen Verbrennung. H_2O aus Feuerungen tritt nie in solchen Konzentrationen auf, daß es als lästig oder schädlich empfunden wird. Langfristige oder lokale Klimaänderungen durch Abschwächung der Sonneneinstrahlung und der Erdabstrahlung sind bisher nicht nachzuweisen [1].

CO_2 wirkt zwar in Konzentrationen über 2 % vorübergehend gesundheitsschädlich, solche Werte treten aber als Folge des Feuerungsbetriebs weder in Arbeitsräumen noch im Freien auf. Eine Klimabeeinflussung ist wegen des geringen Absorptionsvermögens von CO_2 weniger zu erwarten als durch H_2O.

SO_2, SO_3: Der in vielen Brennstoffen enthaltene Schwefel wird zu SO_2, ein kleiner Teil zu SO_3 oxidiert. Etwa 10 % des in festen Brennstoffen enthaltenen Schwefels wird von Aschebestandteilen als Sulfat gebunden. Rauchgasschäden gehen zum großen Teil auf SO_2 zurück.

11.1.1.2 Gasförmige Produkte der teilweisen Oxidation. Zwischenprodukte der Verbrennung können unter folgenden Bedingungen in die Umgebung einer Feuerung gelangen:

1. Allgemeiner oder örtlicher Luftmangel, z.B. zwischen zu eng stehenden Flammen von Mehrfachbrennern und bei handbeschickten Rostfeuerungen.

2. Plötzliche Abkühlung der Feuergase durch Feuerraumwände oder Wärmgut, z.B. an den Zylinderwänden von Motoren oder beim Einführen von Werkstücken in eine Flamme.

3. Brennen von Flammen in abgehobenem Zustand, Austritt von Zwischenprodukten unter dem Flammenfuß.

4. Störung der Reaktionszone durch äußere Kräfte, z.B. durch Windeinfluß.

Folgende Zwischenprodukte kommen in Betracht: CO bei allen Brennstoffen außer H_2. Bei allen Kohlenwasserstoffbrennstoffen können folgende Zwischenprodukte aus der Flamme austreten:

CH_2O: Formaldehyd und $R-C-OH$: höhere Aldehyde (R = Molekülreste, z. B. CH_3),

$R-CO-R$: Ketone, z. B. $CH_3-CO-CH_3$: Aceton,

$CH_2=CH-CHO$: Acrolein.

11.1.1.3 Unverbrannte gasförmige Produkte. Die im Brennstoff vorhandenen Moleküle können nur unter sehr extremen Bedingungen unverändert aus einer Flamme oder Feuerung entweichen, häufiger dagegen kommt es vor, daß Spaltprodukte der Brennstoffmoleküle austreten, die noch nicht mit Sauerstoff reagiert haben. Dieser Fall tritt besonders bei der motorischen Verbrennung auf. In Betracht kommen die verschiedensten stabilen und instabilen Verbindungen, eine besondere Rolle spielen ihres Geruches wegen $C_nH_{2n+1}SH$ = Mercaptane.

Weiter gehören in diese Gruppe das Fluor F_2 und seine Verbindungen, insbesondere HF.

F-Verbindungen kommen in merklichen Anteilen in festen Brennstoffen vor, im Abgas findet man vorwiegend HF.

Außer umgewandelten Brennstoffmolekülen können auch Umwandlungsprodukte der Verbrennungsluft auftreten: die Stickoxide. Sie entstehen nach der Summenformel

$$N_2 + O_2 + 750\,kJ = 2NO.$$

Die wichtigsten Reaktionsschritte sind

$$N_2 + O \rightarrow NO + N,$$

$$O_2 + N \rightarrow NO + O.$$

Der Gleichgewichtsanteil von NO in Luft beträgt:

Temperatur °C	Gleichgewichtsanteil NO
20	0,001 ppm
400	0,3 ppm
1500	0,33 %
2000	1,5 %
2200	2,5 %

Bei den in Feuerungen üblichen Aufenthaltszeiten wird das Gleichgewicht nicht erreicht. Maßgebende Einflußgrößen sind: die Verbrennungstemperatur, die Aufenthaltszeit und der Luftüberschuß. Mit abnehmendem C/H-Verhältnis nimmt die Stickoxidbildung ab, vermutlich wegen zunehmenden Anteils von OH-Radikalen bei abnehmendem O. Bei Abkühlung von NO entsteht NO_2 nach

$$2NO + O_2 \rightarrow 2NO_2.$$

Außer Stickoxiden kann aus der Luft auch Ozon (O_3) gebildet werden.

Während die Anteile an Produkten der vollständigen Verbrennung, die man im Abgas findet, aus stöchiometrischen Rechnungen hergeleitet werden können, hängt die Erzeugung von Zwischenprodukten durch Oxidation und Spaltung von technologischen Verhältnissen ab und läßt sich nur empirisch ermitteln.

11.1.1.4 Feststoffe. Flugasche heißt die feinkörnige Asche, die aus Feuerungen für feste Brennstoffe austritt. Der Anteil der im Rauchgas mitgeführten Asche hängt von der Feuerungsart ab. Bei Rostfeuerungen wird der Hauptteil der Asche in stückiger, bei Schmelzfeuerungen in flüssiger Form abgeschieden. Die größten Flugaschemengen liefert die Kohlenstaubtrockenfeuerung. Über die Entstehung von Ruß vgl. 2.2.7.

Polyzyklische Kohlenwasserstoffe liegen bei normalen Bedingungen in fester Form vor. Im Vordergrund des Interesses steht 3,4 Benzpyren (Summenformel $C_{20}H_{12}$). Es lagert sich häufig an Rußteilchen an.

11.1.1.5 Sekundärprodukte (Smog). Als Smog (Rauchnebel) bezeichnet man eine Atmosphäre, in welcher Nebelbildung mit hoher Konzentration an Schadstoffen einhergeht. In den Industriegebieten NW-Europas entstehen solche Situationen durch Abgasanreicherung in Bodennähe bei Inversionslagen (s. unten). Als Schadstoff tritt hauptsächlich SO_2 auf, das an Flugasche oder Rüß angelagert ist, ferner auch NO_x, CO und HF.

Der Los-Angeles-Smog entsteht über Stickoxide. Durch den Einfluß des UV-Anteiles der Sonnenstrahlung wird die Reaktion $NO_2 \rightarrow NO + O$ beschleunigt. Das freie O bildet mit O_2 Ozon ($O_2 + O = O_3$) und führt zur Entstehung von Aldehyden, Ketonen und Acrolein. Diese Stoffe sind typisch für den Los-Angeles-Smog.

11.1.2 Arten von Emittenden und deren Emissionen

Drei Hauptgruppen von Emittenden sind zu unterscheiden:

1. Industriefeuerungen, insbesondere die Dampferzeuger der Kraftwerke sowie Industrieöfen der Metallhütten und -verarbeitung, der Steine- und Erdenindustrie, Chemie u.v.a.

2. Gebäudeheizungen und andere häusliche Feuerstätten.

3. Verbrennungsmotoren, insbesondere von Kraftfahrzeugen.

Jede dieser Gruppen weist spezifische Emissionen auf, die sich zusätzlich nach der Art des Brennstoffes unterscheiden.

Zu 1: Bei den Industrieanlagen, besonders den Großanlagen, ist sorgfältige Feuerführung zu erwarten, so daß unvollständig verbrannter Brennstoff nur in Sonderfällen, besonders bei reduzierendem Betrieb, auftritt.

Als Schadstoffe kommen in erster Linie SO_x, NO_x und Flugasche vor, der Zusammensetzung der Brennstoffe entsprechend tritt SO_x besonders bei schwerem Heizöl und Steinkohle auf, Flugasche bei allen festen Brennstoffen, NO_x bei allen Brennstoffen je nach Betriebsart der Feuerungen. Dampfkessel und große Industrieöfen liefern 0,01 bis 0,1 % NO_x.

Die Stickoxidbildung hängt offenbar von der Brennstoffart und von der Brennerkonstruktion ab, feste Brennstoffe liefern die höchsten, gasförmige die geringsten Mengen Stickoxid. Dabei spielt der Stickstoffanteil der Brennstoffe bzw. ihrer Aschen eine wichtige Rolle (Kohle bis 1 %, Heizöl um 0,25 %). Außer diesem ist die mittlere Aufenthaltszeit der Feuergase und die O_2-Konzentration für die NO_x-Bildung maßgebend, außerdem wird vermutet, daß starke Turbulenz im gleichen Sinne wirkt. Man hat zwar beobachtet, daß der NO_x-Anteil je nach Brennerkonstruktion in weiten Grenzen schwankt, eine exakte Deutung der Ergebnisse steht jedoch noch aus (vgl. 2.1.1).

Bei geringer Sorgfalt der Betriebsführung tritt Rußemission auf, seltener CO und andere Zwischenprodukte. Ähnliches gilt für unzweckmäßig gebaute Anlagen, z.B. Ölbrenner, deren Flammen auf Wände auftreffen oder zu schnell in kalte Bereiche des Feuerraums eindringen.

Bei Industrieöfen können die Abgase die verschiedensten, aus dem Prozeß stammenden Begleitstoffe enthalten, z.B. Eisenoxide und Oxide von Legierungsmetallen bei Stahlschmelzöfen, Erdalkalien bei Zementöfen, Alkalien bei Glasöfen. Zahlreiche weitere Stoffe spielen eine Rolle, die z.B. in den Rohstoffen als Verunreinigung auftreten.

Zu 2: Die Emissionen von Gebäudeheizungen fallen trotz des geringen Durchsatzes der einzelnen Anlage ins Gewicht wegen der örtlichen Häufung der Feuerungen, ihrer geringen Schornsteinhöhe und ihrer unregelmäßigen Wartung.

Feststoff-Feuerungen emittieren außer SO_x, NO_x und Flugasche auch Zwischenprodukte, insbesondere während der Erwärmung von frisch aufgegebenem festem Brennstoff. Heizölfeuerungen emittieren SO_2, NO_x, Ruß, Gasfeuerungen nur NO_x.

Tabelle 11.1. Schadstoffanteile im Abgas von Heizanlagen

Abgaskomponente	Brennstoff			
	Steinkohle kg/t	Koks kg/t	Braunkohle kg/t	Heizöl El kg/1000 l
CO	12	12	6	1
NO_x	1	1	0,5	1
SO_2	15	15	5	8
Kohlenwasserstoffe	5	0	1	1
Aldehyde	0,003	0	0	0,25
Feststoffe	10	1	2	2

CO und andere Zwischenprodukte treten bei Öl- und Gasfeuerungen nur in sehr kleinen Mengen auf. Die NO_x-Anteile liegen bei Anlagen, die nur eine Wohnung versorgen, bei 50 ppm, bei Heizzentralen bis 200 ppm. Weitere Zahlenwerte über den Schadstoffanteil in den Abgasen der Gebäudeheizungen s. Tabelle 11.1.

Zu 3: Die motorische Verbrennung ist wegen des schnellen Ladungswechsels, der kurzen Reaktionszeit und der mechanischen Anforderungen an den Druckverlauf schwer zu beherrschen. Sie liefert die prozentual höchsten Schadstoffanteile. Diese gelangen bei Straßenfahrzeugen zudem fast unverdünnt in von Menschen benutzte Bereiche [2].

Bei dem üblichen Luftmangelbetrieb ist der CO-Anteil hoch, bei stöchiometrischem Betrieb werden wegen der hohen Verbrennungstemperatur erhebliche Mengen NO_x erzeugt und bei Verzögerungsfahrt wird viel Unverbranntes ausgestoßen.

Tabelle 11.2. Schadstoffanteile im Abgas von Fahrzeugmotoren (Vol.%)

Abgaskomponente	Ottomotor	Dieselmotor
CO	1 bis 7	0,01 bis 0,5
NO_x	0,01 bis 0,3	0,001 bis 0,1
Kohlenwasserstoffe	0,01 bis 0,2	0,01 bis 0,04
Polyzykl. Aromate	0,2 mg/g Kondensat	1 µg/g Ruß
Ruß	Spuren	bis Rußgrenze

Tabelle 11.2 zeigt die Mittelwerte der im Abgas von Fahrzeugmotoren vorkommenden Schadstoffe, Bild 11.1 die Abhängigkeit der CO- und Kohlenwasserstoffanteile von verschiedenen Fahrbedingungen.

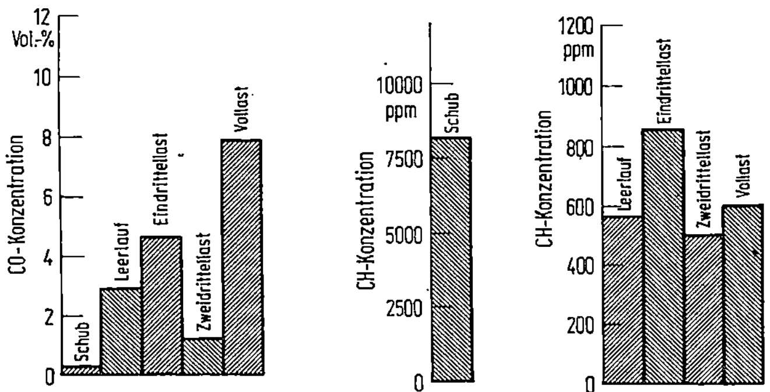

Bild 11.1. Konzentrationen von CO und Kohlenwasserstoffen in den Abgasen von Ottomotoren (Viertakt, 1,2 l)

Die Emissionen der Bahn- und Schiffsmotoren sowie stationärer Großmotoren sind, von NO_x abgesehen, relativ wesentlich geringer als die von Kraftfahrzeugantrieben. Als Besonderheit der Ottomotoren kommt die Pb-OEmission hinzu, die auf das als „Klopfbremse" benutzte Additiv Bleitetraäthyl $Pb(C_2H_5)_4$ zurückgeht.

11.1.3 Eigenschaften und Wirkung der Schadstoffe

11.1.3.1 Wirkungen auf den Menschen. Soweit bekannt, rühren die häufigsten und schwersten Schäden vom SO_2 her. Dieses sauer und stechend riechende Gas reizt die Atmungsorgane und Augen. Die Wirkungen reichen von dem Mißbehagen, das durch den Geruch bewirkt wird, bis zu Reizungen und zu Funktionsstörungen der Atemwege, akuten und chronischen Erkrankungen und zu Todesfällen.

Die bei Smogkatastrophen auftretenden Todesfälle (Ruhrgebiet 1962: 150 Tote, London 1952: 4000 Tote) werden vorwiegend auf die SO_2-Wirkung zurückgeführt. Das an Feinstaub von 0,5 bis 5 µm angelagerte SO_2 wird zum Teil in H_2SO_4 umgewandelt und gelangt in dieser Form mit dem Feinstaub in die Lunge. Die Wirkungen von NO_2, HF und Acrolein sind denen der Schwefelgase ähnlich. NO und HF sind farblos, NO_2 hat eine bräunliche Farbe.

Das geruch- und farblose CO wirkt völlig anders. Es lagert sich an den Blutfarbstoff Hämoglobin wesentlich leichter an als O_2, behindert dadurch den Sauerstofftransport zu den Geweben und führt bei zu hoher Konzentration zur Erstickung. Stickoxide haben z. T. ähnliche Wirkungen.

Aldehyde, Ketone und Mrcaptane stören besonders durch ihren Geruch, sind aber nicht gesundheitsschädlich.

Die in großen Mengen auftretenden festen Schadstoffe Staub und Ruß werden in erster Linie bekämpft, weil man die mit ihrer Ablagerung verbundene Verschmutzung vermeiden will. Die Feststoffe können Gesundheitsschäden bewirken, weil sie als Transportmittel für Gase und auch Benzypren dienen können. Unzureichend bekannt ist die kombinierte Wirkung mehrerer Schadstoffe. Auf höhere Tiere wirken die Schadstoffe ähnlich wie auf den Menschen.

11.1.3.2 Wirkungen auf Pflanzen. Für die Pflanzenwelt sind besonders SO_2 und HF schädlich. Die Schadwirkung des HF ist etwa 150mal größer als die des SO_2. In Unkenntnis dieses Tatbestandes werden HF-Schäden, die vom Fluorgehalt der Kohle verursacht sind, nicht selten als SO_2-Schäden angesehen.

Die Wirkung besteht im Welkwerden von Blättern und Nadeln bis zum Absterben von Pflanzenteilen und ganzen Pflanzen. Sehr anfällig sind immergrüne Nadelbäume, da die Nadeln die Schadstoffe langfristig speichern.

11.1.3.3 Wirkungen auf Baustoffe. Niederschläge von in Wasser gelösten Schwefelgasen wirken korrosiv auf viele Baustoffe. An Steinbauten wandeln sie das $CaCO_3$ in lösliches $CaCO_4$ um, ebenso entsteht $MgSO_4$

(schnelle Zerstörung historischer Steinbauten), aus Gläsern werden die Alkalien herausgelöst, was ebenfalls zur mechanischen Zerstörung führt (Kirchenfenster).

11.1.4 Vorschriften zur Bemessung von Emission und Immission

11.1.4.1 Staub und Ruß. Vorschriften über die Höhe der Emission von Feuerungen beziehen sich bisher nur auf Staub und Ruß sowie zum Teil auf CO, da nach dem Stand der Technik nur diese Emissionen durch konstruktive und Betriebsmaßnahmen zu vermeiden sind. Die SO_2-Emission wird bisher als unvermeidlich angesehen und ihre Wirkung durch Vorschriften über die Imission gesteuert, entsprechendes gilt für die Stickoxide. Der Staubauswurf ist für viele Anlagen auf 150 mg/m_n^3 begrenzt, zum Teil werden aber niedrigere Werte verlangt, da auch über die Imission Vorschriften bestehen. Hierfür beträgt das zulässige Jahresmittel 0,42 g/m² Tag, in Ballungsgebieten 0,85 g/m² Tag, die entsprechenden Tagesmittel sind 0,65 und 1,3 g/m².

Vorschriften über die Rußemission stützen sich auf die Bacharach-Prüfung nach DIN 51402, bei welcher eine definierte Abgasmenge durch ein Papierfilter gesaugt und die Schwärzung an einer Vergleichsskala gemessen wird. Für Heizkessel ist z.B. bei Heizöl EL der Wert 2, bei Heizöl S der Wert 3 zulässig. Kleinere Feuerungen für feste Brennstoffe werden mit einem ähnlichen Verfahren überwacht, bei dem die Kombination einer Schwärzung des Filters durch Ruß und einer Braunfärbung durch teerartige Bestandteile geprüft wird [3]. Weitere Zahlenwerte enthält das VDI-Handbuch „Reinhaltung der Luft" [4] und die technische Anleitung „Reinhaltung der Luft" (TAL) [5].

11.1.4.2 Gasförmige Bestandteile. Die Immission gasförmiger Schadstoffe ist durch die Festlegung von MIK- und MAK-Werten geregelt (MIK ≑ maximale Immissionskonzentration, MAK ≑ maximale Arbeitsplatzkonzentration).

MIK-Werte finden sich in [4] und [5], MAK-Werte, die von einer Kommission der Deutschen Forschungsgemeinschaft festgelegt sind, in [6].

Die MIK- und MAK-Werte werden aufgrund des jeweiligen Wissensstandes über die Empfindlichkeit von Menschen, Tieren und Pflanzen gegenüber den einzelnen Schadstoffen jährlich neu festgelegt. Sie stellen Kompromisse dar, welche die unterschiedlichen Reaktionen der einzelnen Menschen ebenso berücksichtigen wie die Unsicherheit der verfügbaren Kenntnisse z.B. über die Wirkung schwankender Konzentrationen und über die von Gemischen. Sie versuchen auch der Tatsache Rechnung zu tragen, daß allzu vorsichtige Ansätze erhebliche wirtschaftliche Nachteile bewirken. Einige Zahlenwerte enthält Tabelle 11.3.

Tabelle 11.3. MIK- und MAK-Werte

| Stoff | MIK (Dauer) | | MIK (kurz) | | MAK [6] | | Quelle für MIK |
	mg/m$_n^3$	ppm	mg/m$_n^3$	ppm	mg/m$_n^2$	ppm	VDI-Richtlinie
SO_2	0,5	2	0,75	3(1)	13	5	2108
H_2S	0,15	1	0,3	0,2(2)	15	10	2107
NO, NO_2	1,0	0,5	2,0	1,0(2)	9	5	2105
C_6H_6	3,0	1,0	10,0	3,0	32	10	2306
CH_2O	0,03	0,02	0,07	0,06	6	5	2306
C_6H_5OH	0,2	0,05	0,6	0,15	19	5	2306
Benzin	80	20	240	60	2000	500	

Die kurzfristig zugelassenen MIK-Werte gelten zum Teil für eine halbe Stunde innerhalb von zwei Stunden (1), zum Teil für eine halbe Stunde dreimal täglich (2). Zum Zusammenhang zwischen Emission und Immission vgl. 11.2.2.

11.1.5 Erfassung des Ist-Standes, Statistik

Da für die Berechnung der zulässigen Emission neuer Anlagen die Vorbelastung der Luft bekannt sein muß, wurden in vielen Gebieten Beobachtungsstationen eingerichtet, welche an einem Gitternetz von Punkten regelmäßig die Immission von Staub und SO_2 verfolgen. Darüberhinaus werden Emissionskataster angelegt, welche alle Emissionen von Industrie, Haushalt und Verkehr erfassen [7]. Die Daten der Industrie müssen durch Einzelerhebung gewonnen werden, die übrigen kann man durch repräsentative Erhebungen erfassen.

Aus statistischen Erhebungen über den Brennstoffverbrauch verschiedener Gruppen sowie aus gezielten Erhebungen stehen Daten über die insgesamt in Deutschland (BRD) emittierten Schadstoffe zur Verfügung (Tabelle 11.4).

Tabelle 11.4. Emission der wichtigsten Verbrauchergruppen
t/Jahr 1970

	Staub	SO_2	CO	CH	NO_x
Kraftwerke, Raffinerien	70	2300	50	50	300
Bergbau und Hüttenwesen	180	200	330	–	100?
Steine und Erden	70	50	–	–	100?
Chemie	10	60	50	100	25
Hausbrand	200	675	500	100	300
Kraftverkehr	60	80	3700	580	900

11.2 Mittel zur Vermeidung der Schadwirkung

11.2.1 Steuerung des Verbrennungsablaufs

11.2.1.1 Feuerungen. Feuerungsanlagen werden schon aus wirtschaftlichen Gründen so geplant, daß möglichst wenig unverbrannter Brennstoff und wenig Zwischenprodukte wie Ruß, CO oder Kohlenwasserstoffe aus dem Feuerraum austreten. Die bei ordnungsgemäßem Betrieb auftretenden Konzentrationen sind gering. Unerwünschte Veränderungen durch falsche Einstellung oder Störungen können nur durch laufende Überwachung vermieden werden. Diese ist bei Großanlagen immer gegeben, bei Kleinanlagen dagegen häufig nicht, so daß eine staatliche Aufsicht in Betracht zu ziehen ist.

Da die NO_x-Bildung lange Zeit nicht beachtet wurde, nahm man auch keine Rücksicht darauf, daß hohe Temperatur und große Aufenthaltszeit das Entstehen von NO_x fördern. Als Gegenmittel kommen geringer Luftüberschuß, langflammige Verbrennung, Rauchgasumwälzung und zweistufige Verbrennung in Betracht. Dadurch wird entweder das O_2-Angebot oder die Durchschnittstemperatur herabgesetzt, oder bei zweistufiger Luftzugabe die Höchsttemperatur auf die Sekundärflamme beschränkt. Diese Maßnahmen wirken besonders auf die Stickoxidbildung aus dem Luftstickstoff ein. NO_x-Bildung aus dem Stickstoff des Brennstoffes kann vor allem durch die zweistufige Verbrennung vermindert werden.

Die mit der Temperaturerniedrigung verbundenen Nachteile lassen sich abschwächen, wenn man versucht, die z.B. in Großkesseln sehr ungleichmäßige Wärmestromdichte zu vergleichmäßigen, wozu Verfahren der langsamen Verbrennung gut geeignet sind. Ungeklärt ist noch, ob durch Verfahren der Schnellerwärmung eine Einschränkung der NO-Emission möglich ist.

Eine Besonderheit bilden Anlagen mit rezudierender Feuerführung, welche prozeßbedingt große Mengen Unverbranntes freisetzen. Dieses Abgas wird beim Hochofen als „Gichtgas" gesammelt und verwertet, in anderen Fällen, z.B. beim Kupolofen, in die Atmosphäre entlassen, da es nach Austritt aus der Anlage seines niederen Heizwertes wegen nicht ohne weiteres brennt. Eine Nachverbrennung setzt Energiezufuhr voraus, sie ist der meist geringen Mengen wegen nicht üblich, jedoch scheint eine innere Nachverbrennung im Kupolofen im Bereich entsprechender Temperaturen möglich.

Eine weitere Besonderheit sind abzugslose Geräte, z.B. zur Übergangsheizung. Sie wurden bisher auf geringe CO-Emissionen hin entwickelt, jedoch wird man künftig auch die NO-Emission in Betracht ziehen müssen. Dabei spielt die Tatsache eine Rolle, daß zwar im Innenkegel der Bunsenflamme wegen der geringen Aufenthaltszeit nur sehr wenig Stickoxid gebildet wird, daß aber größere Mengen in der heißen O_2-haltigen Umgebung des Außenkegels entstehen [8].

11.2.1.2 Motoren. Es ist zwar strittig, in welchem Ausmaß durch die Verbrennungsprodukte der Straßenfahrzeuge Gesundheitsschäden verursacht werden, Maßnahmen gegen den Austritt teilverbrannter Abgase sind aber allein schon wegen der damit verbundenen Geruchsbelästigung erforderlich.

Verbesserungen des Verbrennungsablaufs sind vor allem durch bessere Verdampfung des Ottokraftstoffes, verbesserte Mischung in Otto- und Dieselmotoren und durch Maßnahmen der Feuerführung zu erwarten. Da bisher über die Wirksamkeit solcher Maßnahmen Zweifel bestehen, wird die katalytische Nachverbrennung angestrebt (vgl. 11.4).

11.2.2 Abgasverdünnung und deren meteorologische Voraussetzungen

Die Größe einer Immission hängt davon ab, wie stark das aus einer Anlage emittierte Abgas mit Luft verdünnt wird, bevor es in die von Menschen benutzten Bereiche bzw. in Vegetationsgebiete gelangt. Der Grad der Verdünnung läßt sich weitgehend durch die Schornsteinhöhe steuern, der Vorgang der Verdünnung wird durch den Strömungszustand der Atmosphäre beeinflußt.

Früher wurde die Schornsteinhöhe so bemessen, daß am Schornsteinfuß der Unterdruck entstand, der nötig war, um die Strömungswiderstände der Feuerungsanlage zu überwinden. Heute wird die Schornsteinhöhe meist durch den notwendigen Verdünnungsfaktor bestimmt.

Die Berechnung des Verdünnungsvorgangs geht von einer Diffusionsrechnung aus. Die Schornsteinmündung wird als Punktquelle für die Schadstoffe, z. B. für das SO_2 betrachtet. Man berechnet die Vermischung des Schadstoffes mit einem waagerecht strömenden Wind gegebener konstanter Geschwindigkeit und bekannter Turbulenzeigenschaften. Das heute übliche Berechnungsverfahren geht auf Arbeiten von Sutton [9] zurück, die später erweitert wurden. Berechnet wird die maximal an der Erdoberfläche auftretende Konzentration S_{max}. Sutton findet als Lösung der Diffusionsgleichung

$$S_{\mathrm{max}} = \frac{2Q}{\pi \cdot \varrho \cdot \bar{u} \cdot H^2} \left(\frac{\overline{w'^2}}{\overline{v'^2}} \right)^{\frac{1-n}{2}}$$

mit Quellstärke Q , dem zeitlichen Mittel der Windgeschwindigkeit $\bar{u}$ und der Schornsteinhöhe H; w' und v' sind die Schwankungsgeschwindigkeiten des Windes in den Hauptrichtungen senkrecht zu u, n ist ein meteorologischer Exponent, der die Verteilung von u über H berücksichtigt. Er wird von Sutton aus der Lagrange-Korrelation für die turbulente Stoffaustauschgröße ε_c und einer Schwankungsgröße bestimmt. Die von Sutton zur Berechnung der Turbulenzverhältnisse benutzten Ansätze sind seither wesentlich verbessert worden [10].

Die VDI-Richtlinie 2289 ,,Austritt luftfremder Stoffe in die Atmosphäre'' gibt eine aus obiger Gleichung für normale, mittlere Wetterverhältnisse entwickelte Funktion in Diagrammform wieder. Bild 11.2 zeigt den Diagrammteil, der für eine mittlere Windgeschwindigkeit von 2 m/s, gemessen 20 m über Grund, gilt. Die Rechnung wird für das

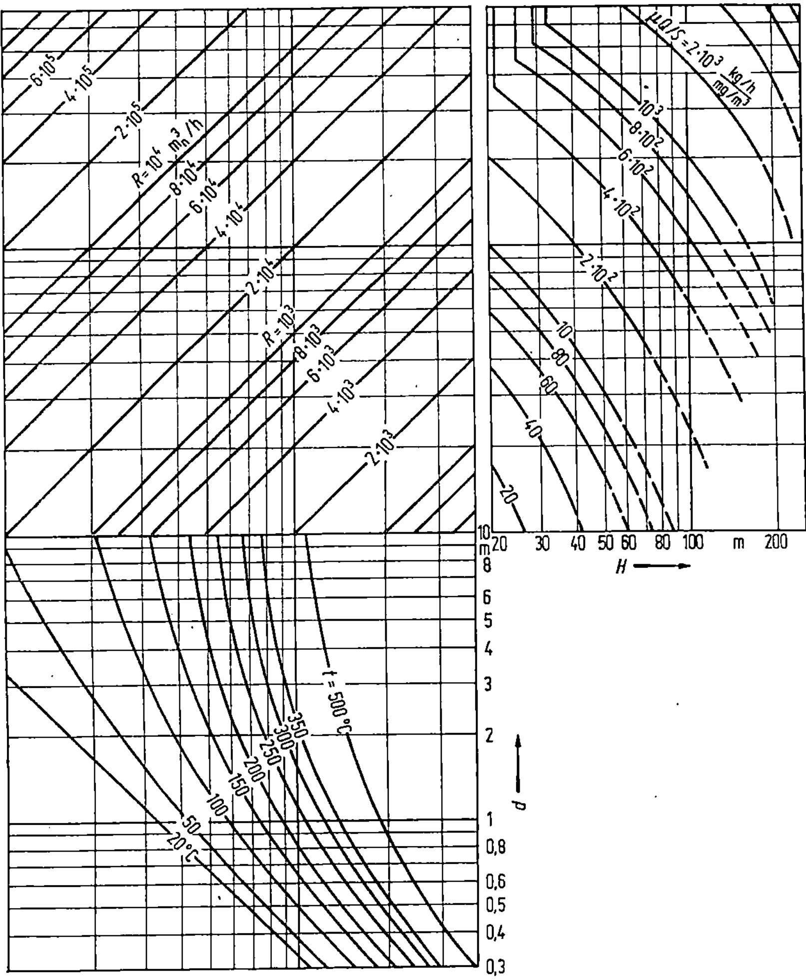

Bild 11.2. Diagramm zur Berechnung der Schornsteinhöhe bei einer mittleren Windgeschwindigkeit von 2 m/s (VDI-Richtlinie 2289)

Jahresmittel der Geschwindigkeit ausgeführt, das man aus örtlichen Wetterbeobachtungen gewinnt. Entsprechende Diagramme werden für 3 und 4 m/s gegeben, höhere Jahresmittel kommen nicht vor.

Das Diagramm benutzt die obenstehenden Bezeichnungen. Zusätzlich ist R der Volumenstrom des Rauchgases, t dessen Austrittstemperatur und d der obere Schornsteindurchmesser. $\mu = 0,5$ bis 1 ist ein Zeitfaktor, der die Vorschriften über Immissionszeiten berücksichtigt, S ist hier die örtlich mögliche Zusatzimmission, die sich als Differenz der zulässigen und der schon vorhandenen Belastung ergibt. Letztere wird aus örtlichen Meßwerten gefunden, für deren Gewinnung ebenfalls Vorschriften bestehen [5]. Bebauung und Bewuchs in einem Umkreis mit dem Radius der 10fachen Schornsteinhöhe werden berücksichtigt.

Die Überhöhung H', d.h. die Eindringtiefe des als Querstrahl in den Windstrom eintretenden Rauchgases wird durch ein empirisches Verfahren ermittelt. Der Wert H' wird der Schornsteinhöhe zugeschlagen:

$$H' = \frac{1,5\,v\,d + 65\,d^{3/2}\left(\dfrac{t - t_0}{t_0}\right)^{1/4}}{\bar{u}}.$$

Es gelten die obigen Bezeichnungen; v ist die Austrittsgeschwindigkeit des Abgases, t_0 die Umgebungstemperatur. Die Entfernung $x_{\max}$ des Ortes maximaler Immissionskonzentration vom Schornstein geht aus Tabelle 11.5 hervor.

Tabelle 11.5.

Schornsteinhöhe H	m	20	50	100	200
$x_{\max}$	km	1,3	4,8	13	35

Die beschriebene Rechnung berücksichtigt nicht die Einflüsse der Temperaturschichtung in der Atmosphäre. Man unterscheidet hier:

1. Die labile Schichtung, bei welcher die Temperatur nach oben mit etwa 0,6 K/(100 m) abnimmt. Die Dichte nimmt dabei nach oben langsamer ab, als dies aufgrund der barometrischen Verhältnisse im isothermen Fall zutrifft.

2. Inversion oder stabile Schichtung liegt vor, wenn die Temperatur nach oben zunimmt. Temperaturverlauf und barometrischer Druck wirken dann in gleicher Weise.

Im Fall 2 gleichen sich Störungen wie der Aufwärtstransport von Massen durch Wind von selbst wieder aus, im Fall 1 nicht. Der Fall 1 ist dem Stoffaustausch förderlich. Der tatsächliche Stoffaustausch, etwa ausgedrückt als ε_c, ist im ersten Fall ungleich größer als im zweiten. Inversionen haben die Funktion von Sperrschichten.

Inversionen entstehen nicht nur durch weiträumige klimatische Vorgänge, sondern auch durch nächtliche Abkühlung der bodennahen Luftschichten. Am Morgen werden diese Schichten durch Einstrahlung von oben her langsam erwärmt und dadurch die Inversion aufgelöst. In Hamburg wurde in Bodennähe im Sommer in 23 %, im Winter in 62 % der Zeit Inversion beobachtet. Die Wirkung der Inversion auf die Ausbreitung von Rauchfahnen zeigt Bild 11.3.

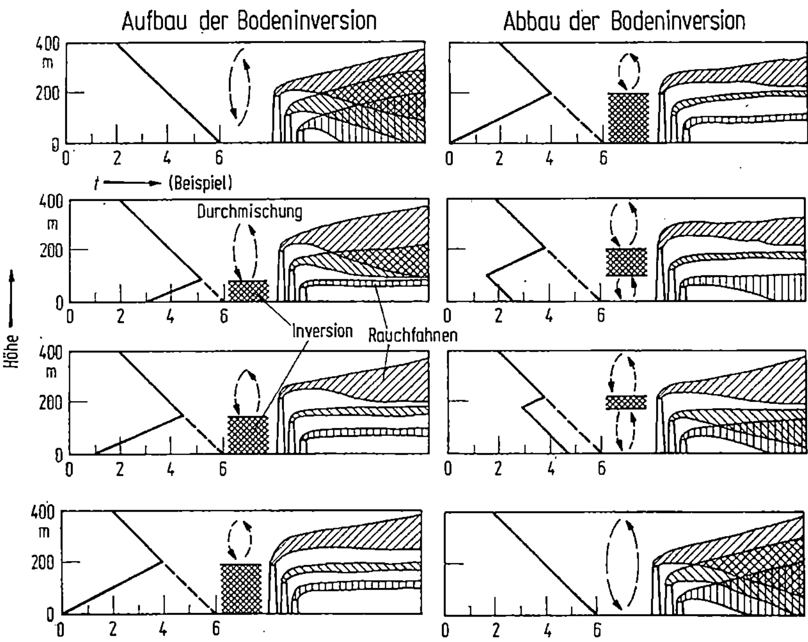

Bild 11.3. Wirkung der Inversion auf die Ausbreitung von Rauchfahnen

Um diese Einflüsse bei der Berechnung der Abgasverdünnung zu berücksichtigen, hat man sechs Klassen von Wetterlagen als Funktionen der Tageszeit, Wolkenbedeckung und Windgeschwindigkeit festgelegt, für diese die Turbulenzeigenschaften der Atmosphäre bestimmt und in der Rechnung berücksichtigt. Mit einer Statistik über die Häufigkeit des Auftretens der Klassen kann man die statistische Verteilung der Immission berechnen [11, 12].

11.2.3 Abgasreinigung

11.2.3.1 Staub. Zur Beseitigung von Feststoffen aus Abgasen werden hauptsächlich Trockenentstauber benutzt. Jede Naßreinigung hat den Nachteil, daß das Abgas auf niedrige Temperaturen abkühlt und dabei gesättigt wird. Entläßt man es aus einem Schornstein, so kondensiert die Feuchtigkeit bei der Vermischung mit der Umgebungsluft, am Reststaub bilden sich Wassertropfen, dieser wird schneller und damit konzentrierter zur Erdoberfläche gebracht als dies bei heißem Abgas der Fall ist. Aus diesem Grunde und zur Vermeidung des Wasseraufwandes werden Trockenabscheider benutzt.

Man verwendet vorwiegend Elektrofilter, für Grobstaub Fliehkraftabscheider und für sehr feinen Staub Gewebefilter. Deren Haupteigenschaften zeigt Tabelle 11.6 [13].

Tabelle 11.6. Eigenschaften von Entstaubern

Bauart	Entstaubungsgrad %	Druckverlust mbar
Fliehkraftentstauber	bis 90 und höher	5 bis 10
Elektroentstauber	bis 99	0,5 bis 1,5
Gewebefilter	bis 99	15 bis 30

Elektrofilter für Entstaubungsgrade um 95 % sind ungleich kleiner und billiger als die für 99 % gebauten. Quack [13] weist darauf hin, daß der Allgemeinheit mit anderen Umweltschutzmaßnahmen mehr gedient wäre, als mit der sehr teuren Abscheidung der letzten Prozente von Staub.

11.2.3.2 Rauchgasentschwefelung. Zahlreiche Verfahren zur Abscheidung des SO_2 aus Abgasen sind entwickelt worden, einige davon werden in halbtechnischem Maßstab und in Großanlagen erprobt. Nasse Verfahren interessieren wegen der genannten Nachteile weniger als trockene. Ein einfaches trockenes Verfahren benutzt ein Wanderbett von Aktivkohle als Adsorptionsmittel, diese wird anschließend in einem warmen Gasstrom regeneriert (Bild 11.4).

Der Hauptnachteil aller Anlagen zur Abgasentschwefelung ergibt sich daraus, daß die Schwefelgase in einem sehr großen Volumenstrom in starker Verdünnung enthalten sind. Man kommt also zu sehr großen Apparaturen.

Versuche zur Abtrennung des Schwefels aus dem Heizöl bzw. der Kohle beruhen auf der Hydrierung, d.h. in diesem Fall der H_2S-Bildung in H_2-reicher Atmosphäre unter erhöhten Temperaturen und Drücken. Aus dem H_2S-reichen Reaktionsgas wird Elementarschwefel erzeugt. Diese Verfahren werden für Heizöl El zunehmend angewendet.

Da bereits durch die Entschwefelung der Erdgase ein Überangebot an Schwefel entstanden ist, sind nur geringe Erlöse aus dem abgetrennten Brennstoffschwefel zu erwarten. Es besteht somit ein dringender Bedarf an einfachen Entschwefelungsverfahren. Diese scheinen sich durch Kombination von Entschwefelung und Verbrennung anzubieten.

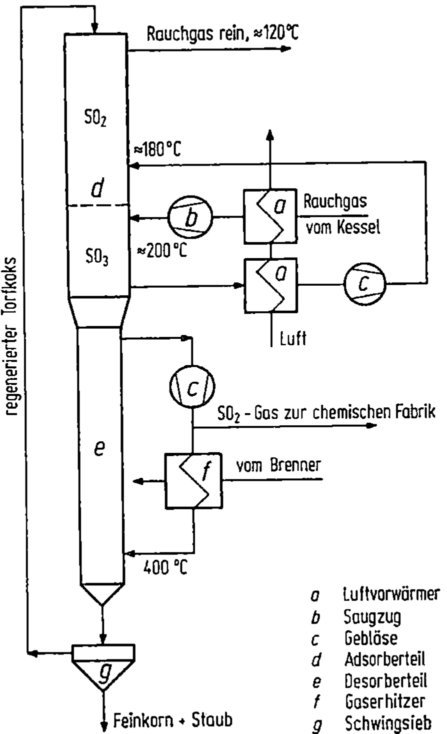

Bild 11.4. Anlage zur Adsorption von SO_2 an Aktivkohle

11.2.3.3 Schwefelabscheidung während der Verbrennung. Für die Entschwefelung der Kohle bei der Verbrennung kommt als einstufiges Verfahren die Wirbelschichtverbrennung in Betracht. Verbrennt man Kohle in der Wirbelschicht in Gegenwart von Kalkstein ($CaCO_3$), so wird bei genügend großer Kalksteinzugabe der gesamte Schwefel als $CaSO_4$ gebunden. Dieser Vorgang kann bei etwa 700 °C ablaufen, so daß auch die Stickoxidbildung mäßig bleibt. Dampferzeuger und Wirbelschicht bilden in diesem Fall eine Einheit. $CaSO_4$ läßt sich in begrenztem Umfang verwerten (Gipsplatten) oder der Schwefel wird abgetrennt und $CaCO_3$ zurückgewonnen.

Einige Versuchsanlagen für verschiedene Drücke sind in Betrieb, jedoch ist die Wirtschaftlichkeit von Großanlagen nicht gesichert. Nachteile sind u.a. der Druckaufwand für die Erzeugung der Wirbelschicht, die starke Veränderung der Korneigenschaften bei der Verbrennung, die zum Umlaufverfahren zwingt, und die Erosionswirkung der Wirbelschicht. Die Anordnung der Heizflächen führt zu konstruktiven Schwierigkeiten (Kap. 8).

Eine Variante ist der Ignifluidkessel von Godel [14], dessen Wirbelschicht bei 1100 °C arbeitet. Dadurch wird die Achse zu großen Körnern agglomeriert und kann mit einer Art Wanderrost ausgetragen werden. Durch die höhere Temperatur stellt sich in der Wirbelschicht ein günstiges Wassergasgleichgewicht ein, der Brennstoff wird im ersten Schritt vergast und im unmittelbar anschließenden zweiten Schritt verbrannt (Bild 11.5.).

Zweistufige Verfahren, die sich für feste und flüssige Brennstoffe eignen, sehen zunächst eine Vergasung und anschließend eine Verbrennung des Gases vor. Der Schwefel wird dabei während oder nach der Vergasung abgetrennt.

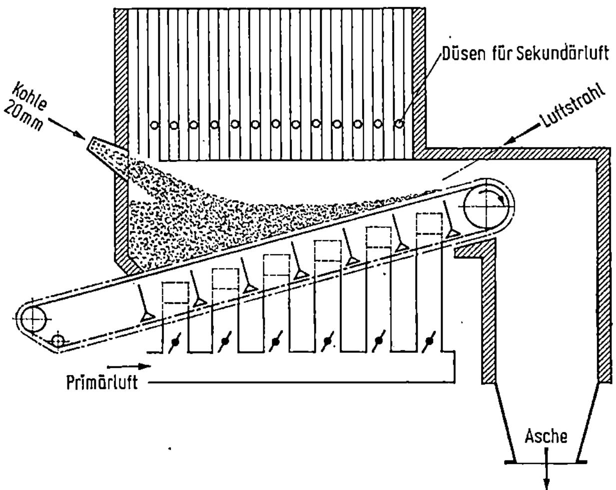

Bild 11.5. Ignifluidkessel zur Wirbelschichtverbrennung mit Ascheagglomeration

Die beiden Verfahrensschritte Vergasung und Verbrennung lassen sich apparativ trennen. Bild 11.6 zeigt eine Anlage, bei welcher mit einem Kalksteinwirbelbett aus schwefelreichem Heizöl ein schwefelarmes Heizgas erzeugt wird, das vorwiegend aus CO und H_2 besteht. Die wichtigsten Betriebsdaten sind im Bild enthalten. Die Anlage kann, ähnlich wie bei Bild 11.5, mit einem Kessel verbunden werden, der schwefelhaltige Kalk wird im Gasstrom regeneriert.

Für Kohle sind ähnliche Modelle anwendbar. Da aber die Druckvergasung in der Wirbelschicht noch nicht genügend entwickelt ist, wurde 1971 eine erste Versuchsanlage dieser Art mit Festbettdruckvergasern ausgestattet, um von vornherein die Vorteile des Druckbetriebs zu nutzen. Diese liegen besonders darin, daß durch Einbeziehung einer Gasturbine der Gesamtwirkungsgrad der Stromerzeugung von 40 auf 45 % erhöht werden kann. Ein Schema der Anlage mit den wichtigsten Daten ist in

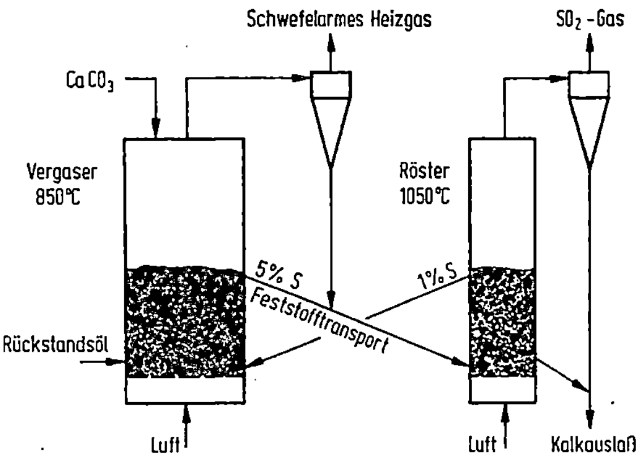

Bild 11.6. Anlage zur Vergasung und Entschwefelung von Heizöl in einem Kalkwirbelbett

Bild 11.7 gezeigt. Die Entschwefelung ist dabei von der Vergasung getrennt. Die weitere Entwicklung zielt auf die Wirbelschichtvergasung.

Eine besonders wirkungsvolle Bindung des Schwefels gelingt nach Squires [14] mit halbkalziniertem Dolomit $CaCO_3MgO$, dessen freie MgO-Kristalle das Gefüge offenhalten, so daß H_2S auch an den inneren Oberflächen reagieren kann. Es entsteht

$$CaCO_3MgO + H_2S \rightarrow CaS + MgO + H_2O + CO_2.$$

Führt man diese Reaktion nicht im Wirbelbett, sondern in einem Wanderbett durch, so kann das Bett zugleich als Entstauber dienen.

11.2.3.4 Entfernung von Stickoxiden. Die bisherigen Versuche zur Verminderung des NO_x-Gehalts der Abgase zielen vorwiegend auf die Verbrennungsführung (vgl. 11.2.1). Daneben wird die Adsorption und die

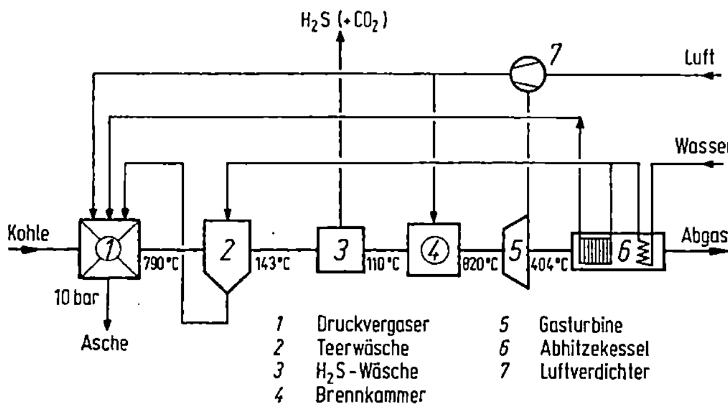

Bild 11.7. Anlage zur Erzeugung und Verwertung von schwefelarmem Druckgas aus Kohle

Katalyse der Abbaureaktion erwogen. Letztere kommt in Betracht, wenn ohnehin eine Nachverbrennung stattfindet. Die Reaktionen

$$2NO + 2H_2 \rightarrow N_2 + 2H_2O$$

und

$$2NO + 2CO \rightarrow N_2 + 2CO_2$$

lassen sich mit einem CuO—CoO—Al_2O_3-Mischkatalysator betreiben.

11.2.4 Planungsmaßnahmen

Als Grundlage für die Landesplanung ist der schon erwähnte Emissionskataster geeignet. Ein mathematisches Modell kann aus diesen Daten für verschiedene Randbedingungen, insbesondere Wetterlagen, die örtliche Verteilung der Immissionen herleiten.

Mit der Auswahl zweckmäßiger Standorte sind die Möglichkeiten der Planung fast erschöpft. Durch Grünflächen kann man die Gasanteile der Atmosphäre nicht beeinflussen, sie wirken lediglich als Staubfilter, Lärm- und Sichtblende.

11.3 Schäden an Feuerungsanlagen durch Rauchgasbestandteile [15, 16]

Korrosionen an Bauteilen von Feuerungen werden hauptsächlich durch Vanadium, Alkalien und Schwefelsäure verursacht. Die „Hochtemperaturkorrosion" wird durch Vanadium oder dessen Verbindungen mit Alkalien, z.B. Natriumvanadat $Na_2OV_2O_5$ bewirkt, die an über 600 °C heißen Flächen kondensieren und sowohl Stähle wie keramische Stoffe angreifen. Vanadium kommt vorwiegend in Heizöl S vor.

Gegenmaßnahmen bestehen in der Entalkalisierung des Heizöls durch Auswaschen, der Zugabe von Additiven und der Benutzung von Chromstählen.

Als Tieftemperaturkorrosion werden die durch kondensierte Säuren, besonders Schwefelsäure, aber auch HCl und HF verursachten Schäden bezeichnet. Ein Teil des bei der Verbrennung entstehenden SO_2 wird bei Luftüberschuß zu SO_3 oxidiert. Das daraus mit Wasserdampf entstehende H_2SO_4 setzt den Taupunkt des Abgases herauf, wie z.B. Gumz [B 15] im einzelnen beschreibt. Mit stärkeren Korrosionen ist bei Wandtemperaturen unter etwa 130 °C zu rechnen. Besonders groß werden die Korrosionen unterhalb des Wasserdampftaupunktes, da sich in der Wasserschicht weitere Säuren lösen.

Auch diese Art der Korrosion tritt vor allem bei Heizöl S auf, bei festen Brennstoffen wird ein erheblicher Teil des SO_3 an der Flugasche adsorbiert.

Um die SO_3-Bildung zu verhindern, wird mit sehr niedrigem Luftüberschuß bis herab zu $\lambda = 1{,}02$ gearbeitet. Diese Arbeitsweise stellt hohe Ansprüche an die Gleichmäßigkeit der Mischung von Brennstoff und Luft und die Steuerung der Luftmenge. Schon bei kleinen Störungen tritt örtlich CO und Ruß auf. Auf lange Sicht wird man Verfahren zur Schwefelbeseitigung aus dem Öl oder einem als Zwischenprodukt erzeugten Gas anwenden (vgl. 11.2.3.3).

Weitere Gegenmaßnahmen bestehen in der Zugabe von Additiven wie Kalkstein oder Dolomit in feingemahlener Form (15 µm). Die gleichmäßige Verteilung dieser Stoffe im Luftstrom bereitet aber große Schwierigkeiten, eine Zugabe zum Brennstoff verbietet sich wegen Erosion der Zerstäuber. Zudem ist der Staubanteil in den Feuergasen unerwünscht. Zugabe von Ammoniakdampf ist wegen Bildung des korrosiven Bisulfates unbefriedigend. Man bevorzugt deshalb konstruktive Maßnahmen zur Vermeidung niedriger Wandtemperaturen [15].

Erosionen können bei hohem Quarzsandanteil der Abgase auftreten, wie er bei manchen Braunkohlen vorkommt. Als Gegenmittel gegen die Zerstörung z.B. der Rohrbündelwärmeaustauscher in Kesseln wird mit Strömungsgeschwindigkeiten unter 10 m/s gearbeitet [17].

Nicht selten besteht die einfachste Gegenmaßnahme im Auswechseln der korrodierten bzw. erodierten Teile oder in der Benutzung von Verschleißteilen.

11.4 Abfallverbrennung [18]

11.4.1 Arten und Eigenschaften brennbarer Abfälle

Abfälle aller Art werden verbrannt, um Luft und Grundwasser von gesundheitsschädlichen oder übelriechenden Stoffen freizuhalten, und um durch Volumenverminderung (bis auf 10 %) die Ablagerung zu erleichtern. Mit der freigesetzten Wärme wird Dampf oder Heißwasser erzeugt. Nur bei kleinen Abfallmengen wird der Müll ohne Energienutzung verascht.

Der Hausmüll (BRD 1970: $17 \cdot 10^6$ t) enthält als brennbare Substanzen Papier, Kunststoffe und Holz, als unbrennbare Glas, Keramik, Eisen, Kohlenasche, ferner Gemüse- und Gartenabfälle. Tanner trägt die Anteile an Brennbarem, Asche und Wasser in einem Dreiecksdiagramm auf und zeigt die Grenzen der Brennbarkeit (Bild 11.8). Der durchschnittliche Heizwert von Hausmüll betrug 1971 etwa 9000 kJ/kg und steigt langsam. 10000 kJ/kg gelten 1972 als Planungsgrundlage.

Feste Gewerbe- und Industrieabfälle enthalten ähnliche Substanzen, dazu Produktionsabfälle aus Leder, Gummi, Textilien u.a.

Weiter kommt die Verbrennung folgender Stoffe in Betracht: Autoreifen, Altöl, Klärschlamm und Industrieschlämme, Brenngase aus Raffinerien, Chemie- und Hüttenwerken, in Luft eingemischte Gase und Dämpfe, z.B. von Lacklösemitteln, Kunststoffweichmachern u.a.

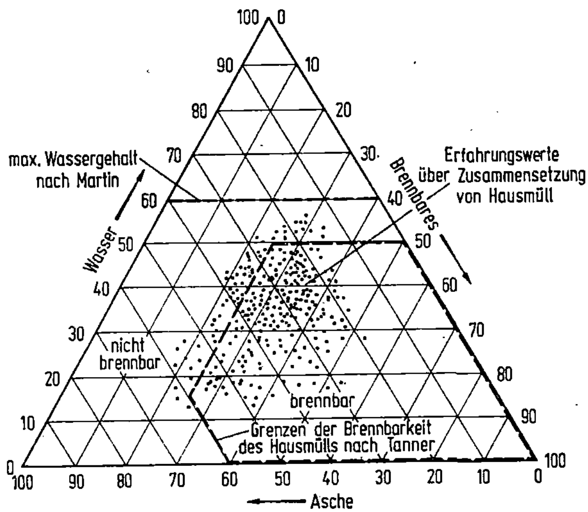

Bild 11.8. Tannerdreieck zur Zusammensetzung von Müll

11.4.2 Verbrennungsanlagen für feste und flüssige Stoffe

Rostfeuerungen zur Müllverbrennung verbrennen Haus-, Gewerbe- und Industriemüll, getrockneten Klärschlamm, zerkleinerten Sperrmüll, zerteilte Autoreifen sowie in Hilfsfeuerungen Altöl.

Maßgebend für Konstruktion und Betrieb ist die Inhomogenität des Brennstoffs. Außer jahreszeitlichen Schwankungen treten trotz Zerkleinerung und Mischung beim Transport vom und zum Bunker große örtliche Inhomogenitäten auf. Um deren Auswirkung in Grenzen zu halten, benutzt man Roste mit starker Schürwirkung, d.h. man versucht, Scherkräfte auf den Brennstoff auszuüben. Dies gelingt z.B. durch Rückschubroste oder Roste, die aus mehreren zackenbewehrten Walzen bestehen. Bewährt hat sich auch eine Serie stufenförmig angeordneter Wanderroste oder die Drehtrommel. Schemata der zur Müllverbrennung üblichen Roste zeigt Bild 11.9.

Grenzbedingungen für den Betrieb sind:

Wenig Unverbranntes in der Asche und im Abgas,
alle Teile des Gasstromes müssen über 800 °C erreichen (Verbrennen der Geruchsstoffe),

Maximaltemperatur unter 1100 °C (Erweichen der Asche),
keine lokale Reduktion, sonst Abzehrung der Kesselrohre.

Diese Bedingungen lassen sich am ehesten mit Luftzahlen von
$\lambda \approx 1{,}8$ erreichen. Heizwertreiche Stoffe wie Autoreifen und Kunststoffabfälle müssen sehr gleichmäßig über den Rost verteilt werden.

Wegen der verschiedenartigen physikalischen Eigenschaften des
Brennstoffs ist es unvermeidlich, daß die Feuergase Feststoffe mittragen,

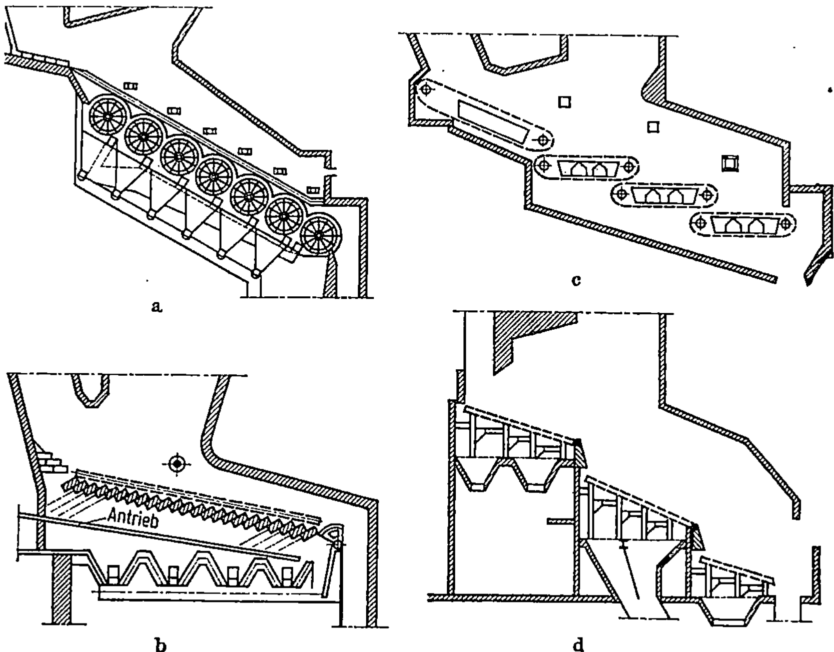

Bild 11.9. a–d. Roste zur Müllverbrennung, Schema. a) Walzenrost; b) Vorschubrost; c) Stufenwanderrost; d) Stufenvorschubrost

welche zu Krustenbildung besonders an rostnahen Wand- oder Rohrflächen führen. Die Betriebszeit zwischen zwei Reinigungen beträgt
dadurch höchstens 5000 h.

Trotz aller Versuche zur Homogenisierung schwankt die Wärmeentwicklung um etwa $\pm 25\,\%$. Durch Altölverbrennung (Zerstäuberbrenner)
kann die Wärmeleistung vergleichmäßigt werden, jedoch steht dieser
Brennstoff nur in kleinen Mengen zur Verfügung.

Staubabscheidung aus den Abgasen ist unerläßlich. An unerwünschter
gasförmiger Substanz enthalten die Abgase weniger SO_2 aber mehr HCl
als bei üblichen Brennstoffen. Eine Abtrennung dieser Stoffe ist bisher

nicht üblich. Die Asche läßt sich meist ohne besondere Vorkehrungen ablagern.

Anlagen üblicher Größe verbrennen 10 bis 40 t Müll in der Stunde. Die freiwerdenden Wärmemengen sind für die Verhältnisse heutiger Kraftwerke klein. Zur Stromerzeugung kommt nur Sammelschienenbetrieb in Betracht (1 Turbosatz für alle Kessel). Günstige Lösungen ergeben sich bei räumlicher Verbindung von Kraftwerk und Müllverbrennung, z.B. durch Benutzung der Müllkessel als Speisewasservorwärmer des Kraftwerks.

Kostendeckung durch Wärme- oder Stromverkauf aus freigesetzter Müllwärme ist nicht zu erzielen.

11.4.3 Verbrennung flüssiger Abfälle [19]

Klär- und Industrieschlämme werden vor der Verbrennung konzentriert. Hierzu dienen Absetzbecken, Filter oder Flockungseinrichtungen. Nach dieser Behandlung genügt meist der Eigenheizwert zur Verbrennung. Als Anlagen kommen außer den Kesseln der Müllverbrennung besonders Etagenöfen in Betracht.

Substanzen, die sich wegen ihrer chemischen Eigenschaften nicht eindicken lassen, werden mit Zerstäuberbrennern verbrannt, nötigenfalls unter Zusatz von Brennstoff. Auch Zyklonbrennkammern eignen sich für diesen Zweck.

11.4.4 Verbrennung gasförmiger Abfälle

In Raffinerien treten heizwertreiche Abfallgase von $50 \, \mathrm{MJ/m_n^3}$ und mehr auf, in Hüttenwerken ärmere Gase bis herab zu $2 \, \mathrm{MJ/m_n^3}$.

Schwierigkeiten ergeben sich bei den heizwertreichen Gasen aus der Rußbildung, die wegen der Größe der Ströme (Brennerdurchmesser 0,5 m und mehr) in starkem Maß auftritt. Man bekämpft sie durch Einblasen von Dampf (heterogene Wassergasreaktion), das starke Geräusch der Dampfstrahlen tritt als zusätzlicher Nachteil auf.

Vormischung bringt eine wesentliche Verbesserung, ist aber wegen des oft stark schwankenden Durchsatzes nicht überall anwendbar. Starker Wind beeinflußt die Flammenform, trägt aber, soweit bekannt, nur wenig unverbrannt bleibende Substanz in die Umgebung [20].

Um die genannten Nachteile und den manchmal unerwünschten Lichtschein der Fackelflammen zu vermeiden, benutzt man statt der üblichen freibrennenden oder Hochfackeln (Bild 11.10) sogenannte Bodenfackeln (Bild 11.11). Hierunter versteht man senkrecht stehende, runde, oben offene Brennkammern, die mit einem oder mehreren Brennern und evtl. Dampfdüsen ausgestattet werden. Die Bauhöhe ergibt sich aus den Flammenlängen, die Höhenlage der Mündung über dem Erdboden aus Zusammensetzung und Temperatur der Abgase [21].

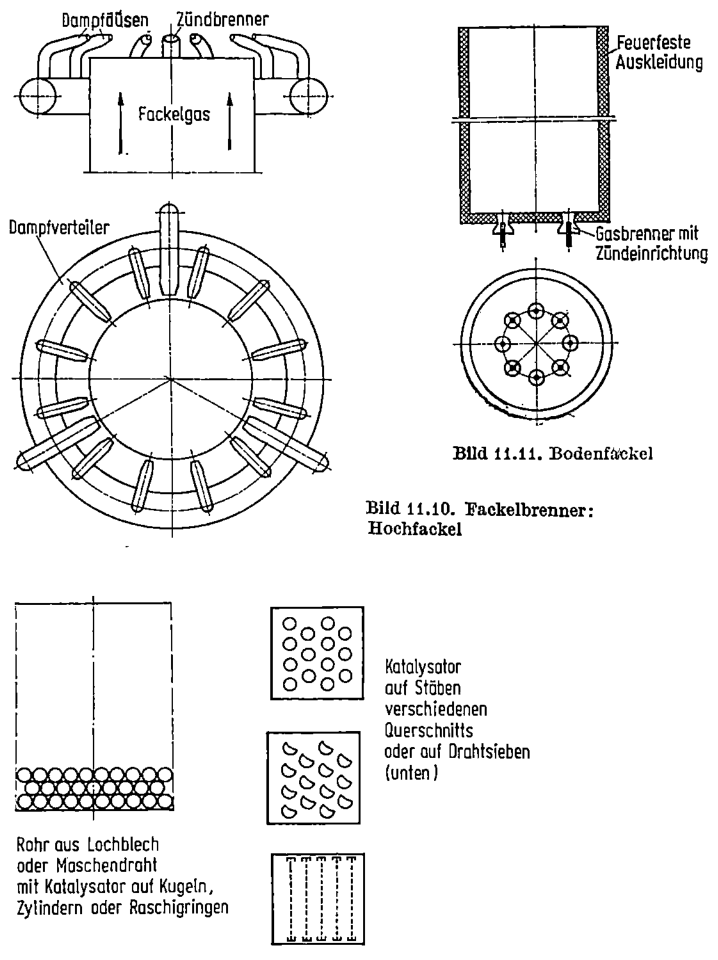

Bild 11.11. Bodenfackel

Bild 11.10. Fackelbrenner: Hochfackel

Bild 11.12. Anordnungen von Katalysatoren zur Nachverbrennung

Heizwertarme Gase, z.B. Gemische aus Lösungsmitteldämpfen und großen Luftmengen, werden thermisch oder katalytisch „nachverbrannt". Die Gemische liegen meist außerhalb der Zündgrenzen, die Heizwerte von 1000 bis herab zu 50 kJ/m$_n^3$, die Volumenströme sind z.T. sehr groß.

Bei thermischer Nachverbrennung wird das Gemisch mit der Abgaswärme der Anlage bis fast zur Zündtemperatur aufgeheizt und dann mit kleinem Brennstoffzusatz verbrannt. Außer der Brennkammer wird ein großer Wärmetauscher benötigt.

Bei der katalytischen Nachverbrennung werden als Katalysatoren Platin und Palladium sowie einige Oxide benutzt, als Träger dafür dienen Kugeln, Stäbe oder Stabbündel aus keramischem Material wie Sintertonerde oder Porzellan, auch Netze u. ä. aus Edelstrahl sind geeignet. Einige Anordnungen zeigt Bild 11.12 [22, 23].

Verbrennung durch selektive Anregung der Kohlenwasserstoffe mittels Infrarot- oder Ultraviolettbestrahlung gelingt nicht [24], Ozon hat als Oxidationsmittel nur begrenzte Bedeutung.

Literatur zu Kapitel 11

1 Schack, A.: Der Einfluß des Kohlendioxidgehalts der Luft auf das Klima. Phys. Blätter 28 (1972) 26–29.

2 Starkman, E. S.: Theory, Experiment and rationale in the generation of pollutants by combustion. 12. Symp. Combustion, Pittsburgh 1969, S. 592–602.

3 Achte Verordnung zur Durchführung des Immissionsschutzgesetzes. Gesetz- und Verordnungsbl. NRW 24 (1970) 172–177.

4 VDI-Handbuch Reinhaltung der Luft, 4 Bände (Sammlung von VDI-Richtlinien).

5 Feldhaus, G.: Umweltschutz. Stuttgart 1971. Enthält TA Luft und TA Lärm im Wortlaut.

6 MAK-Werte 1971. Maximale Arbeitsplatzkonzentration gesundheitsschädlicher Stoffe. Vertrieb durch Bundesanstalt für Arbeitsschutz, Koblenz.

7 Dreyhaupt, F. J.: Luftreinhaltung als Faktor der Stadt- und Regionalplanung. Diss. Aachen 1970.

8 van der Linden, A.; Palsma, A.; Takens, W.: Auftreten von Luftverunreinigung. Gas (NL) 80 (1968) 455–475.

9 Sutton, O. G.: The problems of diffusion in the lower atmosphere. Quart. Roy. Meteor. Soc. 73 (1947) 257–281.

10 Drimmel, J. u.a.: Gesetze der Gasausbreitung als Grundlage zur Berechnung von Schornsteinhöhen. VDI-Forschungsh. 483 (1961).

11 Klug, W.: Ein Verfahren zur Bestimmung der Ausbreitungsbedingungen aus synoptischen Beobachtungen. Staub, Reinhalt. Luft 29 (1969) 143–147.

12 Manier, G.: Die Bestimmung von Schornsteinhöhen im Hinblick auf die Luftreinhaltung. Fortschr. Ber. VDI-Z. R 15, H. 4, 1971.

13 Quack, R.: Probleme der elektrischen Abgasentstaubung. Dechema Monogr. 64 (1970) S. 55–72.

14 Squires, A. M.: Die Bindung von Schwefel bei der Energieerzeugung. VDI-Ber. 179 (1972) 113–119.

15 Gumz, W.: Rauchgasseitige Korrosionen (Literaturübersicht). BWK 11 (1959) 284–292.

16 Halstead, W. D.: Some chemical aspects of fireside corrosion in oilfired boilers. J. Inst. Fuel (1970) 234–239.

17 Fehndrich, W.: Verschleißuntersuchungen an Kesselrohren. Diss. Karlsruhe 1968.

18 VGB-Fachhefte Müllverbrennung 1969, 1972. BWK Sonderhefte Müllverbrennung 1962, 1964, 1967, 1969.
19 Reh, L.: Verbrennung und thermische Spaltung flüssiger und schlammförmiger
   Industrieabfälle. Chem. Ing. Techn. 39 (1967) 165–171.
20 Grumer, J. u. Mitarb.: Hydrogen flare stack diffusion flames. Bureau of Mines
   Rep. Inv. 7457, Pittsburgh 1970.
21 Hess, K.; Stickel, R.: Zur rußfreien Verbrennung petrochemischer Abgase.
   Chem. Ing. Techn. 39 (1967) 334–340.
22 Wicke, E.: Grundlagen der katalytischen Nachverbrennung. Chem. Ing. Techn.
   37 (1965) 892–904.
23 Herrmann, E.: Apparate und Anlagen zur katalytischen Nachverbrennung.
   Chem. Ing. Techn. 37 (1965) 905–912.
   Günther, R.; Rühenbeck, W.: Oxidation von Lösungsmitteldämpfen geringer
24 Konzentration durch IR- und UV-Strahlung. Verfahrenstechnik 5 (1971)
   311–315.

12. Physikalische und mathematische Modelle von Feuerungen

Die Modelltechnik entstand aus dem Bedürfnis, die Eigenschaften von Systemen oder Anlagen kennenzulernen, in denen verwickelte, der genauen Berechnung nicht zugängliche Vorgänge ablaufen. Man kann zudem in Modellen Konstruktionsdaten und Betriebsparameter in einem Umfang variieren, der in Großanlagen aus wirtschaftlichen Gründen nicht zulässig ist. Auch kann man Messungen durchführen, die in Großanlagen aus wirtschaftlichen oder meßtechnischen Gründen nicht möglich sind.

Neben den seit einigen Jahrzehnten bekannten physikalischen Modellen werden mathematische Modelle benutzt, d. h. Gleichungssysteme, welche die in einer Anlage ablaufenden Vorgänge mehr oder weniger exakt beschreiben und mit deren Hilfe die Wirkung veränderter Parameter untersucht werden kann.

Die Aussagekraft der physikalischen Modelle ist dadurch begrenzt, daß niemals alle Ähnlichkeitsbedingungen gleichzeitig zu erfüllen sind, die der mathematischen dadurch, daß für manche Vorgänge die mathematischen Gesetze nicht bekannt sind und daß fast jedes praktisch brauchbare Gleichungssystem Teilvorgänge vernachlässigen muß.

In der Feuerungstechnik benutzt man physikalische Modelle, um die Ausbildung von Strömungs-, Mischungs- und Reaktionsfeldern, die Größe von Druckverlusten, Aufenthaltszeiten und deren Verteilungsfunktion zu untersuchen, oder um Austauschvorgänge, Brennraumbelastungen, aber auch Erosions-, Korrosions- und Ablagerungsvorgänge kennenzulernen. Mit Hilfe von mathematischen Modellen werden Strömungs-, Reaktions- und Wärmetauschvorgänge und deren Zusammenwirken untersucht.

12.1 Physikalische Modelle

Physikalische Ähnlichkeit ist gegeben, wenn in den verglichenen Anlagen die die physikalischen Vorgänge beschreibenden Differentialgleichungen bis auf numerische Faktoren übereinstimmen.

Oft muß man sich mit teilweiser Ähnlichkeit begnügen, da es nicht gelingt, alle Ähnlichkeitsbedingungen zugleich zu erfüllen. Stellt man z.B. Feuerungen durch Modelle dar, in denen keine Reaktion stattfindet, sogenannte kalte Modelle, so wird der Einfluß der durch Temperaturerhöhung bewirkten Dichteänderung der Gase nicht erfaßt, so daß das Modell der Großausführung nur begrenzt entspricht.

Um ein dem Originalsystem ähnliches Modell zu schaffen, muß man verschiedene Ähnlichkeitskategorien berücksichtigen. Erst wenn in allen Kategorien die Ähnlichkeitsbedingungen erfüllt sind, liegt ein ähnliches Modell vor. Es gibt im wesentlichen vier Arten von Ähnlichkeit:

1. Geometrische Ähnlichkeit, 2. Mechanische Ähnlichkeit, 3. Thermische Ähnlichkeit, 4. Chemische Ähnlichkeit.

Die *geometrische Ähnlichkeit* zweier Körper 1 und 2 ist gegeben, wenn alle einander entsprechenden Längenmaße in einem konstanten Verhältnis zueinander stehen:

$$\frac{x_1}{x_2} = \frac{y_1}{y_2} = \frac{z_1}{z_2} = \text{const.}$$

Der konstante Quotient entsprechender Längen bildet den Maßstab zwischen Modell und Original. Sind die Maßstäbe in den drei Raumrichtungen ungleich groß, so liegt verzerrte Ähnlichkeit vor. Oft genügt es, die jeweils entscheidenden Abschnitte nachzubilden, bei Feuerungen z.B. Brenner und die Teile des Feuerraums, welche die Flammenform und -lage bestimmen.

Die *mechanische Ähnlichkeit* beschreibt den statischen, kinematischen und dynamischen Zustand zweier Systeme. Statische Ähnlichkeit kann vorliegen bei Festkörpern, die konstanten Spannungen unterliegen. Geometrisch ähnliche Körper sind statisch ähnlich, wenn sie durch konstante Spannungen ähnlich verformt werden.

Kinematische Ähnlichkeit tritt bei bewegten, festen oder fluiden Systemen auf. Geometrisch ähnliche Systeme sind kinematisch ähnlich, wenn Partikel in entsprechenden Zeiten geometrisch ähnliche Wege zurücklegen, das heißt, wenn die Stromlinienbilder der Systeme ähnlich sind. Geschwindigkeiten, die an entsprechenden Punkten herrschen, stehen in einem konstanten Verhältnis zueinander.

Dynamische Ähnlichkeit bezieht sich auf Kräfte, die beschleunigend oder verzögernd auf Massen in bewegten Systemen einwirken. Geometrisch ähnliche Systeme sind dynamisch ähnlich, wenn die Verhältnisse aller entsprechenden Kräfte konstant sind. In fluiden Systemen ohne Dichteänderung ist dynamische Ähnlichkeit bereits durch die kinematische Ähnlichkeit gegeben.

Thermische Ähnlichkeit besteht für geometrisch ähnliche Systeme, wenn entsprechende Temperaturdifferenzen ein konstantes Verhältnis bilden, und wenn bewegte Systeme zusätzlich kinematisch ähnlich sind.

Chemische Ähnlichkeit existiert für thermisch und geometrisch ähnliche Systeme, wenn entsprechende Konzentrationsunterschiede ein konstantes Verhältnis bilden, und wenn bei bewegten Systemen kinematische Ähnlichkeit vorliegt.

12.2 Ähnlichkeitsgesetze

Durch Ähnlichkeitsgesetze [1] werden die Bedingungen für die Ähnlichkeit zwischen physikalischen Systemen verschiedener Größe festgelegt. Ähnlichkeitsgesetze lassen sich nach zwei Methoden finden:

1. aus den physikalischen Gleichungen,
2. aus der Dimensionsanalyse.

Im ersten Fall müssen Gleichungen bekannt sein, welche die darzustellenden Vorgänge beschreiben, im zweiten Fall reicht eine aus phänomenologischer Beobachtung gebildete Vorstellung aus.

Die Differentialgleichungen werden zunächst in dimensionsbehafteter Form benutzt, wobei neben Differentialoperatoren auch numerische Konstanten auftreten können. Die Differentialgleichungen werden dann dimensionslos gemacht. Die Anwendung dieser Methode auf die Gleichungen für Impuls, Energie und Stofftransport wird nachstehend beschrieben.

Die turbulenten Strömungen der Feuerungen sind dreidimensional und z.T. instationär. Man geht von den Navier-Stokes-Bewegungsgleichungen aus, die man in Form der Impulsgleichung schreiben kann, Impulsgleichung (inkompressibel, konstante Stoffwerte):

$$\underbrace{\frac{du}{dt}}_{\text{I}} + \underbrace{u\frac{\partial u}{\partial x} + v\frac{\partial u}{\partial y} + w\frac{\partial u}{\partial z}}_{\text{II}} = \underbrace{g}_{\text{III}} - \underbrace{\frac{1}{\varrho}\frac{\partial p}{\partial x}}_{\text{IV}} + \underbrace{v\left[\frac{\partial^2 u}{\partial x^2} + \frac{\partial^2 u}{\partial y^2} + \frac{\partial^2 u}{\partial z^2}\right]}_{\text{V}}$$

$$\left[\frac{u}{t}\right] + \qquad \left[\frac{u^2}{l}\right] \qquad = [g] - \left[\frac{\Delta p}{\varrho \cdot l}\right] + \qquad \left[\frac{v \cdot u}{l^2}\right].$$

Die einzelnen Terme repräsentieren folgende Kräfte:

I   substantielle Trägheitskraft,
II   konvektive Trägheitskraft,
III Schwerkraft,
IV   Druckkraft,
V   Zähigkeitskraft.

Aus den fünf Gliedern der Dimensionsgleichung lassen sich vier unabhängige Variable bilden, die in der Bezeichnungsweise der Ähnlichkeitstheorie π-Variable genannt werden [3]. Ähnlichkeit liegt vor, wenn die π-Variablen von Modell und Großausführung gleich sind.

I/II:

$$\frac{l}{u \cdot t} = \frac{\text{subst. Trägheitskraft}}{\text{konvekt. Trägheitskraft}} = Str = \text{Strouhal-Zahl,}$$

II/V:

$$\frac{u \cdot l}{\nu} = \frac{\text{Trägheitskraft}}{\text{Zähigkeitskraft}} = Re = \text{Reynolds-Zahl,}$$

II/III:

$$\frac{u^2}{l \cdot g} = \frac{\text{Trägheitskraft}}{\text{Schwerkraft}} = Fr = \text{Froude-Zahl,}$$

IV/II:

$$\frac{p}{\varrho \cdot u^2} = \frac{\text{Druckkraft}}{\text{Trägheitskraft}} = Eu = \text{Euler-Zahl.}$$

Im Fall der Wärmeübertragung zwischen einem festen Körper und einem fluiden strömenden Medium überlagern sich den mechanischen Strömungen Wärmeströmungen. Zur Ermittlung der Temperaturverteilungen müssen die hydrodynamischen Bewegungsgleichungen mit der Gleichung für die Wärmeleitung verbunden werden. Man muß zusätzlich eine Wärmebilanz für ein strömendes Teilchen aufstellen, die im inkompressiblen Fall innere Energie, Wärmeleitung, Wärmekonvektion und Wärmestrahlung enthält. Man kommt so zur Energiegleichung, die man für konstante Wärmeleitfähigkeit λ und für inkompressibles Medium in der folgenden Form schreiben kann.

Energiegleichung:

$$\underbrace{\frac{dT}{dt}}_{\text{I}} + \underbrace{u\frac{\partial T}{\partial x} + v\frac{\partial T}{\partial y} + w\frac{\partial T}{\partial z}}_{\text{II}} = \underbrace{\frac{\lambda_1 + \lambda_{str}}{\varrho \cdot c_p}\left[\frac{\partial^2 T}{\partial x^2} + \frac{\partial^2 T}{\partial y^2} + \frac{\partial^2 T}{\partial z^2}\right]}_{\text{III}} + \underbrace{\frac{H \cdot U}{c_p}}_{\text{IV}}$$

$$\left[\frac{T}{t}\right] + \left[\frac{u \cdot T}{l}\right] = \left[\frac{(a_1 + a_{str}) T}{l^2}\right] + \frac{H \cdot k}{c_p}.$$

T Temperatur,
t Zeit,
λ Wärmeleitzahl [Wärme/(Länge · Zeit · Temperatur)],
a Temperaturleitzahl [Länge²/Zeit],
H chemische Energie [Heizwert], [Wärme/Masse],
U Reaktionsgeschwindigkeit [1/Zeit];

Indizes: 1 Leitung, str Strahlung, ges gesamt, p bei konstantem Druck.

Die Terme repräsentieren:

I   substantieller Energietransport,
II   Energietransport durch Konvektion,
III   Energietransport durch Leitung,
IV   chemisch freigesetzte Energie.

Aus den vier Gliedern der Dimensionsgleichung lassen sich wiederum π-Variable bilden:

I/II:

$$\frac{l}{u \cdot t} = \frac{\text{subst. Energietransport}}{\text{konvekt. Energietransport}} = Str = \text{Strouhal-Zahl},$$

II/III:

$$\frac{u \cdot l}{a_{ges}} = \frac{\text{konvekt. Energietransport}}{\text{Energietransport d. Leitung}} = Pe = \text{Peclet-Zahl},$$

$$= \frac{u \cdot l}{v} \cdot \frac{v}{a_{ges}} = Re \cdot Pr,$$

IV/II:

$$\frac{U \cdot l}{c_p \cdot T} = \frac{\text{chem. freigesetzte Energie}}{\text{konvekt. Energietransport}} = Dam\,III = \text{Damköhler-III-Zahl}.$$

Diese Quotienten enthalten ausnahmslos den Term II des konvektiven Energietransports.

III/I:

$$\frac{a_{ges} \cdot t}{l^2} = \frac{\text{Energieleitung}}{\text{subst. Energietransport}} = Fo = \text{Fourier-Zahl},$$

II/III:

$$\frac{u \cdot l}{a_{ges}} = \frac{\text{konvekt. Energietransport}}{\text{Energieleitung}} = Pe = Re \cdot Pr,$$

IV/III:

$$\frac{H \cdot U\, \lambda^2 \varrho}{\lambda \cdot T} = \frac{\text{chem. freigesetzte Energie}}{\text{Energieleitung}} = Dam\,IV = \text{Damköhler-IV-Zahl}.$$

Diese Quotienten enthalten ausnahmslos den Term III der Energiegleichung.

In der Feuerungstechnik ist außerdem die nach Thring benannte Strahlungszahl wichtig:

$$\text{II/III}_{Str} = \frac{u \cdot l}{a_{str}} = \frac{c_p \cdot u}{\varepsilon \cdot \sigma \cdot T^3} = \frac{\text{konvekt. Energietransport}}{\text{Strahlungsenergiestrom}} = \text{Thring-Zahl}.$$

Schließlich interessiert die Stoffaustauschgleichung in der nachstehenden Form:

Stoffaustauschgleichung:

$$\frac{\mathrm{d}c}{\mathrm{d}t} + u\,\frac{\partial c}{\partial x} + v\,\frac{\partial c}{\partial y} + w\,\frac{\partial c}{\partial z} = D\left[\frac{\partial^2 c}{\partial x^2} + \frac{\partial^2 c}{\partial y^2} + \frac{\partial^2 c}{\partial z^2}\right] + k\cdot U$$

$$\underbrace{\qquad}_{\text{I}} \qquad \underbrace{\qquad\qquad\qquad}_{\text{II}} \qquad \underbrace{\qquad\qquad\qquad\qquad}_{\text{III}} \qquad \underbrace{\qquad}_{\text{IV}}$$

$$\left[\frac{c}{t}\right] + \qquad \left[\frac{c\cdot u}{l}\right] \qquad = \qquad \left[\frac{D\cdot c}{l^2}\right] \qquad + [k\cdot U].$$

c Konzentration,
D Diffusionskoeffizient [Länge^2/Zeit],
k Geschwindigkeitskonstante [1],
U Reaktionsgeschwindigkeit [1/Zeit].

Die einzelnen Terme stellen die folgenden Größen dar:

I   substantieller Stofftransport,
II   konvektiver Stofftransport,
III Stofftransport durch Diffusion,
IV   chemisch umgesetzte Molzahl.

Es lassen sich die folgenden π-Variablen bilden:

I/II:

$$\frac{l}{u\cdot T} = \frac{\text{subst. Moltransport}}{\text{konvekt. Moltransport}} = Str = \text{Strouhal-Zahl},$$

II/III:

$$\frac{u\cdot l}{D} = \frac{\text{konvekt. Moltransport}}{\text{Moltransp. d. Diffusion}} = Re\cdot Sc = Pe' = Pe\cdot Le = \text{Peclet'-Zahl},$$

IV/II:

$$\frac{k\cdot U\cdot l}{u\cdot c} = \frac{\text{chem. umges. Molzahl}}{\text{konvekt. Moltransport}} = Dam\,I = \text{Damköhler-I-Zahl}.$$

Alle Variablen enthalten den konvektiven Stofftransport.

III/I:

$$\frac{D\cdot t}{l^2} = \frac{\text{Moltransp. d. Diffusion}}{\text{subst. Moltransport}} = \pi_1,$$

II/III:

$$\frac{u\cdot l}{d} = \frac{\text{konvekt. Moltransport}}{\text{Moltransp d. Diffusion}} = Re\cdot Sc,$$

IV/III:

$$\frac{k\cdot U\cdot l^2}{D\cdot c} = \frac{\text{chem. umges. Molzahl}}{\text{Moltransp. d. Diffusion}} = Dam\,II = \text{Damköhler-II-Zahl}.$$

Sämtliche Kennzahlen enthalten das Glied des Stofftransports durch Diffusion.

Außer den genannten dimensionslosen Kennzahlen können in Feuerungen folgende weitere eine Rolle spielen:

Die Archimedes-Zahl:

$$Ar = \frac{l \cdot g}{u^2} \cdot \frac{\Delta \varrho}{\varrho} = \frac{1}{Fr} \cdot \frac{\Delta \varrho}{\varrho}$$

tritt an die Stelle der Froude-Zahl beim Vergleich von Systemen, die verschiedene Dichtefelder aufweisen.

Verhältnis der Eigenschaftswerte:

Prandtl-Zahl: $Pr = \dfrac{\nu}{a}$;   Schmidt-Zahl: $Sc = \dfrac{\nu}{D}$;   Lewis-Zahl: $Le = \dfrac{a}{D}$;

Wärme- und Stoffübergang:

Biot-Zahl: $Bi = \dfrac{\alpha \cdot l}{\lambda_{\text{festk}}}$;   Nusselt-Zahl: $Nu = \dfrac{\alpha \cdot l}{\lambda_{\text{gas}}}$;

Sherwood-Zahl: $Sh = \dfrac{\beta \cdot l}{D}$; β: Stoffaustauschzahl.

12.3 Formen physikalischer Modelle

Bei der Planung von Modellen versucht man, die typischen Kennzahlen in Modell (Index M) und Großausführung (Index Gr) gleichzuhalten.

Für eine Strahlflamme, an der man die Wirkung des Auftriebs studieren will, müßte z. B. sein:

$$Re_\mathrm{M} = Re_\mathrm{Gr},$$

$$Fr_\mathrm{M} = Fr_\mathrm{Gr}.$$

Beide Bedingungen sind nicht vereinbar, da l bei Re im Zähler, bei Fr im Nenner erscheint, und da einmal u und das andere Mal u^2 auftritt. Man kann also Flammen, bei denen die Auftriebswirkung eine Rolle spielt, quantitativ nur am Original untersuchen.

In anderen Fällen kann auf einzelne Ähnlichkeitsbedingungen verzichtet werden, ohne die Aussagekraft entscheidend zu vermindern. Wenn z. B. Reaktionsvorgänge durch den Verlauf der Mischung gesteuert werden, so kann man für viele Zwecke auf die Nachbildung der Reaktion verzichten, was des Aufwendes wegen sehr erwünscht ist. Diese „kalten Modelle" sind ein typisches Beispiel für die „teilweise Modellähnlichkeit" [2, 3].

Man unterscheidet heiße und kalte Modelle von Feuerungen, d. h. Modelle mit und ohne Reaktion. Im heißen Modell werden alle Teilvorgänge einschließlich der Verbrennung nachgeahmt, die Temperaturen liegen infolgedessen in dem bei Feuerungen üblichen Bereich von 1000 bis 1500 °C und mehr. Als Baustoffe kommen feuerfeste Steine bzw. Stampfmassen und gekühlte Stahlbauteile in Frage. Durch Wahl geeigneter Baustoffe lassen sich Wandtemperaturen von 50 bis 1500 °C und mehr einstellen.

Der Betrieb heißer Modelle ist aufwendig, sie werden nur benutzt, um thermisch bedingte Eigenschaften von Flammen, z.B. ihr Emissionsverhalten oder ihre Stabilität zu untersuchen, oder um die Aussagen kalter Modelle zu überprüfen oder zu ergänzen.

In kalten Modellen wird auf Verbrennungsreaktionen verzichtet, sie arbeiten bei Umgebungstemperatur. Die Ströme von Brennstoff und Luft werden durch Modellsubstanzen, meist Luft oder Wasser, simuliert. Auf diese Weise lassen sich Strömungsvorgänge qualitativ und quantitativ studieren, mischungsbedingte Reaktionsabläufe lassen sich durch Zugabe eines Spurenstoffes zu einem der Ströme darstellen. Als Spurenstoffe kommen bei Luftmodellen leicht analysierbare Gase wie CH_4 in Betracht, auch CO_2 ist verwendbar, hat jedoch den Nachteil, auch in der Atmosphäre vertreten zu sein. Als Spurenstoff in Wasser eignet sich z.B. Kochsalzlösung.

Alle Modellmethoden, die den Mischungsverlauf studieren, vernachlässigen die Ungemischtheit (vgl. 4.3.4). Will man die molekulare Mischung darstellen, so muß man reagierende Stoffe benutzen. In Wassermodellen gelingt dies durch Markieren der beiden Ströme mit einer Säure bzw. Lauge, wobei man den Ort der Reaktion z.B. durch Farbumschlag kennzeichnen kann.

Die oben angegebenen Ähnlichkeitskennzahlen und die darin enthaltenen Stoffgrößen beziehen sich auf einen bestimmten Stoff und einen Strom. In Reaktoren und somit auch in Feuerungen hat man mit mehreren Strömen und Stoffen zu tun. Dadurch ergeben sich zusätzliche Ähnlichkeitsbedingungen der Art

$$\left(\frac{\pi_1 \cdot b}{\pi_1 \cdot l}\right)_M = \left(\frac{\pi_1 \cdot b}{\pi_1 \cdot l}\right)_{Gr} .$$

Die Kenngröße π_1 der beiden Ströme b (Brennstoff) und l (Luft) soll in Modell und Großausführung in gleichem Verhältnis stehen. Da es bereits für einen Strom schwerfällt, mehrere Ähnlichkeitsbedingungen zugleich einzuhalten, gelingt dies bei mehreren Strömen noch weniger, besonders wenn z.B. in kalten Modellen im Gegensatz zur Großausführung der gleiche Stoff für beide Ströme benutzt wird. Bei den vorwiegend untersuchten Diffusionsflammen konzentriert man sich deshalb zunächst auf die Tatsache, daß das Strömungsfeld und der Mischungsverlauf der beiden Ströme von ihrer Impulskraft I bestimmt werden.

Man wird also vor allen Dingen die Bedingung erfüllen:

$$\left(\frac{I_b}{I_i}\right)_M = \left(\frac{I_b}{I_i}\right)_{Gr}.$$

Außerdem wird versucht, die Reynolds-Zahlen der Teilströme in Modell und Großausführung soweit möglich gleich zu halten. Häufig liegt $Re > 10^4$, so daß die Rolle der Reibungskräfte gering ist und Abweichungen der Reynolds-Zahlen keine große Rolle spielen. Bei niedrigen Reynolds-Zahlen und großen Dichteunterschieden der Großausführung erreicht man die Grenzen der Aussagekraft kalter Modelle.

Bei Drallstrahlen wird man den meist vorliegenden Luftdrall gleichhalten:

$$\vartheta_M = \vartheta_{Gr};$$

bei eingeschlossenen Strahlen wird der Rückstromparameter in Übereinstimmung gebracht:

$$\Theta_M = \Theta_{Gr}.$$

Um beim Übergang von der Feuerung zum kalten Modell die Dichteunterschiede zu berücksichtigen, geht man folgendermaßen vor:

Die axiale Verteilung der Geschwindigkeit (oder eine andere geeignete Größe) soll im kalten Modell und Feuerung ähnlich sein Es ist

$$\frac{u_{m,Gr}}{u_{0,Gr}} = \frac{6,4\,d_{0,Gr}}{x_{Gr}} \cdot \sqrt{\frac{\varrho_0}{\varrho_t}},$$

$$\frac{u_{m,M}}{u_{0,M}} = \frac{6,4\,d_{0,M}}{x_M} \cdot \sqrt{\frac{\varrho_0}{\varrho_0}}$$

mit ϱ_t als Dichte der Feuergase in der Großausführung.

Das Verhältnis u_m/u_0 soll in Modell und Feuerung gleich sein. Dividiert man die erste Gleichung durch die zweite, so ist der Quotient der Geschwindigkeitsverhältnisse voraussetzungsgemäß (s. oben) gleich eins, es bleibt

$$d_{0,M} = d_{0,Gr} \cdot \frac{x_M}{x_{Gr}} \cdot \sqrt{\frac{\varrho_0}{\varrho_t}},$$

worin x_M/x_{Gr} den Modellmaßstab darstellt. Als äquivalenten Durchmesser $d_{ä}$ bezeichnet man den mit Rücksicht auf die Dichteverhältnisse gewählten Brennerdurchmesser des Modells:

$$d_{ä} = d_0 \cdot \sqrt{\frac{\varrho_0}{\varrho_t}}.$$

Vernachlässigen kann man im allgemeinen folgende Bedingungen und Teilvorgänge:

1. Bei großen Reynolds-Zahlen spielen in freier Strömung die molekularen Transportprozesse keine große Rolle, so daß ab etwa $Re = 10^4$

eine Übereinstimmung der *Re-*, *Pe-* und *Pe'*-Zahlen von Modell und Großausführung nicht zwingend nötig ist.

2. Bei großem Verhältnis von Trägheits- zu Auftriebskräften, d.h. hoher Geschwindigkeit, werden die Froude-Zahlen sehr groß und brauchen nicht modellrichtig dargestellt zu werden. In Feuerungen mit Froude-Zahlen unter etwa 10^5 (bezogen auf den Zustand am Brenner) beginnt der Auftriebseinfluß merkbar zu werden. Je nach geometrischer Lage bewirkt das Zusammenwirken von Trägheits- und Auftriebskräften eine Krümmung der Flammenachse oder eine Verkürzung der Flammenlänge.

3. Zweiphasenströmungen mit Brennstofftröpfchen oder Brennstoffpartikeln brauchen dann nicht simuliert zu werden, wenn die Sinkgeschwindigkeit der Partikel deutlich kleiner als die Strömungsgeschwindigkeit der Hauptmasse ist.

Falls trotzdem die Zweiphasenströmung im Modell dargestellt werden soll, muß

a) das Verhältnis der Eintrittsgeschwindigkeiten von Gas und Teilchen mit dem des Originals übereinstimmen;

b) das Massenstromverhältnis beider Phasen gleich dem des Originals sein;

c) die Teilchengröße unter Beachtung des Längen- und Geschwindigkeitsmaßstabes so gewählt werden, daß gleiche Verweilzeit und damit bei Ähnlichkeit der Stoffgrößen gleicher Teilchenaufschluß gegeben ist.

4. Bei kalten Modellen muß die geometrische Ähnlichkeit der Brennerdurchmesser aufgegeben werden, um die Geschwindigkeitsverhältnisse des Modells denen des Originals anzugleichen (äquivalenter Düsendurchmesser, s. oben).

12.4 Mathematische Modelle

12.4.1 Grundlagen und Bestandteile

Mathematische Modelle beschreiben technische Anlagen aufgrund von Gleichungssystemen. In Unkenntnis der physikalischen und chemischen Vorgänge werden Eingangs- und Ausgangsgrößen durch Regressionsrechnung verbunden. Die gewonnenen Aussagen gelten nur für das benutzte Datenmaterial, Extrapolationen sind nur mit Vorbehalten zulässig. Ungleich aussagekräftiger sind die Modelle, welche alle oder zumindest die wichtigeren Teilvorgänge durch die dafür gültigen physikalischen und chemischen Gleichungen beschreiben. Empirische Gleichungen werden nur für die Teilvorgänge benutzt, für die eine exakte

Beschreibung fehlt, im Fall der Feuerungen z.B. für den Ausbrand-verlauf oder das Emissionsvermögen der Flammen. Die Gleichungs-systeme sind oft nicht mathematisch lösbar, so daß man sich mit nume-rischen Lösungen begnügen muß.

Für die Beurteilung einer Feuerung entscheidend ist das *Temperatur-feld*. Da dies vom räumlichen Verlauf der Flammen, dem Reaktions-ablauf und dem Wärmeabgabeverhalten der Flammen abhängt, muß man für eine vollständige Darstellung die Felder der *Strömung*, *Mischung*, *Reaktion* und des *Strahlungsverhaltens* kennen, bei Öl- und Kohlenverbrennung außerdem das Strömungsverhalten der flüssigen bzw. festen Phase und die Phasenumwandlung bzw. heterogenen Reaktionen.

Zur Berechnung dieser dreidimensionalen Felder stehen folgende Grundlagen zur Verfügung:

1. Die Erhaltungssätze von Kräften, Energie, Masse und beteiligten Stoffen sowie der Kontinuitätssatz.

2. Die Gleichungen der Verbrennungsreaktionen, insbesondere Stö-chiometrie, Gleichgewichte, Reaktionsgeschwindigkeiten, wobei letztere hauptsächlich bei heterogenen Reaktionen eine Rolle spielen.

3. Die Stoffwerte aller beteiligten Stoffe und ihre Temperaturabhän-gigkeit, z.T. auch die Kennwerte der Transportvorgänge.

4. Impuls- und Stoffaustausch. Für den Fall des drallfreien Einzel-strahls liefern die in Kap. 4 enthaltenen halbempirischen Ansätze Aus-sagen über: Geschwindigkeitsfeld, Konzentrationsfeld, Massenstrom-verlauf und Rückstromverhältnisse.

Für Einzelstrahl, Doppelstrahl, Drallstrahl und geneigte Strahlen stehen diese Ansätze mehr oder weniger vollständig zur Verfügung.

Ein anderer Weg, den Spalding [7] vorschlägt, führt über die direkte Berechnung des Impulsaustausches. Die hierfür nötige turbulente Aus-tauschgröße des Impulses ε_i wird entweder, soweit solche verfügbar, aus Meßwerten entnommen oder, was für Flammen noch nicht gelingt, aus Turbulenzmodellen hergeleitet [8, 9].

In beiden Fällen ergibt sich die Hauptschwierigkeit daraus, daß die in Flammen herrschenden unterschiedlichen Dichtegradienten die Aus-tauschvorgänge beeinflussen.

5. Reaktionsverlauf.

Das Reaktionsfeld stimmt bei gasförmigen Brennstoffen bis auf die Ungemischtheit fast völlig mit dem Mischungsfeld überein. Nur in Be-reichen geringer Brennstoffkonzentration hat die Reaktionsgeschwindig-keit einen merklichen Einfluß. Wird die Ungemischtheit vernachlässigt und das Reaktionsfeld unter Annahme unendlicher Reaktionsgeschwin-digkeit aus dem Mischungsfeld hergeleitet, so nimmt man erhebliche Fehler in Kauf.

Die formale Ähnlichkeit von Impuls- und Stoffaustausch erleichtert diese Rechnung, jedoch mangelt es noch an ausreichenden Meßwerten. Die Schmidt-Zahl $Sc_t = \varepsilon_i/\varepsilon_c$ darf nicht als konstant angesehen werden, sondern hängt von der Art des Strömungsfeldes ab. Der von Reichardt benutzte Wert 0,5 gilt für Flachstrahlen, in runden Strahlen wird mit etwa 0,6 gerechnet [10] (vgl. 4.2.2).

Ein anderer Weg führt über empirische Ausbrandfunktionen, wie sie in Kap. 4 enthalten sind (vgl. [11]).

6. Strahlungsverhalten (Kap. 9).

Das Emissionsverhalten nichtleuchtender Flammen oder das von Abgasströmen hängt außer von der Temperatur in gut bekannter Weise von der CO_2- und H_2O-Konzentration ab, läßt sich also bei Kenntnis des Reaktionsverlaufs bestimmen.

Schwerer zugänglich ist der Strahlungswärmestrom der leuchtenden Flammen. Die verfügbaren empirischen Daten betreffen jeweils örtliche Mittelwerte senkrecht zur Flammenachse, auch lassen sich die meist an den Ijmuidener Versuchsanlagen gefundenen Werte nicht ohne weiteres auf andere Verhältnisse übertragen.

Genauere Informationen könnte die Verteilung des Rußes als des wichtigsten Trägers der Leuchtstrahlung liefern, indessen ist dieser Weg noch nicht gangbar, da sich der Vorgang der Rußbildung noch nicht aus den Eigenschaften des Reaktionsfeldes vorherbestimmen läßt.

7. Sonstige Wärmeströme.

Außer dem Strahlungstransport von Energie spielen folgende Wärmeströme eine Rolle: Wärmeleitung innerhalb der Feuergase, Wärmeübergang durch Berührung zwischen Feuergasen und Wänden bzw. Wärmgut, Wärmeleitung in den Wänden bzw. im Wärmgut, Wärmeabgabe von der Außenseite der Anlage an die Umgebung.

Die drei letztgenannten Ströme lassen sich nach bekannten Methoden bestimmen, die erforderlichen Austausch- bzw. Transportgrößen sind mit einiger Genauigkeit bekannt [B 1, B 16]. Die Wärmeleitung in den Feuergasen läßt sich berechnen, wenn der Stoffaustausch bekannt ist, denn es gilt

$$Le_{\text{turb}} = \varepsilon_q/\varepsilon_c = 1\,. \qquad [10]$$

8. Feste und flüssige Teilchen.

Da Kohlenstaub mit einer Transportströmung in den Feuerraum gelangt, kann man von einfachen Anfangsbedingungen ausgehen, die Bewegung und Verbrennung der Teilchen in einer Rohrströmung ist mit guter Näherung gelöst, wie in Kap. 7 beschrieben, die entsprechende Rechnung für den Freistrahl bereitet keine grundsätzlichen Schwierigkeiten.

Bei der Ölverbrennung hängen die Anfangsbedingungen vom Zerstäubungsvorgang ab, welcher der Rechnung nicht ausreichend zugänglich ist. Für viele Fälle genügt es, den Strahl des Injektionszerstäubers als homogenen Strahl aufzufassen, dessen Dichte sich aus dem Verhältnis der Teilströme und deren Dichten ergibt.

12.4.2 Anwendung mathematischer Modelle

Im Verlauf der Entwicklung wurden zunächst Teilvorgänge programmiert, wie Verbrennungsrechnung, Wärmeleitung in Wänden, Stoffwerte u.ä [12]. Es folgten Modelle für die beiden großen Themengruppen Flamme und Feuerraum.

Als typische Beispiele für halbempirische Flammenmodelle können die von Kremer und Klapp [13] und von Latsch [11] gelten. Letzterer hat gezeigt, daß die Kenntnis der Halbwertswinkel der Normalverteilungen von Impuls und Stoff sowie eine Annahme über die Verteilung des Ausbrandes die vollständige Beschreibung einer Strahlflamme ermöglichen. Die Ansätze von Spalding [7] wurden bereits erwähnt.

Die zweite Gruppe, Wärmeaustausch im Feuerraum, geht entweder vom homogenen Reaktor oder von sehr einfachen Annahmen über den Reaktionsverlauf aus und befaßt sich mit dem Zusammenwirken der Teilvorgänge des Wärmetransports und deren Einfluß auf das Temperaturfeld. Die damit verbundenen Iterationen erschöpften bei dreidimensionaler Rechnung nahezu die Kapazität der 1965 verfügbaren Rechenautomaten [14]. Inzwischen gelingt es, auch die instationären Vorgänge beim Erhitzen von Wärmgütern in diese Rechnung einzubeziehen [15].

Am Beispiel des Glasschmelzofens [16] und des Kupolofens [17] wurde gezeigt, daß Spezialmodelle, die sich auf die jeweils entscheidenden Vorgänge konzentrieren, für die praktische Anwendung wertvolle Hinweise geben. Im erstgenannten Fall erwies sich der Wärmeaustausch zwischen Flamme und Schmelze bzw. Wänden, im zweiten Fall der Reaktionsverlauf als bestimmend.

Vielfach geben, wie das letztgenannte Beispiel zeigt, bereits eindimensionale Modelle eine gute Orientierung. Dabei ist es oft nützlich, den brennernahen Teil der Anlage als homogenen Reaktor und den anschließenden Teil als Gebiet der Kolbenströmung zu betrachten. Man gewinnt damit einen ersten Überblick über die Zusammenhänge zwischen Reaktionsverlauf und Temperaturfeld (Kap. 5).

Seit etwa 1970 ist die Kombination zweidimensionaler Modelle von Flammen und Feuerräumen dem Rechenaufwand nach möglich. Ein erster Schritt hierzu ist die Arbeit von Latsch [11], welche mit den wenigen oben genannten empirischen Annahmen für die Flamme auskommt und die übrigen Vorgänge nach den entsprechenden physikalischen und chemischen Gleichungen berechnet. Das von Latsch untersuchte System war, wie Bild 12.1 erkennen läßt, geometrisch einfach, die Ergebnisse stimmten weitgehend mit Vergleichsmessungen überein (Bild 12.2).

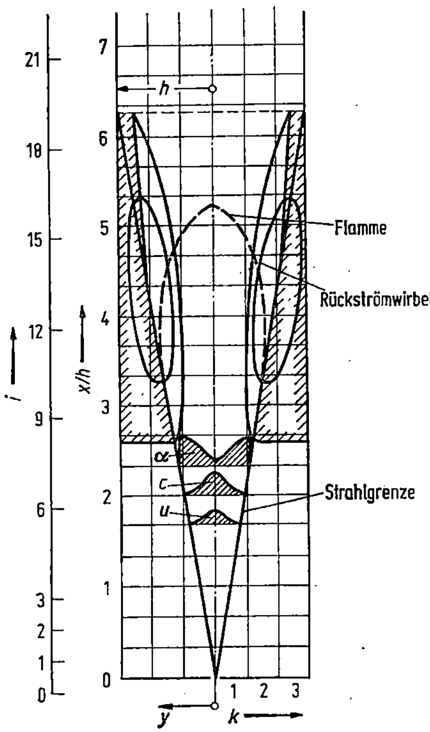

Bild 12.1. Aufteilungsschema zum Strömungsmodell nach [11]. α, c, u Querverteilung von Ausbrand, Konzentration, Axialgeschwindigkeit. | Grenze der Rückströmzone. i, k Ordnungsnummer der Gaszonen

Die weitere Entwicklung verfolgt mehrere Ziele:

1. Ausschaltung empirischer Funktionen und Ersatz durch exakte Gleichungen;

2. Ausdehnung auf verwickelte Geometrien, wie Mehrfachbrenner, technische Feuerräume und Wärmgüter und auf instationäre Vorgänge (Anfahren, Übergang zwischen verschiedenen Betriebszuständen);

3. Anwendung der Modelle zur Optimierung und zur Steuerung von Prozessen;

4. Anpassung des Rechenaufwandes an die Bedürfnisse des Einzelfalles.

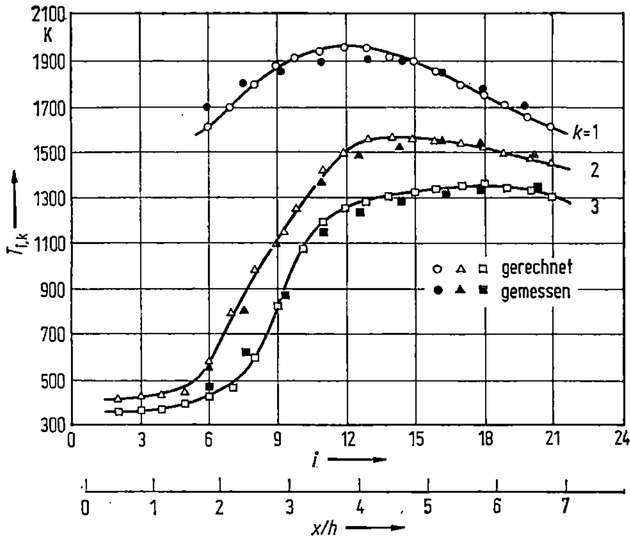

Bild 12.2. Vergleich von berechnetem und gemessenem Temperaturverlauf [11]

Literatur zu Kapitel 12

1 Rohsenow, W. M.; Chos, H. Y.: Heat, mass and momentum transfer. New Jersey 1965.

2 Johnstone, R. E.; Thring, M. W.: Pilot plants, models and scale up methods in chemical engineering. New York 1957.

3 Pawlowski, I.: Die Ähnlichkeitstheorie in der physikalisch-technischen Forschung. Berlin 1971.

4 Spalding, D. B.: The art of partial modelling. 9. Symp. Combustion, New York 1963, S. 833–843.

5 Beér, J. M.; Chigier, N.; Lee, K. B.: Modelling of double concentric burning jets. 9. Symp. Combustion, New York 1963, S. 892–900.

6 Beér, J. M.; Lee, K. B.: The effect of the residence time distribution on the performance and efficiency of combustion. 10. Symp. Combustion, Pittsburgh 1965, S. 1187–1202.

7 Spalding, D. B.: Mathematische Modelle turbulenter Flammen. VDI-Ber. 146 (1970) 25–30.

8 Rotta, J. C.: Turbulente Strömungen. Stuttgart 1972.

9 Spalding, D. B.: A two-equation model of turbulence. VDI-Forschungsh. 549 (1972) 5–16.

10 Tyldesley, J. R.: Transport phenomena in free turbulent flows. Internat. J. Heat Mass Transfer 12 (1969) 489–496.

11 Latsch, R.: Mathematisches Modell für eine turbulente Diffusionsflamme und deren zylindrischen Brennraum. Diss. Karlsruhe 1972.

12 Woelk, G.: Verbrennungsrechnung, Stoffwertatlas, Programm des Industrieofenbaus. Mitt. d. Forsch. gem. Industrieofenbau 1969.

13 Kremer, H.; Klapp, E.: Die Anwendung numerischer Verfahren auf das Ausbreiten freier turbulenter Gasstrahlen. Forsch. Ing.-Wes. 35 (1969) 33–46.

14 Hering, S.: Berechnung des Wärmeaustausches in einer mit nichtleuchtender Flamme beheizten Feuerung. Diss. Karlsruhe 1967.

15 Köhne, H.: Ein zweidimensionales Verfahren zur Berechnung von stationären und instationären Ausgleichsvorgängen. Arch. Eisenhüttenwes. 42 (1971) 855–861.

16 Trier, W.; Voss, H. J.: Wärmetechnisches Verhalten von Glasschmelz-Wannenöfen. Glastechn. Ber. 41 (1968) 217–299, 552–556.

17 Rühenbeck, W.: Mathematisches Modell zur Simulation des Kupolofen-Schmelzprozesses. Diss. Karlsruhe 1971.

Verzeichnis der wichtigsten Bücher [1]

Grundlagen

1 McAdams, W. H.: Heat Transmission. New York 1954.
2 Grassmann, P.: Physikalische Grundlagen der Verfahrenstechnik. 2. Aufl. Aarau 1970.
3 Gröber/Erk/Grigull: Wärmeübertragung. 3. Aufl. Berlin 1961.
4 Hinze, J. O.: Turbulence. New York 1959.
5 Schlichting, H.: Grenzschicht-Theorie. 3. Aufl. Karlsruhe 1958.
6 Truckenbrodt, E.: Strömungsmechanik. Berlin 1968.
7 Ulich, H.; Jost, W.: Kurzes Lehrbuch der physikalischen Chemie. 11. Aufl. Darmstadt 1957.

Physikalische Chemie der Verbrennung

8 Freytag, H. H.: Handbuch der Raumexplosionen. Weinheim 1955.
9 Fristrom, R. M.; Westenberg, A. A.: Flame Structure. New York 1965.
10 Gaydon, A. G.; Wolfhard, H. G.: Flames, Their Structure, Radiation and Temperature. 2. Aufl. London 1960.
11 Jost, W.: Explosions- und Verbrennungsvorgänge. Berlin 1939.
12 Lewis, B.; von Elbe, G.: Combustion, Flames and Explosions of Gases. 2. Aufl. Cambridge 1951.
13 van Tiggelen, A. und Mitarb.: Oxydations et Combustions. 2 Bände, Paris 1968.

Technik der Verbrennung und Feuerungen

14 Beér, J. M.; Chigier, N. A.: Combustion Aerodynamics. London 1972.
15 Gumz, W.: Kurzes Handbuch der Brennstoff- und Feuerungstechnik. 3. Aufl. Berlin 1962.
16 Heiligenstaedt, W.: Wärmetechnische Rechnungen für Industrieöfen. 4. Aufl. Düsseldorf 1966.
17 Putnam, A. A.: Combustion-Driven Oscillations in Industry. New York 1971.
18 Schack, A.: Der Industrielle Wärmeübergang. 7. Aufl. Düsseldorf 1969.
19 Thring, M. W.: The Science of Flames and Furnaces. 2. Aufl. London 1962.

Tabellenwerke

20 Anhaltszahlen für die Wärmewirtschaft in Eisenhüttenwerken. 5. Aufl. Düsseldorf 1957.
21 VDI, Wärmetechnische Arbeitsmappe (Ringbuch, letztmals ergänzt 1971).
22 Spiers, H. M.: Technical Data on Fuel. 6. Aufl. London 1962.

---

[1] Die einzelnen Werke sind im Text als [B 1] usw. zitiert.

Periodische Buchveröffentlichungen

Symposia on Combustion. 1. Symp. 1928, bis 14. Symp. 1973. Combustion Institute, Pittsburgh.

AGARD-Symposia on Combustion and Propulsion. 1. Symp. 1954, bis 6. Symp. 1967 (Nr. 1 und 2 als „Selected Combustion Problems").

Berichte über die „Flammentagungen", die von den National-Komitees der Internationalen Stiftung für Flammenforschung veranstaltet wurden, sowie Berichte der Stiftung selbst.

Deutschland:	Tagung Verbrennung und Feuerungen und deren Vorläufer. BWK 10 (1958) Heft 6 und VDI-Berichte 50 (1961), 95 (1966), 146 (1970), 179 (1972), 211 (1974).
Frankreich:	Journées d'Etudes sur les Flammes. 1: 1953; 2: 1958; 4: 1961; 5: 1963; 6: 1965; 7: 1968; 8: 1972.
Großbritannien:	Symposia on Flames and Industry. Institute of Fuel. 1: 1957; 2: 1962; 3: 1966; 4: 1972.
Stiftung:	Mitgliederkonferenzen 1969 und 1971. Chédaille, J. und Y. Braud: Measurements in Flames. London 1972.

Sachverzeichnis